国家出版基金项目
NATIONAL PUBLICATION FOUNDATION

整形美容外科学全书 **Vol.8**

眶颧整形外科学

主编 范先群

浙江出版联合集团 浙江科学技术出版社

图书在版编目(CIP)数据

眶颧整形外科学 / 范先群主编. 杭州：浙江科学技术出版社，2012.11

（整形美容外科学全书）

ISBN 978-7-5341-5297-9

Ⅰ．①眶… Ⅱ．①范… Ⅲ．①眶—整形外科手术②颧骨—整形外科手术 Ⅳ．①R782.2

中国版本图书馆 CIP 数据核字（2012）第 311643 号

丛 书 名	整形美容外科学全书	
书 名	**眶颧整形外科学**	
主 编	范先群	

出版发行	**浙江科学技术出版社**		
	杭州市体育场路 347 号 邮政编码：310006		
	联系电话：0571-85058048		
	集团网址：浙江出版联合集团 http://www.zjcb.com		
图文制作	杭州兴邦电子印务有限公司		
印 刷	浙江新华数码印务有限公司		
经 销	全国各地新华书店		

开 本	890×1240 1/16	印 张	22.75
字 数	570 000		
版 次	2013 年 2 月第 1 版		2013 年 2 月第 1 次印刷
书 号	ISBN 978-7-5341-5297-9	定 价	260.00 元

责任编辑 宋 东 王 群 **封面设计** 孙 菁

责任校对 刘 丹 王巧玲 **责任印务** 徐忠雷

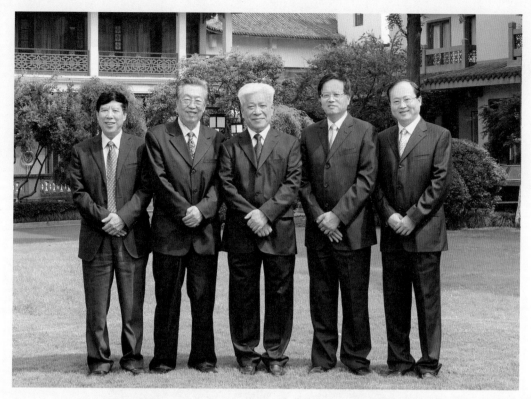

左起：艾玉峰、高景恒、王炜、张志愿、吴溯帆

《整形美容外科学全书》总主编简介

王炜（Wang Wei），1937年生。上海交通大学医学院附属第九人民医院整形外科终身教授，*Plastic and Reconstructive Surgery* 国际编委。在皮瓣移植，血管吻合，拇指、食管再造，晚期面瘫，手畸形，腹壁整形，巨乳缩小，面部轮廓整形，年轻化，眼袋整形等方面有多项发明创新。发表论文300余篇，主编、参编图书70余部；获国家发明奖等20余次。

张志愿（Zhang Zhiyuan），1951年生。上海交通大学医学院附属第九人民医院教授、博士生导师，教育部国家级重点学科——口腔颌面外科学科带头人，中国抗癌协会头颈肿瘤专业委员会主任委员。以第一或通信作者发表学术论文156篇，主编专著9部；以第一负责人承担部委级课题18项，以第一完成人获国家科技进步二等奖2项。

高景恒（Gao Jingheng），1935年生。1985年破格晋升正高职称，*Plastic and Reconstructive Surgery* 国际编委。主编专著5部，主审10余部，创刊杂志2本，现仍担任卫生部主管的《中国美容整形外科杂志》主编；在显微外科及修复重建外科临床研究中获得省部级科技进步奖3项。

艾玉峰（Ai Yufeng），1948年生。原西安第四军医大学西京医院整形外科主任医师、教授、硕士生导师、主任。现任四川华美紫馨医学美容医院院长、学科带头人。发表论文100余篇，主编、参编专著30余部。

吴溯帆（Wu Sufan），1964年生。1985年浙江大学本科毕业，2003年日本京都大学博士毕业，一直工作于浙江省人民医院整形外科。发表学术论文60余篇，其中SCI收录的英文论文11篇，主编、参编图书10部。

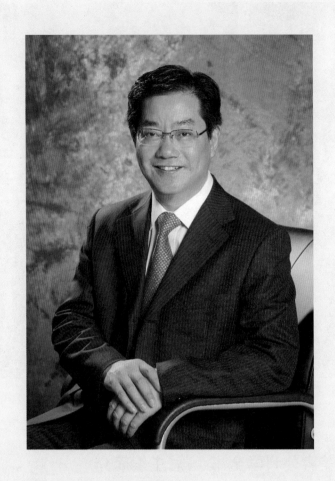

《眶颧整形外科学》 主编简介

范先群（Fan Xianqun）

　　上海交通大学医学院附属第九人民医院教授、博士生导师、主任医师，上海交通大学医学院眼科视觉科学研究所所长，上海交通大学九院临床医学院院长，中华医学会眼科学分会常务委员，中华医学会眼科学分会眼整形眼眶病学组组长，上海市医学会眼科专业委员会候任主任委员，第五届亚太地区眼整形外科学会主席，上海市重点学科、上海市"重中之重"临床重点学科和国家临床重点专科建设项目学科带头人。美国哈佛大学医学院附属麻省眼耳鼻喉科医院、美国 Mayo Clinic 眼科、美国迈阿密大学 Bascom Palmer 眼科研究所访问学者。主要专长为眼整形、眼眶外科和眼表疾病。共主持国家级和上海市科研项目 28 项，以第一完成者获得上海市科技进步奖、教育部科技进步奖和中华医学奖等 9 项。以第一作者和通信作者在国内外专业杂志上发表论文 150 多篇，其中在 *Ophthalmology*、*Investigative Ophthalmology & Visual Science*（*IOVS*）等杂志发表 SCI 论文 40 余篇，主编和参编专著 27 部。

《眶颧整形外科学》编委会

主　　编　范先群　上海交通大学医学院附属第九人民医院眼科

副 主 编　韦　敏　上海交通大学医学院附属第九人民医院整复外科

　　　　　林　明　上海交通大学医学院附属第九人民医院眼科

　　　　　何冬梅　上海交通大学医学院附属第九人民医院口腔外科

编　　委　（按姓氏笔画为序）

　　　　　王　琛　上海交通大学医学院附属第九人民医院整复外科

　　　　　王业飞　上海交通大学医学院附属第九人民医院眼科

　　　　　毕晓萍　上海交通大学医学院附属第九人民医院眼科

　　　　　李　瑾　上海交通大学医学院附属第九人民医院眼科

　　　　　杨华胜　中山大学附属中山眼科中心眼眶病眼肿瘤科

　　　　　范新东　上海交通大学医学院附属第九人民医院放射科

　　　　　林　涛　上海交通大学医学院附属第九人民医院放射科

　　　　　周慧芳　上海交通大学医学院附属第九人民医院眼科

　　　　　俞哲元　上海交通大学医学院附属第九人民医院整复外科

　　　　　施沃栋　上海交通大学医学院附属第九人民医院眼科

　　　　　姜　虹　上海交通大学医学院附属第九人民医院麻醉科

　　　　　袁　捷　上海交通大学医学院附属第九人民医院整复外科

　　　　　贾仁兵　上海交通大学医学院附属第九人民医院眼科

　　　　　徐　梁　上海交通大学医学院附属第九人民医院整复外科

　　　　　穆雄铮　复旦大学附属华山医院整形外科

总 序 《整形美容外科学全书》

一

现代中国整形外科，若以1896年发表在《中华医学杂志》(英文版)上的一篇整形外科论文算起，至今已有117年的历史。在半殖民地半封建社会的旧中国，整形外科的发展受到较大限制。1949年新中国成立以后，整形外科有了新的发展，尤其是改革开放后，整形外科获得了真正大发展的机遇。1977年，在上海召开的"医用硅橡胶在整形外科的应用交流会"期间，笔者统计了全国全职和兼职的整形外科医师为166人，床位732张，几乎是近600万人口中，才有1名专职的整形外科医师。2011年有人统计，全国有3000多个整形外科医院、专科、诊所，有2万多名专业医师。30多年来，整形美容医疗的就诊人数、从医人员迅速增加，中国或许是整形美容医疗发展最快的国家之一。

整形外科的快速发展带来的问题是学科发展的不均衡。在重点医学院校的整形美容外科专业队伍中，其临床实践能力和创新研究成果，与亚洲国家以至于欧美国家相比，都具有较强的竞争力，特别在显微再造外科方面，处于世界领先水平。但在新建立的许多专科、诊所中，具有较高学术水平的专业人员相对较少;受过系统和正规训练，受益于国内外学术交流并在实践中积累了丰富经验的高素质医师的数量，远远不能满足学科发展的需求。面对这样的实际情况，出版整形美容外科高水平的学术专著，是学科发展刻不容缓的任务。

1999年出版的两册《整形外科学》，已成为学界临床实践、研究、晋升、研究生考试的主要参考书。新加坡邱武才教授曾介绍:"《整形外科学》是包括日本、印度、澳大利亚、新西兰在内的最好的教科书，是东方整形外科的旗舰……"他还在美国《整形再造外科杂志》上撰文推荐。近年来，随着整形美容外科不断发展，需要有更新、更专业、涵盖学科近代发展和创新性研究成果的学术专著问世。笔者2006年策划，2009年12月向全国同行发起编撰《整形美容外科学全书》(以下简称《全书》)的倡议，迅速得到了国内外百余位教授、学者的积极响应。2010年9月由成都华美美容医院协助承办了《全书》的编写会议，有百余位主编、教授、医师、出版社编辑和媒体工作者参加，会议成为编撰《全书》的动员大会，以及明确编撰要求、拟定编撰大纲的学术研讨会。如今，《全书》第一辑10分册即将出版，第二辑12分册拟在2014年出版。这项编撰整形外科学术专著的巨大工程终于开始结出了硕果。

2012年3月《全书》第一辑被列为"2012年度国家出版基金资助项目"，这是整形外科学历史上的第一次，让所有参编人员在完成巨著的"长征"中增添了力量。编撰者们希望她的出版，可为中国以及世界整形美容学界增添光彩，并为我国整形美容外科的发展提供一套现代的、科学的、全面的、实用的和经典的教科书式的学术专著。这对年青一代的迅速成长，以及中国整形美容外科全面向世界高水平的发展都会起到重要作用。正如我们在筹划编撰这套书时所讲"是为下一代备点粮草"。

二

《全书》的编撰者，有来自大陆各地的整形美容外科教授、主任医师、博士生导师、长江学者、国家首席科学家，还有来自中国台湾，以及美国、加拿大、韩国、日本、巴西等国家的学者、教授;既有老一辈专家，又有一批实践在一线且造诣深厚的中青年学者、学科带头人。笔者参加了大部分分册的编撰和编审过程，深深感受到编撰者们为《全书》所作出的奉献。综观《全书》的编撰过程，是一次学术界同行集中学习、总结和提高的过程。在这一过程中,可以让中国的学者们站到本学科的前沿来审视整形美容外科的过去、现在,展望中国以及世界整形美容外科的未来。编撰者们深有体会:这是一次再学习的好机会,也是我国整形美容外科历史上一次有价值的集体编撰的尝试。

三

在当今世界整形美容外科学界的优秀学术专著中,美国 Mathes S. J.(2006)主编的《整形外科学》(8分册)被认为是内容最经典和最全面的教科书式的学术专著,但它在中国发行量极少,并且其中有不少章节叙述较简洁,或有些临床需要的内容没有阐明,因此,编撰出版我们自己的《全书》尤为迫切。

在《全书》22 个分册中值得一提的是《眶颧整形外科学》和《面部轮廓整形美容外科学》分册,这是我国学者在整形外科中前瞻性研究和实践的成果。笔者 1994 年在上海召开的"全国第二届整形外科学术交流会"闭幕词中,号召开展"眶颧外科"和"面部轮廓外科"的研究和实践。在笔者 1995 年开始主持的"上海市重点学科建设"项目中,以及在全国同行的实践中,研究和推广了"颧弓和下颌角改形的面部轮廓美容整形","下颌骨延长和面部中 1/3 骨延长","眶腔扩大、缩小、移位和再造研究与实践",加上在眶部先天性和外伤后畸形修复再造中,应用再生医学成果和数字化技术,近 20 年来全国同行的数以万计的临床实践和总结,才有了《眶颧整形外科学》、《面部轮廓整形美容外科学》分册的面世。

《全书》中将《血管瘤和脉管畸形》列为分册。在世界整形外科学术专著中,对此多数叙述不详。其实,血管瘤、脉管畸形是常见疾病,不但损害患儿(者)的外形、功能,而且常常有致命性伤害。血管瘤和脉管畸形相关临床和基础研究,是近十多年来我国发展迅速的学科分支。对数十万计患儿(者)的治疗和研究积累,使得本分册的编撰者多次被邀请到美洲、欧洲和亚洲其他国家做主题演讲。世界著名的法国教授 Marchac 说:"今后我们有这样的病人,都转到你们中国去。"大量的实践和相关研究为本分册的高水平编撰打下了基础。

《肿瘤整形外科学》是一部填补空白的作品。它系统地介绍了肿瘤整形外科的基本概念、基本理论和临床实践,对肿瘤整形外科的命名、性质、范围、治疗原则和实践,以及组织工程技术在肿瘤整形外科的应用等做了详细论述。

《微创美容外科学》具体介绍了微创美容技术、软组织充填、细胞和干细胞抗衰老的应用和研究。

《全书》几乎涵盖了现今世界整形美容临床应用的各个方面,不仅有现代世界整形美容先进的基础知识和临床实践的论述,还有激光整形美容、再生医学、数字化技术、医用生物材料等医疗手段的应用指导,以及整形美容外科临床规范化、标准化研究和实践的最新成果。编撰者们力图为我国整形美容外科临床实践、研究、教育的发展建立航标。

从 1996 年《整形外科学》编撰起,到 2014 年《全书》全部出版,将历时 19 年,近百个单位、几百位学者参与。编撰者参阅了中外文献几十万或百万篇,从数十万到数百万计的临床案例和经验总结中提炼出千余万字。中国现代整形外科发展的经验告诉我们,学习和创新是发展的第一要素,创新来自学习、实践和对结论的肯定与否定,经过认识→实践→肯定→否定→新认识→再实践→总结,不断循环前进。"在学科前进的路途中,我们要清晰地认识自己,认识世界,要不断奋斗,不断创新,要有自己的话语权和发展轨迹,要善于向西方学习,但不能成为西方神话的传播者和维护者。"

《全书》各个分册将陆续出版。虽然几经审校,错误和不足难以避免,恳切希望得到读者的批评和指正,以便再版时修正。

王炜
2012 年 7 月于上海

前 言 PREFACE

眶颧整形外科是指对眶颧部外伤和畸形进行的修复重建手术。随着影像诊断和计算机技术的进步、修复材料的发展、手术设备和器械的完善，以及眶颧部外伤畸形的患者大量增加带来的临床需求，使眶颧外伤和畸形的修复重建水平得到快速发展。

由于眶颧外伤和畸形的手术涉及眼科、颌面外科和颅面外科等多个学科，往往需要多学科组成的手术团队共同完成。不同专业的医师从不同的视角，运用不同的专业技术进行交叉融合、取长补短、通力合作，使眶颧修复重建手术呈现出日新月异的发展景象。鉴于此，本书邀请了眼科、颌面外科、颅面外科、放射科和麻醉科等多学科的医师共同撰写，希望为相关专业医师提供有益参考。

本书共分20章，主要包括眶颧骨折的修复重建、眼眶和视神经管减压、眼眶和眶周畸形的整复等内容。在内容设置上，本书主要侧重于眼眶及颧骨的外伤和畸形的修复重建手术，对眼眶和颧骨的炎症、肿瘤和其他疾病没有包含在内，因为这类疾病在眼科和口腔颌面外科专著中已有大量论述；同时，本书注重新技术的介绍及其在手术中的应用，如内窥镜技术和计算机导航技术。

由于眶颧整形外科手术涉及学科多，手术时间长，技术难度大，这就要求手术医师既要独立自主，解决本专业的问题，又要通力合作，攻克跨学科的难题。

如何才能成为一名合格的眶颧整形外科医师呢？在临床上经常可以看到，具有同样年资、完成手术数量同等的两位医师，往往做出来的手术效果大相径庭。"学而不思则罔，思而不学则殆"，思考是决定水平高低的关键因素，心灵才能手巧。

20余年的从业历程，数以万计的诊治体验，笔者对做一名合格的医师有一些思考：

一、临床与科研

眶颧外伤畸形既有功能的障碍，也有面中部外形的损害，对患者容貌产生很大影响。虽然目前眶颧外伤畸形的修复重建手术仍有很多疑难问题需要解决，但作为一名合格的医师，每当遇到疑难杂症，应该知难而上，分析问题、研究问题、解决问题，不断提高。临床医学的发展越来越强调基础和临床的紧密结合，由此催生出转化医学的概念：临床工作中发现问题，通过基础研究找到解决方法，再回到临床工作中解决问题，如此往复并曲线上升，不断向前发展。这一过程很难将临床与科研分开，医师也顺理成章地成为生命科学的创新和研究主体。由此可见，从生命科学整体和宏观的角度来说，科研与临床犹如车之两轮、鸟之两翼，缺一不可、密不可分。医师既要熟练掌握临床技术，更应培养科研思维，坚持创新，才能发现疾病规律，找寻疾病原因，最终为患者提供更好的医疗服务。

二、专业和博学

作为一名外科医师，首先要熟练掌握本专业的基本技术和技能，能够理清本专业处理问题的要点和难点，做到有的放矢，纲举目张。但要做好眶颧整形外科手术，仅仅如此依然不够，要在专业的基础上力求博学。眶颧整形外科涉及眼科、口腔外科、整形外科、神经外科等多个学科，每个医师在发挥自身特长的同时，应当对其他学科有一定程度的了解，消除手术治疗过程中的知识盲点，避免造成严重的功能损害，如视功能或泪道系统的损害等。

眶颧整形外科手术难度大、风险高，需要医患双方相互理解。在目前的医疗环境和医患关系下，医师在更好地钻研业务、提高技术的同时，也更需要学习人文思想，实现科学思想和人文精神的统一。良好的医患关系从医患沟通开始，而良好的医患沟通从对患者的人文关怀做起。一名合格的外科医师，不应只关注手术本身，应当具有人文思想，时刻体察患者的痛苦并能做出回应，这种回应可以是语言的，也可以是肢体的、表情的。只有以患者为本，时刻把患者装在心里，取得患者的信任，才能使他们全力配合治疗。

三、设计与操作

有很多眶颧整形外科手术是针对骨组织的修复重建手术，如截骨、移动、复位、固定，常常是大刀阔斧、大开大合的。但大中藏细，细节决定质量。以眼眶骨折修复为例，患者的复视问题往往并不是单纯的眼外肌在骨折处嵌顿或疝出，而是合并软组织受损后的纤维化粘连，术中必须在眼外肌和骨壁精准解剖复位的基础上，对瘢痕粘连进行精细的分离和修复。这就像弹琴一样，要掌握好轻重缓急，细致入微。

眶颧整形外科手术既有规律性，也有特殊性和差异性。很多患者的临床表现错综复杂，甚至杂乱无章，手术没有具体定式。医师要在"弹琴"的基础上，掌握"谱曲"的本领，能对复杂的手术做出精准的术前设计，这是手术成功的关键。例如，眶颧外伤的患者可能有骨折移位、眼球内陷、复视、泪道阻塞、眦角畸形等多种畸形和功能障碍，术前应当对手术方案、步骤、技术及其要点进行一体化设计，才能以最少的次数、最小的损伤帮助患者达到最佳的整复效果。

借此书出版的机会，我要感谢我的患者，他们是我不断攻克难关、取得成绩的不竭源泉！我还要诚挚地感谢所有指导、关心和帮助过我的老师、领导、同事、朋友和家人……

感谢书中的每一位编者，你们的渊博学识和无私奉献，是本书最精彩的华章！

在前言撰写的过程中，我荣幸地作为特邀演讲嘉宾参加了韩国眼科年会和美国眼科年会。参加美国眼科年会后，应眼整形外科主任 Michael Grant 教授的邀请，前往约翰霍普金斯医院威尔玛眼科研究所参观访问，并作关于导航技术在眼眶骨折手术中应用的学术报告。通过与国际同行的深入交流，看到了我们与世界最先进水平之间的差距，也发现了我们的优势和特点。我充分相信，我国的眶颧整形外科必将迎来更加美好的明天。

由于眶颧整形外科涉及多个学科，类似的参考书籍甚少，加之本人的水平有限，因此本书在内容的涵盖及编排、编写中，肯定有不足或错误之处，恳请同道们给予批评和指正！

范先群

2012 年 10 月 18 日

目 录 CONTENTS

第一章
眶颧整形外科学概述

　　眶颧整形外科学(orbitozygomatic plastic surgery)是对眼眶、颧骨和上颌骨的外伤、肿瘤、炎症和先天异常等产生的畸形和功能障碍进行修复和重建，以期改善外形和恢复功能的一门新兴专业。眶颧整形外科(简称眶颧外科)涉及眼科、颅面外科和颌面外科等多个学科，是一门交叉学科。因此，本书由眼科、颅面外科、颌面外科、放射科和麻醉科等多学科的医师共同撰写完成，旨在通过不同的视角和新的观点进行阐述，为眶颧外科的临床治疗提供一个新的思路和方向。

第一节　眶颧整形外科学范畴

　　颧骨、额骨、蝶骨和上颌骨等骨骼结构相连，共同强有力地支撑面中部，并构成眼眶。眼眶呈四棱锥形，眶腔内含有眼球、脂肪及眼外肌等眼眶内容物。因此，眶颧外科的范围很广，凡涉及眼眶、颧骨和上颌骨的外形修复和功能重建，以及用组织或材料移植的方法整复和再造眼眶内容物等，都隶属于眶颧外科范围。由于眶颧部涉及眼眶、颅骨、口腔和面颊部等部位，因此手术常需眼科、颅面外科和颌面外科等多学科的专业医师协同完成。

　　眶颧外科的范畴主要分为以下几个方面：

一、眼眶的修复和重建

　　1　眼眶的结构特点　眼眶为底向前外下的四棱锥形的骨性空腔，包括眶口(底)、眶尖、眶内外上下四个壁，由七块骨(颧骨、额骨、蝶骨、上颌骨、腭骨、泪骨和筛骨)组成。眼眶内容物主要包括眼球、脂肪、眼外肌和经过眶腔的重要血管神经，如眼动脉、视神经、动眼神经等。炎症、外伤、肿瘤、先天性异常等原因均可导致眼眶疾患。凡是涉及眼眶和毗邻部位的先天性或后天性缺损和畸形，影响眼眶外形及功能的，均需要进行眼眶外科手术治疗。

　　2　骨性眼眶的三个部分　根据眼眶的结构特点，骨性眼眶可分为三个部分：①前 1/3 为厚而坚实的眶缘，不易骨折；②后 1/3 为蝶骨小翼构成的视神经管和眶上裂，骨壁中等厚度且位置较深，骨折亦较少累及；③中 1/3 眼眶由骨壁组成，其中由筛骨纸板构成的眶内壁、眶下沟和眶下管内侧的眶底菲薄，是多数眼眶骨折的发生部位。单纯眶壁骨折发生于眶内壁和(或)眶底，由于骨壁菲薄，加之筛窦和上颌窦的存在，眶壁骨折后眶内软组织嵌顿在骨折处及疝入筛窦和上颌窦内，引起眶壁缺损、眼球内陷和眼球运动障碍，需要通过手术修复，并且植入人工材料修复缺损的眶壁。

外伤后眼球萎缩,需进行眼眶内容物剜除术或眼球摘除术,并在眶内植入眼座矫正眶区凹陷,并配戴义眼改善外形。严重的眼眶恶性肿瘤需要施行眼眶内容物剜除术。由于完全性的眼眶内容物缺损使修复重建手术难以施行,通常采取眼眶赝复体恢复患侧外观。临床上眼窝狭窄或闭锁的患者并不少见,主要见于严重酸碱烧伤,目前主要的治疗方法是采用具有弹性和韧性的自体口唇黏膜或游离皮片重建眼窝。

3 眼眶畸形的治疗 眼眶修复和重建的另一主要任务是治疗先天或后天原因引起的眼眶畸形,任何引起眶腔本身容积改变或眼眶内容物体积改变的疾患均可引起相应的症状和体征。眶腔容积增大或眼眶内容物体积减小可导致眶区凹陷、眼球内陷等体征,如眼眶爆裂性骨折或眼球萎缩等;眶腔容积缩小或眼眶内容物体积增大可致眼球突出的体征,如 Crouzon 综合征、甲状腺相关眼病、眼眶击入性骨折等。眼眶扩大术、眼眶减压术等都是通过改变眶腔容积或眼眶内容物的体积,使眼眶内容物体积和眶腔容积相适应,从而达到纠正眼球内陷或眼球突出等目的。

二、颧骨的修复和重建

眼眶和颧骨位于面中部两侧,左右对称,和其他面部骨骼构成眼眶和面中部的骨性支架,对面部美学外观起着至关重要的作用。颧骨畸形和病变会导致面中部畸形,甚至造成视力下降和视功能障碍。先天性眼眶和眶周畸形,如 Treacher Collins 综合征、眶距增宽症和颅面短小症等会造成面中部畸形,但一般多无功能障碍。眶颧部组织先天缺损畸形则可造成明显的外形异常和功能障碍,如严重眶面裂造成眼睑缺损、睑球粘连、角膜混浊、内外眦和泪道阻塞等眼部畸形和视功能障碍。发育性眼眶和眶周畸形,包括眼眶骨纤维异常增殖症和进行性半面萎缩同样会造成面中部畸形和功能障碍。眼眶骨纤维异常增殖症的发生率低,但眼眶骨的异常增生会导致眼球移位、视力下降,甚至失明。进行性半面萎缩则可造成严重的面部不对称畸形。

颧骨和颧弓位于面中部侧方,位置突出,受到外力打击易发生骨折,其发生率占面中部骨折的首位。颧骨、额骨、蝶骨和上颌骨等四块颅骨骨缝相连,外伤时骨折线常常发生在骨缝连接处和薄弱骨上,形成以颧骨为中心的邻近多骨骨折,因此称为颧骨复合体骨折。颧骨骨折移位后常造成面部明显畸形和不对称,影响颞颌关节,导致张口疼痛和受限等。颧骨外科的治疗强调功能改善与外形修复的双项标准,不仅要求恢复患者双侧对称的面貌外观,而且要解决张口受限等功能障碍。

三、上颌骨的修复和重建

上颌骨不仅参与构成眶下缘、眶底和眶内壁的一部分,同时构成泪囊窝,眶底下方存在上颌窦,这些解剖结构特点使眼眶疾患和上颌骨密切关联。例如上颌骨额突、泪骨、筛骨等组成鼻眶筛区,该部位骨折导致鼻梁塌陷、内眦间距增宽、内眦畸形等面中部畸形以及泪道阻塞、泪囊炎等功能障碍,手术修复鼻眶筛骨折的重要步骤就是上颌骨的正确复位。同样,在眼眶和眶周畸形矫正术和眼眶扩大术中,都不可避免涉及上颌骨的截骨、移位、复位和固定等。因此,熟悉和掌握上颌骨的解剖结构和生理特点以及临床操作要点对眶颧整形外科医师至关重要。

第二节 眶颧整形外科学特点

随着我国经济的飞速发展,工业外伤和交通事故的发生率逐年上升,眶颧外伤的发生率也明显增加,成为眼科和颌面外科门、急诊的常见病种之一。眶颧整形外科疾病的临床表现具有复杂多样的特点,需要根据病史、症状、体征和影像学表现等综合考虑诊疗方案。眼眶、颧骨和颧弓等骨骼位于颌面的中心部位,承接并延续构成面中部骨性框架。这些骨骼形成的立体盾牌和密闭空间为眼球提供了坚实保护,也是塑造颌面部美学外观的硬组织基础。眶颧整形外科是多学科的交叉,并不是一个独立的学科和专业。因此,从严格意义上说,没有专门的"眶颧外科"医师,眶颧外科的许多疾病需要眼科、耳鼻喉科、口腔颌面外科和整形外科等合作攻关,任一学科的医师都只能重点处理某些方面的问题。只有把握眶颧外科的这些特点,才能在临床工作中有针对性地发现和解决问题,推动眶颧外科更快更好地向前发展。

一、眶颧整形外科的多样性和复杂性

（一）眶颧整形外科疾病临床表现具有多样性

1 同一类型眼眶骨折的多样性表现　如单纯眼眶骨折患者可表现为眼球内陷和移位、眼球运动受限和复视、感觉神经障碍等。如果骨折位于眶上裂或眶尖区域,患者还会出现视力下降和丧失,以及上睑下垂、眼球固定等表现。

2 不同类型复合性骨折的多样性表现　如额眶骨折、鼻眶筛骨折或眶颧颌骨折均可出现眼眶塌陷,但分别位于眶上缘、内眦部或眶外下方,其分界多为发育薄弱的天然缝隙,如颧上颌缝、颧额缝、颧蝶缝、鼻额缝及额颌缝等。此外,脑脊液漏、泪道阻塞、内眦畸形和外眦畸形等分别对应上述三种骨折情形,表现截然不同。

3 不同起因的眶颧畸形的多样性表现　先天性眼眶畸形多种病变并存,且往往双侧对应,形成独特外观,如 Treacher Collins 综合征的"鸟嘴样"面容、Crouzon 综合征的突眼畸形等。发育性眼眶畸形多为单侧,眼眶骨骼基本呈一致性发育不全,眶腔均匀狭小。放射性眶颧畸形亦为单侧,但受照射部位影响,眼眶发育不良以颧颞部为主。

（二）复杂性是眶颧整形外科的特点,突出表现为症状和体征不一致

1 症状和体征轻重程度不匹配　眶底活板门样骨折患者复视十分明显,转动眼球时甚至引起恶心、呕吐,但患者外观体征轻微,有时完全没有眶周软组织淤血、水肿征象,因此也被称为"白眼"（white eye）骨折。CT 检查可见眶底仅有小范围板片状骨折,下直肌嵌顿其中。该类骨折多见于儿童,需要急诊手术,若不仔细检查容易漏诊,耽误最佳手术时机,造成下直肌功能不可逆损害。视神经管骨折作用力常来自眶外上方,该部位软组织较薄,钝挫伤表现远不如眶前部外伤所致"熊猫眼"那样明显。单纯视神经管骨折范围局限,眶壁眶缘不受累,不影响眶容积和改变眼球位置,不改变眶缘结构的连续性。但所有视神经管骨折均有一个共同的严重症状,即视力瞬间急剧下降或丧失,采用大剂量激素冲击治疗或视神经管减压术或可挽救部分视力。

2 症状轻,体征重　例如眶颧颌骨折患者,即使颧骨体完全从两端缝隙部位离断移位,导致明显的眶外侧塌陷畸形,患者也常无视功能障碍症状。鼻眶筛骨折患者内眦畸形、移位,内眦处骨骼隆起或塌陷体征十分普遍,但溢泪症状的轻重却因人而异。复合性骨折只有在较大范围累及眶壁造成眼球运动受限时,复视等视觉障碍症状才与眼眶畸形等体征相匹配。

二、眶颧整形外科是功能和外形、原则性和灵活性的统一

1 眶颧整形外科涉及的功能问题　眶颧整形外科涉及的功能问题主要包括视力、眼球运动、泪道引流和咬合功能。眶尖和视神经管骨折可导致视力急剧下降或丧失,视神经管减压手术的效果虽有争议,但仍不失为挽救视力的可选方法之一,尤其在有明显骨折卡压视神经的情况下。视神

经管减压术是眶颧外科的急诊手术,一旦确定手术指征,应在窗口期内完成手术,方有望恢复部分有用视力。眼眶骨折后,眼球运动功能受限既可源于神经肌肉损伤或肌肉嵌顿引起的动力不足,也可由纤维结缔组织、脂肪等牵拉、嵌顿或瘢痕粘连所致的阻力过大引起。运动功能受限与复视相伴相行,运动障碍实际上通过视觉障碍影响患者视功能和生活质量。严重的眼外肌直接损伤,如离断或嵌顿应急诊手术,否则眼外肌功能永难恢复。与肌肉相连的脂肪和筋膜等组织的脱出或嵌顿引起的运动障碍需要进行早期手术治疗,避免形成瘢痕粘连,产生难以治疗的复视。泪道阻塞是鼻眶筛骨折的常见症状,阻塞部位因外力大小和方位而异,近端泪道断裂越早修复成功率越高,最好急诊完成。鼻泪管骨折造成泪道阻塞和溢泪,不需要急诊手术,但若出现泪囊炎,宜先于眼眶骨折修复行鼻腔泪囊吻合术。颧弓外侧的骨折易累及颞颌关节,影响咬合功能。除非严重粉碎性骨折,手术解剖复位后咬合功能多能得到恢复或改善。眶颧外伤的功能损害也包括眶上、下神经分布区域感觉障碍,但这并非手术适应证,只要眶上、下神经没有完全远位离断,保守治疗后神经功能可部分或完全恢复。

2 眶颧整形外科手术对形态畸形加以修复　眼眶和颧骨位于颌面中心,是面部骨骼的重要支架,对面部外观至关重要。眶颧整形外科手术在解决功能问题的同时,应对形态畸形加以修复。简言之,眶颧整形外科手术往往既要治里也要治表,要治里及表或表里同治。有时眼眶外伤并不影响功能,患者只需解决表面外形问题。形态学矫正的对象主要包括骨性眼眶、内外眦和眼球。眶缘骨折离断、错位可引起局部塌陷或隆起,内外眦畸形表现为眦角圆钝、隆起或移位,眼球凹陷则是形态畸形的最主要表现,也是眶壁骨折手术的主要适应证之一。临床上,当需要同时解决功能和外观问题时,对重要功能问题的考虑应先于外形修复,如决定眶壁骨折手术植入物位置和数量时,不可为了追求双眼突出度的对称而影响眼球运动,更不可为了解剖意义上的完全修复而危及视神经功能。当然,某些情况下患者因外观畸形而产生的手术要求也可能会超过功能障碍,如内眦畸形和泪道阻塞。

3 眶颧整形外科手术具有整形手术的特点　眶颧整形外科所面临的对象千变万化,因组织缺损、畸形、形态、部位等不同而各不相同,没有一个固定不变的典型术式可循。在遵循整形手术基本原则的基础上,医师应根据每个患者的疾病特点灵活设计,将创造性与原则性有机结合,选择对患者损伤最小、效果最好的治疗方案。

三、眶颧整形外科是多学科的交叉融合

眼眶骨骼既是眼与颅、口、鼻和鼻窦等组织器官的天然分隔,也是其共享结构,眼眶外伤与周围组织的外伤往往是一损俱损的关系。因此,眶颧整形外科和眼科、颌面外科、颅面外科、整形外科等有关学科相互交叉,密切相关。

眶底和眶内壁的单纯骨折几乎无一例外累及临近的上颌窦和筛窦。眶顶前部骨折必将累及额窦,后部骨折可直接损伤颅脑结构,轻则引起脑脊液漏,重则产生功能障碍。鼻眶筛和眶颧颌等复合性眼眶骨折或伴随鼻塌陷、偏曲,或可引起咬合功能紊乱。因此,眶颧外科手术往往需要眼科、耳鼻喉科、口腔颌面外科、神经外科甚至整形外科等专业医师合作完成。不同学科开展眶颧外科手术时具有各自优势:眼科医师熟悉眶内结构,尤其是视神经、眼外肌和泪道系统,这在眶壁骨折修复中显得尤为重要;神经外科医师熟悉颅内结构,在修复眶顶骨折和实施视神经减压手术中具有优势;耳鼻喉科医师擅长鼻内镜手术和鼻腔内结构的修复;口腔颌面外科医师精于通过口内外切口,将离断移位的眶颧骨骼进行复位,并在咬合关系紊乱矫正中发挥重要作用。此外,发育性或放射性眼眶畸形的整复治疗涉及游离或带蒂皮瓣移植,如足背皮瓣、前臂皮瓣、胸背皮瓣和颞肌皮瓣等,

常需要整形外科和显微外科医师参与其中。

多学科综合手术并非随机组合,而是根据损伤的轻重缓急、累及部位、功能与外形关系等有序交叉进行。急诊手术多由神经外科和眼科医师完成,以保生命、保视力为目的,争分夺秒地解除脑组织、视神经和眼球的危害因素,尽早修复眼外肌离断或解除其嵌顿。早期手术着力解决眼球运动受限、咬合紊乱等功能障碍和眼球内陷、眼眶塌陷等外观畸形,口腔颌面外科和耳鼻喉科主要加入此期手术。晚期手术以畸形矫正为主,功能恢复效果差,各学科均可在此时期发挥作用,修复各自领域对应的眼眶骨缺损或移位畸形。眼科医师还可在晚期对陈旧性泪道阻塞进行修复,近端鼻泪管阻塞治愈率较低,但远端阻塞治愈率与早期差异无几。

因此,要很好地完成眶颧外科手术,首先要具备眼科、整形外科、口腔颌面外科、颅面外科等学科相关基础知识和手术技术,所以多学科医师组成的手术团队至关重要。当然,理论上的突破更加重要。创立颅面外科的法国人 Paul Tessier 于 1964 年首次经颅内路径治疗一例先天性眶距增宽症,他的成功经验证实了颅面部骨骼可以被大块截断游离和重新排列,也证明了眼球和眼眶骨架可以在较大范围内进行上下左右的移位和固定而不影响眼球的运动功能和视力,而颅面外科的基础理论同样为眶颧外科手术奠定了基础。眼眶和颧骨位于面中部,双侧对称突出,因此在眶颧整形外科手术时,更要注重"整体和美学设计"的理念,这就要求眶颧整形外科医师具有相应的美学概念和知识。

第三节　眶颧整形外科学展望

近年来,由于我国社会与经济的快速发展和人民生活水平的不断提高,追求形体美已经成为人们的普遍要求。眼位于五官之首,眶颧部位于面中部突出部位,对人的外貌起决定作用。因此,临床上需要和要求进行眼部、眶颧部手术修复和整复的患者数量明显增加,患者对手术效果的要求也不断提高。在此背景下,眶颧整形外科得到了很大的发展。

眶颧整形外科治疗对象主要是畸形和功能障碍的患者。先天性和发育性眼眶畸形具有遗传背景和基因发病基础,从根本意义上说,对发病基因进行拨乱反正式矫正是治疗该类疾病的最终手段。但除非基因功能研究理论和技术出现革命性突破,从基因着手治疗眼眶畸形尚有漫长的道路要走。在可以预见的将来,眶颧整形外科的发展方向仍将围绕手术相关的基础和临床研究展开,主要包括三个方面:①构建具有良好生物相容性和生物活性的修复材料,减少现有植入物固有的并发症;②随着新技术、新方法、新设备的不断涌现,内镜、计算机成像技术、导航系统、激光等将逐步应用于眶颧手术,手术应朝着微创和精细方向发展,以提高手术安全性和疗效;③就现有临床治疗中存在的争议性或不明性问题开展前瞻性、多中心临床研究,为更好地开展手术治疗提供循证医学证据。

一、构建生物活性材料是眶颧修复材料的研究方向

1 新材料在眶颧整形外科中的应用　新材料的不断问世和改进大大促进了眶颧整形外科的发展。对于眶颧外伤或骨缺损,虽然自体组织移植修复骨缺损仍然是临床骨缺损修复的"金标准",但是由于自体骨来源有限,需要进行额外的手术,增加了疼痛、出血、供体部位感染及神经、血管损伤等并发症,临床应用已大大减少。虽然异体骨来源相对充足,但存在排异反应及传播人类免疫缺

陷病毒、肝炎等疾病的可能，因此其临床应用也受到明显限制。目前，人工合成材料被大量应用于临床，绝大多数眶颧外科手术都要用到植入物，包括修补眶壁缺损、补充眶腔容积、固定眶缘骨折离断、眶腔截骨重建等。可用的眼眶植入材料种类繁多，不下 20 余种，但普遍用于临床的不过几种高分子生物聚合材料和钛金属材料，如多孔聚乙烯、羟基磷灰石和钛钉、钛板、钛网等。这些材料仅能提供结构支撑作用，并不能契合眼眶的生物学需求，即材料与眼眶结构本身在生物学特性方面相距甚远。因此，感染、排异及脱出是材料植入后的常见并发症。理想的眼眶修复材料应当具备良好的生物相容性、生物活性和可吸收性。近年来，可降解生物材料的应用为临床修复眶颧骨缺损提供了新的思路，也是目前的研究热点。可降解聚合物材料、可降解无机材料、纳米材料以及生物仿生材料等均被证明具有更好的生物相容性、可降解性，且不会长期留存体内，所以降低了排异反应的发生率，植入后取得了较为满意的术后效果。

2 组织工程与器官再造 眶颧部软、硬组织的重建和再造的另一思路为组织工程与器官再造。组织工程是近年来已经兴起和迅速发展的一门新学科，最早是由美国国家科学基金会于 1987 年正式提出的，组织工程技术已经改变了整个医学界对于组织缺损和修复的诊疗概念。所谓组织工程，指应用细胞生物学、分子生物学和工程学的原理和方法，在正确认识哺乳动物的正常及病理两种状态下的组织结构与功能关系的基础上，研究和开发用于改善、促进、修复甚至重建人体各种组织或器官的生物替代物的一门新兴学科。其基本原理和方法是将体外培养扩增的正常组织细胞复合于一种具有良好生物相容性和可降解性的生物材料上，在特定的微环境下培养生长，构建所需的三维组织结构，然后将所构建的三维组织块复合物植入机体组织、器官病损部位，形成新的具有形态和功能的相应组织或器官，达到解剖修复和重建生理功能的目的。组织工程研究主要包括四个方面：种子细胞、生物材料、构建组织及器官的方法和技术以及临床应用。组织工程的提出和建立虽然只有短短 20 余年时间，却得到了迅猛发展。皮肤、软骨、骨、血管和神经等组织相继再生成功，预示了它广阔的发展前景和临床应用价值；而在膀胱、肾脏等组织再生研究中取得的突破性进展，更向人们展示了人类有能力再生具有复杂组织结构和生理功能的器官。相信在不远的将来，人类可以制造出理想的生物角膜、睑板及骨等组织，在本质上改变和促进眶颧整形外科的发展。

二、内镜、导航和微创是眶颧整形外科的发展方向

新技术与新仪器的出现将对眶颧整形外科产生重大影响，未来的眶颧外科手术不单单是人手操作，新技术、新设备在手术中发挥重要的辅助作用，其主要代表为内镜、导航系统和激光。与激光匹配的光纤用于照明，激光本身用于治疗。导航系统提供路径设计和指引，便于精确修复。内镜则起到实时显像、术中监控的作用。目前内镜和计算机辅助技术已应用于眶颧整形外科领域。例如，自 1998 年 Perry 等报道了在眼眶重建手术前进行计算机三维图像的重建和快速原型制作以来，利用计算机辅助设计与制造技术对眼眶手术进行术前评估和手术设计已应用于眼眶手术。利用此技术能为缺损的骨块提供准确的模型，定制匹配的植入材料，选择合适的手术路径，使手术医师能更加直观和形象地在术前设计手术，在计算机制作模型上对每个骨片进行准确测量、切割、移动和固定，手术效率和精确性不断提高。随着手术导航技术在神经外科手术中的应用，骨科和口腔颌面外科等专业也开始应用手术导航技术进行术前评估和规划、术中导航及术后评估。导航系统的应用减少了手术中的视野盲区，降低了手术并发症，为眶颧整形外科手术带来了革命性的突破。随着计算机技术、医学影像技术的不断发展，必将产生更大的影响，甚至可能在"机器人"的辅助下完成手术。

三、前瞻性和多中心研究是推动眶颧整形外科规范化治疗的重要手段

　　长期以来,眶颧整形外科存在不少有争议的问题。这些问题有的是针对手术必要与否的,如视神经管减压术;但更多的是针对不同治疗方式的效果比较,如甲状腺相关眼病的各种眼眶减压手术、眼眶畸形眶腔重建的截骨术与牵引成骨术、义眼片与自膨胀植入物在眼眶发育中的作用等。此外,现有不同眶壁修复材料孰优孰劣,如羟基磷灰石、多孔聚乙烯、磷酸三钙、钛金属材料等目前也无定论。开展眶颧外科疾病的前瞻性、多中心临床研究,是回答上述问题、实行规范化治疗和推动专业发展的重要保证。

（范先群　贾仁兵　毕晓萍）

第二章
眶颧解剖学基础

第一节 眶颧骨骼的发生

一、眼眶骨骼的发生

眼眶由围绕眼球的中胚叶组织发育而来。在胚胎4.5mm时期,视泡位于头颅与上颌隆起之间。胚胎在8mm时,随着侧鼻隆起由上往下生长、上颌隆起从下向上生长,视泡开始被侧鼻隆起和上颌隆起所围绕。在胚胎12mm时,两者相遇,两者的结合处发育为鼻泪管。胚胎发育到16mm时,上颌隆起分化出构成眶底和眶外壁的颧骨和上颌骨;眶内壁的上颌骨额突、鼻骨、泪骨和筛骨,由内侧鼻隆起所发育;眶后壁则由颅底蝶骨的前突和眶突发育;视神经从两者之间穿过。

眶上壁(额骨)和眶内壁(上颌骨额突、鼻突、泪骨和筛骨)起源于轴旁中胚层;眶下壁和眶外壁(颧骨和上颌骨)起源于内脏中胚层。眼眶的各骨壁,包括蝶骨大翼,都是膜性骨,而蝶骨的前壁和眶部则由软骨发育分化而来。在眼眶发育的早期,中胚层呈现为一疏松的结缔组织,以后逐渐发育成比较致密的组织。胚胎3个半月时,眼眶的骨壁已形成,只是不完整。胚胎4个月时,眼眶的骨壁已趋向坚硬,基本发育完好。以后眼眶逐渐扩大,与胎儿整体发育同步进行。

早期的眼眶为圆形,待眼的附属器发育成形后,眼眶外形逐渐接近成人的形状。眼眶的轴向也随胚胎发育而不断地变化。早期胚胎视泡形成时,眼眶位于两侧,眶轴的方向与胚胎身躯的长轴几乎成直角,即两眶轴夹角近于180°。胚胎在9mm时,两侧眼眶朝向外侧,眶轴夹角成160°,即双眼眶位于头的各一侧,以后逐渐向中线集合。胚胎40mm时,眶轴夹角为72°。眶轴的改变致视轴也发生相应的改变,而视轴的改变与双眼视觉的发育和形成发生密切相关。到出生时两眼的眶轴和光学轴成为45°夹角,有双眼单视的形成。

随着胎儿的生长发育,眼球体积不断增加,眼眶的容积也相应增长。最初几个月,眼球比眼眶生长快,尽管不同时期眼眶和眼球体积的比值有变化,但两者基本上是同步增长的,而且相互影响。如果胎儿时期因某些原因致眼球未发育,眼球很小,则眼眶的发育也会受阻而相应缩小。出生后,眼眶随眼球增大而扩大,直至青春期才停止生长。所以,如果儿童时期将眼球摘除,会引起眼眶发育迟滞。

二、颧骨骨骼的发生

颧骨的发育,在胚胎时期是从面部各突起的分化以及各个突起间的相互联合而开始的。胚胎第 3 周,前脑的下端出现额鼻突,额鼻突的下方是下颌突,以后在下颌突的上缘分化出两个上颌芽,向上伸展形成上颌突。胚胎第 4 周末,额鼻突向下伸展至左、右上颌突之间,并在其末端分化出三个突起,即中间的中鼻突和两侧的侧鼻突。胚胎第 5 周,中鼻突迅速向下伸展超过两侧的侧鼻突,并在其末端分化出两个球状突起,称之为球状突。随着胚胎的发育,各突起继续生长,并且相邻的突起间逐渐联合。胚胎第 7~8 周,面部各突起完成联合,其中左、右上颌突形成颧弓,胎儿颜面部初具人的脸形。

颧骨为膜内化骨,只有一个骨化中心,出现在胚胎第 8 周半。第 9 周时,已有明显的上颌突与颞突,额蝶突也开始形成。第 10 周时,出现眶突,此时颧骨已基本形成。在颧骨生长过程中,骨的增生与吸收是其主要方式。骨皮质板外侧的增生和内侧的吸收,使骨板向外侧生长,相反则向内侧生长,而且这种增生与吸收并没有固定的模式,因而其生长并非均匀一致地增大。骨改建也是骨生长的重要方式。由于骨的生长方式不同,为了维持骨在持续生长中的形态,便出现了骨的代偿性改建。骨的改位则是由于骨的增生、吸收及其改建,使其相应部位发生了变化。颧骨通过前缘的增生、后缘的吸收,其位置逐渐前移,使上颌突原为降支的部分变为颧弓骨体。

第二节 眶颧骨骼的发育

一、骨性眶颧的测量

骨性眶颧的测量通常包括眶宽、眶高、眶深、眶容积、内眦距、外眦距等,可作为眶颧病诊断、手术入路的选择、眶颧重建等的依据。

1 常用的骨性眶颧测量点

(1)眶外缘点:为与眶上缘平行且平分眶入口的直线和眶外缘的交点。

(2)眶内缘点:为额骨、泪骨、上颌骨额突的交点。

(3)眶下点:为眶下缘的最低点。

2 骨性眶颧测量方法

(1)眶宽:眶内缘点至眶外缘点之间的直线距离。

(2)眶高:过眶宽中点的垂线与眼眶上下缘交点之间的直线距离。

(3)眶深:眶下缘中点至视神经孔外侧缘顶点的直线距离,以及眶内缘点与筛前孔、筛后孔、视神经孔内缘的直线距离。

(4)外眦距:左、右眶外缘点之间的直线距离。

(5)内眦距:左、右眶内缘点之间的直线距离。

3 颧弓的结构特点 颧弓位于颌面部突出部位,是由颧骨的颞突和颞骨的颧突连接构成,颧弓是一个不规则的拱形结构。颧弓的最薄处和最窄处均位于颧颞缝后 15mm 处,此处为颧弓骨折的好发部位,颧弓厚度和宽度随颧弓前后走向而逐渐增大。

4 眶颧测量的主要指标 眶颧测量的主要指标数值如下:眶深 40mm,眶口高 35mm,眶口宽 40mm,眶的最宽部并不在眶缘而在眶缘后约 15mm 处。内眦距男性平均为 20.8mm,女性为 20.3mm;外眦距男性平均为 96mm,女性为 93.1mm。眶容积约 30ml,眶容积与眼球容积之比为 4.5:1。

二、眼眶的年龄和性别差异

（一）眼眶的年龄变化

1 眼眶年龄变化的影响因素 眼眶的年龄变化取决于颅面部和鼻窦的发育。出生时眶缘已经较为尖锐，且骨化良好，这利于在分娩过程中保护眼球少受压力和损伤，只有少数病例因助产不当而造成眼球损伤。7 岁时，除眶上缘外，其他眶缘均较为圆钝，内上和外下夹角基本固定，眶口近似梯形，眶缘后的额切面为圆角的四边形，出生时该额切面为横椭圆形。

2 年龄对眶指数的影响 人的脸形主要由眶指数决定，眶指数为眶的高度÷眶的宽度×100，是用来表示眼眶的高低程度的。7 岁前蝶骨大翼较窄，眶上裂相对较宽，眶上裂宽窄部差别不明显。该时期眶指数较高，眶高和眶宽几乎相等，成人以后眶宽增大，眶指数下降。儿童时期眶间距较小，因为两个眼球距离很近，所以有时被误认为有斜视，随着额骨和筛窦的发育，眶距增加，"斜视"消失。

3 老年人骨质吸收改变的主要表现

（1）眶顶：常出现一些孔洞，使眶骨膜与硬脑膜直接接触。

（2）眶内壁：泪骨通常会有部分吸收；筛骨纸板尽管很薄，但很少发生骨质吸收。

（3）眶外壁：常有骨质吸收或眶壁明显变薄。

（4）眶底：除眶下管的顶和底外，较少出现孔洞。

（5）眶裂：由于眶下裂的边缘被吸收而使眶下裂增宽。

（二）眼眶的性别差异

眼眶和颅骨自青春期后出现明显性别差异，女性眼眶相对比男性长而大；男性随着第二性征改变，下颌骨和额部改变明显，随着额窦的发育，男性出现明显的眉上嵴，额部不完全垂直，额头隆起不明显。而女性眶缘较圆钝，上缘较锐利，眉间和眉上嵴不明显或消失，前额更垂直，而且前额头隆起更明显，额部整个轮廓较圆，骨面平滑；额骨颧突细长而尖，基本保留婴儿时期骨的形态。

三、眶颧发育异常的影响因素

正常情况下，从出生到成年，眼眶与头颅骨骼按一定比例伴行发育，同时还适应并满足在发育期间增长的眼球体积。眼眶骨骼随颅颌面的生长发育在婴幼儿阶段生长迅速，眼球及眼眶发育的快速增长期为 5 岁之前，尤以 3 岁以前最快，是眼眶发育的关键时期，之后逐渐进入缓慢生长期。影响眼眶发育的因素很多，临床上最常见的是眼球异常和外放射治疗。

（一）眼球异常

眼球的正常与否直接关系到眼睑、眼窝及眼眶的发育。大量的研究表明：发育期眼球过小或缺如，眶内容积不足，会使眶内压下降，减少了对眼眶生长的刺激，从而导致眼眶发育迟滞，尤以 1 岁之内对眼眶发育的阻碍最大。

先天性无眼球患儿是由于胎儿时期缺乏眼球刺激，出生时即表现为患侧睑裂和眉毛短小，结膜囊狭窄，并且由于无法通过压力介导对眼眶诸骨产生营养作用而延缓其生长发育。在整个发育过程中，不仅眼眶诸骨发育紊乱，而且还影响到颅面其他诸骨发育迟缓，导致面部发育不对称。

有两种学说解释眼眶发育不全，即循环代谢学说和眶内组织紊乱学说。前者指眶内血液循环动力学改变使眶内脂肪代谢障碍，从而导致眶内脂肪萎缩、眶容积减少；后者认为眼眶容积的减少是由眶内组织的空间结构紊乱所致。然而，无论以上任何一种机制，先天性无眼球患儿都将导致患侧眼眶发育迟滞，而眼眶发育不全将导致面部发育不对称，外观上的缺陷更是极大地影响了儿童的心理发育。

（二）眼部的放射性治疗

放射线会损伤快速分裂的细胞，而发育期骨骼区域存在大量的快速分裂细胞，因此放射性治疗（简称放疗）可严重影响眼眶的发育。放射线会造成眼眶部骨骼和软组织缺血，使眶周骨骼（包括上颌骨、颞骨、颧骨、额骨等）发育不良，软组织萎缩，骨性眼眶容积变小，眶区凹陷，眼窝缩窄。骨生长延缓的严重程度取决于接受放疗的年龄、放射能量、时间长度、频率、部位和总剂量。研究发现，4Gy的放疗剂量即可损伤软组织，5Gy的放疗剂量可抑制眶骨生长，30Gy的放疗剂量则严重影响骨质，剂量越大，损伤越重，且高能量的放射线对骨骼的损害是不可逆的。此外，患儿接受放疗时的年龄越小，越易引起眼眶发育迟滞，6个月以下的患儿对放疗引起的眼眶发育迟滞特别敏感。

临床上视网膜母细胞瘤好发于2～3岁儿童，正处于眼眶发育的重要时期，眼球摘除与大剂量早期放射治疗无疑会造成严重的眼眶发育异常，导致放射性眼眶畸形综合征。放射性眼眶畸形综合征主要表现为：眼眶缩窄，眶缘变薄后缩，眶口和骨性眶腔狭小；颞肌、额肌、眼轮匝肌、提上睑肌、眶周和眶内脂肪等软组织发育不良，颞窝凹陷，眶周和眼睑皮肤菲薄、缺乏弹性或有色素脱失及沉着，睑裂垂直径和水平径短小，上睑睁闭功能障碍，眼肌活动度差，眼窝狭窄，不能配戴大小合适的义眼。其中骨骼发育障碍可导致构成眶外壁及眶下壁的颧骨发育不良，使眶口面积、眶腔容积和眼眶深度缩小，这是造成颞部、颧部甚至面部塌陷的主要原因。此类患儿可有双侧面部发育不对称，并且随患者年龄增长而逐渐加重。

第三节　眶颧的应用解剖

眼眶对称分布于颅面正中垂直线两侧，位于颅顶和颌面之间，由7块颅面骨骼组成，为2个四棱锥状骨腔，容积约为30ml。眼眶毗邻鼻窦、颅脑和面深部组织等结构，前面为眼睑，眶内有眼球、肌肉、神经和血管等组织，眶缘骨质圆钝隆起，易于受到外伤和车祸等外力作用发生骨折。眼眶解剖的重要特点在于其与周围组织的关系，在于其结构的完整性、解剖的一致性和对称性。熟练掌握眼眶及其周围组织的解剖关系，是正确进行眼眶疾病诊断和做好眼眶手术的关键。

一、骨性眼眶的解剖特点

眼眶由7块骨组成：额骨、蝶骨、颧骨、上颌骨、腭骨、泪骨和筛骨。眶腔为四棱锥状，其底部向前、向外并稍向下，眼轴位于眶上裂内端和视神经孔之间。眼眶围绕眼球发育，并在泪腺处有膨出，其形状近似球形，因此眶腔最宽处不在眶缘，而是在眶缘后15mm处。眼眶四壁大部分分开，但界限并未完全清楚。有学者曾把眶腔形状比喻成梨形，梨柄即为视神经管。两侧眶内壁互相平行。

（一）眶顶

1　眶顶的构成形态　眶顶类似三角形，由额骨的眶板形成前方的大部分，蝶骨小翼形成后方的三角形眶尖（图2-1）。眶顶前部凹陷，后部较平坦，前方凹陷较明显处距眶缘约15mm，相当于眼球赤道部。

2　眶顶的特殊结构

（1）泪腺窝：位于额骨颧突后方，其下界为颧额缝、眶顶与眶外壁的连接处，呈宽大的平滑凹陷，泪腺位于其中。泪腺窝除容纳泪腺外，其后部还容纳一部分眶脂肪。泪腺窝表面一般是光滑的，

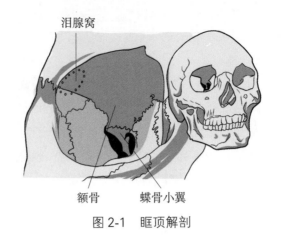

图 2-1　眶顶解剖

但当泪腺悬韧带发育完善时,泪腺窝表面亦可有痕迹。

（2）滑车凹:为近额泪缝处的小凹陷,位于内眦突附近,距眶缘 4mm,为上斜肌软骨性滑车附着处。在滑车凹上方,额骨被额窦分成两块,并从滑车凹开始向后外侧不同程度地延伸。

（3）视神经孔:位于眶顶尖端,卵圆形,视神经由此进入颅中窝。

3　眶上缘的总体结构及其性质　眶上缘由额骨构成,其内 1/3 与外 2/3 交界处有一眶上切迹,眶上血管和眶上神经由此通过。除眶缘外,眶顶较薄,尸体解剖试验发现,眶顶局部用力容易造成骨折。计算机模拟眶壁对眶内压力反应的研究提示,眶顶的移动度比眶底小。临床上眶顶骨折的发生率较少,儿童的发生率高于成人,因为儿童的额窦没有完全发育所致。眶顶的拱形结构和大脑、脑膜及额窦的缓冲作用,使眶顶对外力有较大的耐受性。

（二）眶内壁

1　眶内壁的构成形态　眶顶与眶内壁以额骨、筛骨、泪骨以及上颌骨额突之间的微小缝隙为分界线。眶内壁大致呈长方形,由 4 块骨构成(图 2-2)。

（1）上颌骨额突:位于眶内壁前方。

（2）泪骨:位于前下方。

（3）筛骨纸板:构成眶内壁的中心部分。

（4）蝶骨体的侧部:蝶骨体的侧部形成眶内壁的一小部分。

2　眶内壁的特殊结构

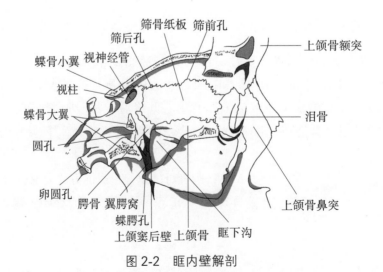

图 2-2　眶内壁解剖

（1）泪囊窝：眶内壁的前方,由上颌骨额突与泪骨形成的卵圆形结构,泪囊位于其中。泪囊窝的前后界为泪前嵴和泪后嵴,其下方接鼻泪管。泪囊窝的上半部与筛窦为邻,下半部与中鼻道为邻。筛骨位于泪骨之后,向内突出,刚好位于眼轴后,对维持眼球的突出起一定作用,筛窦气房的缓冲作用,使内侧壁的耐受力较眶底大。

（2）内眦韧带：内眦韧带大部分附着于由上颌骨额突构成的泪前嵴上,小部分附着于由泪骨组成的泪后嵴上,眶内壁骨折移位可造成内眦韧带断裂、移位,临床表现为外伤性眶距增宽症。

（3）泪道系统：由泪小点、泪小管、泪总管、骨性鼻泪管、位于前后泪嵴间泪囊窝内的泪囊组成。眶内壁外伤骨折极易累及泪道系统,造成泪道阻塞、流泪、流脓。

3　眶内壁的总体结构及其性质　眶内壁近于垂直,底部稍向外倾斜,两侧眶内壁相对平行。眶内壁相当薄,大致为 0.2～0.4mm,其中的筛骨纸板薄如纸片,是最薄的眶壁,因此眼眶外伤时眶内壁容易发生骨折。筛骨的后缘标志着眶内壁的中后部交界处,也是眼眶手术的警戒线。这个交界处较稳定,不易受外伤影响,因此可以作为修复眼眶的关键性标记。

（三）眶底

1　眶底的构成形态　眶底（眶下壁）似三角形,由内向外稍向下倾斜,外侧的前部最低。眶底由 3 块骨构成(图 2-3)。

（1）上颌骨的眶面：形成其中心区的大部分。

（2）颧骨的眶面：形成外侧前部。

（3）腭骨的眶突：组成后方的一个小三角区。眶下缘由上颌骨与颧骨构成,各占一半。

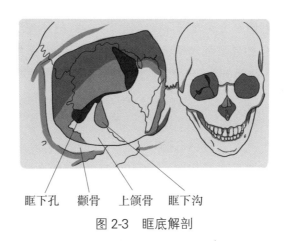

眶下孔　颧骨　上颌骨　眶下沟

图 2-3　眶底解剖

2　眶底的特殊结构

（1）眶下管：起自眶下裂（蝶上颌骨）,并向前延伸至眶底中部,一块骨板从外向内覆盖眶下沟上壁至眶下孔内侧的眶下缝,形成完整的眶下管。眶下管向下倾斜,开口于眶缘下 4mm 处的眶下孔,其内走行眶下血管和眶下神经等结构。

（2）眶下沟：此沟在眶下裂的下内侧向前行进,最后变成眶下管。

3　眶底的总体结构及其性质　眶底的下方为上颌窦,两者间的骨壁厚度仅为 0.5～1mm,加之有眶下管通过,以及眶底本身弧形不能承受压力,因此,此处是眼眶骨折最常见的部位。通过尸体解剖发现,眶底近眶缘处相对凹陷,但眼球赤道后眶底相对突出,两者之间相差多达 3mm,前后倾斜 30°,外内倾斜 45°。眶底的后内部分相对突出,与眶内壁相连,这部分的突出结构对于维持眼球突出位置十分重要,然而这部分也是眶底中最脆弱的部位,极易受到外力的冲击,导致突出结构消失,引起眼球移位。

（四）眶外壁

1 眶外壁的构成形态 眶外壁呈三角形，由前向后、向内倾斜，与眶内壁成45°。眶外壁由2块骨组成（图2-4）。

（1）颧骨的眶面：形成眶外壁前1/3部分。

（2）蝶骨大翼：形成眶外壁后2/3部分。蝶骨通过眶上裂和眶下裂将眶顶和眶底分开，颧骨向下与眶底合并，向上在颧额缝处与眶顶相接。

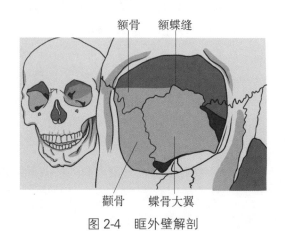

图2-4 眶外壁解剖

2 眶外缘的总体结构及其性质 眶外壁向后呈弯曲状，使视野扩大。眶外壁在前方隔开眼眶与颞窝，在后方隔开眼眶与颅中窝和大脑颞叶。外直肌在眶内走行中均与眶外壁接触，其上方为泪腺神经和泪腺动脉。眶外壁的前部由颧骨和额骨组成，较坚固，故单纯眶外壁前部骨折的发生率不高，往往是由于颧骨骨折移位而导致眶外壁骨折。眶外壁后部由蝶骨大翼构成，较薄，也可发生爆裂性骨折。眶外壁位于颅面中央最外侧，在颅颌面外伤时，眶外壁易受累骨折。

二、颧骨的解剖特点

颧骨是最坚硬的面骨之一，左右对称，近似四边形，外凸内凹，分别与颞骨、额骨、上颌骨和蝶骨的颧突相连接，参与眼眶的外侧壁和底壁、上颌窦的顶壁、颞凹和颧弓的构成，是颅骨与上颌骨之间的重要连接支架，对构成面颊部的外形具有重要的作用（图2-5）。

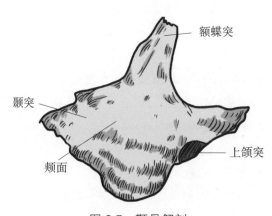

图2-5 颧骨解剖

（一）颧骨的组成

颧骨由四边形的骨体和 3 个骨突组成,有 3 个面和 5 个缘(图 2-6)。

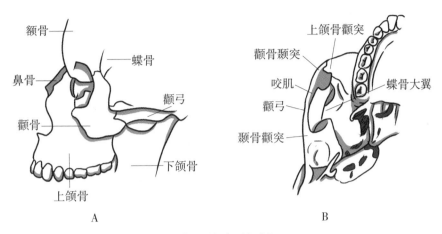

图 2-6　颧骨的外科解剖

1　3 个骨突

（1）额蝶突:较厚,呈锯齿状,上接额骨颧突,与额骨相连,构成眶外壁的一部分,后连蝶骨大翼。

（2）上颌突:宽大,与上颌骨的颧突相连,形成颧上颌缝,构成眶下缘及眶下壁的一部分。

（3）颞突:扁平,向后方突出,与颞骨额突相连,构成颧弓。侧面观呈三角形,三角形上边为颧弓上缘,有颞深筋膜的深浅两层附着;下边为颧弓下缘,有咬肌附着;顶为颞突尖部,构成颧颞缝。缝隙的接触面积小,较为薄弱。

2　3 个面

（1）颊面:朝向前外侧,近中央处有显著的颧结节。

（2）颞面:面向后内方,骨面凹陷,构成颞窝的前壁和颞下窝的前外侧壁。

（3）眶面:平滑凹向内侧,构成眶外下壁。

3　5 个缘

（1）前上缘:构成眶外缘,光滑且凹陷。

（2）前下缘:接上颌骨,构成上颌窦的外侧壁。

（3）后上缘:构成颧弓上缘。

（4）舌下缘:构成颧弓下缘的一部分,厚而粗糙。

（5）舌内侧缘:呈锯齿状,构成眶外下壁。

颧弓两面分别附着颞肌深、浅两层筋膜,颧弓长 20.88～33.84mm,平均 28.57±3.35mm;前部宽 17.28～24.14mm,平均 21.06±1.65mm;后部宽 4.82～10.46mm,平均 7.47±1.72mm。

（二）颧骨的结构特点

颧骨与上颌骨的连接处最宽,强度较大;与蝶骨的连接处较薄弱,与额骨连接处的强度介于上两者之间,而与颞骨额突的连接最为薄弱。颧骨本身比较坚实,骨折较少发生在颧骨体,而与颧骨、额骨及上颌骨相连接的突起,犹如三条脚板凳,受伤时易造成骨折。颧骨骨折时,骨折线常发生在颧弓、眶外缘、眶下缘、眶底和上颌窦前外侧壁,颌面部严重损伤时常发生颧骨与上颌骨复合性骨折,甚至波及颅底。

由于颧骨有强大的咀嚼肌附着,因此颧骨、颧弓骨折移位主要取决于打击力量的方向和强度。通常来自侧方垂直力量的撞击可使颧弓发生典型的"M"形塌陷骨折;来自前方垂直力量的打击可使颧骨向后、向内及下方移位,并可突入上颌窦,引起眶下区塌陷,因旋转移位而颧骨向外侧突出,眶腔也可发生不同程度的破坏,并影响眼球的功能。此外,附着于颧弓下面及上颌骨颧突上的咬肌,可促使颧弓、颧骨向下移位,并能影响骨折复位后的稳定性。

三、眼眶裂、管和孔的应用解剖

在眼眶的四个壁之间,有许多裂、管和孔,为血管及神经的通路(图2-7)。

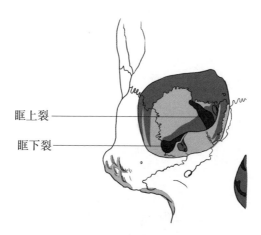

眶上裂 ——

眶下裂 ——

图 2-7　眶上裂和眶下裂解剖

(一) 眶上裂

眶上裂位于眶顶和眶外壁之间,是蝶骨大、小两翼间的裂隙。眶上裂外侧由额骨封闭,内侧较宽,位置在视神经孔的下方,两者交界处为外直肌棘。眶上裂全长22mm,是眼眶与颅中窝之间最长的通道。前外侧端距颧额缝30~40mm,蝶骨小翼的后根将眶上裂内端与视神经孔分开。通过眶上裂的血管神经有:①第Ⅲ、Ⅳ、Ⅵ脑神经;②泪腺神经、额神经及鼻睫神经;③眼静脉;④脑膜中动脉的眶支;⑤睫状神经节的交感根与感觉根。

(二) 眶下裂

眶下裂位于眶外壁和眶底之间,全长27.3mm,前界为上颌骨和腭骨眶突,后界为蝶骨大翼眶面的整个下缘,前端被颧骨封闭,明显增宽,中间比后端窄。眶下裂与翼腭窝和颞下窝相通,起始于视神经孔下方,在眶上裂的内端,向外上走行约20mm,止于眶下缘后20mm。

眶下裂与圆孔和蝶腭孔相近,其内有眶下神经、颧神经、翼腭神经节眶骨膜分支以及眼下静脉和翼丛的吻合支走行。眶下裂在后方与翼腭窝相通,在前下方与颞下窝相连,后端开口于圆孔内。眶下裂通过的血管神经有:①第Ⅴ脑神经上颌支;②眶下动脉;③颧神经;④蝶腭神经节分支;⑤至翼腭丛的眼下静脉分支。

(三) 视神经孔和视神经管

由两根蝶骨小翼相连而成。视神经管向后、向内走行,与矢状面成36°,通过此管,眼眶与颅中窝相通。视神经管呈漏斗状,前方开口为卵圆形,垂直径较大,其颅内的开口上下较扁平。视神经管内通过下列组织:①视神经及其三层鞘膜;②眼动脉;③来自交感神经的分支。视神经管内通过视神经及其鞘膜。眼动脉开始位于视神经下方,然后转向其外侧,被硬脑膜鞘所包围,管内还有动脉周围交感神经丛的分支通过。动脉和神经之间有纤维组织分隔,偶尔该层纤维组织可发生骨化,形成临床少见的双视神经孔。

视神经管眶内开口的外侧可因蝶骨小翼后根前界的不同而发生变化,内侧(蝶骨小翼前根组成)界限不清。两侧眶内开口相距 30mm,颅内开口相距 25mm。视神经管在眶内开口处管顶稍长,在颅内开口处管底稍长,颅内管顶处的缺损由硬脑膜皱襞延伸遮盖,称镰状褶。

视神经管的内侧为蝶窦,有时还与后组筛窦为邻。视神经管越长,其内壁越薄,越可能深入后组筛窦。视神经管和蝶窦、筛窦之间的骨板非常薄,蝶窦和后组筛窦也可不同程度地深入蝶骨小翼,可将视神经管完全包围。大脑直回的后部和嗅束在视神经管上方。视神经管和眶上裂的内端靠一小块骨片分开,其上有总腱环附着。

(范先群　李瑾)

参考文献

[1] 范先群. 眼整形外科学[M]. 北京:北京科学技术出版社,2009:480-491.

[2] 林卡莉. 五官组织学和发生学[M]. 南昌:江西科学技术出版社,2007:22-32.

[3] 邵丹. 颌面部创伤的诊断与治疗[M]. 青岛:中国海洋大学出版社,2006:5-16.

[4] 张震康,邱蔚六,皮昕. 口腔颌面外科临床解剖学[M]. 济南:山东科学技术出版社,2001:206-212.

[5] 邝亦元,吴汉江,张建一,等. 颧弓解剖测量及其应用解剖[J]. 口腔医学,2011,31(2):106-107.

[6] 崔胜海,卜祥斌,王丽芳,等. 颧骨复合体骨折临床治疗进展[J]. 医学综述,2010,16(21):3273-3275.

[7] 汪卫中,张凤兰. 眼眶的解剖和 CT 测量及其临床意义[J]. 解剖与临床,2003,8(4):246-247.

[8] 刘金军,刘承杏,范艳,等. 眼眶的应用解剖研究进展[J]. 局解手术学杂志,2003,12(5):376-378.

[9] 秦毅,李冬梅. 眼眶发育异常的影响因素及相关治疗[J]. 中华眼科杂志,2007,43(12):1144-1146.

[10] Ji Y, Qian Z, Dong Y, et al. Quantitative morphometry of the orbit in Chinese adults based on a three-dimensional reconstruction method[J]. J Anat, 2010,217(5):501-516.

第三章
影像学技术在眶颧整形中的应用

第一节 计算机断层扫描

计算机断层扫描(computed tomography,CT)是计算机技术与X线成像技术结合的产物。CT由英国物理学家Hounsfield在1972年研制成功,当时处理一幅图像的时间需20多分钟,仅能用于脑部疾病的诊断,后于1976年又扩大到全身检查,是X线在放射学中的一大革命。此后CT技术迅猛发展,不断缩短扫描时间和提高图像质量。1989年由于解决了高压发生器与X线球管一起旋转的难题,X线管可以螺旋式地运动,再加上滑环技术,制造出功能强大的螺旋CT机。螺旋CT机的问世不仅将扫描速度提高好几倍,而且这种螺旋扫描技术不再是对人体某一层面采集数据,而是围绕人体的一段体积螺旋式地采集数据,故又被称为容积扫描。它得到的容积数据能获得真正的三维重建图像,进一步拓展了CT的临床应用。1998年在单层螺旋CT机、双层螺旋CT机的基础上,医学工程技术人员又推出了多层螺旋CT机,使该技术的发展更上一层楼。多层螺旋CT机与单层螺旋CT机比较有很大的改进,扫描速度更快,获得的图像质量更好。目前国内大型医院已普遍采用多层螺旋CT机。

一、成像原理

CT成像可以归纳为三个步骤:

1 CT扫描和数据的采集 CT机球管发出X线,穿过人体,部分X线被人体组织吸收而衰减,衰减的程度与受检人体组织和器官的密度相关,密度越高,X线衰减越大。穿过人体后衰减的X线被探测器阵列接收,经光电、模数转换,由数据传送器将原始数字信号传入计算机。

2 扫描数据处理和重建图像 数据处理过程包括校正和检验,去除探测器接收到的位于预定标准偏差以外的数据,重新组合原始数据,最后由计算机重建图像。

3 图像的显示及储存 重建处理完的图像再经数模转换器转换成模拟图像,传送到显示器,同时传送到硬盘储存;也可通过激光打印机拍摄成胶片或刻录到光盘、磁带保存。

二、CT机的结构

CT机由扫描机架、检查床、计算机系统和图像的显示、存储、输出设备四部分组成(图3-1)。

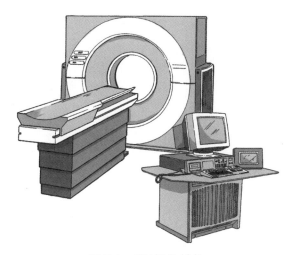

图 3-1　CT 机的结构

（一）扫描机架

1　X线球管　CT 机的 X 线球管的基本结构与普通 X 摄片机相同,由阴极灯丝、阳极靶和真空套管组成。现在的螺旋 CT 机的 X 线球管都采用旋转阳极及飞焦点技术,显著提高了球管的热容量和使用寿命。

2　探测器　探测器的作用是接收 X 线信号并将其转换为可供记录的电信号。目前大多数 CT 机使用的探测器可分为固体探测器和气体探测器两类。早期的固体探测器使用碘化钠（NaI）、锗酸铋（BGO）、钨酸镉（CdWO4）等组成的闪烁晶状体。固体探测器的优点是灵敏度高,有较高的光子转换率,缺点是 X 线利用率相对较低,晶状体发光后余辉较长,一致性较差,影响图像质量。气体探测器多采用氙气,是利用 X 线使气体电离的原理,探测所接收的 X 线强度,目前已很少应用。目前多层螺旋 CT 机中最新的固体探测器采用陶瓷晶状体探测器,含有稀土成分,灵敏度高,一致性好,体积小。

3　准直器　CT 机的准直器有两套,一套位于 X 线管端,一套位于探测器端,其主要作用是通过调整准直器出口的宽度来调节 CT 的扫描层面厚度（简称层厚）,并能减少患者的 X 线照射剂量和改善图像质量。

4　模数转换器　探测器所采集的电信号是连续变化的模拟量,通过模数转换器转换成计算机能识别的数字信号以重建图像。

（二）检查床

检查床的主要功能是将患者准确地送入 CT 扫描机架的检查孔。检查床的床面采用易被 X 线穿透、能承重、易清洗的碳素纤维组成。扫描时,常规 CT 以步进方式水平移动,螺旋 CT 以连续匀速方式水平移动。

（三）计算机系统

计算机系统由主计算机和阵列处理器构成。主计算机负责控制整个系统的运行,包括扫描机架、检查床的运动和数据的采集、数据的交换、与 CT 机各部分的协同等。阵列处理器负责图像的重建。

（四）图像的显示、存储和输出设备

图像的显示、存储和输出设备包括显示器、硬盘、光盘、激光打印机等。扫描后得到的图像,由计算机调出并显示在屏幕上,同时临时储存在计算机的硬盘上。如要永久保存,可以把图像传输至医学影像信息系统（PACS 系统）,储存在其硬盘阵列中,也可通过激光打印机打印胶片或刻录成 DVD 光盘。

三、基本概念

1 体素和像素 体素是体积单位,具有长、宽、高三要素。CT 图像是人体中具有一定厚度的断面成像,它的厚度即扫描层厚(可以是 1mm、3mm、5mm、10mm 等),长度和宽度与扫描野和矩阵大小有关。将成像的体层分成按矩阵排列的许多小单元,以一个 CT 值代表每个小单元的密度,这些小单元称为体素。同样,一幅 CT 图像是由很多按矩阵排列的小单元组成,这些组成 CT 图像的小单元称为像素(图 3-2)。体素是三维概念,而像素是二维概念。像素实际上是体素在成像时的表现。像素越小,图像的分辨率越高。

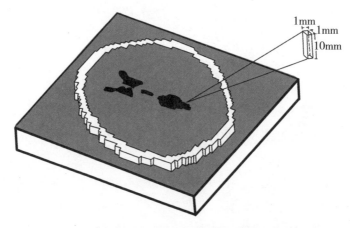

图 3-2　扫描层面体素及像素

2 矩阵 是像素以二维方式排列的阵列,它与重建后图像的质量有关。在相同大小的扫描野中,矩阵越大,像素就越多,图像质量也越好。目前 CT 采用的矩阵大小有 256×256、512×512、1024×1024。

3 空间分辨率 是指在保证一定的密度差前提下,显示组织几何形态的能力。常用每厘米内的线对数或可辨别最小物体的直径来表示。

4 密度分辨率 又称对比分辨率,是指在低对比情况下分辨组织密度细小差别的能力。CT 的密度分辨率较普通 X 线高 10~20 倍。

5 CT值 是重建图像中一个像素的数值,以水的衰减系数作为参考,作为表达组织密度的统一单位。为纪念 CT 的发明者 Hounsfield,将 CT 值的单位定为 Hu。CT 值计算公式如下:

$$CT 值 = \frac{\mu_m - \mu_w}{\mu_w} \times 1000$$

式中 μ_m 是组织的吸收系数,μ_w 是水的吸收系数。CT 值的大小与组织的线性衰减系数相关,每一个对应的数值都能用相应的灰阶表示,使不同吸收系数的人体组织得以用不同的灰阶组成一幅图像。空气的吸收系数为 0.0004,水的吸收系数为 1,大部分密质骨的吸收系数为 1.9~2(某些部位的密质骨吸收系数较小,但也高于 1.25)。按公式计算得出水的 CT 值为 0Hu,空气的 CT 值为 -1000Hu,密质骨的 CT 值为 1000Hu。在实际应用中,把人体组织 CT 值分为 2000 个分度,密度最低 -1000Hu 为空气,最高 1000Hu 为密质骨。表 3-1 为人体不同组织的 CT 值。

表 3-1 人体不同组织的 CT 值(单位为 Hu)

组织分类	CT 值	组织分类	CT 值
空气	−1000	密质骨	>250
脂肪	−90±10	松质骨	130±100
水	0	脑灰质	40±10
凝固血	80±10	脑白质	25±10
静脉血	55±5	肌肉	45±5
渗出液	>18±2	淋巴结	45±10
漏出液	>18±2	甲状腺	70±10

6 窗宽与窗位 目前多数 CT 机把人体组织的 CT 值设定为 2000 个分度,即从−1000~1000Hu。CT 图像由黑、白、灰不同的灰阶显示。如果每个分度都用不同的灰阶表示,人眼不能分辨(通常人眼仅能分辨 16 个灰阶)。窗宽是指屏幕图像上所包含的灰阶图像的 CT 值范围。窗位又称窗中心,是指观察每一组织时,以该组织的中心来观察图像。如用 16 个灰阶来反映 2000 个分度,则人眼所能分辨组织的 CT 值要相差 125Hu 以上(2000/16),也就是说两种密度差别在 125Hu 以内的组织在屏幕上用肉眼无法分辨。如果缩小窗宽范围,则能分辨出较小 CT 值差别的组织结构。如果在观察颌面部软组织的 CT 图像时把窗位定为 40Hu,窗宽定为 350Hu,屏幕的灰阶图像显示的是 CT 值介于−135~215Hu 的组织,CT 值<−135Hu 的组织皆为黑色,CT 值>215Hu 的组织皆为白色,两种组织 CT 值相差 22Hu(350/16),肉眼即能分辨。窗宽和窗位的调节是基本而重要的图像处理技术,在屏幕图像上,窗宽增大,图像对比度降低;窗宽减小,图像对比度增高。窗位通常根据不同组织器官相应调节。窗位不仅能确定显示图像灰度的位置,还将影响图像的亮度。提高窗位,图像变黑,降低窗位,图像变白。

窗位、窗宽通常的使用原则:

(1) 宽窗宽(400~2000Hu):用于组织密度差别较大的解剖部位,如肺、骨骼。

(2) 窄窗宽(50~350Hu):用于组织密度差别较小的解剖部位,如脑、肌肉、纵隔等。

(3) 窗位的设定:常取所需观察部位的平均 CT 值。

7 伪影 是指在被扫描组织中不存在,而图像中却显示出来的各种不同类型的影像。伪影分为两类,一类与患者有关,一类与 CT 机有关。伪影会影响图像质量,诊断中要注意辨别。

由患者造成的伪影大多数是运动伪影。由于患者自主和不自主运动(吞咽、呼吸、心跳、胃肠道蠕动等)引起,图像上表现为粗细不等、黑白相间的条状伪影(图 3-3)。

避免出现这种伪影需要做到下述几点:

(1) 在检查前取得患者或其家属配合,固定患者体位,或嘱患者检查时屏气,不做吞咽运动。

(2) 缩短扫描时间。

(3) 运用运动伪影抑制软件。患者身上佩戴的金属饰物或体内的金属植入物会产生高密度伪影,图像上表现为放射状的高密度线状伪影(图 3-4)。为避免此类伪影,检查前应嘱患者取下金属物,对不能取下的金属物可改变 X 线照射角度。与机器相关的伪影多种多样,在图像采集和重建过程中都能出现,包括环状伪影、帽状伪影、杯状伪影、混淆伪影等。

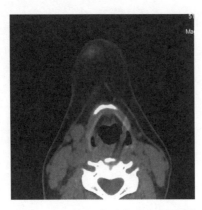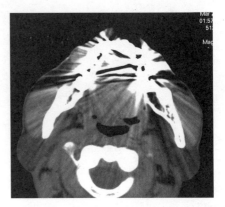

图 3-3　吞咽运动时产生运动伪影　　　图 3-4　金属产生的高密度伪影

8　部分容积效应　如同一扫描层面内含有两种密度不同的组织,所测得的 CT 值将是两种组织的平均值,不能代表其中任何一种组织的密度,这种现象称为部分容积效应。在 CT 图像中,小于扫描层厚的病变虽可显示,但不能代表其真正的 CT 值。如病变密度高于同一层面的周围组织,则其所测得的 CT 值小于真实的 CT 值;如病变密度低于同一层面的周围组织,则其所测得的 CT 值大于真实的 CT 值。在实际诊断中,对于小于扫描层厚的病变,测得的 CT 值必须考虑到有部分容积效应的干扰。

9　重建和重组　原始扫描数据经计算机处理,最后得到一幅能够用于诊断的图像,这一过程称为图像重建。重组是利用原始图像进行图像后处理的方法,如多平面图像重组、三维重组等。

四、螺旋 CT 成像参数

普通 CT 扫描为间断式逐层扫描,两次扫描之间有一段时间间隔,每次只能采集一个横断面的 CT 数据。而螺旋 CT 扫描时,球管连续产生 X 线,检查床匀速运动,采集的扫描数据分布在一个连续的螺旋形空间内,因此螺旋 CT 形成了一些新的成像参数。

1　扫描层厚与准直宽度　单层螺旋 CT 只有一排探测器,其准直宽度决定扫描层厚,扫描层厚与准直器宽度一致。多层螺旋 CT 有 16 排或 16 排以上的探测器,其准直宽度与层厚不一致,图像层厚由探测器阵列的宽度决定。如探测器为等距 1.25mm 探测器的 16 排 CT 机,当准直器调整 X 线宽度为 10mm 时,球管旋转一周即可得到多种层厚图像组合,可以是 8 层 1.25mm 层厚图像,也可以是 4 层 2.5mm 层厚图像或 2 层 5mm 层厚图像。

2　床速　是扫描时检查床移动的速度,即球管旋转一周时检查床移动的距离。如射线束宽度不变,床速加大,则螺距增大,图像质量降低。

3　螺距　单层螺旋 CT 的螺距定义为扫描机架旋转一周时检查床移动的距离与准直宽度的比值。多层螺旋 CT 的螺距定义比较混乱,国际电工委员会对螺距的定义为:进床速度与接收探测器有效宽度的比值。在扫描范围相同时,通常大螺距扫描探测器接收到的 X 线量少,图像质量差,小螺距扫描探测器接收到的 X 线量多,图像质量高。

4　重建层厚　是指重建图像的厚度,单层螺旋 CT 只有一排探测器,扫描层厚不能拆分,扫描层厚即重建层厚。多层螺旋 CT 具有多排探测器,扫描层厚可以拆分为不同的层厚组合。

5　重建间隔　螺线 CT 采用容积扫描,可以做回顾性重建。重建间隔是指被重建相邻两层横断面之间长轴方向的距离。采用不同重建间隔可改变被重建图像的重叠程度。需要多平面重组的CT图像,如采用重叠重建,其重组后的图像质量优于无重叠重建的图像。

五、扫描方式

（一）普通扫描

普通扫描又称为平扫或非增强扫描，是指血管内不注射造影剂的 CT 扫描。一些非肿瘤性疾病运用普通扫描即可诊断，如外伤性疾病、先天性畸形、肺部炎症、脑卒中等。

（二）增强扫描

增强扫描即经静脉注入对比剂后的 CT 扫描。目的是使血供丰富的组织、器官和富血供病变的密度增高，增加组织与病变的密度差别，发现普通扫描不能发现的等密度病灶；动态观察不同脏器或病变中的对比剂分布与排泄情况；观察血管结构和血管性病变；根据病变的强化方式结合病变的形态、大小、部位等信息对病变进行定性诊断。

通常增强扫描的方法为团注法，通过手背或肘部静脉快速注入造影剂后扫描。造影剂碘含量为 300mg/ml，通常造影剂用量为成人 1.5～2ml/kg，儿童用量酌减。注射速率为 2.5～3ml/s。造影后可能会有过敏反应，造影前必须征得患者及其家属同意并签字，嘱患者在造影前 4～6 小时禁食，在造影过程中注意观察患者的不良反应，准备必要的急救药品，造影后需留观 15 分钟。

（三）特殊扫描

1 薄层扫描 是指层厚＜5mm 的扫描。通常为 1～1.25mm 层厚。薄层扫描可避免部分容积效应的干扰，发现小的病变，观察病变的细节，并能对图像进行各种方式的重组。

2 高分辨率扫描 是通过一定的扫描方式以获得高分别率 CT 图像的 CT 扫描方法。高分辨率扫描必须具备以下条件：

（1）图像重建为高分辨率的骨算法。

（2）薄层厚（0.625～1.5mm）。

（3）矩阵 512×512 或 1024×1024。

（4）采用高电流（200mA 以上）和高管电压（120～140kV），降低图像噪声。

高分辨率扫描主要用于观察小的病灶和人体精细解剖结构。如骨的细微结构，耳蜗、听小骨、视神经管；肺的细微结构及细小病变。图 3-5 为同一患者视神经管横断面 CT 影像，层厚均为 1.25mm，矩阵 512×512，经比较可见：高分辨率骨重建图像对视神经管的显示优于标准重建图像。

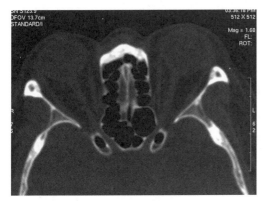 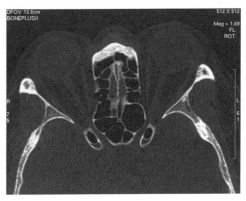

A   B

图 3-5 视神经管横断面标准重建与骨重建图像比较
A. 标准重建图像 B. 骨重建图像

虽然高分辨率 CT 对人体某些细小解剖结构和病变的显示优于常规 CT，但是由于噪声较大，扫描需加大电压和电流，增加机器负荷，且其对软组织的显示效果较差。所以不作为常规扫描方法，仅作为常规 CT 的一种补充。

3 靶扫描　是只对感兴趣区进行扫描，而对其他非兴趣区不扫描的一种扫描方式。靶扫描的特点是感兴趣区的图像放大，而图像的空间分辨率不降低。这种图像放大方法与后处理时放大图像方法不同，图像的清晰度高于后者。靶扫描常用于组织结构较小的器官与病灶，如内耳和中耳、垂体、肾上腺和肺内的孤立结节等。虽然靶扫描对显示组织细小结构和小病灶的效果较好，但是由于它的扫描野小，容易遗漏感兴趣区以外的病变，不能替代常规 CT 扫描。

4 重叠扫描　指层间距小于层厚，使相邻的扫描层面部分重叠的 CT 扫描。如层厚为 5mm，层间距为 3mm，扫描时就有 2mm 的重叠。重叠扫描可减小部分容积效应，提高小病灶的检出率；需要后处理的图像，可提高重组后图像的质量。但是由于重叠扫描使图像层数增加，导致患者的照射剂量也增加，加重了机器负担，故不作为 CT 常规检查方法。

5 动态扫描　指经静脉团注入造影剂后，在短时间内对某一组织器官进行快速重复扫描，扫描结束后再重建图像的 CT 扫描方式。动态扫描通常用于腹部脏器如肝脏、胰腺、肾脏或评价病变的血液供应及血流动力学改变。它分为两种，进床式动态扫描和同层动态扫描。进床式动态扫描指对一定范围内的组织器官进行连续快速扫描，了解整个区域内有无病变和病变的范围，通常做动脉期、静脉期、平衡期检查。同层动态扫描是先对某一组织器官进行平扫，然后对感兴趣区的某一层面进行连续多次的快速扫描，再根据扫描结果将病变组织的密度变化与时间对应，绘制时间密度曲线，最后根据曲线的变化特点，了解病灶组织的血液供应情况和血流动力学改变。

6 CT血管造影（CTA）　是指经静脉团注入造影剂后，当靶血管造影剂浓度达峰值时行螺旋CT 容积扫描，经工作站后处理，重组靶血管多维图像的一种 CT 扫描方法。

常见的后处理方法有容积重组（volume reconstruction, VR）、表面遮盖法（shaded surface display, SSD）、最大密度投影法（maximum intensity projection, MIP）、多平面重组（multiplanar reconstruction, MPR）和曲面重组（curved multiplanar reconstruction, CMPR）。范荣等比较了上述几种 CTA 重组方法对脾动脉瘤的诊断价值，得出以下结论：

（1）VR 图像：能清晰显示病变的部位、大小、血栓情况、钙化程度及与周围结构间的三维关系，有较强的立体感，并可显示瘤内血栓和瘤周钙化情况。

（2）SSD 图像：立体感好，有助于脾动脉瘤的整体显示，对脾动脉瘤与其邻近血管关系显示较佳，但对钙化显示较差，不能显示血栓。

（3）MIP 图像：对脾动脉瘤的钙化显示更为有效，但立体感稍差，不能显示血栓。

（4）MPR、CMPR 图像：为二维图像，缺乏立体感，但对钙化和血栓显示较佳。

CT 血管造影是一种无创检查方法，可从不同角度显示血管及其与周围组织的关系，但其对小血管的显示目前仍不及数字减影血管造影（digital subtraction angiography, DSA）检查。图 3-6 为同一患者颈动脉CTA 不同后处理方法的比较。

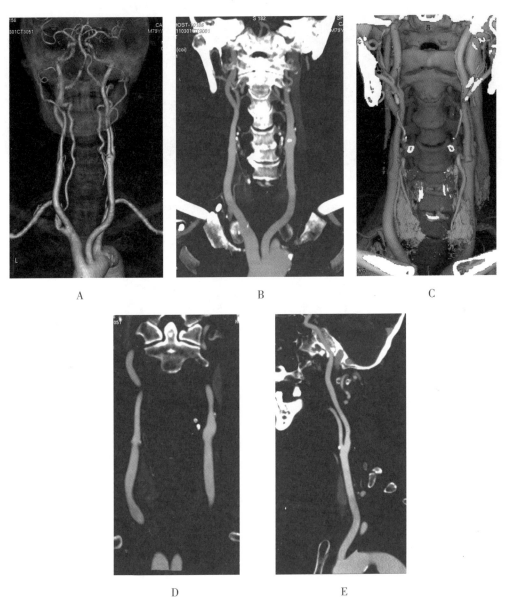

图 3-6 颈动脉 CTA 不同后处理方法比较
A. VR 图像 B. MIP 图像 C. SSD 图像 D. MPR 图像 E. CMPR 图像

六、后处理的应用

螺旋 CT 采集的容积数据传输到诊断工作站后，除能进行 CT 值、病灶大小的测量等简单功能外，还能进行冠状位、矢状位、三维重组等多种重组，以下介绍几种眶颧部常用的重组技术。

（一）多平面重组及曲面重组技术

在横断面图像上任意画线，计算机沿该画线横断面上二维体积元层厚重组，可得到冠状位、矢状位或任意角度斜位图像，即多平面重组（multiplanar reconstruction，MPR）技术。由于多层螺旋 CT 可得到组织的薄层重建图像，重组的 MPR 图像质量可与磁共振成像（magnetic resonance imaging，MRI）的冠状位、矢状位图像媲美。容积扫描所得的层厚对 MPR 图像质量影响最大，层厚越薄，MPR 图像质量越高。此外，螺距、重建间隔对 MPR 图像质量也有一定影响。小螺距、小重建间隔能提高 MPR 图像质量。MPR 图像对病灶的定位和空间关系的判断很有帮助，主要用于解剖关系复杂区域，如颅底、眼眶、肺尖、横膈等部位。图3-7 为视神经管 MPR 图像，结合不同平面重组图像，视神经管得到清晰显示。

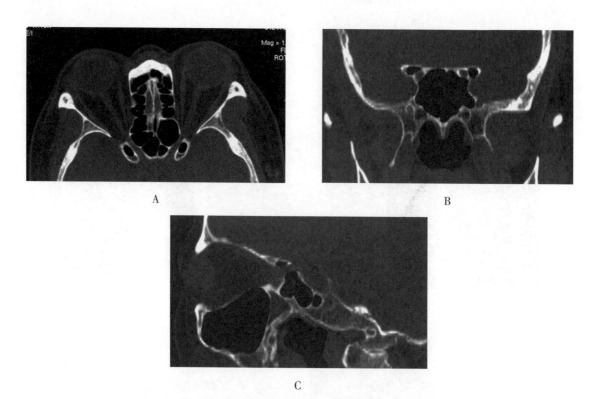

图 3-7　视神经管 MPR 图像

A. 视神经管横断面图像　B. 视神经管冠状面重组图像　C. 视神经管斜矢状面重组图像

某些结构如血管、面神经管等并不在同一平面走行,MPR 图像难以显示其全貌。曲面重组(curved multiplanar reconstruction,CMPR)技术为多平面重组技术的延伸和发展,即在 MPR 的基础上,沿感兴趣解剖结构画一条曲线,计算机就会沿曲线的体积元层厚重组,即获得曲面重组图像,使得不在同一平面走行的组织器官在同一平面中展示出来(图 3-8)。曲面重组图像极大地依赖于操作者画线的准确性。此外在曲面重组图像上,病变距离的测量和与邻近结构的空间关系上并不能反映其真实情况,需结合其他图像考虑。

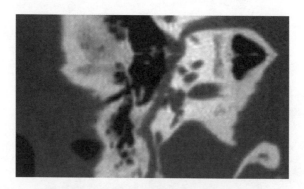

图 3-8　CMPR 图像显示面神经管全程

（二）多平面容积重组技术

多平面容积重组（multiplanar volume reconstruction,MPVR）技术包括最大密度投影(maximum intensity projection,MIP)、最小密度投影(minimum intensity projection,MinIP)和平均密度投影(average intensity projection,AIP)。

1　最大密度投影（MIP）　是指将三维体素数据,沿着 X 轴方向或者 Y、Z 轴方向进行投影,每条投射线经过的所有体素值取最大的一个作为像素结果,这样得到的投影图像即最大密度投影图像。在投影前也可以将三维数据绕 X、Y、Z 轴旋转合适的角度,这样就能任意方向投影。临床上多用于具有相对高密度的组织结构,如对比剂充盈的血管、骨骼、肺部肿块及明显强化的软组织占位性病灶等。MIP 图像是从全部三维体素数据提取出来的,特别适用于认识器官的全貌。但由于是投影,前后影像重叠,密度特别高的组织(如骨组织)会遮挡其他组织,所以在选择投影方向时要注意避开高密度组织或在投影前通过人工或自动方法将高密度物体去除。图 3-9 为颌面部动静脉畸形患者的冠状面 MIP 图像。

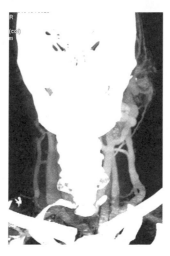

图 3-9　颌面部动静脉畸形患者冠状面 MIP 重组 CTA 图像

2 最小密度投影(MinIP)　是指将三维体素数据,沿着 X 轴方向或者 Y、Z 轴方向进行投影,每条投射线经过的所有体素值取最小的一个作为像素结果,这样得到的投影图像即最小密度投影图像。MinIP 多用于气道的显示(图 3-10),偶尔也可用于显示肝内扩张的胆管。

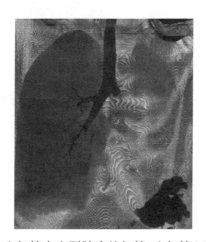

图 3-10　左主支气管中央型肺癌的气管、支气管 MinIP 重组图像

（三）表面遮盖法重组技术

表面遮盖法(shaded surface display,SSD)重组技术是指通过计算被观察物体表面所有相关像素的最高值和最低值,保留所选 CT 阈值内像素的影像,将超出限定 CT 阈值的像素透明化处理后重组的图像。SSD 重组图像空间立体感强,解剖关系清晰,有利于病灶定位,多用于骨骼(图 3-11)、空腔结构(支气管、血管、胆囊)、腹腔脏器和肿瘤的显示。

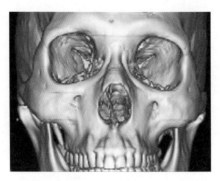

图 3-11　颌面部眼眶骨骼 SSD 重组图像

（四）仿真内镜重组技术

仿真内镜（virtual endoscopy，VE）重组技术是指利用计算机软件功能，将螺旋 CT 容积扫描获得的图像数据进行后处理，重组出空腔器官内表面的立体图像，类似于纤维内镜所见，故常用于鼻腔、鼻窦、喉部、气管支气管、结肠、血管的诊断（图 3-12）。

1　仿真内镜重组技术的优点

（1）非侵入性检查，患者无痛苦。

（2）能从不同角度观察病灶，特别是能从狭窄或阻塞远端观察。

（3）能观察纤维内镜无法到达的管腔，如血管、鼻窦等。

2　仿真内镜重组技术的缺点

（1）不能活检，对腔内扁平病灶的检测敏感性不高。

（2）不能观察腔内黏膜的颜色。

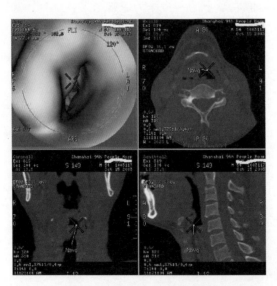

图 3-12　喉部 VE 重组图像

（五）容积重组技术

容积重组（volume reconstruction，VR）技术是指将扫描容积数据的所有体素，通过计算机的重组直接投影，以二维图像的形式显示。VR 图像的优点是能同时显示空间结构和密度信息，对肿瘤组织和血管的空间关系显示清楚。缺点是数据计算量大，计算耗时。图 3-13 为一颌面部动静脉畸形患者的 VR 图像。

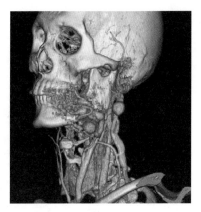

图 3-13　颌面部动静脉畸形患者 VR 图像

七、螺旋 CT 在眶颧整形检查中的应用

由于眶颧部形态不规则,颅骨前后重叠干扰,X 线平片对眶颧部结构的显示价值有限。CT 可清晰地显示眶颧部各种结构的位置、密度和相互关系。螺旋 CT 具有扫描速度快、重建层厚薄及强大的图像后处理功能,既可直接冠状位扫描,也可横断位扫描薄层重建后行冠(矢)状面、三维重组,大大拓宽了 CT 在眶颧部疾病中的应用。

(一)检查方法

1 扫描前准备 去除患者头上的金属饰物、发夹等,向患者说明注意事项,检查时头部、眼球勿转动。

2 检查体位 采用直接横断位或冠状位扫描或两者结合。横断位扫描时,患者取仰卧位,头部正中矢状面与检查床床面中线对齐,两外耳孔连线与检查床床面平行,下颌稍内收,扫描基线平行于眶下线。冠状位扫描时,患者取仰卧位或俯卧位,头尽量向后仰,头部正中矢状面与检查床床面中线对齐,两外耳孔连线与检查床床面平行,扫描基线垂直于硬腭。由于直接冠状位扫描患者体位不舒适,老年患者很难配合,且目前多排螺旋 CT 扫描层厚薄,重组的冠状位、矢状位图像可以做到各向同性,图像质量与直接冠状位扫描图像相似,故直接冠状位扫描在实际应用中已很少采用。

3 扫描参数 各型多排螺旋 CT 机的探测器的宽度、螺距等成像参数略有不同,以下为上海交通大学医学院附属第九人民医院使用的美国 GE 公司的 High-Speed 16CT 机为例的眶颧部 CT 扫描参数。

(1)非螺旋扫描:探测器组合采用 16×1.25mm,重建层厚 1.25mm,层间距 1.25mm,管电压 120kV,管电流 250mA,重建视野 23cm,标准算法重建,重建矩阵 512×512,窗位/窗宽分别为:骨窗 400/1500,软组织窗 40/350。

(2)螺旋扫描:探测器组合采用 16×1.25mm,螺距 1.375,层厚 1.25mm,重建间隔 1mm,管电压 120kV,管电流 280mA,重建视野 23cm,标准算法重建,重建矩阵 512×512。螺旋扫描方式多用于颌面部 CTA 检查,或检查时不能制动的儿童、重病患者,需快速扫描以减少运动伪影时使用。

4 图像后处理

(1)MPR:是主要的重组方法,常规行冠状面重组,病变位于眼睑等眶颧部前缘解剖部位的行矢状面重组。MPR 可弥补横断面图像不足,对眶顶和底壁的显示优于横断面图像,有利于病变的定位、定性。

(2)SSD:能清晰地重建眶颧部骨骼的轮廓,并能多角度旋转,对眶颧部骨折、先天性畸形等骨骼病变的显示很有帮助。

（3）VR、MIP：在 CTA 重建时能清晰地显示病变血管的位置、有无钙化、与周围结构的关系等，对动脉瘤及动静脉畸形的诊断有较大价值。

（二）临床应用及价值

1　眶颧部外伤

（1）多层螺旋 CT 横断面图像能很好地显示颧骨、颧弓、眶内壁、眶外壁的骨折（图 3-14）。

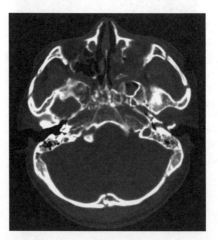

图 3-14　横断面显示双侧颧弓及左外耳道前壁骨折

（2）MPR 冠状面图像能很好地显示眶上壁、眶下壁骨折（图 3-15）。

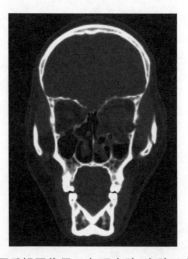

图 3-15　冠状面重组图像显示左眶内壁、底壁及左侧颧骨骨折

上述两者结合可完美地显示骨折及眼球、眼外肌、视神经等解剖结构。

（3）SSD 三维重组显示眶缘、眶外壁、颧骨、颧弓的骨折效果好，对眼眶深部骨折的显示不佳（图 3-16）。

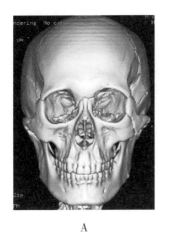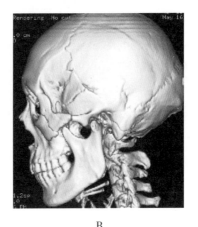

A B

图 3-16　SSD 重组显示颅颌多发骨折
A. SSD 重组正面观　B. SSD 重组左侧位观

（4）视神经管骨折以横断面和冠状面结合显示最佳,可清晰地显示视神经管骨折的部位、骨折片的移位情况。

（5）眶内异物的显示以横断面与冠状面图像为主,可清晰地显示异物的位置及其与眼球的关系。

2 眶颧部先天性疾病　涉及眶颧部的先天性疾病种类繁多,有面裂、眶距增宽症、狭颅症等。有些综合征病变范围较大,累及眶颧以外的解剖部位,如 Crouzon 综合征、Treacher Collins 综合征的先天性畸形除有眼眶畸形外,均合并有颅骨、颌面骨的多发畸形,对此类患者的 CT 检查需加大扫描范围,进行全头颅扫描以显示病变的全貌。SSD 三维重组能直观地显示颌面颅骨畸形的范围和严重程度,结合横断面及冠状面图像可清晰地显示各种眶颧部先天性疾病的表现（图 3-17）。

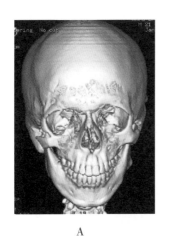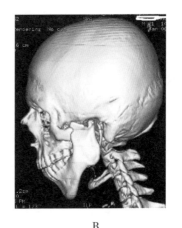

A B

图 3-17　Treacher Collins 综合征 SSD 重组图像
A. SSD 重组正面观　B. SSD 重组左侧位观

3 眶颧部占位性病变

（1）结合螺旋 CT 横断面、冠状面和矢状面图像可以显示病变的大小、形态、密度、范围及其与眼外肌、视神经的关系,了解邻近骨质有无破坏。

（2）CT 的密度分辨率高,对细小钙化的显示明显优于 X 线和 MRI。增强扫描能增加病变与周围组织的对比,病变显示更清晰,同时可评价病变的血供和血流动力学改变,对病变的定性有一定的参考价值。

（3）SSD 三维重组对显示眶颧部占位性病变的价值不大。

4 眶颧部血管畸形

（1）对发生于皮肤浅表的毛细血管-微静脉畸形，螺旋 CT 显示不佳。对发生于皮下、肌间的静脉畸形，结合螺旋 CT 横断面和 MPR 图像可以显示病变的形态、范围及邻近结构的关系，动态增强 CT 可观察到静脉畸形有渐进性强化的特点，有助于诊断。

（2）CTA 重组对动静脉畸形的显示有很大的价值。

（3）多层螺旋 CT 血管重组较单排螺旋 CT 已有很大进步，可显示血管 1～4 级分支，可发现3mm 以下的动脉瘤，明确显示血管壁的斑块。

（4）结合 MIP、VR、SSD 可清晰地显示病变的大小、范围、供血动脉及引流静脉，还能显示病变与周围解剖结构的关系，有利于临床医师术前对病变范围有清晰的认识。

第二节　磁共振成像

磁共振成像（magnetic resonance imaging，MRI）是利用原子核在强磁场内发生共振所产生的信号经图像重建的一种成像技术。核磁共振（nuclear magnetic resonance，NMR）又称磁共振（magnetic resonance，MR），是一种核物理现象。1946 年，美国科学家 Block 和 Purcell 观察到 NMR 现象，并因此获得 1952 年的诺贝尔物理学奖，当时 NMR 主要被物理学家及化学家用来研究分子结构。1973 年美国科学家 Lauterbur 开发了 NMR 成像技术，并于 1974 年获得了活鼠的 NMR 影像。1978 年英国物理学家获得了第一幅人体头部的 NMR 影像。1982 年以后，这项新技术逐渐在科研和临床普及，检查范围覆盖了全身各系统。为了突出 NMR 无电离辐射的优点，并避免因"核"而产生核辐射的误解，现将其改称为磁共振成像。目前，MRI 技术日趋成熟，应用范围日益广泛，成为一项常规的医学检测手段。

一、MRI 的基本原理

（一）基本概念

1 质子的纵向磁化　含单数质子的原子核，例如人体内广泛存在的氢原子核，其质子有自旋运动，带正电，产生磁矩，有如一个小磁体（图 3-18）。其磁场强度用磁矩或磁矢量来描述，小磁体自旋轴的排列无一定规律，磁矩相互抵消，磁矢量为 0。但在均匀的强磁场中，小磁体的自旋轴将按外磁场磁力线的方向重新排列，其中较多的质子平行于外磁场磁力线，较少的质子反平行于外磁场磁力线，相互抵消产生的与外磁场磁力线平行的磁化矢量称为纵向磁化（图 3-19）。

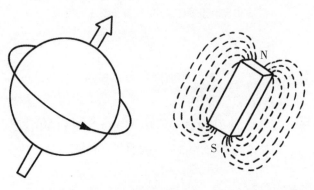

图 3-18　原子核自旋运动产生磁矩

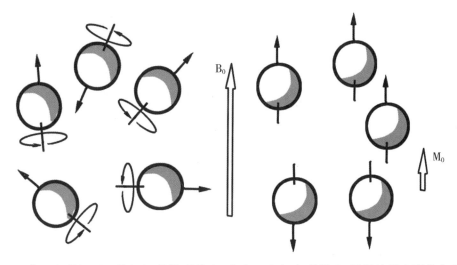

图 3-19　进入主磁场后人体组织的核磁状态,产生一个与主磁场 B_0 平行的纵向磁化矢量 M_0

2 拉莫进动　在外磁场中,质子的自旋并不是完全平行或反平行于外磁场磁力线的,而是与其有一角度, 这种会引起质子自旋绕着外磁场磁力线进动的方式称为拉莫进动(Larmor precession)。质子的进动频率可由 Larmor 方程 $\omega_0 = \gamma B_0$ 算出,其中 ω_0 为进动频率(单位为 Hz), γ 为磁旋比, B_0 为外磁场强度。对于质子, γ 为一常数 42.57MHz/T,1.5T 磁共振的质子共振频率为 63.855MHz。

3 磁共振现象与横向磁化　用特定频率的射频(radio frequency,RF)脉冲进行激发,作为小磁体的氢质子吸收一定的能量而共振,即发生了磁共振现象。当 RF 与质子进动频率相同时,质子受到激励,由低能级跃迁到高能级,从而使纵向磁化减小,同时 RF 脉冲还使质子处于同步、同速运动,其磁化矢量也在垂直于纵向磁化矢量的方向叠加起来,称横向磁化。

4 弛豫与弛豫时间　弛豫指终止 RF 脉冲后,由 RF 脉冲引起磁化矢量的改变而回复到原来状态的过程。纵向磁化恢复称为纵向弛豫,横向磁化减小称为横向弛豫。纵向磁化由 0 恢复到原来数值的 63% 所需的时间,为纵向弛豫时间,简称 T_1(图 3-20A)。横向磁化矢量由最大减小到最大值的 37% 所需的时间,为横向弛豫时间,简称 T_2(图 3-20B)。 T_1 和 T_2 是反映物质的特质,不是绝对值。 T_1 的长短与组织成分、结构、磁环境有关, T_2 的长短与外磁场和组织内磁场的均匀性有关。生物组织的 T_1 为 300~2000ms, T_2 为 30~150ms, T_1 长于 T_2。体内的液体 T_1、 T_2 都长(如脑脊液在场强 1T 时 T_1 为 2000ms, T_2 为 300ms),脂肪 T_1、 T_2 都短(脂肪在场强 1T 时 T_1 为 180ms, T_2 为 90ms)。

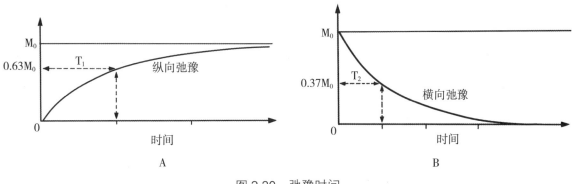

图 3-20　弛豫时间

A. RF 脉冲后,纵向磁化矢量由 0 恢复到原来数值的 63% 所需的时间为 T_1　B. 横向磁化矢量由最大减小到最大值的 37% 所需的时间为 T_2

5 弛豫时间与磁共振成像 人体不同器官的正常组织和病理组织 T_1、T_2 值是相对恒定的,而且它们的值有一定的差别。这种组织弛豫时间上的差别是磁共振成像的基础。CT 成像的基础是不同密度组织对 X 线的吸收系数不同,而磁共振成像不是仅有一个成像参数,而是有 T_1、T_2、PD(质子密度的简称)等几个参数,获得选定层面中各种组织的 T_1(或 T_2、PD)值,就可组成该层面各种组织的影像。磁共振的成像方法也与 CT 相似,如把检查层面的组织分割成一定数量的小单元,即体素,用接收器收集信息,数字化后输入计算机处理,获得每个体素的 T_1(或 T_2、PD)值,然后进行空间编码,用转换器将每个 T_1(或 T_2、PD)值转为模拟灰度,最后重建图像。

6 脉冲序列与加权像 为了获得选定层面中各种组织的 T_1(或 T_2、PD)值的差别,从而得到 MRI 图像,需要不同的脉冲序列来完成。

(1)脉冲序列:施加 RF 脉冲以后,纵向磁化减低,横向磁化出现。使纵向磁化倾斜 90° 的脉冲为 90° 脉冲,使纵向磁化倾斜 180° 的脉冲为 180° 脉冲。施加 90° 或 180° 脉冲后,等待一段时间施加第二个 90° 或 180° 脉冲,这种连续施加的脉冲即为脉冲序列。

(2)重复时间(repetition time,TR):指在脉冲序列中,两次 RF 激励脉冲的时间间隔。TR 的长短决定着能否获得组织的 T_1 值,使用短 TR 能获得组织 T_1 信号对比,而长 TR 则不能。

(3)回波时间(echo time,TE):指从 RF 激励脉冲开始至获得回波的时间。TE 决定 T_2 加权,使用长 TE 可得到 T_2 信号对比。

(4)T_1 加权像、T_2 加权像和质子密度加权像:以常用的自旋回波脉冲序列为例,使用短 TR(<500ms)、短 TE(<30ms)所获得影像对比主要由 T_1 信号对比所决定,此种图像成为 T_1 加权像(T_1 weighted image,T_1WI);使用长 TR(>1500ms)、长 TE(>80ms)所获得影像对比主要由 T_2 信号对比所决定,此种图像成为 T_2 加权像(T_2 weighted image,T_2WI);使用长 TR、短 TE 所获得影像对比主要由组织质子密度差别所决定,此种图像成为质子密度加权像(proton density weighted image,PDWI)。

7 流空效应 由于心血管内的血液流动迅速,使发射 MR 信号的氢质子离开接收范围,从而测不到 MR 信号或只能测到极低信号,与周围组织、结构间形成良好的对比,这种现象就是流空效应(图 3-21)。

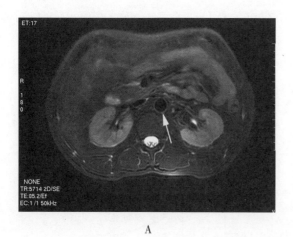
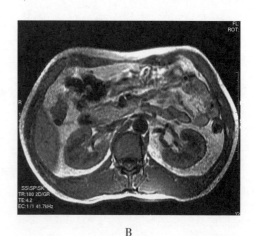

图 3-21 流空效应
A. 上腹部脂肪抑制 T_2WI 腹主动脉无信号 B. 上腹部 T_1WI 腹主动脉为极低信号

(二)基本原理

简而言之,磁共振成像是利用人体中的氢原子核(质子)在磁场中受到 RF 脉冲的激励而产生磁共振信号,经过信号采集和计算机处理而获得重建图像的成像技术。磁共振成像参数有 T_1、T_2、

PD 等,通过特定的脉冲序列,调整 TR、TE 参数,可分别获得同一层面的 T_1WI、T_2WI 和 PDWI 图像,用从黑到白不同灰度的灰阶显示。表 3-2 列举了眼眶正常组织在 T_1WI、T_2WI 的信号强度和影像灰度。

表 3-2　眼眶正常组织在 T_1WI 和 T_2WI 的信号强度与影像灰度

		晶状体	玻璃体	视神经	眼外肌	泪腺	脂肪	骨皮质
T_1WI	信号强度	中等	低	中等	中等	中等	高	低
	影像灰度	灰	黑	灰	灰	灰	白	黑
T_2WI	信号强度	低	高	中等	中等	较高	较高	低
	影像灰度	黑	白	灰	灰	白灰	白灰	黑

二、MRI 设备

MRI 设备主要包括四大部分:主磁体、梯度线圈、射频发射/接收系统和计算机系统。

（一）主磁体

主磁体是 MRI 最基本的构建。它的作用是在成像区域内产生均匀、稳定的强磁场,用来产生纵向磁化矢量。按照主磁体的场强大小,通常把 MRI 分为低场(<0.5T)、中场(0.5~1T)、高场(1.5~2T)和超高场(>2T)磁共振。MRI 图像的信噪比与主磁体的场强成正比。

主磁体有三种类型:永磁型磁体、电阻型磁体和超导型磁体。

1　永磁型磁体　永磁型磁体是产生磁场最简单的方法,它是将永磁体排列在一起使之在成像范围内产生一均匀的磁场。这种磁体的优点:①安全性较高;②可以制成开放结构,以减少患者的幽闭恐怖反应。其缺点:①体积较大;②热稳定性差;③磁场均匀性差。

2　电阻型磁体　又称为常导型磁体,是最早应用于 MRI 的电磁体。它是在导电性很高而又有一定电阻的线圈内通以电流而得到一均匀而又有一定强度的磁场。它的缺点:①用电量大;②发热率高;③维护费用大,不能在中、高场强的 MRI 设备中使用。

3　超导型磁体　是目前中、高场磁共振常用的磁体。主线圈由超导材料制成,当温度冷却到临界温度时(-268℃),超导线圈电阻为 0,线圈通电后电流很强,磁场强度可以很高,目前临床应用可达到 3T。超导型磁体磁场的稳定性和均匀性好,磁场可以关闭,但设计制造工艺复杂,成本高,维护费用高,消耗一定量的液氦。消耗的液氦要及时补充,否则达到一定程度时会引起“失超”,消耗大量液氦而造成更大的损失。早期的超导型磁体除液氦之外,还需液氮维持制冷,因为有液氮消耗,所以需要定期补充液氦和液氮。目前的超导型磁体都已用压缩机和冷头组成的制冷机组代替液氮制冷,无液氮消耗,制冷温度低,效率高,液氦消耗减少。最新型的超导型磁体则完全由制冷机组来代替液氮、液氦制冷,无须补充液氮、液氦,使维护费用大大降低。

（二）梯度线圈

梯度线圈的作用是改变主磁体场强,用于选层和组织信息的空间定位。它包含三组线圈,通过特定时间的开和关以满足选层、相位编码和频率编码的要求。梯度场的陡峭度决定层厚和最小观察野,是与磁共振扫描机性能相关的重要指标。

（三）射频发射/接收系统

射频发射/接收系统主要由线圈构成,它的作用是发射射频脉冲,然后接收组织的 MRI 信号。它包括体线圈和表面线圈。体线圈位于 MRI 扫描孔内,既是发射线圈,也是接收线圈。它的优点:

①成像范围大,扫描前不需要额外放置接收线圈;②检查操作流程简便。其缺点是图像的信噪比较差。表面线圈直接放在感兴趣区,作为接收线圈,接收来自线圈附近的信号。它的优点是图像信噪比高;缺点是扫描范围小,对深部组织的信号接收能力较差。为了克服表面线圈的缺点,目前广泛采用相控阵线圈。它是将多个小线圈排列在一起,每个小线圈都有各自独立的接收通道,同时从所有线圈中收集到 MRI 信号。相控阵线圈既有表面线圈的高信噪比,又有较大的观察野。

（四）计算机系统

计算机系统是 MRI 系统的指令和控制中心。它不仅可以通过操作员的指令选择扫描参数、观察野,选择不同的脉冲序列,还能采集、处理 MRI 信号,重建、储存 MRI 图像,并且能进行各种图像后处理。

三、MRI 常用脉冲序列

（一）自旋回波序列

在 90°脉冲发射后,发射 180°脉冲这种形式构成的脉冲序列为自旋回波(spin echo,SE)序列。其过程为先发射一个 90°脉冲,在间隔数毫秒或数十毫秒再发射一个 180°脉冲,180°脉冲后 10～100ms,测量回波信号强度。

1. SE序列有两个时间参数　TR 和 TE。

（1）使用短 TR(<500ms)、短 TE(<30ms)所获得的图像为 T_1WI。

（2）使用长 TR(>1500ms)、长 TE(>80ms)所获得的图像为 T_2WI。

（3）使用长 TR、短 TE 所获得的图像为 PDWI。

2. SE序列的优点

（1）图像信噪比高,组织对比良好。

（2）序列结构简单,病变信号变化容易解释。

（3）对磁场的不均匀敏感性低,不容易产生磁化率伪影。

3. SE序列的缺点　采集时间长,容易产生运动伪影,难以进行动态增强扫描。

（二）快速自旋回波序列

在 90°脉冲发射后,再用多个 180°重聚脉冲以产生多个回波信号的回波序列,称为快速自旋回波(fast spin echo,FSE)序列。与 SE 序列相比,FSE 序列可大大缩短信号的采集时间。

1. FSE序列参数选择与 SE 序列基本相同

（1）短 TR、短 TE 得到 T_1WI。

（2）长 TR、长 TE 得到 T_2WI。

（3）长 TR、短 TE 得到 PDWI。

2. FSE序列的优点

（1）成像时间快,可以进行屏气扫描。

（2）对磁场的不均匀敏感性低,不容易产生磁化率伪影。

（3）可进行 MRI 水成像。

3. FSE序列的缺点

（1）图像不如 SE 序列清晰。

（2）T_2 对比较 SE 序列下降。

（3）脂肪信号增高。

（三）反转恢复序列

反转恢复（inversion recovery，IR）序列是在 180°脉冲激励下，先使成像层面的纵向磁化矢量反转至主磁场相反方向后再施以 90°脉冲和 180°重聚脉冲的脉冲序列。第一个 180°脉冲和 90°脉冲之间的时间间隔称为反转时间（inversion time，TI），它是 IR 序列的重要参数。

1 短 TI 反转恢复序列　IR 序列成像时，TI 的选择对组织信号的形成具有决定性作用，当序列中的 TI 取较短的 TI 值（1.5T 场强设备的 TI 值设置应接近 170ms）时，即短 TI 反转恢复（short TI inversion recovery，STIR）序列，脂肪信号被抑制。STIR 序列的用途即抑制脂肪的高信号，更好地显示被脂肪组织遮蔽的病变（图 3-22）。

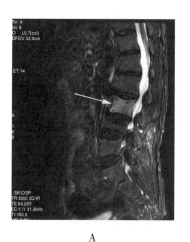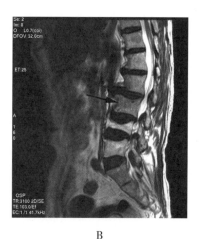

A	B

图 3-22　STIR 序列抑制脂肪背景信号

A. 矢状位 STIR 序列显示第三腰椎椎体高信号病变　B. 矢状位 T_2WI 第三腰椎椎体高信号病变被脂肪高信号遮蔽，不能显示

2 液体衰减反转恢复序列　液体衰减反转恢复（fluid attenuated inversion recovery，FLAIR）序列是指在 T_2WI 序列中，采用长 TI（1.5T 场强设备的 TI 值设置应接近 2000ms），产生液体（如脑脊液）信号为 0 的 T_2WI 图像，从而达到水抑制的目的（图 3-23）。

IR 序列的优点是选择性抑制特定组织的信号，增强了图像的对比；缺点是信噪比较 SE 序列减低，扫描时间长。

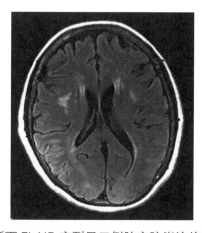

图 3-23　大脑横断面 FLAIR 序列显示侧脑室脑脊液信号被抑制呈低信号

（四）梯度回波序列

梯度回波（gradient echo,GRE）序列是利用梯度回波的快速磁共振成像方式。

1 它与 SE 序列的区别

（1）使用<90°的（翻转角 α）激励脉冲,并采用较短 TR。

（2）使用反转梯度取代180°重聚脉冲。

2 加权像的获取　在 GRE 序列中,通过调节 TR、TE 和脉冲翻转角 α,可获得不同的加权像。

（1）选用短 TR（200ms）、短 TE（10ms）、大翻转角（70°）,得到 T_1WI。

（2）选用稍长 TR（400ms）、稍长 TE（20ms）、小翻转角（15°）,得到 T_2WI。

3 GRE序列的优缺点

（1）GRE 序列的优点:①小角度激发,成像速度快;②单位时间信噪比高。

（2）GRE 序列的缺点:①不能得到真正的 T_2 图像;②对磁场不均匀性敏感。

（五）平面回波成像序列

平面回波成像（echo planar imaging,EPI）序列是目前所有成像序列中采集速度最快的成像方法,可在 30ms 内采集一幅图像。EPI 序列本身不是一种真正的成像序列,它需要与 SE、GRE 或 IR 序列结合来采集 MRI 信号,得到的图像主要反映组织的 T_2 弛豫特性,一般用作 T_2WI 或水分子弥散加权成像（diffusion-weighted imaging,DWI）。

1 EPI序列的优点

（1）成像速度超快,可用于临床情况差、不能配合患者的快速检查。

（2）可进行水分子扩散加权成像。

2 EPI序列的缺点

（1）伪影多。

（2）信噪比差。

（3）对磁场不均匀性敏感。

（六）脉冲序列参数的意义

MRI 脉冲序列只规定了脉冲的施加顺序,还有许多变量需要操作员自己选择,这些变量统称为序列参数。序列的重复执行次数、各种等待时间、空间分辨率、扫描范围、图像对比度等都需要序列参数制定。在实际 MRI 扫描工作中,操作员需要在扫描前制订扫描参数,选定扫描范围,平衡图像分辨率、对比度与扫描时间之间的矛盾,最终得到一幅符合临床要求的高质量 MRI 图像。

1 时间参数　包括重复时间（TR）、回波时间（TE）、反转时间（TI）等。

（1）重复时间:是指脉冲序列执行一次所需要的时间,也就是从第一个射频脉冲出现到下一周期同一脉冲出现所经历的时间。在 MRI 序列中,相位编码上的像素越多或重复时间越长,所需扫描时间就越长。

（2）回波时间:是指第一个射频脉冲到回波信号产生所需要的时间。在 SE 序列和GRE 序列中,重复时间和回波时间共同决定图像的信号对比。

（3）反转时间:是指在反转恢复序列中,180°反转脉冲和90°脉冲之间的时间间隔。反转时间的长短对最终的图像信号对比起决定作用。如需对脂肪信号实施抑制时,可选短 TI 进行扫描;对自由水信号实施抑制时,可选长 TI 进行扫描。

2 分辨率参数

（1）扫描矩阵:序列参数中的扫描矩阵规定了图像的行和列,即确定了图像的体素个数,同时需要指定图像的相位编码方向。图像重建后,原始图像的像素与成像体素相对应。在其他参数确定的情况下,扫描矩阵越大,图像分辨率越高,扫描时间越长。

(2)扫描野:指实施扫描的解剖区域。扫描野是一个面积概念,多数情况下扫描野是一个正方形,大小以所用线圈的有效容积为限。在扫描矩阵选定时,扫描野越大,体素的体积越大,分辨率越低。

(3)层面厚度:简称层厚,是与成像层面垂直方向上的厚度,它与扫描矩阵、扫描野共同决定体素大小。层面越厚,图像的信噪比越高,空间分辨率越低。在实际扫描中,层厚的选择既要考虑到临床的需求,也要考虑到图像空间分辨率和信噪比之间的平衡。同时,层厚的选择受到系统软、硬件的限制,可选取的最小层厚是系统梯度性能及射频脉冲选择性好坏的重要指标。

(4)层间距:是指两个相邻层面之间的距离。在 MRI 中,成像层面是由选择性的射频脉冲所选定的。理想的状态是只有选定层面内的质子被激励,但由于梯度的线性、射频脉冲的选择性及层厚等因素的影响,层面附近的质子也会受到激励。这一效应有可能导致层与层之间的信号重叠,出现图像失真。这种图像失真的状况只有在加入层间距后才能克服。

3 其他参数

(1)翻转角:在射频脉冲激励下,纵向磁化矢量偏离主磁场的方向,其偏离的角度称为翻转角。翻转角的大小由激励脉冲的强度和作用时间决定。常用的翻转角有 90° 和 180° 两种,相应的射频脉冲被称为 90° 脉冲和 180° 脉冲。在 GRE 序列中,常采用小翻转角激励技术,能有效地提高成像速度。

(2)信号平均次数(number of signal averaged,NSA):又叫信号采集次数(number of acquisition,NA)和激励次数(number of excitation,NEX),指每个相位编码步数中信号采集的次数。当信号平均次数>1 时,序列采用叠加平均的方式对采集的信号进行处理,提高图像的信噪比。信号平均次数越多,图像的信噪比越高,图像采集时间越长。

4 快速成像序列参数

(1)回波链长度(echo train length,ETL):是指扫描层面中每个重复时间内用不同的相位编码来采样的回波数。在快速自旋回波序列中,每个重复时间内可进行多次相位编码,采集多个回波,可大大提高成像速度。

(2)回波间隔时间(echo train spacing,ETS):是指快速自旋回波序列回波链中相邻两个回波之间的时间间隔。回波间隔时间决定了序列回波时间的长短,关系到图像的对比度。

四、几种特殊的 MRI 技术

(一)脂肪抑制技术

脂肪组织在 T_1WI 和 T_2WI 上均为高信号,而病理组织往往在 T_2WI 或增强后的 T_1WI 上为高信号,这产生的后果就是脂肪组织对邻近病变的显示造成干扰,因此抑制脂肪组织信号十分必要。脂肪抑制技术在眼眶、腹部、骨关节等的 MRI 检查中具有重要作用。目前脂肪抑制技术主要有五种,即 STIR 技术、频率选择饱和法、Dixon 法、频率选择反转脉冲技术和预饱和带技术。其中 STIR 技术和频率选择饱和法是常用的两种方法。STIR 序列既可抑制脂肪,也可抑制 T_1 值与脂肪相近的组织,如亚急性期的血肿、黑色素等。而频率选择饱和法对脂肪组织的抑制是特异的,应作为首选的脂肪抑制序列。

(二)磁共振血管造影技术

磁共振血管造影(magnetic resonance angiography,MRA)技术是显示血管和血流信号特征的一种技术。MRA 不仅能显示血管的解剖结构,还能反应血流速度和方向等血管功能方面的信息。虽然

MRA和超声均能显示血流速度和方向,但在显示颅内、腹膜后、腿深部等部位的血管要优于超声。

MRA的方法主要有时间飞跃法(time of flight,TOF)和相位对比法(phase contrast,PC)。

1 时间飞跃法 质子在流动的血液中,在某一时间被射频脉冲所激发,而其信号在另一时间被检出,在激发和检出之间的血液位置已有改变,故称为TOF。TOF法有二维成像(2D-TOF)和三维成像(3D-TOF)(图3-24)。

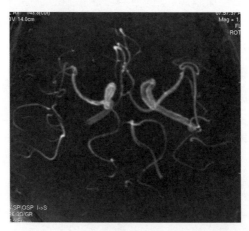

图3-24 平扫3D-TOF MRA显示的颅内动脉

2 相位对比法 PC法的基础是流动质子的相位效应。流动质子受到梯度脉冲作用会发生相位移位,如果此时再施以宽度相同、极性相反的梯度脉冲,由第一次梯度脉冲引出的相位就会被第二次梯度脉冲抵消,这一剩余相位变化是PC法MRA的基础。

临床上TOF法运用最广,均可行二维及三维采集。二维采集成像速度快,但分辨率较差,对微小病变的显示不如三维采集。应用3D-TOF MRA可显示1～5级血管结构,是显示动脉瘤的首选技术,比PC法更加敏感。对直径5mm以上的动脉瘤,MRA基本能检出。

(三)水成像

水成像是采用长TR、很长的TE获得重度T_2WI,从而使静态的或缓慢流动的液体呈现高信号,而实质性器官和快速流动的血液呈现低信号的技术。通过MIP重建可获得类似于管腔造影的效果。目前常用的磁共振水成像技术主要用于磁共振胰胆管成像(MRCP)(图3-25)、磁共振尿路造影(MRU)、磁共振脊髓造影(MRM)、磁共振涎腺导管造影、内耳水成像等。

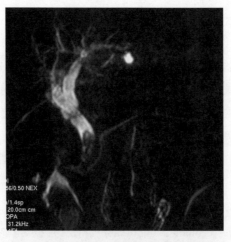

图3-25 MRCP显示扩张的胆总管

（四）弥散加权成像

弥散加权成像（diffusion weighted imaging, DWI）是以图像来显示分子微观运动的检查技术。分子弥散是由于分子的布朗运动。布朗运动是由于热能激发而使分子不断地移动并相互碰撞，受其分子结构和温度的影响，分子越松散，温度越高，弥散运动就越强。在人体中，自由水分子就较结合水分子的弥散强。物质的弥散特性是由弥散系数 D 来描述的，即 1 个水分子单位时间内自由随机弥散运动的平均范围。在人体中，弥散成像不仅对扩散运动敏感，而且对生理活动也敏感，因此患者的任何运动，如肢体运动、心脏搏动、呼吸运动等都会增加弥散系数 D 值。为避免这一现象，目前使用表观扩散系数（apparent diffusion coefficient, ADC）来描述生物分子在体内的扩散量。DWI 首先用于中枢神经系统缺血性脑梗死的早期诊断，鉴别急性和亚急性脑梗死，评价脑梗死的发展进程。除脑缺血外，DWI 在中枢神经系统也用于脑肿瘤、感染、脱髓鞘病变、外伤等疾病的诊断。DWI 对鉴别头颈部肿瘤的良、恶性也有一定价值。

（五）灌注加权成像

灌注加权成像（perfusion weighted imaging, PWI）是用来反映组织微循环的分布及其血流灌注情况，评估局部组织的活力和功能的磁共振检查技术。通常分为对比剂首过灌注成像和动脉血质子自旋标记法两种。

目前灌注加权成像主要用于脑梗死的早期诊断，心脏、肝脏和肾脏功能灌注，肿瘤的良、恶性鉴别诊断和肿瘤治疗效果评估等方面。

（六）磁共振波谱学

磁共振波谱学（magnetic resonance spectroscopy, MRS）是利用磁共振中的化学位移来测定分子组成及空间构型的一种检测方法，是目前唯一能活体观察组织代谢及生化变化的技术。它是利用不同化学环境下的原子核共振频率的微小差异来区分不同的化学位移，从而鉴别不同的化学物质及其含量。现有的磁共振波谱技术主要有 ^{1}HMRS、^{31}PMRS 等。^{1}HMRS 是敏感性最高的检测方法，它可检测与脂肪代谢、氨基酸代谢以及神经递质有关的化合物，如肌酸（Cr）、胆碱（Cho）、乳酸（Lac）和 N2 乙酰天门冬氨酸（NAA）等。^{31}PMRS 用于研究组织能量代谢和生化改变，检测参与细胞能量代谢与生物膜有关的磷脂代谢产物，如磷酸单酯（PME）、磷酸双酯（PDE）、磷酸肌酸（PCr）、无机磷（Pi）等。MRS 在临床上首先运用于颅脑神经系统疾病的诊断，如脑肿瘤的诊断和鉴别诊断、代谢性疾病的脑改变、脑肿瘤治疗后复发与肉芽组织的鉴别、脑缺血疾病的诊断和鉴别诊断等。随着磁共振软、硬件的不断改进，MRS 的应用范围已拓展到人体其他组织器官，如前列腺癌的诊断和鉴别诊断、弥漫性肝病的诊断、肾脏功能分析和肾移植排斥反应、头颈部肿瘤的鉴别等。

五、MRI 对比剂

MRI 具有较好的软组织分辨率及多序列、多参数、多平面成像的优点。但是很多病变与正常组织的 T_1、T_2 差别不大，特别在病变较小时平扫难以显示。此外，有些病变虽然显示得很清晰，但定性有时很困难。此时应用合适的对比剂可增加 MRI 诊断的敏感性和特异性。近年来，随着新型对比剂的陆续问世，对比增强扫描在 MRI 检查中的作用越来越重要。

（一）对比剂的分类

根据 MRI 对比剂在体内的分布、磁敏感性、对组织 T_1 和 T_2 的影响及所产生的 MRI 信号强度分类，目前主要有两种分类方法。

1 按照生物分布性分类

（1）细胞外对比剂：目前临床广泛应用的钆制剂即属此类，代表性药物为二乙三胺五乙酸钆

（gadolinium diethylenetriamine pentaacetic acid,Gd-DTPA）。它在体内非特异性分布,可在血管内与细胞外间隙自由通过。

（2）细胞内对比剂:以体内某一组织或器官的一些细胞作为靶向来分布,如单核-吞噬细胞系统对比剂和肝细胞对比剂。此类对比剂注入静脉后,立即从血液中廓清并与相关组织结合,使摄取对比剂的组织与不摄取对比剂的组织之间产生对比。代表性药物有针对单核-吞噬细胞系统为靶向的超顺磁性氧化铁(superparamagnetic iron oxide,SPIO)。

2 按照磁敏感性分类

（1）顺磁性对比剂:由钆、锰等顺磁性金属元素组成,对比剂浓度低时,主要使 T_1 缩短并使信号增强。代表性药物为 Gd-DTPA。

（2）铁磁性和超顺磁性对比剂:由氧化铁组成,两者均可使 T_2 缩短。代表性药物为 SPIO。

（二）对比剂的临床应用

1 钆螯合物　最常用者为 Gd-DTPA,对各系统的病变,如肿瘤、感染、梗死、脱髓鞘病变、血管性病变、肿瘤术后及放、化疗后的评估等均有诊断和鉴别诊断价值。

2 超顺磁性氧化铁　是一种单核-吞噬细胞系统阴性对比剂,可用于肝、脾、骨髓、淋巴结等的增强显像,临床上主要作为肝脏的靶向对比剂,用于肝恶性肿瘤的诊断。

六、MRI 禁忌证

（一）下列情况应视为禁忌

1 带有心脏起搏器及神经刺激器者。

2 带有动脉瘤夹者。

3 带有人工心脏瓣膜者。

4 眼球内有金属异物或内耳植入金属假体者。

（二）下列情况应慎重对待

1 体内有各种金属植入物的患者。

2 妊娠期女性。

3 危重患者及需要使用生命支持系统者。

4 癫痫患者。

5 幽闭恐惧症患者。

低场磁共振扫描仪的磁体具有独特的开放式设计,以上几条相对禁忌证可以大大放宽或免禁。

七、MRI 在眶颧部整形检查中的应用

MRI 具有多序列、多参数的特点,对软组织的显示较 CT 有较大优势,而对骨骼、钙化的显示不如 CT,因此 MRI 在眶颧部整形检查中的应用多为与软组织相关的疾病,如眼眶炎症、血肿、肿瘤、脉管畸形等。外伤骨折、颅面骨先天性畸形等涉及骨改变的疾病多不用 MRI 检查。

（一）检查前的准备

1 核实被检者的实际情况　确认被检者没有禁忌证。体内有金属植入物者,应询问其植入物的类型,根据实际情况决定是否进行检查。

2 检查被检者是否携带禁用物品　嘱咐被检者除去随身携带的含金属物品,包括手机、手表、眼镜、钥匙、磁卡、硬币、金属饰物、轮椅、推床等。检查眼部前应嘱被检者勿使用眼影等含金属类化妆品。

3 告知被检者注意事项　告诉被检者注意事项,取得被检者配合,消除其恐惧心理。

4 对特殊被检者给予适当处理　对婴幼儿、躁动不安及幽闭恐惧症被检者,应适当给予镇静处理,以提高检查成功率。对于危重被检者,除早期急性脑梗死外,原则上不做 MRI 检查。

（二）检查方法

1 体位　患者取仰卧位,头部正中矢状面与检查床面垂直并与床面中线重合,两眼自然闭合,眼球固定不动。

2 线圈的选择　根据扫描范围,眶颧部 MRI 检查可选用头部线圈或头颈联合线圈,必要时也可使用眼眶表面线圈。头部线圈或头颈联合线圈检查范围大,有利于显示眶颧部病变与周围结构的关系,眼球运动伪影较少,对眼眶深部结构的显示较好,图像均匀度较好。眼眶表面线圈检查范围小,信噪比高,对眶颧前细微结构或细小病变显示好,但对眼球运动敏感,对眶颧深部结构显示相对较差。

3 扫描平面和成像序列　横断面检查是眶颧部 MRI 检查的基本位置, 所得图像与 CT 检查基本一致,便于对照。可选用 SE 序列 T_1WI、FSE 序列 T_2WI、脂肪抑制 FSE 序列 T_2WI、STIR。横断位扫描平面与视神经平行。

（1）扫描参数:①层厚 2～5mm;②层间距 0～2mm;③扫描野头部线圈或头颈联合线圈 16～20cm,表面线圈 12～16cm。根据横断面定冠状面或矢状面或平行于视神经走向的斜矢状面。

（2）扫描顺序:①获得眶颧部三平面定位图像;②在矢状面定位像上划定横断面的扫描范围;③通常横断面行 T_1WI 和 T_2WI 提供基本图像,显示形态和信号比较;④根据具体情况,在横断面基础上加扫冠状面或矢状面或斜矢状面的脂肪抑制 T_2WI;⑤因眼眶内富含脂肪组织,如需 T_1WI 增强扫描,应配合运用脂肪抑制技术。

（3）各类扫描的作用:①横断位扫描可较全面地显示眼睑、眼球、眼眶和颅面组织;②冠状位扫描对眶顶、眶底、眶尖和蝶鞍区显示较好;③斜矢状位扫描平行于视神经,对显示视神经病变更有帮助。横断位、冠状位、矢状位平扫中至少有一个平面包含脂肪抑制 T_2WI,眼眶增强扫描应运用脂肪抑制技术。

（三）临床应用

1 眶颧外伤性病变　MRI 对各种类型的骨折显示不佳,眼球内金属异物为 MRI 检查的禁忌证,在此不作介绍。对于外伤后眶内外的血肿,无论是位于骨膜下,还是位于眼眶肌锥内外等处,MRI 均能很好地显示。眶内血肿因出血存在时间长短与环境不同,血红蛋白脱氧和分解变化影响铁的磁性,可有复杂信号变化,需认真鉴别(图 3-26)。表 3-3 为不同时期血肿的演化与信号改变。

表 3-3　不同时期血肿的演化与信号改变

	超急性期	急性期	亚急性早期	亚急性-慢性期	慢性期
时间	数小时	1～3 天	3～7 天	7 天至数周	数月至数年
类别	新鲜血液	早期凝固	细胞溶解前	细胞溶解后	机化
内容	氧合血红蛋白	去氧血红蛋白	细胞内正铁血红蛋白	细胞外正铁血红蛋白	含铁血黄素瘢痕
T_1WI	低信号	低或中等信号	高信号	高信号	低信号
T_2WI	高信号	低信号	低信号	高信号	低信号

外伤后视神经损伤在横断面和斜矢状面图像显示清楚。MRI 除了能显示眶内段视神经的增粗、受压及离断等改变外,对管内段及颅内段视神经的显示也优于 CT。此外,MRI 还能显示 CT 无

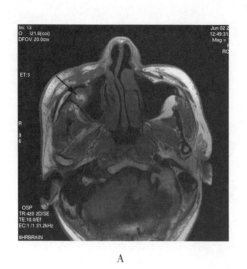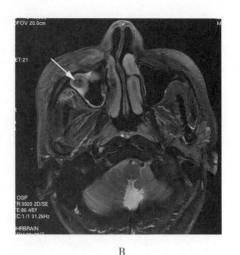

图 3-26　右上颌窦内亚急性早期血肿

A. 横断面 T_1WI 示血肿呈高信号　B. 横断面脂肪抑制 T_2WI 示血肿呈低信号

法显示的视神经鞘膜下出血。

　　2　眶颧先天性疾病　MRI 对骨骼的显示不如 CT,故对以骨发育不良为表现的眶颧先天性疾病诊断价值不大,但对眶内的一些先天性囊性病变如常见的皮样囊肿、表皮样囊肿有较大诊断价值。MRI 对皮样囊肿和表皮样囊肿的位置、形状与 CT 表现相同,其信号特点与水相似,T_1WI 呈低信号,T_2WI 呈高信号(图 3-27)。皮样囊肿如含脂类物质,可表现为 T_1WI 高信号,T_2WI 中等强度信号。

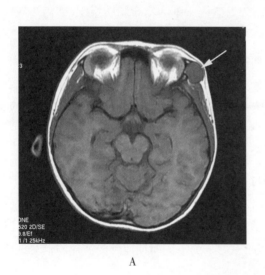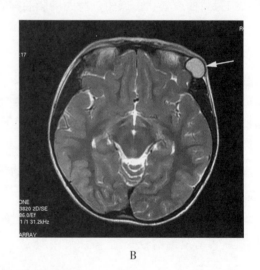

图 3-27　左眶表皮样囊肿

A. 横断面 T_1WI 示病变呈低信号　B. 横断面 T_2WI 示病变呈高信号

　　3　眶颧占位性病变　MRI 具有优良的软组织分辨率,对病变的显示全面而直观,可显示病变形态、大小、位置,也可以显示周围结构的继发性改变,准确地进行空间定位。有些眼眶肿瘤依据其特有的 MRI 征象能同时作出病变的定性诊断。MRI 对眶内血管源性肿瘤、神经源性肿瘤、眶颅沟通性肿瘤及 Graves 病等的诊断具有重要价值。特别是在增强扫描联合脂肪抑制技术扫描时更能清楚地显示肿瘤的范围,为手术方式的选择提供重要的影像学证据。

　　(1)海绵状血管瘤:是临床上最常见的眼眶良性肿瘤。海绵状血管瘤多位于眼眶肌锥内,呈圆形或类圆形,少数形状可以不规则,具有完整的包膜。在 T_1WI 上肿瘤为中等信号,其强度低于脂肪,与眼外肌相似,在 T_2WI 上为高信号,注射 Gd-DTPA 后可见信号明显增强(图 3-28)。Wilms 等研

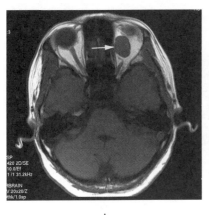
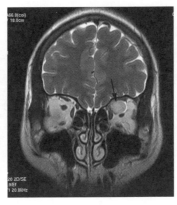
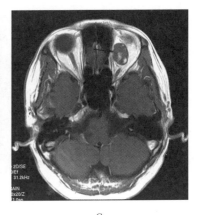

图 3-28 左眶肌锥内海绵状血管瘤

A. 横断面 T_1WI 示病变呈均匀中等信号　B. 冠状面 T_2WI 示病变呈均匀高信号　C. 横断面增强 T_1WI 示病变呈不均匀强化

究发现,海绵状血管瘤增强扫描有"渐进性强化"的特征性表现。

（2）神经鞘膜瘤:主要发生在球后肌锥内。MRI 可清楚地显示肿瘤的位置、形状、边界和继发性改变。T_1WI 呈中低信号,T_2WI 呈不均匀高信号。当肿瘤向颅内蔓延时,可见肿瘤沿眶上裂呈"哑铃状"生长。Gd-DTPA 增强扫描显示肿瘤实质部分均匀强化,而囊性变部分不强化(图 3-29)。

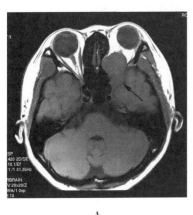
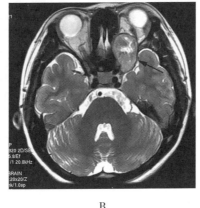
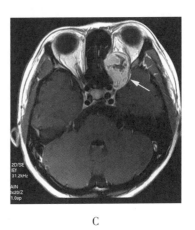

图 3-29 左眶神经鞘膜瘤

A. 横断面 T_1WI 示病变呈中低信号　B. 横断面 T_2WI 示病变呈不均匀高信号　C. 横断面增强 T_1WI 示病变呈不均匀强化,中央囊性变部分不强化

（3）视神经脑膜瘤:是眶内肿瘤中较常见的肿瘤,其 MRI 表现为视神经呈管形或梭形增粗,也可表现为扁平形或偏心性球形肿块,磁共振信号和组织病理同颅内脑膜瘤一致,肿瘤多呈 T_1WI 中等信号,T_2WI 呈稍高信号,脂肪抑制 T_2WI 呈略高信号。信号一般较均匀,可有钙化,较少出现囊性变、坏死;注射对比剂后,肿块明显强化,而视神经不强化,典型者在横断面图像上形成"轨道征",冠状面出现"靶征"(图 3-30)。

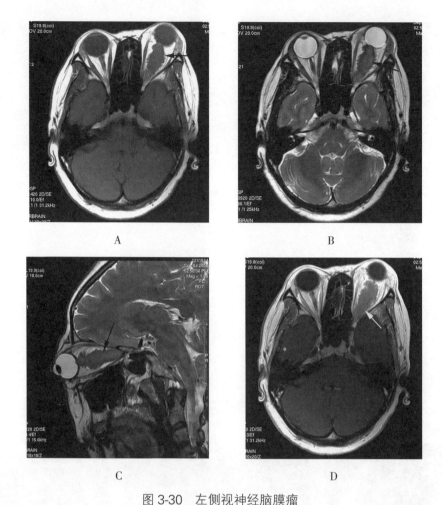

图 3-30　左侧视神经脑膜瘤

A. 横断面 T_1WI 示左侧视神经眶内段增粗,病变呈中等信号　B. 横断面 T_2WI 示左侧视神经病变呈稍高信号　C. 矢状面 T_2WI 示左侧视神经眶内段增粗　D. 横断面增强 T_1WI 示病变明显均匀强化

（4）视神经胶质瘤:属于良性或低度恶性肿瘤,占所有眼眶肿瘤的4%,儿童多见。根据发生部位,分为球内型、眶内型、颅内型。MRI 显示被视神经胶质瘤侵犯的视神经呈管形、梭形、球形或偏心性增粗。肿瘤 T_1WI 呈低信号,T_2WI 呈高信号,肿瘤前方的蛛网膜下腔扩大,增强扫描时肿瘤呈轻度或明显增强,恶性视神经胶质瘤的早期仅有视神经轻微增粗,只能在增强扫描 T_1WI 时显示。

（5）炎性假瘤:眼眶炎性假瘤是一种可侵犯多种系统、以眼眶受侵为主的全身综合征,好发于中青年,多数为单眼发病。炎症病变可发生于眼眶单一组织如眼外肌、眶脂肪、泪腺、视神经等,也可多种组织同时受累。炎性假瘤可分为弥漫性淋巴细胞浸润型炎性假瘤、纤维增生型炎性假瘤和混合型炎性假瘤。大多数弥漫性淋巴细胞浸润型炎性假瘤 T_1WI 呈低或中等信号,T_2WI 呈高信号。纤维增生型炎性假瘤 T_1WI 和 T_2WI 均为低信号,具有一定特征性(图 3-31)。混合型炎性假瘤的信号强度介于上述之间。位于肌锥内的炎性假瘤较具特征的表现为眶尖脂肪高信号不均匀或部分消失,变成中等信号或中、高混杂信号。

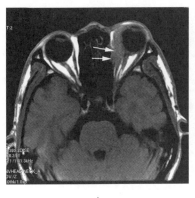
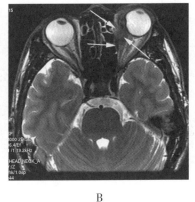
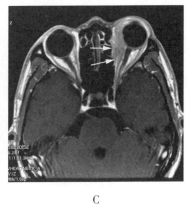

A   B   C

图 3-31 左眶炎性假瘤

A. 横断面 T_1WI 示病变呈稍低信号，分布于左眶肌锥内外间隙 B. 横断面 T_2WI 示病变呈低信号 C. 横断面增强 T_1WI 示病变明显强化

4 眶颧血管畸形 眶颧部血管畸形通常分为毛细血管-微静脉畸形、静脉畸形、动静脉畸形三型。

（1）毛细血管-微静脉畸形：又称葡萄酒色斑，很多病变较浅表，MRI 检查往往不能观察到信号的异常改变，不如临床检查直观明了。

（2）静脉畸形：传统上静脉畸形的诊断依靠血管造影，目前 MRI 已成为诊断静脉畸形的最重要的手段。病变多发生于皮下、肌间，T_1WI 往往呈低或中等信号，T_2WI 呈混杂高信号，脂肪抑制 T_2WI 或 STIR 呈明显高信号（图 3-32）。结合横断面、冠状面影像能很好地判断病变大小、范围及其与周围组织的关系。

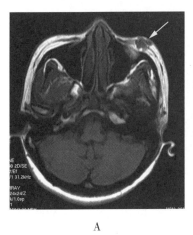
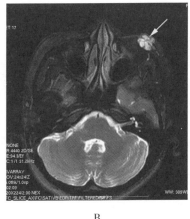
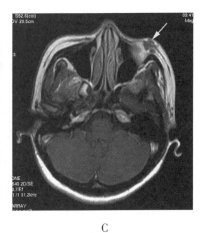

A   B   C

图 3-32 左颧部静脉畸形

A. 横断面 T_1WI 示病变位于左颧部皮下，呈不规则低信号 B. 横断面脂肪抑制 T_2WI 示病变呈明显高信号 C. 横断面增强 T_1WI 示病变不均匀强化

（3）动静脉畸形：又称蔓状血管瘤，眶颧部较少发生。MRI 表现为皮下、肌间的弥漫性异常信号影，T_1WI 呈低或中等信号，T_2WI 呈高信号。其内可见迂曲流空低信号影，此为动静脉畸形的特征性表现（图 3-33）。MRA 可以显示病灶范围和周围软、硬组织关系，便于随访监测病情和手术设计，作用独到。

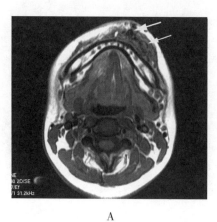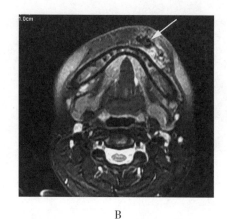

A   B

图 3-33　颏部动静脉畸形

A. 横断面 T_1WI 示病变位于颏部皮下,呈中等信号,内有迂曲流空低信号影　B. 横断面脂肪抑制 T_2WI 示病变呈高信号,内有迂曲流空低信号影

（范新东　林涛）

参考文献

[1] 周康荣. 螺旋 CT[M]. 上海:上海医科大学出版社,1998:1.

[2] Kalender W A, Seissler W, Klotz E, et al. Spiral volumetric CT with single-breath-hold technique, continuous transport and continuous scanner rotation[J]. Radiology, 1990,176(1):181-183.

[3] Miles K A, London N J, Lavelle J M, et al. CT staging of renal carcinoma: a prospective comparison of three dynamic computed tomography techniques[J]. Eur J Radiolo, 1991, 13(1):37-42.

[4] Galanski M, Prokop M, Chavan A, et al. Renal arterial stenosis: spiral CT angiography[J]. Radiology, 1993,189(1):185-192.

[5] 范荣,金中高. 16 层螺旋 CT 血管成像诊断脾动脉瘤的价值[J]. 中国医学影像学杂志,2008,16(4):310-312.

[6] Greess H, Nomayr A, Tomandl B, et al. 2D and 3D visualisation of head and neck tumours from spiral-CT data[J]. Eur J Radiol, 2000,33(3):170-177.

[7] Kwon A H, Uetsuji S, Yamada O, et al. Three-dimensional reconstruction of the bilitary tract using spiral computed tomography[J]. Br J Surg, 1995,82(2):260.

[8] Naidich D P, Gluden J F, Mcguinness G, et al. Volumetric(helical/spiral) CT(VCT) of the airways[J]. J Thorac Imaging, 1997,12(1):11-28.

[9] Vining D J, Liu K, Choplin R H, et al. Virtual bronchoscopy: relationships of virtual reality endobrochial simulations to actual bronchoscopic findings[J]. Chest, 1996,109(2):549-553.

[10] 张雪林. 医学影像学[M]. 北京:人民卫生出版社,2001:22.

[11] 周康荣,陈祖望. 体部磁共振成像[M]. 上海:上海医科大学出版社,2000:11.

[12] 金征宇. 医学影像学[M]. 北京:人民卫生出版社,2005:8-11.

[13] 陆建平. 三维增强磁共振血管成像[M]. 上海:上海科学技术出版社,2005:99.

[14] Thumher M M, Bammer R.Diffusion-weighted MR imaging(DWI) in spinal cord ischemia[J].Neuroradiology, 2006,48(11):795-801.

[15] Abdel Razek A A, Kandeel A Y, Soliman N, et al. Role of diffusion-weighted echo-

planar MR imaging in differentiation of residual or recurrent head and neck tumors and posttreatment changes[J]. AJNR Am J Neuroradiol, 2007,28(6):1146-1152.

［16］Flacke S, Urbach H, Block W, et al. Perfusion and molecular diffusion-weighted MR imaging of the brain: in vivo assessment of tissue alteration in cerebral ischemia[J]. Amino Acids, 2002,23: 309-316.

［17］Wilms G, Raat H, Dom R, et al. Orbital cavernous hemangioma findings on sequential Gd-enhanced MRI[J]. J Comput Assist Tomogr, 1995,19(4):548-551.

［18］Abe T, Kawamura N, Homma H, et al. MRI of orbital schwannomas[J]. Neuroradiology, 2000,42(6):466-468.

第四章
眶颧手术麻醉及其围手术期处理

第一节　眶颧手术麻醉的特点

　　眶颧手术涉及眼眶、颧骨、眼球及眼附属器。眶颧手术麻醉的特点在于控制眼内压,预防眼-心反射。

一、眼内压

　　眼球内是一个封闭的结构,角膜之后、虹膜和瞳孔区晶状体前面之间的空隙为前房,容积约0.2ml。后房则是虹膜之后、睫状体内侧、晶状体悬韧带前面和晶状体前侧面的环形间隙,容积约0.06ml。前后房内充满了房水,房水总量约占眼内容积的4%,处于动态循环中,使眼内压(intraocular pressure,IOP)维持在一个稳定的水平,以保持眼球一定的形状和张力,并维持晶状体和角膜内皮的代谢平衡。IOP的正常值为1.47～2.79kPa(11～21mmHg),超过3.33kPa(25mmHg)为高眼压。

　　一些麻醉药和麻醉相关的操作均可能对IOP产生影响:

　　1　吸入麻醉药　所有挥发性麻醉药均相关性地降低IOP,可能的机制为抑制中枢控制中心,减少房水产生,促进房水引流,降低眼外肌张力,降低血压。氧化亚氮(N_2O)在没有注气的眼球内对IOP不产生影响,但由于其气体空腔效应,可改变玻璃体视网膜手术时注入眼球内的气泡体积,引起IOP明显升降。

　　2　静脉麻醉药　氯胺酮本身对IOP无明显影响,但可能引起眼球震颤和眼睑痉挛而升高IOP。依托咪酯本身有降低IOP的作用,但如发生肌阵挛则可使IOP急剧升高。硫喷妥钠、异丙酚、咪唑西泮等均可降低IOP。

　　3　阿片类镇痛药　阿片类镇痛药本身对IOP无影响,但其副作用引起的恶心、呕吐可升高IOP,麻醉诱导时与静脉麻醉药合用可减轻插管引起的IOP升高。

　　4　肌松剂　非去极化肌松剂不影响或降低IOP,去极化肌松剂氯化琥珀胆碱可明显升高IOP,可能与眼外肌痉挛、脉络膜血管扩张或睫状体平滑肌麻痹导致的房水平衡失调有关。

　　5　应激或体动反应　置入喉镜和气管插管时的应激反应、咳嗽、呕吐或体动反应均可升高IOP。

二、眼-心反射

眼-心反射是由于眼外肌受牵拉或眼球受压迫而引起的,表现为突发性的窦性心动过缓或伴室性异位心率、房室传导阻滞甚至心搏骤停。反射途径为由三叉神经眼支传入,经睫状神经节传至第四脑室三叉神经的感觉主核,再经迷走神经传出至心脏。

在浅麻醉状态、低氧或高碳酸血症时,眼-心反射更易诱发,因此术中应维持合适的麻醉深度,保证气道通畅和正常通气量。静脉注射阿托品能有效预防眼-心反射,但如使用不当可能引起严重的心律失常。球后注射局部麻醉药可阻断反射通路的传入神经,有预防眼-心反射的作用,但药液压迫眼球也可能诱发眼-心反射。因此,至今尚无一种方法能被确定为眼-心反射的预防措施。一旦出现眼-心反射,应立即暂停手术并加深麻醉,一般即能中止。如无效,则可静脉注射阿托品治疗。

第二节　麻醉前的准备

在麻醉前需对眶颧手术患者的病情和生理功能做全面的了解,并制定合适的麻醉管理方案,同时对并发的内科疾病进行必要的术前治疗。

麻醉前准备的内容包括:①麻醉前访视:访视患者并进行必要的体格检查;②病史复习和检查:查阅病史和相关的实验室检查;③了解是否并发内科疾病:采取必要的治疗措施;④评估患者的耐受力:初步评估患者对麻醉与手术的耐受力;⑤向患者解释手术流程,耐心做好解释工作,消除其焦虑心理;⑥与外科医师联系,了解手术计划及麻醉的要求,及时取得共识;⑦制订麻醉及用药计划;⑧经患者许可,签署麻醉知情同意书。

一、麻醉前访视

麻醉医师应在手术前 1～2 天内进行麻醉前访视。如患者病情复杂,外科医师需提前请麻醉科及有关科室医师进行会诊,共同商讨术前准备及麻醉方案。近年来,为了提高病房周转率,减轻患者医疗费用的负担,有的医院还开展了门诊日间手术,使麻醉前访视遇到一些新的困难。为此,有些医院的麻醉科开展了门诊业务,有效地解决了这些问题。

二、病史复习与检查

根据急、缓程度不同,眶颧手术大致可分为三类:①急诊手术:如眶颧部的感染、开放性外伤等;②限期手术:如眶颧部恶性肿瘤手术等,不应一味地消极延迟,而应在短期内做好准备;③择期手术:病情稳定者,如眶颧部畸形以及良性病变等。麻醉前应该根据具体情况,对病历资料进行系统复习,尽可能做到全面、详细的了解。

（一）病史复习

1 个人史　麻醉医师有必要了解患者的个人史。个人史包括有无饮酒、吸烟嗜好,有无吸毒成瘾史,日常工作生活情况等。

2 过去史　了解与麻醉有关的疾病,比如癫痫、高血压病、心脑血管意外、哮喘、慢性支气管炎、过敏性和出血性疾病史,对于近期仍出现的相应症状应引起重视。

3 特殊药物使用史　有无长期服用镇静安定药、降压药、皮质激素、单胺氧化酶抑制药、降糖药等与影响麻醉有关的药物。应了解其药物名称、药效持续时间、用药剂量和有无不良反应等。

4 麻醉手术史 以往用过何种麻醉药和麻醉方法、麻醉过程中是否出现特殊情况、有无并发症和麻醉意外、家庭成员中是否有类似情况等。如患者或其家族成员有恶性高热史,麻醉时应避免使用卤族类吸入麻醉药和琥珀胆碱,可选用异丙酚为主的全凭静脉麻醉或区域麻醉。

访视患者时应耐心细致地做好解释工作,争取建立信心,密切配合。对患者及家属介绍治疗方案,对需进行清醒插管的患者应告知插管过程中配合的要点,对术后可能发生的各种不适情况如饮食、排尿、咳痰、伤口疼痛等进行耐心说明,并告之减轻不适的方法,使患者有心理准备。

（二）检查

1 体格检查 术前应常规检查生命体征,包括心率、血压、脉搏、体温和体重。术前测定血氧饱和度不仅能确定是否有呼吸系统疾病,还有助于指导术后是否需要持续氧疗。术前还应了解患者的体重近期有无明显改变。体重过轻对麻醉的耐受性一般较差,体重过重对麻醉的耐受性往往较大,但各种并发症容易增多。目前,国际上普遍采用"体重指数"作为判断一个人是否肥胖的标准。根据世界卫生组织的规定:体重指数（body mass index, BMI）＝体重（kg）÷身高（m）的平方;如 BMI>25 则为超重,>30 则为肥胖,>40 则为病态肥胖。小儿体重（kg）＝年龄×2＋7,但用药量应根据术前测量的实际体重给药。观察患者全身状况,如患者是否有营养不良、贫血、发育不全等。访视时除对头、颈、口腔部进行检查估计有无气管插管困难外,尚需对心、肺、肝、肾等做检查,并注意有无活动牙齿,必要时拔除,以防脱落、误吸。

2 实验室检查 一般包括血常规、尿常规、出凝血时间、胸部摄片、心电图等,但较大手术、老年人或伴有其他内科疾病的患者应进行心肺功能、肝肾功能、血糖等检查。

三、全身状况评估

美国麻醉医师协会（American Society of Anesthesiologists, ASA）制定了 ASA 分级以作为麻醉前评估患者全身状况的标准:Ⅰ～Ⅱ级,麻醉耐受力一般良好;Ⅲ级,麻醉存在一定危险性;Ⅳ～Ⅴ级,麻醉危险性极大。ASA 分级法已在世界各国普遍推广,对临床工作有一定的实际价值（表4-1）。

表 4-1 ASA 病情评估分级

分级	评估标准	麻醉耐受力
Ⅰ	一般状况良好,正常健康	良好
Ⅱ	轻、中度系统性疾病,无功能受限	良好
Ⅲ	重度系统性疾病,有一定功能受限	有一定危险
Ⅳ	重度系统性疾病,丧失工作能力,经常出现生命危机	危险极大
Ⅴ	生命难以维持,不论手术与否,24 小时内很难存活	危险极大

注:如为急症,在每级数字前标注急或 E。

四、合并重要脏器疾病患者的准备

患者如合并主要器官疾病时,进行麻醉与手术的危险性将增高,术前应根据病变的严重程度做适当的治疗工作。

（一）心血管系统疾病

1 高血压 按世界卫生组织的标准, 成人收缩压>21.3kPa（160mmHg）、舒张压>12.7kPa

(95mmHg)即为高血压。舒张压＞14.7kPa(110mmHg)即为严重高血压,必须先行治疗,然后择期进行手术。对原发性高血压严重程度的评估不能只注意血压的绝对值,更应注意继发重要脏器的损害程度,如心、脑、肾功能等损害程度。

原发性高血压患者术前准备的重点是应用降压药控制血压。这些药物对麻醉会产生不同影响,如久用利尿药可能导致低血钾及低血容量。利舍平、可乐定等可降低吸入麻醉药的最小肺泡浓度(minimum alveolar concentration, MAC)值,并使心率降低及抑制应激反应,易发生直立性低血压。血管紧张素转换酶抑制剂常可使麻醉诱导时血压骤降。β 受体阻滞剂有抑制应激反应的作用。尽管如此,为了防止在围手术期血压增高,防止血压过度波动,不论患者年龄大小,术前均应进行降压治疗。对舒张压超过14.7kPa(110mmHg)的患者,降压药应用至手术当日清晨。

长期存在的高血压可累及心、脑、肾。手术风险是与受累脏器的病变程度一致的,所有原发性高血压患者在术前都要检查这些脏器功能。血压波动是术中和术后的另一危险因素。

2 心律失常 术前有心律失常者需探讨其发病原因。

(1)偶发性或室性期前收缩:在青年人多为功能性,不影响麻醉耐受力。

(2)器质性心脏病:中老年人应考虑有器质性心脏病的可能,如室性期前收缩频率每分钟多于 6 次时易转为心室颤动,必须用药物控制。

(3)预激综合征:预激综合征可有室上性心动过速发作,在围手术期应尽可能避免交感神经兴奋,防止血管活性物质释放。但应注意,原因不明的持续性发作往往是心肌病的唯一症状,麻醉有极大危险,应谨慎选择手术时机。

(4)Ⅱ度以上房室传导阻滞:Ⅱ度以上房室传导阻滞或双束支传导阻滞可能发展成完全性传导阻滞,有猝死的危险。在术前应做好心脏起搏器准备,严重者需预置心脏起搏器,麻醉医师应掌握起搏器的使用方法。

3 缺血性心脏病 严重的缺血性心脏病患者在围手术期可能发生心肌梗死,其中以术前心绞痛频繁发作者发生率较高,在术前需进行适当的内科治疗。对曾有心肌梗死病史的患者,宜在心肌梗死发作后 6 个月再择期手术。

(二)呼吸系统疾病

麻醉和手术能引起一系列生理改变,如肺不张、分泌物清除能力下降、药物引起的呼吸抑制造成的通气下降等。这些因素导致肺容量下降、呼吸模式改变、气体交换减少、咳嗽无力、肺纤毛转运能力下降,还可能引起细胞防御机制减退。对术前已有呼吸系统疾病的患者,眶颧手术后易出现各类呼吸系统并发症,如肺不张、肺炎、通气不足等,但很少致命。

1 肺代偿功能低下的症状 正常情况下,肺活量为潮气量的 3 倍,如肺活量接近潮气量,说明肺代偿功能低下。

(1)肺活量、最大通气量低于预计值 60%,术后可能发生肺功能不全。呼气时间超过 2 秒,提示气道阻力增加。

(2)血红蛋白 160g/L 以上、血细胞比容超过 50%,表明患者存在慢性缺氧。

(3)血气分析结果出现动脉血氧分压(PaO_2)＜6.67kPa(50mmHg)、动脉二氧化碳分压($PaCO_2$)＞6.67kPa(50mmHg),表明已有呼吸功能衰竭,需经内科治疗后再择期手术。

2 测试肺功能的方法 简单的肺功能测试方法有屏气试验和吹气试验。

(1)屏气试验:屏气时间在 30 秒以上属正常范围,在 10 秒以下为代偿较差。

(2)吹气试验:深吸气后能将距 15cm 的点燃火柴吹灭,提示肺功能良好;反之表明第 1 秒时间肺活量比率在 60%以下,肺储备功能较差。

最大通气量与时间肺活量可作为呼吸功能评估的参考(表4-2)。

表 4-2 呼吸功能评估

呼吸功能	最大通气量(占预计值%)	第1秒时间肺活量(占预计值%)
正常	>75%	>70%
轻度损害	60~74	55~69
中度损害	45~59	40~54
重度损害	30~44	25~39
极重度损害	<29	<24

3 患有呼吸系统疾病史的种类

(1) 慢性支气管炎:患者在一年中有持续3个月时间慢性咳嗽、咳痰,并已连续2年以上者即为慢性支气管炎。其中有一种为慢性阻塞性肺疾病,手术后极易并发弥散性肺泡通气不足和肺泡不张,同时并发肺部感染。

临床医师可从体检中得到大量资料,评估患者呼吸是否平稳,有无使用辅助呼吸机、喘鸣、呼吸音降低以及胸围增大(桶状胸)。最好的肺部评估是进行肺功能测定,通常合并检查动脉血气分析。这些检查在过去史或体检提示有肺部疾病存在时就要进行。

在术前进行治疗和采取预防措施很重要,且已显示出令人满意的结果。通过这些措施,死亡率可下降近半。治疗开始于术前,延续到术中,术后进入恢复室仍要继续。患者的知情和合作是很重要的,所以第一步就要对患者进行宣教。从住院时起,每天进行4次肺部理疗。理疗医师应告诉患者最佳的排痰体位并拍其胸部,教患者最佳的通气方法和有效的咳嗽方法。这些方法在术前更容易学会和掌握。

根据各种不同情况,医师可选用各种不同药物。例如,有脓痰的患者,提示有活动性感染,应将痰标本送细菌学检验,并可开始使用广谱抗生素。在慢性肺病患者中,抗生素不是最有价值的,排除分泌物才是最主要的。支气管扩张剂对于那些有肺部阻塞性疾病的患者是有效的,可以通过几种途径给药:口服茶碱、间歇正压吸入异丙肾上腺素或静脉使用氨茶碱。如果预计患者术后要用间歇正压吸入的方法,那么术前就应开始,以便患者掌握这一方法。治疗中应该使用祛痰剂,可使分泌物变稀薄。患者若被证实有明显肺部疾病,应尽早请肺科专家会诊。术前应做细菌痰培养,应用相应抗生素控制感染。

(2) 哮喘:哮喘患者的小气道明显阻塞,肺通气功能严重减退,围手术期发生支气管痉挛等呼吸系统并发症的概率可比正常者高4倍。通常对慢性肺疾病的围手术期处理方案也同样适用于哮喘患者。对于选择性手术,应避免在变态反应最强烈的时期实施麻醉和手术。对于急诊患者,应该详细询问患者近期有无激素使用史,为安全起见可用激素冲击疗法。静脉输注氨茶碱可在术前即开始,并延续至术中。

(3) 长期吸烟史:只要每日吸烟10~20支,即使是年轻人,肺功能也会出现变化。凡每日吸烟20支以上,并有10年吸烟史者,即可认为已经合并慢性支气管炎,麻醉后易并发呼吸系统严重并发症。呼吸道处于高反应状态,细胞介导和体液介导的免疫功能都受损。这些改变使吸烟者在麻醉中更易发生呼吸事件,合并肥胖症则这些危险进一步增加。用挥发性麻醉药(特别是异氟烷)诱导呼吸道刺激性增加,容易发生喉痉挛。用刺激性较小的七氟烷或静脉麻醉药异丙酚可避免类似事件发生。患者至少要在术前戒烟8周可使呼吸系统并发症的发生率降低到与非吸烟者相似水平。不愿停止吸烟的患者在术前戒烟 12 小时也有益处。

（4）阻塞性睡眠呼吸暂停综合征(obstructive sleep apnea syndrome, OSAS)：是与睡眠有关的一种最常见的呼吸功能紊乱，并具有一定的潜在危险。OSAS 是以睡眠时反复呼吸暂停、间歇性低氧、睡眠结构紊乱及反复觉醒为特征的，会造成全身多系统、多脏器异常，严重影响生活，危及生命。患者主要为超重中年男性，主诉为伴有呼吸暂停的打鼾、睡眠障碍，可能发展为高血压和肺动脉高压、充血性心力衰竭和伴二氧化碳潴留的呼吸衰竭。目前 OSAS 患者在围手术期处理中发生的严重的呼吸系统并发症是麻醉界面临的一个主要问题，这些并发症往往由于插管失败、拔管后早期出现气道梗阻及术后使用镇静、镇痛药导致呼吸抑制等。

除了肺部疾病外，其他增加肺部合并症的因素还有：过度肥胖、年龄＞60 岁、手术时间过长。过度肥胖可导致肺容量和动脉血氧含量下降，并导致呼吸做功的增加。实际的年龄并不如生理上的年龄重要。

五、其他疾病

1 肝脏疾病 轻度肝功能损害对麻醉的耐受力无明显影响，但重度肝功能损害，或有腹水、黄疸时应进行保肝治疗后再择期手术。如有出血倾向，凝血酶原时间和凝血酶时间延长，纤维蛋白原和血小板明显减少，经治疗后无好转者，麻醉手术危险性极大，一般不能进行择期手术。

2 肾脏病 包括肾小球性病变和肾小管性病变。急性肾病患者原则上禁止任何手术。对合并有慢性肾衰竭的患者，应进行人工肾透析，在好转后再行手术，此类手术麻醉的风险与手术的危险性均较大。严重高血压患者多伴有慢性肾功能损害，尤以老年人较为常见，60 岁以上老年人肾单位已显著减少，85 岁时肾单位已减少 30%～40%，同时肾功能减退，尿浓缩功能降低，尿最高比重由年轻人的 1.032 降至 1.024，所以老年人脱水时很少出现尿浓缩情况。

3 糖尿病 是一种常见疾病，麻醉与手术可促进代谢异常，导致并发症增多，所以对糖尿病的控制非常重要。麻醉前化验指标：空腹血糖控制在 3.92～6.72mmol/L(70～120mg/dl)，最高不超过 7.84mmol/L(140mg/dl)；餐后 2 小时血糖 7.28～10.08mmol/L(130～180mg/dl)，最高不超过 10.08mmdl/L；餐前尿糖阴性，餐后弱阳性。以上指标如超过，在围手术期需用胰岛素控制，并多次测定血糖变化，调控胰岛素用量，防止血糖过低或过高。

4 肾上腺皮质功能不全 其原因较多，在术前访视时，如发现患者在 1 年内曾应用激素治疗超过 1～2 周，或正在服用激素治疗，其肾上腺功能皆可能受到不同程度的抑制，在麻醉前 2 天应给予氢化醋酸可的松或地塞米松治疗。

5 血液系统异常 血红蛋白在 100g/L 以下者，宜在纠正贫血后再择期手术。如患者血小板低于 $80×10^9$/L，应纠正后再择期手术。术前应询问患者有无自发性出血倾向，若有出血时间延长、血块收缩不良，应纠正后再行手术。血小板计数在 $(60～100)×10^9$/L 时，患者有发生出血并发症的危险；当血小板计数降至 $(20～30)×10^9$/L 水平时，极易引起自发性出血。若必须输血小板，则应于术前24 小时输入。

6 血栓性静脉炎 在所有手术患者中，都要考虑深静脉血栓形成和其可能的严重并发症，即肺栓塞的可能性。临床上应警惕以下情况：患者有血栓性静脉炎病史、过度肥胖、下肢回流不畅、长期卧床、年龄＞40 岁、心力衰竭、红细胞增多症、恶性肿瘤、妊娠、使用口服避孕药等。对于高危患者，提倡使用低剂量的抗凝剂，如术前 2 小时皮下注射 5000U 肝素，每 8～12 小时重复一次，还要鼓励患者术后早日下床活动。

第三节 麻醉选择和常用药物

一、麻醉选择

1. 麻醉要求 眶颧手术的麻醉需满足以下要求：确保足够镇痛和镇静、保持眼球麻痹、减少术野渗血、预防 IOP 升高、避免眼-心反射、苏醒平稳、术后有效的止吐和镇咳。由于患者的头部位置被手术医师占据，麻醉医师远离患者的呼吸道，因此尤其需要注意术中的呼吸监测和气道管理。一些患有先天性眼疾的患者常合并全身重要脏器的解剖或生理异常，麻醉医师应对此进行详细了解。

2. 麻醉方式 可选择的麻醉方式包括局部麻醉和全身麻醉。眼部神经支配涉及第 II ～ VI 对脑神经和自主神经系统，眼肌由第 II、IV、VI 对脑神经支配，眼球的感觉由三叉神经支配，大部分成人的简单的眶颧手术可在局部麻醉下进行。

（1）局部麻醉：包括表面麻醉、局部浸润、球后阻滞、球周阻滞和面神经阻滞等。局部麻醉对 IOP 影响较小，术后发生恶心、呕吐少，心、肺和脑血管并发症少，且还有良好的术后镇痛作用。

（2）全身麻醉：对于小儿、不能合作者、复杂的眶颧手术，全身麻醉可能是更好的选择。

麻醉方案的选择应根据患者的全身情况和忍耐力、手术刺激强度和持续时间及外科医师的习惯等因素综合考虑。

二、常用的麻醉药

根据眶颧手术麻醉的特点，理想的麻醉药需满足如下要求：①药物代谢快，药物消除与肝、肾功能无关，代谢产物无药理活性，对 IOP 影响小；②诱导苏醒快；③麻醉深度和时限可控性强；④对重要脏器无不良影响；⑤病理、生理变化对药代动力学影响轻微，治疗安全指数高；⑥麻醉后不良反应的发生率低。

（一）镇静、催眠药及其拮抗药

1. 地西泮 该药 pH6.4～6.9，不溶于水，溶解于丙二醇，后者可引起静脉炎，尤其对小静脉，通过稀释或缓慢注射可降低静脉炎的发生率。地西泮对人体的作用依其剂量大小和用药途径而异。小剂量缓慢给药时对呼吸影响小，有一定的止吐作用。随剂量的增加，遗忘的发生增加，呈逆行性遗忘。剂量达抗焦虑及肌肉松弛作用时可造成部分患者血压轻度下降。地西泮用于青年女性可有情绪反应，在临床上已基本被咪达唑仑取代。

2. 咪达唑仑 该药溶于水，pH6.15。该药同样具有催眠、抗焦虑、解痉、肌肉松弛及记忆丧失（呈顺行性）的作用。其作用比地西泮强，起效迅速，1 分钟即可起效，但维持时间比地西泮短。咪达唑仑有可能降低应激反应中儿茶酚胺的峰值，故对循环抑制作用轻微，可安全地用于缺血性心脏病患者及过敏体质患者。由于其静脉用药产生血栓性静脉炎的机会比地西泮少，故比地西泮更适宜用于临床麻醉。但足量快速静脉注射咪达唑仑时可出现呼吸抑制和呼吸暂停，与阿片类药伍用时呼吸抑制作用更强，并使血氧饱和度下降，故应予以重视。

3. 氟马西尼 与地西泮共同作用于同一中枢神经系统受体，是苯二氮䓬类特异性竞争性拮抗药，可拮抗其所有的效应。一般术后给予 0.1～1mg 氟马西尼静脉注射或静脉滴注，有效剂量为 0.4mg，1～5 分钟即可产生临床效应，作用持续 90～120 分钟。然而单次用药后约 2.4% 的患者可重现焦虑,约2%的患者复睡,可考虑重复使用。

（二）麻醉性镇痛药及其拮抗药

1 吗啡　主要用于镇痛,同时还有消除伴随疼痛的焦虑、紧张等情绪反应的作用,治疗剂量为0.05～0.1mg/kg。吗啡有显著的呼吸抑制作用,主要是降低呼吸中枢对二氧化碳的敏感性,从而使呼气末二氧化碳升高。治疗剂量的吗啡对心血管系统影响不大,过量时出现心动过缓,中毒时的特征性体征为针尖样瞳孔。由于吗啡有组胺释放作用,故支气管哮喘患者禁忌使用。

2 芬太尼　镇痛作用强,约为吗啡的100倍。快速分布半衰期为1～1.7分钟,缓慢分布半衰期为13～28分钟。与吗啡和哌替啶相似,静脉注射后60分钟,98%的芬太尼从血浆中消失。芬太尼的消除半衰期较长,为3.1～7.9小时,静脉注射0.025～0.1mg后1分钟迅速起效,约维持30分钟,应缓慢给药以预防胸壁僵硬及减少呼吸抑制。一旦发生以上症状,可通过静脉滴注纳洛酮以拮抗或给予琥珀胆碱,通过面罩及气管插管控制呼吸。对那些麻醉后出现心动过缓或恶心、呕吐的病例,可给予阿托品对症处理。

3 阿芬太尼　是一种短效镇痛药,治疗剂量为5～20mg/kg。阿芬太尼较芬太尼起效更快(约30秒),持续时间更短(11分钟),对心血管系统影响小。其副作用同芬太尼,有呼吸抑制、胸壁僵直。由于阿芬太尼分布容积小,消除半衰期短,在肝内迅速转为无活性的代谢产物,故长期应用也不易发生蓄积作用。临床常辅以异丙酚行全凭静脉麻醉,也可与七氟烷等吸入麻醉药联用。

4 瑞芬太尼　是一种超短效的纯μ阿片受体激动药,其药理学特性与芬太尼等阿片类药相似,具有强效镇痛、镇静作用。在体内由非特异性酯酶迅速水解,代谢物经肾排除,不受年龄、性别、体重及肝、肾功能的影响。不论静脉滴注维持时间长短,停药后3～4分钟即能迅速苏醒,非常适合门诊短效眶颧手术的要求。瑞芬太尼对呼吸有抑制作用,程度与阿芬太尼相似,停药后3～5分钟可恢复。快速输注瑞芬太尼能使心率和动脉压下降,下降的幅度与剂量无关。与其他阿片类药一样,瑞芬太尼可引起恶心、呕吐和肌肉僵硬。临床常用剂量为1～2μg/kg,持续静脉注射每分钟0.25μg/kg。

5 纳洛酮　临床上用于解救麻醉性镇痛药中毒和拮抗吗啡或芬太尼静脉复合全身麻醉的首选药物。由于纳洛酮的单次剂量0.2～0.4mg,作用持续时间较短,其拮抗作用可使自主呼吸恢复后再次陷入昏睡和呼吸抑制,故用药后必须密切观察患者的呼吸情况。

6 纳美芬　是纯的阿片受体拮抗剂,与阿片受体激动药竞争中枢神经系统μ、α、κ受体的位点,本身无激动作用,临床用于拮抗麻醉性镇痛药的残余作用。0.4mg纳美芬拮抗吗啡呼吸抑制的效应与1.6mg纳洛酮的效果相同或更佳,且其作用持续时间为纳洛酮的3～4倍,因此发生再抑制的可能性较小。静脉注射0.25μg/kg,每2～5分钟注射一次,但总量一般不超过1μg/kg。若用于麻醉性镇痛药急性中毒的救治时,总量不宜超过1.5mg/70kg。

（三）静脉麻醉药

1 异丙酚　是一种安全有效的快速超短效静脉麻醉药,不仅可作为麻醉的诱导,也可以连续静脉滴注以维持麻醉。异丙酚起效快(一次臂-脑循环时间即可产生麻醉作用)、半衰期短、体内无蓄积、可控性强。异丙酚苏醒迅速,停药10分钟可应答,可坐起、站立,2小时后即可离院,给予0.5mg/kg即可获得满意的镇静和抗焦虑作用,患者舒适、张口合作,无紧张焦虑感,并可根据手术医师和患者的需要调整药量。全身麻醉诱导剂量为1～2mg/kg,与短效阿片类镇痛药如阿芬太尼、瑞芬太尼等合用,可满足多数眶颧手术的要求。异丙酚的围手术期不良反应(如恶心、呕吐、呃逆、躁动、困倦、眩晕及视物模糊等)发生率明显低于其他静脉麻醉药或吸入麻醉药,且普遍认为其具有抗呕吐作用。主要缺点包括注射部位疼痛和一过性的循环抑制,对体弱和老年患者可有呼吸循环抑制作用,诱导剂量和静脉输注速度应按病情及用药反应酌减,并密切监测。

2 氯胺酮 是一种具有强镇痛作用的静脉麻醉药，常用剂量为 4～7mg/kg 肌内注射或 1% 溶液 0.5～2mg/kg 静脉注射。静脉注射 1 分钟左右起效，肌内注射则需 3 分钟。一次静脉注射后麻醉持续时间约为 10 分钟，之后可选用诱导量的 1/4～1/2 作为维持量。氯胺酮麻醉中患者多能保持自主呼吸，无须呼吸道特别处理，但氯胺酮对呼吸的抑制作用与剂量和给药速度相关，尤其对于幼龄儿童，很有可能发生深度呼吸抑制，剂量过大时甚至成人也可发生呼吸抑制。氯胺酮有增加呼吸道分泌物的作用，同时能松弛支气管平滑肌，使呼吸道阻力下降，故在支气管痉挛患者中使用较为有效。氯胺酮有兴奋心血管中枢的作用，可造成血压和心率同时上升，对于原有高血压、冠心病的患者极为不利。由于氯胺酮的作用机制为中断丘脑到皮质的联系，使脑电波与癫痫相似，可引起做梦伴或不伴精神症状，故通常仅用于小儿。

（四）吸入麻醉药

1 氧化亚氮 无色、有甜味、无刺激性的气体，俗称"笑气"。早在 1844 年已用于拔牙麻醉，并沿用至今。氧化亚氮的 MAC 值超过 100%，只有吸入 80% 以上方有麻醉作用，主要表现为中度增加痛阈、轻度丧失记忆作用、有欣快感。氧化亚氮对循环呼吸影响小，恢复非常快，但常引起术后恶心、呕吐，而异丙酚有一定的抗恶心、呕吐作用，故与异丙酚合用则效果较好。氧化亚氮有增大体内气体容积的作用，肺气肿患者可发生气胸，应列为禁忌。在氧化亚氮麻醉结束时，血中溶解的氧化亚氮迅速弥散到肺泡内，冲淡肺泡内氧浓度，造成弥散性缺氧。为防止低氧血症，必须在氧化亚氮麻醉后继续吸纯氧 5～10 分钟。

2 七氟烷 是无色透明、带香味、无刺激性液体，血气分配系数为 0.63，低溶解度能迅速调节麻醉深度，患者苏醒迅速、平稳，尤其适合短效手术麻醉的要求。七氟烷对气道的刺激非常小，对循环系统的抑制较弱，对心率的影响不明显，安全性很高。临床常用 8% 七氟烷-氧气面罩吸入诱导，约 2 分钟后患者意识即可消失。然而七氟烷麻醉术后恶心、呕吐的发生率较异丙酚高，术后可能要辅用止吐药治疗。有部分患者在苏醒期还可出现躁动，尤其是小儿，严重时甚至会影响手术效果，需要格外引起注意。

3 地氟烷 是目前为止溶解度最低的吸入麻醉药，血气分配系数仅为 0.42，MAC 值在成人为 6%～7%，起效和恢复较七氟烷更为迅速，可控性更强。地氟烷对心血管系统影响小，神经、肌肉阻滞作用较其他吸入麻醉药强，对呼吸道有一定的刺激性，可引起咳嗽、屏气、分泌物增多和喉痉挛等。地氟烷降解产物及代谢产物极少，肝、肾功能影响轻微，但术后恶心、呕吐的发生率同样高于异丙酚。由于地氟烷价格昂贵，在临床应用还十分有限。

（五）肌松剂

许多门诊眶颧手术不需要肌松剂，但对于一些需要气管插管保护气道的患者则需要应用肌松剂。去极化肌松剂琥珀胆碱作用迅速，但其有肌痛、高钾血症等不良反应，与氟烷等联用能触发恶性高热，所以有恶性高热家族史、上下运动神经元损伤等疾病的患者禁用。对于早期下床行走的患者，使用琥珀胆碱术后肌痛的发生率很高。近年来，一些起效快、作用时间短、残留作用轻微的非去极化肌松剂被不断开发并成功运用于临床，已逐步取代琥珀胆碱，成为临床应用的主要肌松剂。

1 维库溴铵 该药没有拟交感神经或拟迷走神经作用，没有组胺释放作用，因此，被认为是目前对心血管影响最小的非去极化肌松剂。静脉注射剂量为 0.07～0.15mg/kg，可施行气管插管，起效时间为 2～3 分钟，维持时间为 45～75 分钟。维库溴铵主要经肝脏代谢和胆汁排泄，还有部分由肾脏排除。在老年人、肝功能损害和黄疸患者中，可出现恢复延迟。由于维库溴铵更多地从非肾脏途径消除，肾脏损害时可通过肝脏消除来代偿，因此，在肾功能不全患者中使用维库溴铵仅表现为作用时间稍有延长。但有研究表明，反复注射维库溴铵超过 48 小时后，神经阻滞作用逆转较为困难,其恢复时间需要 3～4 天。因此,若需长时间反复使用肌松剂时,宜选用其他非去极化肌松剂。

2 罗库溴铵(爱可松) 属于甾类肌松剂,作用时间中等,是目前应用的非去极化肌松剂中起效最快的。其作用强度为维库溴铵的 1/7,时效为维库溴铵的 2/3。气管插管剂量为 0.6mg/kg,90 秒后可获得非常好的插管条件。罗库溴铵不释放组胺,其药代动力学类似于维库溴铵,主要依靠肝脏消除,其次是肾脏。

3 阿曲库铵(卡肌宁) 于 20 世纪 80 年代进入临床,其突出特点是在碱性 pH 条件下可自发降解成两个没有活性的衍生物。由于它被霍夫曼(Hoffmann)首先描述,因此将这种药物依赖 pH 自发降解的过程称为 Hoffmann 消除。另外,阿曲库铵在体内也同样被血浆胆碱酯酶分解代谢,且有研究证实其为阿曲库铵的主要代谢途径。临床剂量下,阿曲库铵并不产生迷走或交感阻滞作用,大剂量时可因组胺释放作用导致低血压,故应避免快速、大剂量静脉注射阿曲库铵。

阿曲库铵的气管插管剂量为 0.4～0.5mg/kg,其起效时间和维持时间均与维库溴铵相似。阿曲库铵在体内消除不受肝、肾功能的影响,故最适合在肝、肾功能不全患者中使用。由于反复用药后蓄积少,因此,它还十分适合于长时间持续静脉输注,数小时后也不会造成体内蓄积,仍可迅速从血浆中清除。

4 米库氯铵(美维松) 是一种能被血浆假性胆碱酯酶水解的非去极化肌松剂。当静脉应用 0.15～0.25mg/kg 的米库氯铵以后,所达到的气管插管条件与 1mg/kg 的琥珀胆碱相似,而持续时间为琥珀胆碱的 2～2.5 倍。米库氯铵作用消失较快,且不会出现 II 相阻滞,并可用抗胆碱酯酶药拮抗。但米库氯铵可能引起组胺释放,产生不良反应,需引起注意。此药是短时效的非去极化肌松剂,适用于停药后需肌张力迅速恢复的短时间手术。

第四节　局部麻醉

一、表面麻醉

直接将局部麻醉药(常用 0.25%～1% 丁卡因)滴入结膜囊,1～3 分钟起效,持续 1～2 小时,用于局限在角膜和结膜或刺激性较小的手术。优点:容易操作,风险最小。术中注意经常用生理盐水湿润角膜,以防角膜干燥损伤,但不能用麻醉剂湿润角膜。

二、浸润麻醉

将局部麻醉药注入手术区域的皮肤和皮下组织,阻断疼痛反射通路,用于较简单的眶颧外科手术。注意注入前要回抽,以免局部麻醉药误入血管。

三、球后阻滞麻醉

将局部麻醉药直接注入肌锥内以阻滞睫状神经节和睫状神经。麻醉后表现为上睑下垂、眼球固定、轻度外斜、角膜知觉消失、瞳孔扩大、虹膜、睫状体和眼球深部组织均无痛觉。该麻醉方法可使眼球完全麻痹,眼外肌松弛,并能降低 IOP。常见的并发症包括球后出血、暂时性黑矇、视神经损伤、眼球穿孔、视网膜血管闭塞、大剂量药物注入引起的眼-心反射、局部麻醉药误注血管引起的中毒反应等,最严重的并发症是局部麻醉药误注硬膜下间隙导致呼吸循环受到抑制,虽然发生率很低,但后果严重,病情紧急,应及时发现,及时处理。

四、球周阻滞麻醉

将局部麻醉药注射到肌锥外,通过浸润到肌锥内,抑制眼外肌和Ⅲ、Ⅳ、Ⅴ、Ⅵ脑神经及睫状神经节,达到与球后阻滞相似的镇痛效果和抑制眼球运动的作用。该方法镇痛完善,不易损伤眼外肌及附近组织,出血和后部眶压增高的发生率较低,注射时不适感较轻,一般不会发生黑蒙。常见并发症主要有球结膜水肿、皮肤淤血、早期上睑下垂、眼外肌麻痹等。

五、面神经阻滞麻醉

该麻醉方法可阻滞面神经的眼睑分支,消除眼轮匝肌的运动,避免瞬目反应引起的眼内压升高。根据面神经阻滞的节段分为以下几种:

1. Van Lint 法　阻滞眶外缘面神经的末梢分支(额支和颧支)。
2. O'Brien 法　在下颌骨髁状突处阻滞面神经主干的上支,可达到麻痹眼轮匝肌的目的。
3. Atkinson法　阻滞面神经主干和部分末梢。

局部麻醉辅以镇静术,可以减轻患者术中的恐惧和焦虑,但是深度镇静可能导致呼吸抑制、呼吸道梗阻、躁动无法配合等问题,因此需在患者舒适和手术安全之间获得一个平衡点,维持合适的镇静深度。

第五节　全身麻醉

全身麻醉的关键是在确保镇痛和制动效果的同时,维持 IOP 稳定,避免眼-心反射。麻醉诱导和气管插管时必须避免呛咳、屏气及挣扎,术中避免缺氧和二氧化碳蓄积,这些因素都能导致 IOP 升高。必须保持足够的麻醉深度和肌肉松弛,避免患者突然出现体动。术后应在保持一定麻醉深度的条件下吸净咽喉部分泌物,减少拔管时的刺激,防止咳嗽、挣扎导致的 IOP 急剧变化。相对于气管插管,喉罩不会对喉头和气道造成损伤,对循环影响小,操作简便,且有利于患者平稳地苏醒,因此越来越被大家所接受。但术中需密切观察,及早发现因外科操作引起的移位。

一、全身麻醉分类

(一) 全凭静脉麻醉

全凭静脉麻醉(total intravenous anesthesia, TIVA)是指完全采用静脉麻醉药及其辅助药来对患者实施麻醉的方法。由于目前还没有任何一种静脉全身麻醉药能够同时满足意识消失、镇痛和骨骼肌松弛的需要,因此临床上的静脉全身麻醉往往是多种静脉麻醉药的复合使用,主要涉及三大类药:

1. 静脉麻醉药　如异丙酚、咪达唑仑等。
2. 麻醉性镇痛药　如芬太尼、瑞芬太尼等阿片类药。
3. 骨骼肌松弛药(肌松剂)　如去极化肌松剂琥珀胆碱及非去极化肌松剂维库溴铵、罗库溴铵、阿曲库铵等。

TIVA 复合用药原则是以合适剂量的静脉全身麻醉药确保患者术中意识消失、无知晓,以足够剂量的麻醉性镇痛药减弱或消除患者对手术的应激反应,再辅以肌松剂以满足手术和机械通气的需要。异丙酚、芬太尼等复合性中短效非去极化肌松剂,是比较理想的全凭静脉麻醉药组合,尤其适合于时间较短的手术。异丙酚不仅有助于降低 IOP,且该药起效快、作用时间短,利用靶控输注技术可维持稳定的麻醉深度,术后苏醒快速、平稳。肌松剂首选非去极化类,如罗库溴铵、阿曲库胺等,去极化肌松剂琥珀胆碱会升高 IOP,应慎用。氯胺酮有良好的镇痛作用,并能保留自主呼吸,复合异丙酚能减少氯胺酮引起的术后精神症状,作为不行气管插管的静脉麻醉方案,可用于短小的眶颧外科手术,但必须注意保持术中呼吸道通畅和避免呼吸抑制。

（二）全凭吸入麻醉

吸入麻醉药氟烷、异氟烷、七氟烷和地氟烷等均有降低 IOP 的作用。其中七氟烷诱导快,苏醒快,对循环抑制轻,不增加心肌对儿茶酚胺的敏感性,尤其是对呼吸道刺激小,可松弛气管平滑肌,可用于吸入麻醉诱导插管,是目前能用于全凭吸入麻醉的首选药物。术毕应将七氟烷充分"洗出",避免苏醒时躁动。

（三）静吸复合麻醉

由于静脉麻醉起效快,诱导平稳,而吸入麻醉易于管理,麻醉深浅易于控制,因此静脉麻醉诱导后采取吸入麻醉或静吸复合麻醉维持,充分展现了静脉麻醉与吸入麻醉各自的优点。特别是眼科手术需要全身麻醉的多为婴幼儿,开放静脉通路往往比较困难,易导致哭闹、挣扎而引起 IOP 急剧升高。如采用保留自主呼吸的七氟烷吸入诱导致意识尚失后,在维持呼吸道通畅的条件下开放静脉通路,再行静脉快速诱导插管,更能体现出平稳、舒适的麻醉特点。

二、全身麻醉的实施

（一）麻醉诱导和气管插管

1 麻醉诱导　运用麻醉药使患者从清醒状态转为可以进行手术操作的麻醉状态的这个过程就是麻醉诱导,在这期间通常要完成气管内插管。根据使用麻醉药途径的不同可分为吸入麻醉诱导、静脉麻醉诱导和静吸复合麻醉诱导。

（1）吸入麻醉诱导:适用于不能建立静脉通路的患者的诱导,如对于不配合的患儿,通常选择七氟烷进行吸入诱导。七氟烷有芳香味,对呼吸道无刺激,易于被患儿接受,麻醉诱导迅速、安全、有效。目前普遍认为高浓度七氟烷(6%～8%)的吸入诱导适用于小儿麻醉。

（2）静脉麻醉诱导:是目前最常用的诱导方法,几乎所有气管内插管没有困难的成人均可采用静脉麻醉快速诱导。首先给患者面罩吸氧去氮,使用静脉全身麻醉药、镇痛药,使患者意识、痛觉消失,面罩通气证实气道通畅的情况下使用肌肉松弛剂,患者呼吸停止后给予气管内插管,其特点为诱导时间短,利于喉镜显露声门,插管条件较为良好,容易顺利成功,且无喉痉挛、呛咳之虑。麻醉快诱导的最大不足是自主呼吸消失,患者的安全性可能受到影响。静脉麻醉慢诱导是保持自主呼吸的诱导,在达到一定的麻醉深度又保持自主呼吸的条件下气管内插管,主要用于麻醉评估气管内插管可能存在困难的患者,因患者一直保留自主呼吸而相对安全。静脉麻醉慢诱导的特点为诱导时间长,不使用肌松剂,常辅用表面麻醉,保留自主呼吸,比较安全。

（3）静吸复合麻醉诱导:也是临床上常用的诱导方法,既可以先吸入麻醉气体,入睡后开放静脉,采用静脉麻醉药诱导;也可以先用静脉麻醉药麻醉,等患者入睡后,再用吸入麻醉药、麻醉镇痛药和肌松剂实施麻醉诱导。

采用何种诱导方法,选用哪些药物,主要决定于患者的病情以及预计的对气管内插管的困难程度和风险的估计,麻醉医师的经验和设备条件也应考虑在内。

2 气管内插管 复杂的、长时间的眶颧外科手术一般都需要进行气管内插管。插管后建立了人工气道,能保持呼吸道通畅并增加有效气体交换量,有利于麻醉期间呼吸管理,辅助或控制呼吸,防止误吸分泌物或血液所致窒息的危险,同时使麻醉操作远离术野,有利于外科医师进行手术。气管插管途径可以经口腔或经鼻腔,特殊情况下可通过气管造口插管。麻醉前评估患者为非困难气道者可采用喉镜明视插管,而困难气道者则常采用盲探方法或用特殊器具帮助插管。

(1)经口腔明视气管插管:使患者仰卧,头后仰,颈上抬,用右手将患者嘴打开,左手持喉镜,沿右侧口角置入镜片,压舌并推向左侧,使镜片移至正中,见到悬雍垂后进入咽喉部并见到会厌,弯镜片置入舌根与会厌交界处上提喉镜,随之会厌翘起而显露声门,将导管经声门裂插入气管内,再向前深入 5~6cm,使套囊全部越过声门,观察确认导管已在气管内后给套囊充气,两肺听诊呼吸音一样大小,塞入牙垫后退出喉镜,固定导管和牙垫。

(2)经鼻腔明视气管插管:进行眶颧外科全身麻醉手术,有时需要麻醉医师对患者进行经鼻腔气管插管。先在鼻腔内滴入呋麻滴鼻液,使鼻道扩张和鼻黏膜毛细血管收缩,有利于导管通过鼻道和减少鼻黏膜出血。操作时尽量选择小一号的导管,减少鼻腔损伤。将涂抹过润滑剂的导管与面部方向垂直插入鼻孔,使导管沿下鼻道推进,经鼻后孔至咽腔后,左手持喉镜暴露声门,右手继续推进导管入声门。当导管头部不能对准声门口时,可用插管钳夹持导管前端帮助送入声门。进入声门后,导管前端有可能顶住气管前壁不能深入,这时可以抬高后枕部或旋转导管,使导管头部转为向下方向进入。

(3)困难气管插管:麻醉前评估患者为困难气道者,特别是存在气管插管困难兼有面罩通气困难的情况,除安排有经验的麻醉医师操作外,还应准备一些困难气管插管器具,如可调试喉镜、气管内导管的管芯、纤维光学插管器械(光棒、视频喉镜、纤维支气管镜等)、逆行插管设备、盲探气管插管装置以及紧急通气设备,如经气管喷射通气、喉罩、食管-气道联合导管和环甲膜切开或气管切开装置。操作时尽量选择患者在清醒状态时气管插管,在轻度的镇静、镇痛和充分的表面麻醉下,选择熟悉的方法进行气管插管。困难气道者气管插管后都应监测呼气末二氧化碳,看是否确实已插入气管内。

(二)全身麻醉的维持

1 维持全身麻醉的用药原则 麻醉医师在整个手术期间要增加应用麻醉药以维持一定的麻醉深度,这就是全身麻醉维持期。全身麻醉的维持可采用静吸复合麻醉或静脉复合麻醉等方法。通常用静脉麻醉药、吸入麻醉药、麻醉性镇痛药、肌松剂等来满足手术的要求,维持患者意识消失、镇痛完全、肌肉松弛以及自主神经反射的抑制。为了实现这四个目的,需要麻醉药的联合使用,这不仅可以最大限度地体现每类药的药理作用,还可以减少各类药的用量及副作用,这也是"平衡麻醉"所倡导的原则。

2 维持全身麻醉主要涉及四大类药

(1)静脉麻醉药:异丙酚、氯胺酮等。

(2)吸入麻醉药:异氟烷、七氟烷等。

(3)麻醉性镇痛药:芬太尼、瑞芬太尼等阿片类药。

(4)骨骼肌松弛药(肌松剂):非去极化肌松剂维库溴铵、阿曲库铵等。

麻醉医师要熟悉各种全身麻醉药的药理作用、作用时效、副作用、使用剂量和使用方法,术中密切注意麻醉深度是否满足手术要求,按患者体征及麻醉药浓度和剂量综合判断,并根据麻醉深度和药物对患者的影响调整用药,以能满足手术需要的最浅麻醉为安全。对于老年人、休克或危重患者,药物应适当减量。

（三）苏醒期管理和拔管术

1 苏醒期管理　手术结束后停用麻醉药即进入麻醉苏醒期。在此阶段,患者体内的麻醉药逐渐代谢和排除,麻醉深度变浅,神智逐渐清醒,肌力逐步恢复,出现自主呼吸,并且能自行调控,呼吸道反射恢复,患者从全身麻醉状态逐渐恢复至正常生理状态。由于全身麻醉时使用的麻醉药、肌松剂及镇静、镇痛药作用尚未消失,保护性反射尚未完全恢复,多数患者会出现程度不等的苏醒不全、无力、烦躁、疼痛等情况,常易发生体温降低、呼吸抑制、呼吸道梗阻、通气不足、低氧血症、恶心呕吐、误吸或循环功能不稳定、血压过高或过低、心律失常等各种并发症。这个时期是麻醉期间处理关键的环节之一,也是患者围手术期较危险的阶段,如管理不当可能出现严重后果。

将患者送入麻醉后恢复室进行统一管理,由经验丰富的麻醉医师和经过专业训练的护士照顾,配合先进的生命监测仪器和各种必备的医疗设施,及时观察病情变化,预防和及时治疗患者出现的各种不良反应,可以保证患者舒适、安全地度过麻醉苏醒期。可以根据患者清醒程度、呼吸道通畅程度及肢体活动程度进行苏醒评分,只有当患者神志完全清醒后,肌张力恢复,握拳有力,呼吸平稳,通气功能正常,血氧饱和度在不吸氧的情况下能保持正常范围时拔除气管导管。

2 拔管术　气管拔管可刺激交感神经系统,引起循环波动,导致心动过速、血压升高及儿茶酚胺过度释放,从而增加心肌耗氧量。如合并有冠心病、原发性高血压等心血管疾病的患者,气管拔管的刺激可能会加重心肌负荷,容易造成心肌缺氧、心律失常以及心、脑血管意外等,因此气管拔管也是有一定风险的。有学者推荐在深麻醉下拔管,即提倡在患者呼吸完全恢复正常而意识尚未恢复或未完全恢复时拔管,主要目的是减少拔管、吸引等刺激引起的循环波动,可以有效地减轻这些心血管不良反应。但对于有气管插管困难或术后包扎影响面罩通气者不提倡深麻醉下拔管,可以考虑在拔管前应用艾司洛尔、拉贝洛尔等负性心血管系统药或镇痛药以预防拔管期应激反应。当患者完全清醒、气道反射完全恢复、循环稳定、血压和脉搏正常、呼吸平稳、呼吸频率>10次/分钟(小儿20次/分钟)、潮气量和每分钟通气量基本正常,停止吸氧后血氧饱和度在正常范围内,呼之能按要求睁眼、张口,肌力恢复良好,握拳有力,无呕吐及躁动不安现象时,可吸净口、鼻、咽喉及气管内血液和分泌物后拔除气管插管。

（四）全身麻醉的监测

1 呼吸功能监测

（1）一般监测:对于保留自主呼吸的患者应严密观察呼吸运动的频率、节律、幅度、方式(胸式或腹式呼吸)。气管插管的患者要注意听诊双侧呼吸音,如是否对称、有无分泌物、有无支气管痉挛等异常呼吸音。观察口唇黏膜、皮肤、指甲及术野颜色。通过麻醉机上的呼吸监测仪监测呼吸频率、潮气量、每分钟通气量和气道压的变化。

（2）血氧饱和度和呼气末二氧化碳分压监测:血氧饱和度的监测能反映血液中氧的输送状态,与动脉血氧分压具有较好的相关性,其正常值为95%～98%,轻度低氧血症时<90%,重度低氧血症时<85%。呼气末二氧化碳分压的监测是鉴别误入食管最确切的方法,可根据其值反映二氧化碳产量和通气量是否充分来调节通气参数,并及时发现病理状态,如恶性高热、肺栓塞等。

（3）麻醉气体监测:应用麻醉气体监测仪可连续测定吸气或呼气时氧和二氧化碳浓度及麻醉药气体浓度,便于监测和调整麻醉深度。

（4）血气分析:取肝素化动脉血,用血气分析仪可较准确地测定血氧分压和二氧化碳分压、血氧饱和度和酸碱代谢的变化,有的分析仪还包括离子及乳酸量,更有利于呼吸及循环调控。血气分析常用于长时间复杂手术或危重患者的手术。

2 循环功能监测　麻醉手术期间保持平稳的血流动力状态、充分的组织灌注非常重要,如果麻醉期间血流动力学不稳定,血压、心率波动剧烈,组织灌注不良,则不仅使手术过程中的危险性大增,对患者术后康复也会带来不利影响,因此在麻醉期间要非常重视患者循环功能的监测。

（1）听诊:是临床麻醉中最简单、最基本的循环功能监测,主要用来监听心音、心率和心律等变化。有经验的医师通过辨别心音的细微差别,可以判断循环功能状态。利用听诊器连续监测可以发现:①心率的突然变化:如心动过速、过缓或停搏;②某些房性或室性心律失常:如室性期前收缩和心房颤动;③心音的其他变化:如急性稀释性贫血时出现收缩期血流杂音,突然肺动脉高压时肺动脉第二心音亢进等。

（2）心电图:是临床最基本的监测手段之一。心电图监测设备的主要功能是检测、放大、识别、显示和记录心脏电活动信号,并带有声音和报警,对诊断有效循环容量状况、麻醉深度、心律失常、心肌缺血和药物与电解质的影响均有较大的参考意义。术中连续监测患者心电图对及时掌握心功能基本状况十分必要。

（3）动脉血压监测:能较确切地反映患者的心血管功能,其与心排出量及总外周血管阻力是初步估计循环血容量的基本指标,对指导术中输液及用药都有重要意义。临床常用于监测动脉血压的方法分有创监测和无创监测两种。对于行常规选择手术的 ASA Ⅰ～Ⅱ级患者,一般无创监测就能满足手术需要。对重症、一般情况较差、并发症较多、手术对心血管系统影响较大的患者,如休克患者、低温麻醉和控制性降压患者、心肌梗死和心力衰竭抢救患者等,需行有创动脉压监测,以便更准确、直观、及时地掌握患者情况。常用的穿刺部位包括桡动脉和足背动脉等。

（4）中心静脉压监测:在麻醉期间测定中心静脉压(CVP)是一种比较易行而又有价值的方法,正常值为 $0.5\sim1.2kPa(5\sim12cmH_2O)$。中心静脉压并不能直接反映患者的血容量,它所反映的是心脏对回心血量的泵出能力,并提示静脉回心血量是否充足。$CVP<0.25kPa(2.5cmH_2O)$表示心脏充盈或血容量不足,即使动脉压正常,仍需输入液体;$CVP>1.5\sim2kPa(15\sim20cmH_2O)$提示右心功能不全,应控制输液量。但 CVP 不能反映左心功能。测定时应注意调整 0 点至右心房水平(相当于胸廓厚度的中点)。中心静脉穿刺插管测压常用于脱水、失血和血容量不足、各类重症休克、心力衰竭以及其他危重患者。主要穿刺途径是颈内静脉、锁骨下静脉和股静脉,手术患者常用颈内静脉。对中心静脉压、动脉压和尿量作联合观察和综合分析,并进行动态观察,注意这些参数对治疗的反应,可以作为维持麻醉期间循环稳定与否的重要指标,也有助于判定血容量和心脏的功能状态。

3 麻醉深度监测　在全身麻醉的实施过程中,保持合适的麻醉深度很重要。麻醉过深,有损患者的健康,并可能留下神经后遗症甚至危及生命;麻醉过浅,则不能抑制伤害性刺激,使患者疼痛不适或本能体动,导致手术难以进行或出现意外,还可能引起术中知晓,造成患者有手术中记忆,术后可能会发展成为一种创伤应激紊乱综合征,表现为焦虑、不安、失眠、重复噩梦或濒死感,这些症状可能很严重,甚至可以由此产生医患纠纷并诉诸法律。

（1）一般监测:从患者体征变化中判断麻醉深浅,如呼吸、心率快慢,血压升高或降低,流泪、体动都是判断麻醉深度的指标,这样就会出现经验丰富的麻醉医师对麻醉深度掌握得好,而缺乏经验的麻醉医师在给患者施行麻醉时出现麻醉时深时浅的情况。但是随着各种新的麻醉方法和麻醉新药及镇痛药、肌松剂的联合应用,麻醉深度、意识状态常被掩盖或难以识别,需要一个更直观、准确的判断方法,需要有一个以不同的值来表示不同的麻醉深度的实时监测。

（2）脑电双谱指数(BIS):作为脑功率的分析方法之一,既测定了脑电图的线性成分,又分析了脑电图成分波之间的非线性成分。BIS 的数值范围用 0～100 表示:①85～100 代表正常状态;②65～85 代表镇静状态;③40～65 代表表面麻醉状态;④<40 可能出现爆发性抑制。BIS 用于麻醉深度监测的研究正日益受到重视,该指标能较灵敏地反映麻醉深度,当 BIS<60(有人认为<70)

时可保证绝大多数患者不发生术中知晓。

（3）听觉诱发电位指数：听觉诱发电位（AEP）是指听觉系统在接受声音刺激后，从耳蜗至各级听觉中枢而产生的相应电活动。它包括三个部分：脑干听觉诱发电位（BAEP）、中潜伏期听觉诱发电位（MLAEP）和长潜伏期听觉诱发电位（LLAEP），其中 MLAEP 较其他成分更适用于全身麻醉深度的判断。MLAEP 产生的听觉诱发电位指数（AEPI）是根据听觉诱发电位形态学上的变化所产生的数字化指标。AEPI 的值从 0～100：①60～100 代表清醒状态；②40～60 代表嗜睡状态；③30～40 代表浅麻醉状态；④<30 代表临床麻醉状态；⑤<10 代表深麻醉状态。

第六节　麻醉的并发症及处理

一、局部麻醉的并发症及处理

（一）肾上腺素反应

1　肾上腺素反应的主要表现　局部麻醉药中加入低浓度（1:400000～1:200000）肾上腺素时，一般主要兴奋 β 受体，使血管收缩，支气管平滑肌松弛。随着浓度的增加，α 受体效应显现，出现一系列肾上腺素反应，主要表现为心率加快，血压升高，可引起心悸、头痛、紧张、恐惧、颤抖、失眠等症状。若用量过大或注射时误入血管，导致血液中肾上腺素浓度上升，可引起心血管功能障碍，可因血压骤然升高引起脑出血或严重心律失常，甚至心室纤颤的可能。

2　使用局部麻醉药的注意事项　局部麻醉药中加肾上腺素应慎用于老年人，禁用于原发性高血压、器质性心脏病和甲状腺功能亢进等患者。操作时应注意严格控制肾上腺素的浓度、剂量和注射时间。坚持推注药物前回抽，防止肾上腺素直接进入血管中而引起其浓度骤然增加。

3　对肾上腺素反应的处理方法　出现明显的肾上腺素反应时可进行相应的对症处理。

（1）将酚妥拉明 10～20mg 稀释到 100ml 持续静脉滴注，必要时可静脉推注 1～2mg。

（2）静脉注射乌拉地尔 5～10mg/ 次，必要时可重复给药。

（3）静脉注射艾司洛尔 0.25～0.5mg/kg，必要时持续静脉滴注，每分钟 50～300mg/kg。

（4）出现心功能障碍或心律失常时，应积极进行相应的对症处理。

（二）晕厥

晕厥是因一过性中枢缺血所致的一时性、突发性、暂时性意识丧失，一般可因恐惧、饥饿、疲劳、疼痛、体位不良等因素所引起。主要表现为头晕、胸闷、面色苍白、全身冷汗、四肢厥冷无力、恶心、呼吸困难、脉快而弱，严重者甚至有短暂的意识丧失。

对晕厥主要应做好防治工作，如做好术前检查及患者思想工作、消除患者紧张情绪、避免在空腹时进行麻醉操作等。一旦发生晕厥，应立即停止注药，置患者于平卧位，松解其衣领，保持呼吸通畅，以乙醇或氨水刺激呼吸，一般情况可缓解。必要时监测生命体征，同时针刺或指压人中穴，给患者吸氧和静脉注射高渗葡萄糖。

（三）过敏反应

1　引起过敏反应的原因　过敏反应一般由酯类麻醉药引起，但并不多见，仅占局部麻醉药不良反应的 2%。真正的过敏反应在酰胺类局部麻醉药中是非常罕见的，应将局部麻醉药的过敏反应、毒性反应和肾上腺素反应加以区别。

2　过敏反应的种类　局部麻醉药引起的过敏反应在临床上可分为延迟反应和即刻反应两种。延迟反应常表现为血管神经性水肿，可见荨麻疹、药疹、哮喘和过敏性紫癜。即刻反应指注药后数秒或数分钟内出现血压下降、肌肉松弛、呼吸抑制或停止、意识丧失等过敏性休克症状，严重者可导致呼吸、心跳骤停而死亡。多数患者是在注药后出现心慌、气短、全身发麻、手颤、寒战、四肢无力、面色苍白等症状的，这些反应也可归为即刻反应。局部麻醉药引起的过敏反应，特别是过敏性休克，是极为严重的并发症，临床上应高度警惕。

3　进行局部麻醉前应详细询问病史　对某种药物有过敏史的患者应该进行局部麻醉药的过敏反应试验，如既往对某种局部麻醉药确有过敏史者，切勿再进行该药的过敏试验，应更换药物。如对普鲁卡因过敏，可改用酰胺类局部麻醉药，如利多卡因。过敏反应在同类局部麻醉药中有交叉过敏现象，例如对普鲁卡因过敏者，丁卡因也不能使用。用局部麻醉药之前，可常规给患者口服或注射地西泮。

4　对过敏反应的应急措施　对轻症的过敏反应，可给予脱敏药如钙剂、异丙嗪、醋酸可的松类激素等肌内注射或静脉注射及吸氧。严重过敏反应导致抽搐或惊厥时，应迅速静脉注射地西泮10～20mg，或分次静脉注射2.5%硫喷妥钠，每次3～5ml，直至惊厥停止。当患者发生过敏性休克时，应进行紧急抢救，如让其安静平卧、松解衣领，立即静脉注射1:1000肾上腺素0.5～1ml等，若症状仍不缓解，可在20～30分钟后经肌肉或皮下重复注射1:1000肾上腺素1ml。对循环衰竭的患者应给予升压药、补液等治疗；如患者呼吸、心跳停止，则按心肺复苏方法迅速予以抢救。

（四）中毒反应

局部麻醉药一般不易发生中毒，但高浓度、大剂量使用时，或将麻醉药直接注入血管内，导致单位时间内进入血液循环的局部麻醉药浓度超过其分解速度，血药浓度升高达到一定浓度时，就会出现中毒症状。

局部麻醉药中毒的临床表现可归纳为中枢毒性反应和心脏毒性反应两种。一般局部麻醉药的毒性反应首先表现为中枢毒性反应，而强效的布比卡因则相反。中枢毒性反应指当血液中局部麻醉药浓度骤然升高时出现的一系列神经系统的毒性症状，表现为唇舌麻木、耳鸣、头痛头晕、视力模糊、注视困难、眼球震颤、言语不清、语无伦次、肌肉不规则收缩、意识不清、昏迷、惊厥、呼吸停止。局部麻醉药引起的惊厥是全身肌肉的强直性惊厥。同时心脏毒性反应可以造成脑血流量减少，低氧血症，影响脑功能而加重中枢毒性反应。布比卡因易引起心脏毒性反应，且复苏困难，多有室性心律失常，甚至心室纤颤。

用药前应了解各种局部麻醉药的毒性大小，即该局部麻醉药的一次最大用药量，并注意用药浓度、单位时间推注速度及剂量。如普鲁卡因的安全剂量不超过1g。在应用高浓度麻醉药，特别是利多卡因、布比卡因、阿替卡因时，如不能很好地掌握用量及推注速度，常可发生中毒反应。口腔颌面部血流丰富，药物吸收较快，进行局部麻醉时，应减少局部麻醉药用量，在局部麻醉药中加入肾上腺素。在注射麻醉药前，坚持回抽无血时再缓慢注射麻醉药。老年人、儿童、体质衰弱者及有心脏病、肾病、糖尿病、严重贫血、维生素缺乏等疾病的患者对麻醉药的耐受力较正常人低，应适当控制用药量。麻醉前可口服地西泮5mg，以控制其情绪，提高惊厥阈值，也可应用其他苯二氮䓬类药。注射局部麻醉药时要警惕毒性反应的早期症状，如惊恐、突然入睡、多语和肌肉抽动，一旦出现应立即停止注射。

如发生中毒反应，应立即停止注射药物。中毒症状轻微时，可将患者置于平卧位，松解衣领，使其呼吸通畅，待麻醉药在体内分解后，中毒症状可自行缓解。症状重者采取给氧、补液等措施，给予抗惊厥药、激素类药及升压药、肌松剂等进行抢救。注意，必须有熟练的麻醉医师方可使用肌松剂，且要有人工呼吸的设备。

（五）局部血肿

血肿是由于注射针刺破血管所致。注射时注意针尖不能有倒钩，不要反复穿刺，以免增加出血的机会。如已经发生血肿，可立即压迫止血，并进行冷敷。4～6小时内不得进行热敷，以免引起血管扩张，增加出血。次日可行热敷治疗，酌情给予抗感染及止血药物。

二、全身麻醉的并发症及处理

（一）气管内插管的并发症

气管内插管的并发症的发生，多系操作不当所致。常见的并发症有损伤、出血、喉头水肿和神经反射性意外、声带麻痹等。

1 损伤　常因使用喉镜用力不当和插管方法粗暴所造成。咀嚼肌未松弛而勉强用喉镜暴露声门，或以上前牙为支点用力向后扳压喉镜，造成上前牙松动、脱落，安放喉镜时由于未注意保护下唇，往往可将下唇挤压在镜片和下前牙之间，造成下唇的切压伤和血肿；喉镜放入过猛、过深，以及在盲探插管时用力粗暴，常发生梨状窝损伤，致使黏膜撕裂、出血或形成血肿，甚至发生颈部的皮下气肿，造成患者呼吸困难，此时应以粗针头在颈部皮下穿刺吸出。注意规范化操作，当可避免损伤。

2 出血　多因损伤所致。特别是鼻腔插管时，由于鼻腔黏膜有水肿，鼻中隔偏曲或有骨嵴，以及鼻后孔狭窄，如遇阻力仍勉强插管，可造成严重的鼻腔出血。尤其是张口困难的患者（如颞下颌关节强直），可因血凝块堵塞于鼻后孔或流入呼吸道而出现上呼吸道梗阻的严重情况，此时又不能借助托起下颌骨或牵舌来获得解除。此时应放低头位，鼻腔内滴入1%麻黄碱液，并立即更换较细的气管导管，迅速经鼻腔插入咽腔作为鼻咽通气道，并经导管进行吸引和给氧。只要导管一过鼻后孔，出血多可自行停止，并可解决通气问题。如果导管不能通过鼻后孔，应改从另一侧鼻孔插管，在吸出鼻咽部的血液和血凝块后，应争取尽快用纤维支气管镜或盲探插入气管导管，吸出气管内的血液和分泌物，并充分给氧。如果在插管未成功之前，鼻腔大量出血造成患者窒息，则应立即做气管切开术，吸出气管内的分泌物，同时给氧，并密切注意患者的生命体征。

3 自主神经反射性意外　有时因张口受限，或在麻醉前已有部分上呼吸道梗阻现象，患者往往有不同程度的缺氧和二氧化碳蓄积。在这种情况下，如果进行浅麻醉下气管内插管或拔管术，可能导致迷走神经系统兴奋而发生喉痉挛、心律失常，甚至心脏停搏。因此在麻醉诱导期应尽量避免缺氧和二氧化碳蓄积，诱导麻醉应平稳，时间应尽量缩短，更应避免在浅麻醉下勉强插管等不良操作。有人提出在插管前一分钟静脉推注利多卡因 1mg/kg 可明显减轻插管的心血管反应。一旦发生心脏骤停，应立即进行心脏复苏。

（二）呼吸道梗阻

1 麻醉恢复不全　常见原因为全身麻醉恢复不完全，肌力恢复较差或不协调，引起舌后坠及上呼吸道梗阻，可采用侧卧位或托起下颌的方法缓解，或用舌钳向外牵拉患者舌头。放置口咽或鼻咽通气道是简单、有效的方法。特别是鼻咽通气道，可使患者较长时间耐受，是放置通气道的首选方式。对于不适宜放置鼻咽通气道的患者，如鼻咽不通畅、易发生鼻出血，或手术原因致不宜放置鼻咽通气道的患者，可考虑放置口咽通气道。口咽、鼻咽通气道的放置不宜过长或过短：过短，不能有效缓解上呼吸道梗阻；过长，则可能刺激会厌、声带而加重上呼吸道梗阻，鼻咽通气道的放置以从鼻孔计算放置 16～18cm 为宜。必要时考虑行气管插管。

2 喉痉挛　多发生于手术前有上呼吸道感染而未完全痊愈的患者，特别是小儿患者。由于患者气道应激性增加，咽喉部充血，加之长时间手术后口腔内分泌物较多，若抽吸不及时、充分或过度刺激，都可能诱发喉痉挛。口咽或鼻咽通气道放置过长也能引起喉痉挛的发生。临床治疗应首先消除口咽内刺激物，如分泌物、血液或过长的口咽(或鼻咽)通气道；提下颏或托下颌以开放气道，应用简易呼吸器或麻醉机纯氧面罩加压给氧，喉痉挛较轻者，采用此法多能有效缓解。但如发生严重喉痉挛致上呼吸道完全梗阻，应快速静脉内推注琥珀胆碱 0.15~0.2mg/ml，并行面罩加压给氧至呼吸功能恢复、上呼吸道梗阻症状缓解，必要时行气管插管或气管切开术。

3 气道水肿　以小儿多见。长时间手术，若术中麻醉较浅、使用肌肉松弛剂过少或未用肌肉松弛剂，气管导管长时间刺激气管黏膜引起黏膜水肿。眶颧手术患者因病变情况致张口受限或其他原因致插管困难而反复多次试插，可导致咽喉及气管周围软组织水肿，进而导致上呼吸道梗阻。临床常用的治疗方法是雾化吸入 0.25%肾上腺素 0.5~1ml，必要时每 20 分钟重复一次，同时可用麻醉机或呼吸机纯氧吸入，静脉内推注地塞米松 0.15mg/kg，6 小时一次。

4 分泌物、浓痰、血液、异物阻塞气道　术中吸入对呼吸道有刺激性的麻醉药可导致分泌物过多，术前合并肺部感染的患者易发生浓痰阻塞气道。此外，松动牙或活动义齿也可能脱落，阻塞呼吸道。监测血氧饱和度能及时发现气道阻塞。术前给予足量的抗胆碱药能预防分泌物过多的情况，术中、术毕应吸净呼吸道。松动牙或活动义齿应于手术前拔出或取出。一旦发生气道阻塞，应立即查明原因，给予相应处理。

(三) 低氧血症

由于手术和麻醉的影响，部分患者手术后存在不同程度的低氧血症，其原因有通气和换气功能不足，通气血流比例下降。

为防止低氧血症的发生，患者进入麻醉苏醒室后应常规进行血氧饱和度监测并吸氧。可用鼻导管经口、鼻或经口咽、鼻咽通气道给氧，氧流量通常为每分钟 1~3L。发生低氧血症后，除根据不同原因进行治疗外，应积极给予吸氧治疗。对于严重低氧血症的患者应进行呼吸支持，使用呼吸机进行通气。

(四) 低血压和高血压

1 低血压　是常见并发症之一，多因术中出血较多又未及时补充血容量致血容量绝对不足，或麻醉药致外周血管扩张引起血容量相对不足，或心功能减弱致心排出量减少所致。若收缩压和(或)舒张压低于静息时血压的 20%~30%，术后低血压的诊断即可成立。治疗术后低血压主要是对因治疗，如补充血容量、增强心肌收缩力或改善心肌缺血、纠正心律失常、纠正严重酸中毒等。必要时可给予升压药治疗。

2 高血压　多发生于手术结束后 30 分钟内，特别是原来合并有高血压的患者。原因多为术后伤口疼痛、气管导管或尿管引起不适、输血或输液过多、低氧血症、膀胱充盈、使用血管收缩药所致。若收缩压和(或)舒张压高于静息时血压的 20%~30%，术后高血压的诊断可以成立，应进行及时治疗，否则可造成心力衰竭、心肌缺血、心律失常、脑血管意外等不良后果。治疗方法首先要消除引起高血压的病因，如纠正缺氧和二氧化碳蓄积，给予镇静、镇痛药，降低交感神经兴奋性。同时可用降压药治疗，如硝酸甘油 20mg 加入 5%葡萄糖 250~500ml 中静脉滴注，根据血压和心率变化调整滴速。短暂、轻度的血压升高，通过舌下含化硝苯地平 10mg 或硝酸异山梨酯 5mg 可缓解。也可使用其他降压药，如乌拉地尔、拉贝洛尔、尼卡地平等。若用降压药治疗时心率明显增快，可给予 β 受体阻滞剂艾司洛尔进行治疗。

(五) 体温过高或过低

人体体温受下丘脑体温调节中枢控制，它对来自体表和体内深部组织的冷热信息进行综合处理,正常体温维持在 36~37.5℃。手术期多种因素均可导致体温调节功能减弱,出现体温过高或过低。

1 体温过高 室温过高(超过 28℃)且湿度过高、体表覆盖过厚的无菌单、麻醉前给予阿托品抑制出汗、输血或输液反应、钠石灰产热等因素均可导致体温过高。体温过高可导致基础代谢增加,耗氧量增加,高热还可导致代谢性酸中毒、高血钾和高血糖,体温超过 40℃可导致惊厥。手术过程中应常规监测体温,严格控制手术室内温度。一旦出现体温过高的情况,应立即用乙醇擦浴、冰袋降温等物理降温方式降温,同时应注意对体温过高导致的并发症进行对症处理。

2 恶性高热 是指由某些麻醉药激发的全身肌肉强烈收缩,并发体温急剧升高及进行性循环衰竭的代谢亢进危象。恶性高热发生率较低,但其死亡率较高,可高达 75%。琥珀胆碱、吸入性麻醉药均可诱发恶性高热。

恶性高热的临床表现:

(1)给予吸入麻醉药或琥珀胆碱:体温急剧上升,数分钟即升高 1℃,体温可高达 44℃。

(2)肌肉收缩:全身肌肉强烈收缩、强直,肌松剂不能使肌肉松弛。

(3)严重低血压:室性心律失常。

(4)肺部异常:肺水肿。

(5)二氧化碳分压和血清中酶含量的变化:呼气末二氧化碳分压明显升高,血清肌酸磷酸激酶极度升高,并有肌红蛋白尿。

发生恶性高热后,应立即停止麻醉和手术,并更换钠石灰,用纯氧行过度通气,用物理降温法降温,必要时可输入冷的液体制剂。同时纠正酸中毒和高血钾,注意加强对肾和脑等重要器官的保护。静脉注射皮质激素可缓解肌肉强直,降低体温。目前丹曲林是唯一治疗恶性高热的有效药物,可使恶性高热的死亡率降低至 10% 以下。

3 体温过低 室温过低、术中输入大量冷的液体或血液制品、术野散热、全身麻醉药抑制体温调节中枢等因素,均可致体温过低。婴幼儿皮下脂肪较少,体表面积相对大,易于散热,容易发生体温过低。体温过低可使麻醉苏醒延迟、出血时间延长、血液黏稠性增高而影响组织灌流,如发生寒战反应,可明显增高组织耗氧量。预防体温过低应尽量保持手术间温度在 22~26℃;输入大量冷的液体时应注意加温,特别是输入血液制品时应注意复温;采用循环紧闭回路可减少呼吸道散热;对于体温过低的患者应使用加温毯及时复温。

(六)苏醒延迟

一般认为,凡手术结束 2 小时后患者对呼唤没有反应,不能睁眼或抬手,对痛觉刺激无明显反应,即可视为苏醒延迟。

发生苏醒延迟的原因很多。镇静剂用量过大、肌松剂作用、低二氧化碳血症、高二氧化碳血症、低钾血症、输液量过多或过少、术中发生严重并发症、术中长时间低血压或低体温、术前合并脑血管疾病等,均可导致苏醒延迟。

发生苏醒延迟后,首先应考虑麻醉药的作用。麻醉药导致苏醒延迟较易识别,应针对不同药物进行相应处理,如加大通气量能促使吸入麻醉药排除,或使用新斯的明拮抗肌松剂的作用,使用氟马西尼拮抗苯二氮䓬类药的作用。

(七)术后谵妄

术后谵妄是全身麻醉的常见并发症,表现为烦躁不安、定向障碍和不协调行为,多见于老年患者、小儿、精神病患者或有药物依赖史的患者。谵妄也可能是因低氧血症、酸中毒、低血糖、颅脑损伤等引起。术中用氯胺酮、氟哌利多、阿片类药、苯二氮䓬类药、大剂量阿托品等也可诱发谵妄。通常用小剂量静脉麻醉药可以控制。

发生谵妄后最重要的是注意对患者的保护,注意防止坠床,拔除各种导管,防止危及安全的事件发生。

第七节　术后镇痛治疗

一、药物镇痛

1　口服给药　眶颧外科中小手术,特别是门诊手术后疼痛,口服给药是较常用的给药方法。口服给药起效缓慢,用药剂量个体差异大,作用时间长,且仅适用于胃肠道功能正常的患者。常用药物有阿片类和非阿片类。阿片类药有吗啡、哌替啶、喷他佐辛以及新型口服阿片类药布托啡诺、丁丙诺啡和盐酸二氢埃托啡等。非阿片类药有阿司匹林、对乙酰氨基酚、吲哚美辛以及新型非阿片类药布洛芬、曲马多等。

2　肌内注射给药　一般适用于手术后轻、中度疼痛,与口服给药相比,药物作用起效快。缺点是用药后个体间药代动力学和药效学差异相当大,需重复给药,且易产生耐受性和成瘾性。常用药物以哌替啶为主,肌内注射10分钟即可产生镇痛、镇静作用,持续2～4小时。成人肌内注射哌替啶50mg,可使痛阈提高50%。

3　静脉注射给药　与肌内注射相比,静脉给药时血浆药物浓度易于维持恒定。用药后起效迅速,镇痛作用确实,连续静脉滴注可减少药物浓度波动,但可产生阿片类药蓄积,并导致可能致命的呼吸抑制。

4　经皮或皮下注射给药　适用于手术后难以静脉注射或不能口服的患者。经皮给予芬太尼避免了注射的不适,也有较好的疗效。皮下注射时血药浓度相对稳定,与肌内注射用药基本相似,常用药物为吗啡和哌替啶。

5　直肠给药　术后经口服给药困难或儿童术后疼痛也可经直肠给药,与口服给药相比,两者血药浓度大致相同,常用药物有吗啡、吲哚美辛栓剂等。

二、区域阻滞镇痛

眶颧部的主要感觉神经是三叉神经。自半月神经节发出三大分支,即眼神经、上颌神经和下颌神经。根据手术的部位可采用0.25%～0.5%布比卡因(含1:400000肾上腺素)行相应神经阻滞,如眶上神经、眶下神经、上颌神经或下颌神经阻滞。用药后一般可持续镇痛4～6小时。与药物镇痛相比,区域阻滞镇痛对胃肠道功能影响小,呼吸抑制的发生率低。

三、患者自控镇痛

1　患者自控镇痛的原理　患者自控镇痛(patient controlled analgesia, PCA)是由患者自己在疼痛时给予镇痛药的装置,最初是为了避免镇痛治疗中个体间阿片类药代动力学和药效学差异而设计的。它基于一种反馈环路原理:疼痛使患者给药,给药后疼痛减轻,于是患者停止给药。PCA最主要的优点为高质量的镇痛效果,镇痛迅速,患者具有自主性。大量研究表明,PCA阿片类镇痛与肌内注射阿片类比较,效果相等或更佳,而其用药量较少,患者和护士满意度高。PCA的给药途径可分为经静脉自控镇痛(PCIA)、硬膜外腔自控镇痛(PCEA)、皮下自控镇痛(PCSA)等几种,由于手术部位的特殊性,眶颧部手术后自控镇痛给药途径一般均选用 PCIA。阿片类制剂由于使用方便,止痛效果可靠,常作为 PCIA 的首选药物。临床上常用的 PCA 装置可分为一次性 PCA 和电脑控制的 PCA 仪器,两者均有锁定时间和单次给药量的控制,由此保证患者自行给药的安全性。

2 PCA的给药模式

(1)单纯 PCA:即患者完全自控,感觉疼痛时可自行按压,单次给药。

(2)持续给药＋PCA:用持续方法给予一定剂量的基础药物,感觉疼痛时再自行给药。

(3)负荷剂量＋持续剂量＋PCA(即 LCP 模式):先给一个负荷剂量,再给予持续剂量的药物,患者感觉疼痛时再自行给药。

(4)神经阻滞＋PCA:在手术结束时先行区域性神经阻滞再使用上述模式的 PCA,这样可明显减少镇痛药的用量。

3 使用 LCP 模式给药的特点　研究表明,用负荷剂量的镇痛效果明显优于无负荷剂量组。使用 LCP 模式给药具有以下优点:

(1)负荷剂量能快速降低血液中药物浓度:负荷剂量能快速使血液中药物浓度达到最低有效浓度,持续用药能使血液镇痛药浓度更为恒定。

(2)能提高镇痛效果:尤其是便于睡眠期间的镇痛维持。

(3)镇痛效果显著:患者易于通过间断按压,单次给药,使追加药物达到满意的镇痛效果。

但 LCP 模式也有一定的缺点,主要表现在由于个体差异难以确定合适的持续给药剂量和速度,尤其是睡眠状态中的患者,可能出现用药过量而抑制呼吸。

四、并发症及处理

(一)呼吸抑制

呼吸抑制是指患者处于清醒或嗜睡状态,呼吸频率减低,通常每分钟<10 次,多发生在用药后12 小时内。最常见的临床症状为嗜睡,血氧饱和度监测<90%超过 1 分钟。

1 原因　目前认为,围手术期大量使用阿片类镇痛药是术后镇痛并发呼吸抑制的最常见原因。经口服、肌内注射、静脉注射、黏膜下或皮下等途径给药,均可产生阿片类药蓄积过量。由于阿片类药可作用于机体呼吸中枢,影响呼吸节律,减少潮气量,从而导致呼吸抑制。术中麻醉药残留,如吸入性麻醉药洗出不完全、肌松剂拮抗时机不当,以及其他镇静、催眠药的影响,均可引发术后呼吸抑制。

2 预防及处理　注意术后阿片类镇痛药用量,如果术中用量较大,术后用量应酌减,不能盲目追求术后完全无痛。应用 PCA 技术从理论上可以克服药代动力学和药效动力学的个体差异,降低呼吸抑制的发生率。

(二)恶心、呕吐

恶心是一种心理感受,可伴有或不伴有呕吐;呕吐是指胃内容物经口腔有力地喷射出来。术后恶心、呕吐在临床中一直有较高的发生率(14%～82%),绝大多数发生在术后 24 小时之内。

1 原因　在气管插管之前使用面罩加压给氧时,将大量气体压入患者胃中,使患者胃内压增加,易发生术后恶心、呕吐。吸入麻醉药如七氟烷、地氟烷,由于从肺泡中洗出速度较快而造成恶心、呕吐发生率较高;使用依托咪酯、氯胺酮等,术后呕吐的发生率较高,而使用异丙酚可显著降低术后恶心、呕吐的发生率。小儿术后恶心、呕吐的发生率是成年人的 2 倍,随着年龄的增加,术后恶心、呕吐的发生率呈下降趋势。女性患者比男性患者术后恶心、呕吐的发生率高,而且程度更严重。

患者术前焦虑、使用麻醉性镇静药,可使胃排空延迟,胃液增加,容易诱发术后恶心、呕吐。

2 预防及处理　严格控制术前的禁食时间,至少要在4～6小时。麻醉诱导过程中注意面罩控制呼吸手法,尽量减少胃部胀气。插管时动作轻柔,避免使患者喉部受到过度刺激。如果在麻醉诱导后发现患者胃部胀气,可向上轻压患者胃部,或直接下胃管以排除进入胃部的气体,防止术后恶心、呕吐的发生。

应用止吐药是治疗术后恶心、呕吐的主要方法:

(1)5HT₃受体拮抗剂:代表药有托烷司琼、格拉司琼、昂丹司琼等,特点是效应高,作用时间长,具有良好的组织和体液分布性。其镇吐的机制是与迷走神经、第四脑室催吐感受区上的5HT₃受体结合位点有高亲和力和高选择性,从而抑制呕吐反射。

(2)多巴胺受体拮抗剂:代表性药物为氯丙嗪,主要作用机制是抑制位于第四脑室顶部及后区化学感受器触发区(CTZ)的多巴胺受体,预防和治疗术后恶心、呕吐。常见的副作用是视锥细胞外系反应、直立性低血压等。另外,甲氧氯普胺是非特异性外周神经系统和中枢神经系统的多巴胺受体拮抗剂,主要阻滞CTZ的多巴胺受体,也可以增加胃和小肠蠕动及胃底肌肉的张力,加速胃排空,有效预防和治疗术后恶心、呕吐。

(3)丁酰苯类:氟哌利多镇吐作用强,为氯丙嗪的700倍。常用治疗剂量为5mg,静脉注射。

(4)抗胆碱能药:东莨菪碱、阿托品等可减少胃肠道平滑肌痉挛,近来也用于治疗术后恶心、呕吐。

(5)异丙酚:近年的研究发现,应用异丙酚进行麻醉诱导术后,恶心、呕吐的发生率显著低于巴比妥类和吸入性麻醉剂,0.5～1mg/kg的剂量就可以直接有效地治疗术后恶心、呕吐。

(姜虹)

参考文献

[1] Gouws P, Moss E B, Trope G E, et al. Continuous intraocular pressure(IOP) measurement during glaucoma drainage device implantation[J]. J Glaucoma, 2007,16(3):329-333.

[2] Kohli R, Ramsingh H, Makkad B. The anesthetic management of ocular trauma[J]. Int Anesthesiol Clin, 2007,45(3):83-98.

[3] Blumberg D, Congdon N, Jampel H, et al. The effects of sevoflurane and ketamine on intraocular pressure in children during examination under anesthesia[J]. Am J Ophthalmol, 2007,143(3):494-499.

[4] Deb J K, Subramaniam R, Dehran M, et al. Safety and efficacy of peribulbar block as adjunct to general anaesthesia for paediatric ophthalmic surgery[J]. Paediatr Anaesth, 2001, 11(2):161-167.

[5] American Society of Anesthesiologists Task Force on Preanesthesia Evaluation. Practice advisory for preanesthesia evaluation[J]. Anesthesiology, 2002,96(2):485-496.

[6] Gronert G A. Malignant hyperthermia[J]. Anesthesiology, 1980,53(5):395-423.

[7] Calle E E, Rodriquez C, Walker-Thurmond K, et al. Overweight, obesity, and mortality from cancer in a prospectively studied cohort of U. S. adults[J]. N Engl J Med, 2003,348(17):1625-1638.

[8] Mallampati S R, Gatt S P, Gugino L D, et al. A clinical sign to predict difficult tracheal intubation: a prospective study[J]. Can Anaesth Soc J, 1985,32(4):429-434.

［9］Gregoratos G, Abrams J, Epstein A E, et al. ACC/AHA/NASPE 2002 guideline update for implantation of cardiac pacemakers and antiarrhythmia devices—summary article: a report of the American College of Cardiology/American Heart Association Task Force on Practice Guidelines (ACC/AHA/NASPE Committee to Update the 1998 Pacemaker Guidelines)［J］. Circulation, 2002,106(16):2145-2161.

［10］Benumof J L. Obesity, sleep, apnea, the airway and anesthesia［J］. Curr Opin Anaesthesiol, 2004,17(1):21-30.

［11］Venkatesan V G, Smith A. What's new in ophthalmic anaesthesia?［J］. Curr Opin Anaesthesiol, 2002,15(6):615-620.

［12］Lerman J, Sikich N, Kleinman S, et al. The pharmacology of sevoflurane in infants and children［J］. Anesthesiology, 1994,80(4):814-824.

［13］Bartkowski R R, Witkowski T A, Azad S, et al. Rocuronium onset of action: a comparison with atracurium and vecuronium［J］. Anesth Analg, 1993,77(3):574-578.

［14］Lai F, Sutton B, Nicholson G. Comparison of l-bupivacaine 0. 75% and lidocaine 2% with bupivacaine 0.75% and lidocaine 2% for peribulbar anaesthesia［J］. Br J Anaesth, 2003,90(4):512-514.

［15］Schimek F, Fahle M. Techniques of facial nerve block［J］. Br J Ophthalmol, 1995,79(2):166-173.

［16］Balkan B K, Günenc F, Iyilikci L, et al. The laryngeal mask airway (LMA) in paediatric ophthalmic anaesthesia practice［J］. Eur J Anaesthesiol, 2005,22(1):77-79.

［17］Suttner S, Boldt J, Schmidt C, et al. Cost analysis of target-controlled infusion-based anesthesia compared with standard anesthesia regimens［J］. Anesth Analg, 1999,88(1):77-82.

［18］Benumof J L. Airway management: principles and practice［M］. St. Louis: Mosby, 1996: 261-276.

［19］Davis L, Cook-Sather S D, Schreiner M. Lighted stylet tracheal intubation: a review［J］. Anesth Analg, 2000,90: 745-756.

［20］Sun Y, Jiang H, Zhu Y S, et al. Blind intubation device for nasotracheal intubation in 100 oral and maxillofacial surgery patients with anticipated difficult airways: a prospective evaluation［J］. Eur J Anaesthesiol, 2009,26(9):746-751.

［21］American Society of Anesthesiologists Task Force on Postanesthetic Care. Practice guidelines for postanesthetic care［J］. Anesthesiology, 2002,96(3):742-752.

［22］Kligfield P, Gettes L S, Bailey J J, et al. Recommendations for the standardization and interpretation of the electrocardiogram—part I : the electrocardiogram and its technology a scientific statement from the American Heart Association Electrocardiography and Arrhythmias Committee, Council on Clinical Cardiology; the American College of Cardiology Foundation; and the Heart Rhythm Society, endorsed by the International Society for Computerized Electrocardiology［J］. J Am Coll Cardiol, 2007,49(10):1109-1127.

［23］Avidan M S, Zhang L, Burnside B A, et al. Anesthesia awareness and the bispectral index［J］. N Engl J Med, 2008,358(11):1097-1108.

［24］Fleisher L A, Beckman J A, Brown K A, et al. ACC/AHA 2007 guidelines on perioperative cardiovascular evaluation and care for noncardiac surgery［J］. J Am Coll Cardiol, 2007,50(17):1707-1732.

［25］Flewellen E H, Nelson T E, Jones W P, et al. Dantrolene dose response in awake man: implications for management of malignant hyperthermia[J]. Anesthesiology, 1983,59(4): 275-280.

［26］Welborn L G, Hannallah R S, Norden J M, et al. Comparison of emergence and recovery characteristics of sevoflurane, desflurane, and halothane in pediatric ambulatory patients[J]. Anesth Analg, 1996,83(5):917-920.

［27］Macintyre P E. Safety and efficacy of patient-controlled analgesia[J]. Br J Anaesth, 2001, 87(1):36-46.

［28］Koivuranta M, Laara E, Snare L, et al. A survey of postoperative nausea and vomiting[J]. Anaesthesia, 1997,52(5):443-449.

第五章
眶颧修复材料和植入物

第一节　高分子生物材料

高分子生物材料是目前医用生物材料中发展最早、应用最为广泛的材料。人工合成的高分子材料与生物体(天然高分子)具有相似的化学结构,且种类繁多,性能可变范围广,易加工塑形,可批量规范化生产,安全性高,能够满足临床医学对生物材料性能提出的多功能性要求。因此,人工合成的高分子材料在生物材料的实验室研究和临床应用中均占重要地位。根据合成的高分子生物材料是否可在生物体内降解,分为生物不可降解高分子材料和可降解高分子材料。

一、不可降解高分子材料

（一）硅橡胶

1 硅橡胶的理化性质及其在眶颧整形外科中的应用　硅橡胶是由硅、氧及有机基团组成的单体经聚合而成的有机聚硅氧烷。医用硅橡胶多为二甲基聚硅氧烷,该聚合物的分子质量决定了其理化性质,可根据需要制成不同的形态,比如液态、乳状、胶冻状和固态,固态的又可以是网状、海绵状及弹性固体等多种形态。

在眶颧整形外科中主要用于:

（1）硬组织替代:眶颧骨缺损、骨发育不良。

（2）软组织及眼球替代:骨折外伤等原因造成的眼球凹陷、上睑凹陷、无眼球、颧面部畸形等。

（3）暂时支撑和引导组织再生:主要用于泪道断裂后泪管吻合再通的支撑和引导泪道黏膜修复再生。

（4）防粘连的隔膜材料:防止眶内组织与眼外肌粘连。

2 硅橡胶的优缺点　硅橡胶具有理化性质稳定,弹性好,耐热,生物相容性好,无毒无味,无致畸、致癌、致突变作用,植入体内后仅在植入物周围形成纤维囊膜包裹,生理惰性和耐生物老化性好,易加工成型,可反复消毒灭菌等众多优点,已广泛应用于临床。但是由于硅橡胶不能被组织、血管长入,不能生物降解或吸收,材料周围会形成包膜,植入后长期作为异物存留于体内,易发生感染、移位、排异反应等并发症,常需再次手术取出。同时由于硅橡胶生物学性能的局限性,在临床上正逐渐被更多机械、理化和生物学性能优于它的生物材料所替代。

（二）高密度聚乙烯

1 高密度聚乙烯的特殊性能 高密度聚乙烯（high density polyethylene, HDPE）为链状非极性分子，由聚乙烯颗粒通过精确控制的冷热循环聚合而成，呈多孔状，可使用环氧乙烷气体消毒。用专用仪器可雕刻成形，在术中应用时可通过热水等高温处理再塑形。HDPE 具有其他无机材料所欠缺的特殊的机械性能，即易塑性：可以根据眼眶和颧面部各部位的结构制成各种各样的形状，并可在手术中根据需要进行任意切削、修剪、弯曲、折叠及塑形，不会造成材料中孔的塌陷。但是单纯多孔聚乙烯材料在 CT 和 MRI 等影像学检查中不显影，影响了材料在术后的随访观察。

2 高密度聚乙烯的优缺点 HDPE 材料的孔径为 $100\sim400\mu m$，平均 $200\mu m$，并有联通孔，使孔与孔之间相互联通，因此植入体内后可允许纤维血管长入。研究报道，应用 HDPE 材料植入眼眶后 4 月即完全血管化。

HDPE 材料的优点：

（1）允许受体血管、纤维组织长入材料，并能消除或减少材料周围的囊膜形成。同时，其生物相容性佳，材料移位和排异等并发症发生率低。

（2）多孔材料血管化后，抗感染能力增加。

（3）材料具有一定的机械强度和可塑性，能够支撑眼眶内容物，避免或减少术中使用钛钉、钛板对材料进行固定，同时可根据颅面部骨骼的特殊形态进行塑形。

但是由于 HDPE 材料多孔的性质，在未血管化之前，比非多孔材料发生感染的可能性大，因此材料的严格消毒灭菌以及术前、术中和术后的严格无菌操作和预防感染措施尤为重要。

3 高密度聚乙烯的临床实验 HDPE 材料于 1972 年在美国进行临床实验，经过长期大量的临床观察，于 1984 年被美国食品药品管理局（即 FDA）批准应用于临床，包括整形外科、颅面外科、眼科等领域。该产品在 1996 年开始在我国运用于临床，并通过国家药品监督管理局注册。HDPE 的商业化产品有 Medpor(Stryker, USA)和 Synpor(Synthes, USA)。目前临床使用的 HDPE 成品规格、种类多样，有常规的板块状充填材料，也有按颅面骨等解剖形状预制成型的材料等。手术医师可以根据需要选择相应形状、大小的材料，并在术中根据具体要求进行修剪。

4 高密度聚乙烯在眶颧整形外科中的应用 HDPE 材料在眶颧整形外科中主要用于：

（1）眶颧面部骨折、骨缺损、骨萎缩及发育障碍的病例：作为骨替代物重建眼眶及其周围结构（图 5-1A），也可作为软组织凹陷的充填物，但植入部位不可过于表浅，否则容易导致植入物感染。

（2）眼球替代物：即眼座，该种植体的尺寸为 $14\sim22mm$，每种规格增加 $2mm$（图 5-1B），但是其植入眼眶内后眼座暴露和感染率均高于羟基磷灰石眼座，因此目前临床应用较少。

（3）泪道断裂无法再通或泪道缺失的病例进行泪道旁路手术时：将 HDPE 包裹玻璃管制成泪道义管，再造泪道（图 5-1C），可有效防止传统玻璃义管反复移位、排出的并发症。

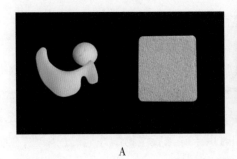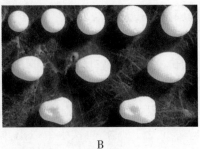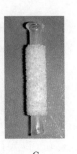

A   B   C

图 5-1 HDPE 材料

A. HDPE 眼眶修复材料 B. HDPE 眼座 C. HDPE 泪道义管

（三）聚四氟乙烯

聚四氟乙烯（polytetrafluoroethylene, PTFE），商品名为 Teflon，是一种有机氟化物四氟乙烯的多聚体，其理化稳定性极高，有一定的弹性和柔韧性，易塑形成各种形状，如块状、海绵状、膜状和管状等，适用于软组织、血管和韧带等有一定柔韧性要求的组织缺损的替代和修复。由于其不可降解性和极稳定的理化性质，PTFE 植入体内后的组织反应类似于硅橡胶，在材料周围会形成纤维包裹。同时 PTFE 机械强度不佳，在应力作用下可形成颗粒，导致机体慢性炎症反应，不能用于承受切应力较大的部位。块状 PTFE 可作为眼眶骨缺损修复材料，也可作为眶颧部软组织的填充物，但由于其机械强度差、生物学性能等限制，临床应用较少。

二、可降解高分子材料

理想的生物可降解高分子材料应具有以下特点：①良好的生物相容性，材料本身和降解产物都不具有免疫原性和细胞毒性，在生物体内通过水解或酶参与的降解，降解为生物体内本身存在的成分，最后为机体所利用或排出体外；同时要求降解的速度与新骨形成的速度相匹配。②具有一定的机械性能。③可控的材料生产过程和性质。④可消毒等。目前临床应用的具有生物降解性能的高分子材料主要是饱和脂肪酸聚酯类生物材料等。

（一）饱和脂肪酸聚酯类材料

1 饱和脂肪酸聚酯类材料的研究和临床应用　目前研究和临床应用最广泛的高分子聚合物材料即为饱和脂肪酸聚酯类材料，比如聚乙醇酸（PGA）、聚乳酸（PLA）以及它们的衍生物聚乳酸-羟基乙酸（PLGA）等均属于此类聚合物材料。PLA、PGA 和 PLGA 都已经被美国 FDA 批准应用于人体。PGA 由乙醇酸和 PLA 单体组成，PLA 有三种异构体，L-PLA（PLLA）、D-PLA（PDLA）和 D、L-PLA（PDLLA）。同时聚二恶烷酮（PDO），一种聚酯和聚己内酯（PCL）的聚合物也是广泛研究和应用的聚酯。聚酯类聚合物可通过直接的单体聚合生成，但是需要较高的反应温度，导致了较高的分散性和较低的分子量。它可以通过水解或酶的作用在体内通过自然途径降解，降解为乳酸、乙醇酸等体内本身存在的产物而排出体外或被机体利用，降解的时间通过不同的分子量和交联程度可调控。这类生物高分子材料具有生产方式简单、降解时间可较大范围内调节的优点，但是由于在降解过程中酸性产物的堆积，使材料在短时间内就失去有效的机械支撑，同时局部酸性产物的堆积容易引起机体的炎症反应。

2 饱和脂肪酸聚酯类材料在眶颧整形外科中的主要应用　饱和脂肪酸聚酯类材料在眶颧整形外科中主要用于眼眶壁骨折的修复，由于材料制备技术和方法的提高，目前已经有商品化的可吸收高分子材料被应用于临床。但是在应用此类材料进行眼眶壁修复时，由于材料内酸性产物堆积，材料的有效机械性能下降过快，故存在潜在的术后 1～3 个月内眼球内陷复发的可能。相比于眼眶壁修复补片，由此类可降解高分子材料制成的固定系统，可以更广泛地应用于眶颧面部骨折手术固定中。与传统应用的钛金属固定系统相比，可降解高分子材料具有在骨折治疗初期固定骨折断端而在骨折愈合晚期又可通过水解或酶降解而完全被机体降解吸收，避免长期存于机体引起排异感染等并发症的优点。但是可降解固定系统也存在着机械性能不稳定，特别是随着降解过程机械性能下降的问题，故临床应用多限于不承受大的机械应力的部位。相较于四肢承重骨，面部骨骼承重较小，因此目前有较多产品已经被应用于眶颧面部骨的固定系统，比如 ReSorb（KLS Martin, USA）、PolyMax（Synthes, USA）以及 LactoSorb（Biomet Microfixation, USA）等，由不同比例和成分的可降解高分子聚合物制成，一般在术后 12～24 月逐渐降解吸收（图 5-2）。

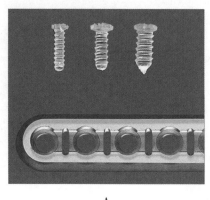
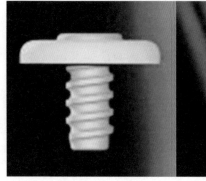
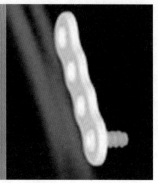

A   B

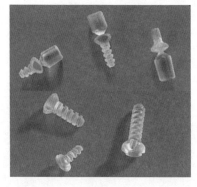

C

图 5-2　眶颧面部骨的固定系统
A. PolyMax 固定系统　B. ReSorb 固定系统　C. LactoSorb 固定系统

（二）其他可降解高分子材料

1 其他可降解高分子材料的主要类型　主要为不饱和线性聚酯类材料，如聚丙烯延胡索酸酯（PPF）是一种不饱和线性聚酯类聚合物。它的降解产物类似于 PLA 和 PGA，生物相容性佳，能够被机体排出。而 PPF 的双键结构能够使聚合物通过原位交联作用在 10～15 分钟内增强其机械性能，机械性能和降解时间能通过不同的分子量控制。

2 常用的合成生物活性聚合物的方法　包括饱和脂肪酸聚酯类材料和不饱和线性聚酯类材料等。目前应用的聚合物材料均不具有生物活性功能，不能被生物活性基团所修饰，缺乏细胞的识别和作用位点，因此研究者试图寻找具有生物活性功能的合成聚合物材料。

目前研究的生物活性合成生物可降解聚合物材料仍然非常有限。研究者多通过物理或后合成的方法将肽链、生长因子、生物活性基团赋予合成的材料。化学合成生物活性聚合物非常困难，因为合成过程繁复而产量却非常低。两种常用的方法是：

（1）合成前功能化：即通过聚合已经功能化的单体结构获得，通常要求非常复杂的单体的制备和功能基团在聚合过程中的保护。

（2）合成后功能化：即通过化学修饰合成的非功能化的聚合物，要求严格的制备条件，甚至有时候很难控制每次制备的最终产物。

两种方法都经常伴随着聚合转化过程中的降解，较难以进行表面的化学修饰（如生物肽段的连接），以促进材料的生物学特性。其实生物材料结构的羟基、羧基基团能够作为一个材料的生物活性基团，与肽段或者钙离子等功能基团链接，从而提高支架材料的生物活性。因此，有研究者通过环氧化物环开放反应方法，快速、高产量地合成具有生物活性基团（羟基）的聚合物材料，并且通过羟基结构结合各种其他活性基团，比如 RGD 等肽段／生长因子等，从而发挥不同的生物学作用。目前此类材料尚处于初步研究阶段。

（三）纳米级聚合物纤维

正常机体的骨骼是由纳米级胶原纤维网和片状钙磷结晶状体构成的。自 20 世纪 80 年代起，随着纳米材料和技术的应用与发展，以及电纺丝技术的进展，使 PLA、PGA 及其他很多高分子聚合物网状纳米级聚合物纤维的生物材料大量应用于生物医学领域和骨组织工程的研究，其生物学性能均优于常规的微米级聚合物材料。但由于纳米材料的安全性有待进一步研究，目前纳米生物材料尚未有临床应用。

三、复合材料

机体组织不是由单一组分构成的，而是由多种有机、无机成分所构成的精妙复杂的混合物。目前任何一种单一材料均难以满足临床治疗过程中的复杂要求。比如虽然高密度聚乙烯应用广泛，却存在术后无法在影像学检查中显影的缺点，影响了术后的随访观察和评估。又比如单纯的羟基磷灰石脆性大，术中难以塑形和修剪。因此，将两种或两种以上生物材料结合形成复合材料，取长补短，不仅可以兼具组分材料的性质，而且可以得到单组分材料不具备的新性能，是生物材料发展应用的又一方向。很多学者进行了有机材料和无机材料结合成为复合材料的研究，结果表明：材料复合后可提高有机聚合物基的强度，降低无机磷灰石的脆性，有的复合材料甚至达到了松质骨的强度，而且具有良好的生物相容性和降解性。目前，有机聚合物／无机磷灰石复合材料可以应用于临床的还不多，主要用做骨填充替代材料。用于眶颧整形外科临床的主要有珊瑚羟基磷灰石骨板，它是用羟基磷灰石和高密度聚乙烯通过物理方法复合而成的新型植入材料，保持了这两种原料原有的化学成分及理化性质。而针对高分子聚乙烯材料 X 线无法显影的缺点，将钛网和聚乙烯结合在一起，形成能够承受一定压力并且能显影的钛网高分子聚乙烯复合眼眶壁修复板，有利于术中植入固定以及术后的随访观察（图 5-3）。

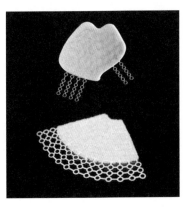

图 5-3　Medpor 钛网高分子聚乙烯复合骨板

随着生物材料、生物工程和生物医学领域技术的不断发展，越来越多的高分子材料被开发和应用，从不可降解趋向于可降解，从宏观制备技术趋向于微观制备技术，从均一化材料趋向于个体化材料，高分子生物材料在眶颧整形外科手术中将得到更广泛的应用。

第二节　无机非金属生物材料

用于生物医学的无机非金属生物材料又称为生物陶瓷,主要分为以下三类:①惰性生物陶瓷材料:包括氧化铝陶瓷材料、碳质材料等,材料植入体内后能与周围组织之间形成纤维包膜;②生物活性陶瓷材料:如羟基磷灰石、生物活性玻璃和玻璃陶瓷等,材料植入体内后能与周围组织形成牢固的化学键结合(骨性结合);③可吸收生物陶瓷材料:主要是磷酸三钙,植入体内后会逐渐被降解、吸收,从而被新生骨组织替代。

生物陶瓷无毒副作用,生物相容性好,其研究和临床应用主要集中于生物活性可降解材料,并已广泛应用于整形外科、骨科、口腔颌面外科和眼整形外科等领域。

一、惰性生物陶瓷

惰性生物陶瓷主要分为氧化物陶瓷、非氧化物陶瓷以及陶材三类。氧化物陶瓷主要是铝、镁、锆等的氧化物,非氧化物陶瓷主要是碳化物、硼化物、氮化物等,陶材则主要是由多种氧化物矿物构成的长石、石英、高岭土等原料制成。

（一）氧化铝陶瓷

生物医用氧化铝陶瓷由高纯三氧化二铝组成。氧化铝陶瓷(简称铝瓷)是指主晶相为刚玉的陶瓷材料。氧化铝陶瓷在与机体组织的结合方面属生物惰性材料,并且这种陶瓷还具有较高的机械强度、硬度、耐磨性和化学惰性。

由于氧化铝陶瓷是生物惰性材料,在人体内不发生化学变化,对人体无害,亲和性也很好,在临床医疗中广泛用于股骨、骨关节、牙根、骨修补物和骨骼螺栓等。Boutin 等人 1970 年提出使用全氧化铝陶瓷植入物,并且首次在临床上使用氧化铝陶瓷材料人工髋关节,之后又有许多国家开始广泛使用氧化铝陶瓷制作人工牙根、人工关节和人工骨。在近 30 年的临床实践中,使用氧化铝假体进行人工关节固定,取得了令人满意的结果。现在高密度、高纯氧化铝陶瓷是关节内修复手术的主要材料,长期临床实践已经说明了氧化铝陶瓷头和聚乙烯臼之间具有优异的抗磨损性能。

（二）非氧化物陶瓷

碳材料具有许多优良的性质,植入人体后化学稳定性好,与人体亲和性好,没有毒性。碳有许多同素异构体,在医学上广泛应用的主要包括热解各向同性碳(LTI)和碳纤维复合材料。早期使用的玻璃碳因为使软组织变黑而很少再用。

由于惰性生物陶瓷材料作为异体组织存在于眼眶内,存在排除和植入物移位的可能;同时,由于眼眶结构的复杂性,材料存在眼眶内具有潜在的危险,在二次受伤时坚硬的植入材料很容易戳伤视神经或刺破眼球,因此目前生物陶瓷的研究与临床应用已逐渐从生物惰性材料向生物活性可降解材料发展。

二、生物活性陶瓷

（一）羟基磷灰石

羟基磷灰石(hydroxyapatite, HA)与组成人体骨骼、牙齿等硬组织的无机成分相似,作为替代骨组织的生物活性材料,具有很大的潜力和应用前景。HA 包括化学合成和天然原料(珊瑚及脱蛋白骨)加工两类,临床上常以物理性质分类:①按形状分为块状和颗粒状;②按孔径分为致密、微孔和大孔;③按结晶性质分为结晶型和非结晶型。不同结构的 HA 理化和生理特性也不同。临床上常用的 HA 是由珊瑚经过化学处理得到的多孔材料,孔径的大小由珊瑚的内联孔决定,一般平均为400μm,允许受体的血管、纤维及骨组织长入。大量的实验及临床应用证明:①HA 化学性质:稳定性好;②HA 生物性能:生物相容性和生物活性良好;③HA 对骨组织的作用:具有骨引导作用,能在短时间内与骨组织发生坚固的化学结合。HA 早在 1871 年由 R.Waroneton 制得,20 世纪 70 年代开始用于临床,因其优良的生物相容性备受欢迎,目前一般以三种形式应用于眶颧整形外科中。

1 多孔 HA 陶瓷 多孔 HA 陶瓷具有快速血管化和骨化的优点,主要以两种形式在眶颧整形外科临床中应用。

(1)HA 活动眼座:1985 年由 Arthur Perry 发明并应用于临床。多孔 HA 陶瓷制作的眼座生物相容性好,重量轻,植入体内后只需 3～6 个月就能完全血管化,并发症少,是临床上的一种较理想的假体。规格为 14～22mm,间隔 1mm(图 5-4)。

(2)HA 人工骨:块状、片状的多孔 HA 陶瓷可作为眼眶、颧骨、颌骨等非承重骨的替代修复材料。

由于多孔 HA 陶瓷力学性能欠佳,特别是断裂韧性低、脆性大,在切削时容易破碎和断裂,不能弯曲、折叠和塑形以适应眶壁的弧度和缺损的形状,所以在眼眶修复中的应用受到了限制。

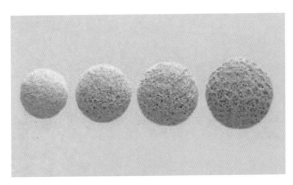

图 5-4 羟基磷灰石眼座

2 颗粒状 HA 材料 颗粒状 HA 材料可以与可塑性医用树脂或盐水等液体按一定比例混合后凝结,其凝结时间为 10～30 分钟,凝结温度为 35～40℃,在凝结前能按需要的大小和形状被随意塑形,可用于填充体积较小的骨缺损。但是需注意 HA 颗粒有移动或游走的可能,树脂单体的渗出还会影响 HA 的生物相容性,因此临床使用时发生材料排异的危险性增加;另外,材料硬化所需时间较长,塑形后近期形状不稳定,易发生变形而影响疗效,所以目前在临床上较少使用。

3 HA复合材料

(1)HA 复合材料的性能:自然骨是用磷灰石和高分子胶原纤维构成的无机／有机复合材料,具有良好的力学性能。针对 HA 脆性大的不足,自 20 世纪 80 年代起,许多学者从仿生学角度出发,以人工合成的 HA 为基础,制备了多种聚合物基复合材料。利用不同性质的材料复合而形成的复合生物材料,不仅可以兼具组分材料的性质,而且可以得到单组分材料不具备的新性能。很多学者进行了 HA 复合材料的研究,结果表明:材料复合后可提高聚合物基的强度,降低 HA 的脆性,有的复合材料甚至达到了松质骨的强度,而且具有良好的生物相容性和降解性。

(2)HA 复合材料在眶颧整形外科中的临床应用:目前,HA 复合材料可以应用于临床的还不多,主要有 HA 与胶原、HDPE、聚乳酸、聚酰胺等分别进行复合,用作骨填充替代材料。用于眶颧整形外科临床的主要有珊瑚羟基磷灰石骨板,是用 HA 和 HDPE 通过物理方法复合而成的新型植入材料,保持了两种原料原有的化学成分及理化性质。既具有 HA 的良好生物相容性和骨传导性,又保留有 HDPE 的可塑性。材料中含有羟基磷灰石 50%～70%,超高分子聚乙烯30%～50%。主要规格有:35mm×20mm×1.2mm、45mm×45mm×1.8mm 和异形三种(图 5-5)。其优点有:①与骨组织结合牢固:可与骨组织形成直接的、牢固的骨性结合;②可显影:X 线下可以显影;③可剪切,易塑形:在80～100℃的生理盐水中浸泡 5 分钟,即可用手弯曲至 120°～150°,重新塑形成需要的形状;④易固定:可用缝线、螺钉、钢丝、医用胶固定。

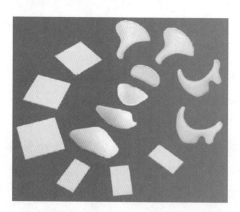

图 5-5　羟基磷灰石、超高分子聚乙烯复合骨板

（二）生物活性玻璃

生物活性玻璃材料质硬而轻,加热时易塑形,具有极好的生物相容性和生物活性。临床资料显示,用生物活性玻璃不利于细菌长入,组织耐受性好,修复效果理想,甚至可以达到和自体软骨相媲美的临床效果。但生物活性玻璃常温下不能弯曲、变形,因此不能精确地修复眼眶,正逐渐被其他材料取代。

（三）碳酸钙陶瓷

常见的碳酸钙陶瓷是珊瑚及其衍生物。珊瑚的化学成分 99%为碳酸钙,类似无机骨,具有良好的生物相容性和生物可降解性,能被加工成型。但随着天然的珊瑚资源的不断减少,目前珊瑚在临床的应用也受到一定的限制。

三、可吸收生物陶瓷

1　理想的生物可降解材料的特点

（1）良好的生物相容性和理化性能。

（2）在生物体内随新陈代谢过程逐渐降解,降解的速度与新骨形成的速度相匹配。

（3）材料降解产物无毒,不妨碍新骨的生成。

2　目前广泛应用和研究的可降解生物陶瓷　最早应用的生物降解陶瓷为石膏,它具有良好的生物相容性,但是被吸收速率快,与新骨生长速率不能匹配。目前广泛应用和研究的可降解和吸收的生物陶瓷主要是指磷酸钙类生物陶瓷材料,包括磷酸三钙、磷酸四钙、羟基磷灰石以及它们的混合物等。这类磷酸钙类陶瓷材料植入体内后经过一段时间可部分或全部吸收,发生陶瓷生物降解。其中生物降解显著的为磷酸三钙(TCP),它具有良好的生物降解性、生物相容性和无生物毒性,降解下来的钙、磷能进入活体循环系统形成新生骨,因此它作为理想的骨替代材料已成为世界各国学者研究的重点之一。

3　TCP的两相及其临床应用　TCP 可以分为高温型 α-相(即 α-TCP)和低温型 β-相(即 β-TCP),

它们之间的转变温度为 1120～1180℃。β-TCP 具有六边形晶状体结构,其组成、结构与机体硬组织的无机成分相接近,具有良好的生物相容性和骨引导作用,且在体内可被降解、吸收,所以目前国内外通常选用 β-TCP 作为颅面骨的修复重建材料和组织工程支架。β-TCP 的降解主要通过两个途径:体液的溶解和细胞(主要是破骨细胞和巨噬细胞)的吞噬及吸收。研究表明,一般情况下 β-TCP 植入体内后 6 个月至 1 年可以完全降解。降解产生的钙和磷可被周围骨组织利用,刺激和促进新骨生长。β-TCP 有颗粒型、致密型和多孔型三种类型,其强度高于 HA。临床上常用的是多孔型 β-TCP,其相互贯通的孔隙允许受体组织的长入,同时也加快了降解的速度。但是随着孔隙率的上升,材料的力学性能显著降低,其弯曲强度和断裂韧性指标均低于密质骨,所以 β-TCP 是目前修复非承重部位骨缺损的常用材料之一。笔者在前期的研究中,已成功地应用 β-TCP 及组织工程的方法修复犬眶颧骨缺损,展示了 TCP 材料在临床和组织工程骨重建方面广阔的应用前景(图 5-6)。

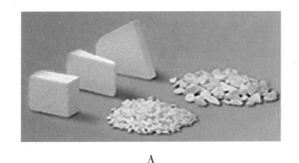
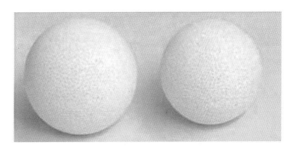

A　　　　　　　　　　　　　　　　　B

图 5-6　TCP 材料产品

第三节　金属材料

金属生物材料是人类最早利用的生物医用材料之一,以其优良的力学性能、易加工性和稳定性在临床医学中获得了广泛的应用。理想的医用金属材料严格满足如下要求:①有足够的力学强度和抗疲劳性能;②有极好的耐腐蚀性能,无磁性;③必须无毒、无致癌性与过敏反应;④具有良好的光洁度,材料易于制造,价格适当等。但由于金属材料在组成上与人体组织成分差别较大,因此金属材料很难与生物组织产生亲和,一般不具有生物活性,它们通常拥有相对稳定的化学性能和一定的生物相容性,被植入生物体内后,在材料周围会形成纤维包裹,使之与正常组织隔绝。常用的医用金属材料主要包括纯钛和钛合金、钴合金、不锈钢、贵金属和形态记忆合金。临床主要用于承重骨替代材料、骨折内固定板、螺钉及人工关节等方面。

一、纯钛及钛合金

1 纯钛及钛合金的良好性能　20 世纪 40 年代以来,随着钛冶炼工艺的完善,以及钛良好的生物相容性得到证实,纯钛及钛合金逐渐应用于临床医学中。1951 年已开始使用纯钛作为骨折内固定板和螺钉,目前临床常用的有纯钛和 Ti-6Al-4V、Ti-6Al-4V-ELI、HA-Ti 和 Medpor-Ti 等合金。纯钛及钛合金具有良好的性能。

(1) 密度较小,为 4.5g/cm³,与人体骨的密度接近,约为金合金的 1/4。

（2）机械性能优良，强度高、硬度高、弹性模量低、延展性好。

（3）理化稳定性好，耐高、低温，热传导率低，耐腐蚀和抗疲劳性均优于不锈钢等金属材料。

（4）生物相容性好：细胞毒性低，植入体内引起的组织反应轻微，能与骨组织形成骨整合，即形态上材料与骨直接接触，两者之间无软组织长入；功能上植入体的负荷持续传导，分散在骨组织中。

2 将纯钛及钛合金的表面钝化后生成的氧化保护膜应用于临床　将纯钛及钛合金的表面钝化处理，可以使材料表面生成一层保护性的氧化膜，提高抗腐蚀能力。氧化膜中的钛仍可以离子的形式扩散并堆积在周围组织，引起相邻组织的颜色呈蓝灰色至黑色，但这种组织变色不会造成明显的生理危害。20世纪80年代开发的钛合金表面喷涂HA的技术，使钛合金的表面具有生物活性，并成功应用于临床。此外，针对钛合金在矫正和补充眶容积量上存在不足的特点，人们将其与高分子聚乙烯相互结合形成复合材料，互补不足，取得了较好的临床疗效。

3 纯钛及钛合金在眶颧整形外科领域中的主要应用

（1）骨内固定系统：主要包括钛板、钛网和钛钉，以及赝复种植体（图5-7）。

（2）骨缺损替代材料：特别是在骨发育不良、外伤、肿瘤等造成的眼眶及眶周畸形中，钛网和钛板是进行骨形态结构塑形重建的材料之一。

需要注意的是：由于纯钛及钛合金机械强度大，术中加工较困难，故通常需要根据缺损的大小和形状选择合适的材料或者在术前将材料预制成型，术中再略加修整即可。

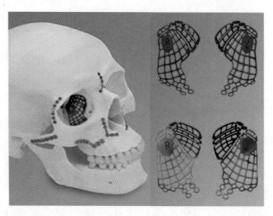

图5-7　适用于眼眶骨固定的钛钉、钛板及钛网

二、钴合金

由于钴合金耐腐蚀等优点已在矫形外科和牙科中运用超过10年。最常用的钴基合金为钴铬钼合金，即由60.6%钴、31.5%铬、6.0钼、1.9%其他成分组成的合金。

目前为止，仅有一例报道介绍了该合金在眼眶缺损中的应用，即1991年Sargent和Fulks运用钴铬合金对54位患者的眶壁缺损进行了修复，未发现术后眼眶感染且术后无须取出移植物的病例。该报道认为，此材料具有良好的组织耐受性，适用于治疗大型眶壁缺陷，值得在临床实践中推广。

但由于钴铬合金在CT和MRI中均会形成特殊的影像，从而影响眼眶病理学检测。另外，其他更优良的眼眶修复材料的快速发展，共同限制了该材料的临床应用。

三、不锈钢

医用不锈钢为铁基耐蚀合金，是最早开发的生物医用合金之一。它具有良好的耐腐蚀性能和综合力学性能,且加工工艺简便,以其易加工、价格低廉而得到广泛应用,其中最多的是奥氏体超低碳 316L 和 317L 不锈钢。不锈钢中的铬可形成氧化铬钝化膜,改善抗腐蚀能力;镍起到稳定奥氏体结构的作用。但是大量临床资料显示,医用不锈钢无生物活性,在体内的腐蚀行为及其产物会造成组织反应,并妨碍材料与骨的结合,材料溶出的镍离子还有可能诱发肿瘤的形成;而且其密度和弹性模量与人体硬组织差别大,导致力学相容性差。所以近年来不锈钢的应用比例逐年下降,目前主要用做手术器械的材料。

四、贵金属

医用贵金属是金、银、铂及其合金的总称。贵金属的理化性质稳定,抗腐蚀性能优良,生物相容性好,植入体内后表现出良好的生物惰性,组织过敏反应少。通过合金化还可对其物理、化学性能进行调节,以满足不同的需要。贵金属在临床上主要用于口腔修复、颅面骨缺损修复、骨内固定系统及植入型电极或电子检测装置。

在眶颧整形外科中使用较多的是纯金及金合金。纯金质软,且价格较贵,因此其应用受到很大限制。在永久性面瘫上睑不能闭合的病例中,纯金作为上睑增重内置体仍然较常用。为了提高纯金力学强度,降低成本,现已开发出以金、银、铜三元合金为基础的金合金,随着金含量的降低及银、铜含量的增加,其抗拉强度由 250MPa 提高到 813MPa,维氏硬度值也由 52 提高到 255。主要用于骨内固定系统,如板和螺钉;还可作为骨替代材料,如网状、片状的金合金。

五、形态记忆合金

形态记忆合金(SMA)是指具有形态记忆效应的合金材料。具有记忆效应的合金目前已发现 20 余种,但具有医用开发前景的只有镍钛形态记忆合金。镍钛形态记忆合金不但具有奇特的形态记忆效应、超弹性及优良的耐磨性,而且具有良好的耐腐蚀性和生物相容性。虽然其在临床中获得了广泛应用,但在眶颧整形外科领域仍有待进一步探索。

第四节　展　望

眶颧修复材料的最终目标是再生或移植与原有组织解剖结构及生物学性状一致的新生骨组织。随着生物材料及组织工程技术的发展,国内的研究者通过体外培养、扩增及成骨诱导骨髓基质干细胞后,与多孔生物活性支架材料构建组织工程骨,修复犬眶颧骨缺损获得成功,展现了骨组织工程技术对眶颧骨修复的良好前景。随着生物材料的不断改进,包括纳米材料修饰、多种材料复合、材料与生长因子缓释复合等,仿生化的组织工程技术将为眶颧骨修复提供成骨修复效能更高的材料。近来,三维打印技术的迅猛发展,预示着新一代的创新革命将对医学产生深远的影响,利用三维打印技术对眶颧骨进行自体化打印制备,通过手术移植进而有望实现骨组织的修复重建。

(毕晓萍　王业飞　范先群)

[1] Al-Sukhun J, Tornwall J, Lindqvist C, et al. Bioresorbable poly-L/DL-lactide [P (L/DL)LA 70/30] plates are reliable for repairing large inferior orbital wall bony defects: a pilot study[J]. J Oral Maxillofac Surg, 2006,64(1):47-55.

[2] Enislidis G, Lagogiannis G, Wittwer G, et al. Fixation of zygomatic fractures with a biodegradable copolymer osteosynthesis system: short and long term results[J]. Int J Oral Maxillofac Surg, 2005,34(1):19-26.

[3] Al-Sukhun J, Lindqvist C. A comparative study of 2 implants used to repair inferior orbital wall bony defects: autogenous bone graft versus bioresorbable poly-L/DL-lactide [P (L/DL)LA 70/30] plate[J]. J Oral Maxillofac Surg, 2006,64(7):1038-1048.

[4] Kontio R, Ruuttila P, Lindroos L, et al. Biodegradable polydioxanone and poly(L/D) lactide implants: an experimental study on peri-implant tissue response[J]. J Oral Maxillofac Surg, 2005,34(7):766-776.

[5] Portner R, Goepfert C, Wiegandt K, et al. Technical strategies to improve tissue engineering of cartilage-carrier-constructs[J]. Adv Biochem Eng Biotechnol, 2009,112: 145-181.

[6] Reichwein A, Schicho K, Moser D, et al. Clinical experiences with resorbable ultrasonic-guided, angle-stable osteosynthesis in the panfacial region[J]. J Oral Maxillofac Surg, 2009,67(6):1211-1217.

[7] Wittwer G, Adeyemo W L, Voracek M, et al. An evaluation of the clinical application of three different biodegradable osteosynthesis materials for the fixation of zygomatic fractures [J]. Oral Surg Oral Med Oral Pathol Oral Radiol Endod, 2005,100(6):656-660.

[8] Zhou H, Xiao C, Wang Y, et al. In vivo efficacy of bone marrow stromal cells coated with beta-tricalcium phosphate for the reconstruction of orbital defects in canines[J]. Invest Ophthalmol Vis Sci, 2011, 52(3):1735-1741.

第六章
眶颧手术概述

第一节 眶颧手术原则与要求

为实现眼眶、牙颌面形态和功能的修复和矫正,眶颧手术除遵循一般外科手术的原则和操作外,还需要参考下列基本原则和要求,方能保证手术的成功。

一、形态与功能并举

眶颧颌骨折患者的治疗目标,是通过矫正眶周骨骼(上颌骨、颧骨、筛骨、鼻骨、额骨等)三维空间结构的异常,重建正常的眼眶及牙颌三维空间关系,从而恢复患者正常的眼球运动和牙颌系统功能,并改变患者的畸形面容和牙颌关系,达到个体面中部的和谐、对称。为达到此目的,必须精确测量上颌骨、颧骨畸形的特点、类型、部位及程度,通过合理设计手术路径,将畸形、移位的骨段精确地切割、分离,连同附着其上的牙与黏骨膜蒂复位至设计的理想位置,以重建正常的眼眶眶壁和牙颌关系。由于面中部骨骼三维结构的调整和重新布局,使覆盖其表面的软组织亦随之发生有规律的变化,从而呈现出一个崭新的令人满意的容貌。因此,眶颧手术的疗效评估应以此为出发点,以是否达到功能、形态与容貌俱佳作为标准。

二、眼眶外科与口腔颌面联合治疗

长期的临床实践证明,眶颧颌骨折牵涉到视功能、眼球运动、眼球移位、复视、泪道系统等,单独采用正颌手术、正畸手术均难以达到眼眶和牙颌系统功能与形态的完美统一。采用眼眶外科与口腔颌面联合治疗的原则与方法,是现代眼眶外科和口腔颌面外科的重要进展,也是取得功能与形态俱佳的基本途径。通常由口腔颌面外科与眼眶外科医师组成联合治疗组,对每位眶颧颌骨折患者的检查资料进行分析、研究、诊断和商讨,全面评估其视功能、眼外肌系统、眼眶骨折、颧骨颧弓、上颌骨骨折情况及颞颌关节和咬合关系等情况,设计手术方案,由眼眶外科和口腔颌面外科医师共同主持完成手术治疗,并定期复查随访病员。

三、严格执行正确的手术治疗程序

手术治疗方案确定后,必须严格按照治疗程序进行,才能获得最佳的治疗效果,避免并发症的发生。程序包括以下几个方面:

（一）眼部评估

眶颧颌骨折患者在全身系统性损伤已得到处理后，眼部情况是评估的重点。

1 视力 视力的下降到晚期多不可逆，视力检查的目的在于对比术前、术后视力情况，便于评价手术对视力的影响。

2 突眼度 超过 2mm 的眼球内陷是单纯眼眶骨折晚期手术治疗的最主要指征，应该用 Hertel 突眼计检测对比双眼的突眼度，为手术治疗提供参考。对于眶外壁和眶外缘骨折患者，Hertel 突眼计的外眦部眶外缘支撑点受到影响，此时应该选用以额部或外耳道为支撑点的突眼计测量突眼度。

3 眼球运动、复视和斜视 明显的眼球运动受限总与复视并存，并可伴有斜视，提示眼外肌受损、嵌顿或支配眼外肌的神经受损，是眼眶骨折晚期手术治疗的重要指征，但神经性损伤的眼外肌手术效果不佳。

4 泪道 泪道冲洗是评估泪道系统的最主要手段，泪道碘油造影也可辅助判断泪道的损伤或阻塞情况。眼眶骨折以鼻泪管和下泪小管损伤多见，易导致患者溢泪或溢脓。鼻泪管损伤若伴发泪囊炎，应先于眼眶骨折重建术之前行鼻腔泪囊吻合术，陈旧性泪小管的断裂修复多在眼眶骨折术后进行，但修复之后再阻塞的比例仍较高。

5 眼睑 眼眶骨折合并的上睑下垂、内眦畸形等多需晚期处理。

6 影像学检查 CT 扫描和三维重建的作用在于确定眶壁和眶缘的骨折部位和范围，为手术提供参考。

（二）正畸治疗

正畸治疗旨在调整不协调的牙弓与牙颌关系，排列牙列，消除牙的代偿性倾斜。

（三）确认手术计划

术前正畸治疗结束后，应对原定手术方案进行一次最后的评估和预测，必要时可进行适当的调整和补充。

（四）完善术前准备

除常规的全身麻醉术前准备外，还应系统全面地评估患者的全身情况，特别是车祸等严重暴力外伤的患者，应在内科、外科、神经科、骨科等医师的协作下评估包括呼吸系统、循环系统、神经系统等情况，排除危及生命的疾病。按设计的术式，将所需骨段移动至矫正位置后的内固定装置制备好，并根据手术计划、预测效果以及可能出现的问题制定相应对策，向患者充分说明手术计划、预测术后效果和可能出现的并发症，取得其理解与配合。

（五）进行眶颧颌骨折手术

必须严格依照经预测确认的手术计划，按步骤渐次实施，不得在术中随意改动，但根据术中实际情况进行必要和适当的调整是允许的。

（六）随访观察

了解术后视功能、眼球运动、复视的变化，以及眼眶、颧骨、上颌骨修复情况和上下颌咬合关系可能出现的变化，进行必要的处理，并进行最后的效果评价。移动、矫正后的骨段，在愈合过程中往往会出现轻微的移位，只要不影响预测效果，一般不做特殊处理。如果出现明显移位，则需要查明原因，进行相应处理。根据骨切开后的愈合过程、眼外肌运动系统和牙颌系统的生物学特征，术后严密随访观察至少应持续 6 个月，其后可每半年复查一次。

四、准确的测量分析

1 正确的诊断 正确的治疗计划必须建立在正确的诊断基础上，特别是眶颧颌骨折患者的外科治疗，往往通过观察面中部的不对称性、局部压痛、张口受限、咬合紊乱等症状可以初步判断骨折的发生，但骨折的部位、类型、移位程度等还需要影像学检查进一步明确。

2 X线检查 X线检查应成为眶颧骨折继发畸形的常规辅助检查手段，最常用的是瓦氏位和颏顶位。瓦氏位有助于上颌骨、上颌窦、眶底、眶下缘、颧骨及颧弓骨折的诊断，并可了解颧骨的畸形愈合情况以及有无眼眶内容物疝入上颌窦，同时也有助于观察有无鼻骨及眶上缘骨折。颏顶位可判断颧弓的骨折移位情况。通过眼眶断层X线检查可粗略了解眶壁的骨折，若要准确诊断各眶壁的骨折情况，尚需做眶骨轴面及冠面CT检查，因为有些在X线片上显示并不严重的骨折，实际在眶深部，包括眶底后部、眶内壁上部，甚至眶外壁均可发生较严重的粉碎性骨折。

3 CT扫描成像 特别是高清晰度CT所提供的薄层轴面及冠面断层，通常可确定创伤眶骨所有主要畸形，包括眶壁的骨折以及眶内软组织移位于邻近解剖间隙的情况，为眼球内陷的病因诊断和手术设计提供可靠依据。近10多年来，CT成像已被广泛应用于创伤后眼球内陷发病原因的研究并取得重大进展，三维重建已成功地用于各种眶颧骨折的诊断和手术设计。与平面CT扫描成像相比，三维重建成像具有直观、立体的特点，对眶颧骨折的畸形移位情况一目了然，有助于手术的设计和实施。虽然三维CT具有很强的直观性，但对眶骨骨折的诊断仍有其一定的局限，无法了解眶内软组织的移位情况，同时较薄的眶底及眶内壁常使该区域的三维重建成像非常困难。

通过对数据的测量分析，明确牙、颌、面结构的相互关系是否存在异常及其性质、部位、程度，进而得出正确的诊断，并据此设计，选择最佳治疗方案，如牙颌关系应如何调整、截骨的部位、术式的选择以及骨段移动的方向、距离、旋转的角度等，通过手术切开并移动上颌骨、颧骨复合体至理想设计位置，方能达到矫正畸形、重建正常的功能和外形的目的。

五、手术模拟设计及预测

（一）通过模拟设计，选择最佳手术方案并预测术后效果

眶颧手术的特点是骨切开的部位和类型，骨段移动的方位、距离和角度，以及恢复正常牙颌关系位置等的度量均需按毫米计算，手术一经开始就必须按精确的设计方案和程序进行，不能在手术过程中随意改变。因此，术前必须在测量分析的基础上，通过模拟设计，选择最佳手术方案和术式，并预测术后的效果。然后将形象化的手术方案，主要是预测的效果，显示给患者，征询意见，达成医患共识。

（二）计算机导航技术的应用

计算机导航技术在20世纪80年代末首先应用于神经外科手术，随后逐渐推广，用于骨科、口腔颌面外科及整复外科领域，它延伸了外科医师有限的视觉范围，更好地发挥了外科医师的主动性和灵巧性，主要优点有：

1 降低手术风险 提高了手术定位精度，减少了手术损伤，提高了手术安全性。

2 提高手术成功率 优化了手术路径，引导手术进行，提高了手术成功率。

3 辅助进行微创手术 可减少手术并发症，降低患者的痛苦。

4 缩短康复期 缩短患者的术后康复期，降低患者的医疗成本。

总之，将计算机导航技术应用于复合性眼眶骨折的手术修复重建中是眶颧外科的一次飞跃。

（三）计算机导航的组成部分

手术前规划和手术中导航（图 6-1）。

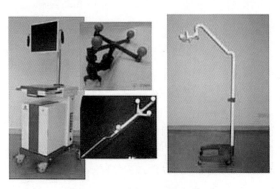

图 6-1　计算机导航系统

1 计算机辅助手术前规划

（1）术前建模：利用计算机图像技术虚拟再现患者三维解剖结构，通过 CT 影像资料技术实现三维模型重建。用于手术前的设计和手术模拟，在手术前精确地显示出骨组织受损情况，从而提高手术的准确度（图 6-2A、B）。

（2）手术模拟和设计：通过导航软件，手术医师可以对已建立的三维模型进行虚拟手术，模拟手术中骨块的切割、移动和植入充填材料复位眼球，实现手术前设计，并为手术中的导航预设定位点（图 6-2C、D）。

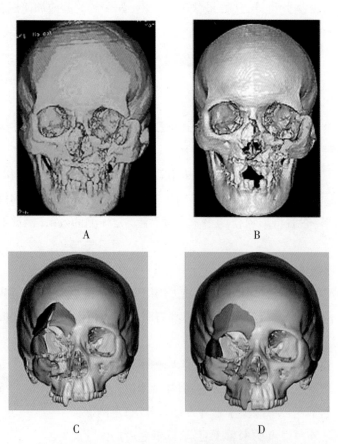

A　　　　　　　　　　B

C　　　　　　　　　　D

图 6-2　术前建模并模拟手术中截骨和复位

A、B. 术前建模可以在计算机中生成患者的三维头颅模型，并且可以随意转动和观察任意骨块　C、D. 手术前利用镜像技术，以健侧为参照，模拟手术中截骨和复位，并制定出手术中应该到达的正确位置

2 手术中导航 通过计算机导航系统，医师能够在导航显示器上实时监控手术器械在眼眶中的三维立体空间位置，以及它与手术前预设的定位标志点的关系，从而实现准确的手术复位；并且使手术的操作都在一个安全的范围内进行，避免了传统手术中的盲区，提高了手术的安全性和精确性（图6-3）。

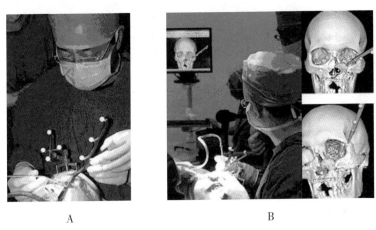

A B

图 6-3 手术中应用导航系统进行空间定位

（四）计算机导航的术前标记作用

在传统手术中，断裂后畸形愈合的骨块常常失去原来正常的解剖结构，骨折缝周围包裹了大量骨痂，从而使截骨缺乏正确的参考点，手术的准确度较差。在计算机导航系统的引导下，即使有大量形态不一的碎骨块，也能在术前的规划中一一准确地标记出来，术中根据预先设定的标志点进行准确的截骨、复位和固定（图6-4）。

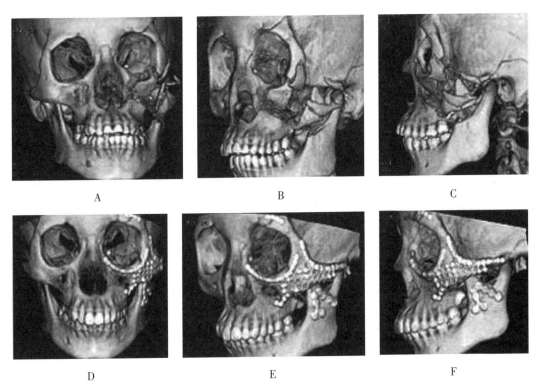

A B C

D E F

图 6-4 术前眶下缘大量破碎骨块通过计算机导航系统可以准确地复位和固定
A、B、C. 术前　D、E、F. 术后

（五）经导航系统引导对骨折的修复作用

导航系统除了引导眶缘的骨块准确地复位外，还能引导修复材料对眶壁骨折进行准确的修复，从而实现眼眶骨折的解剖复位，并保证了眼眶内重要组织的安全性，减少并发症的发生（图6-5）。

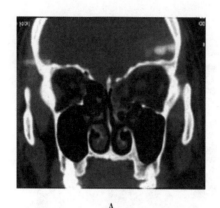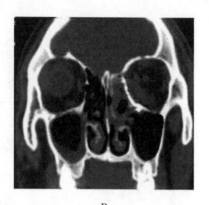

A   B

图 6-5　导航技术引导眶内壁骨折修复术前和术后对照
A. 术前　B. 术后

六、遵循生物学基础的手术设计与操作

眶颧骨折畸形的整复治疗，是通过上颌骨、牙槽骨和颧骨复合体的带蒂易位移植实现的。研究表明，牙槽骨与颌骨的血供不但来自骨内的离心性血流，同时也获得来自骨周围软组织的向心性血流。骨切开后，上颌骨、牙槽骨和颧骨复合体的血流动力学将发生显著的变化，来自周围软组织蒂的血流将成为复合体的主要血供来源，这就为各型眶颧手术的设计、实施及其合理性与安全性提供了科学的依据和必须遵守的准则。因此，无论是骨切开术的设计，还是带蒂上颌骨、牙槽骨和颧骨复合体的形成、移植，都必须遵循血流动力学变化的规律，以避免严重并发症的发生，保证手术的成功。

七、组织分离、牵开与显露

组织分离、牵开与显露是所有外科手术的基本技术。由于现代眶颧手术多采用经口内路径，在较为狭窄并含有重要解剖结构的深在部位进行操作，其软组织切口和骨切开线均要求十分准确，上颌-牙槽骨复合体的软组织蒂必须完整无损，以保证血供。因此，软组织的分离必须精细，牵开必须足够，术野显露和照明必须尽可能充分。

八、专用手术器械

眶颧手术的特点和难点在于手术都需要经口内路径完成，手术大多在不能用常规方法止血的狭窄、深在腔隙中进行，主要的手术技术是精确的骨切开术。因此，除一般手术器械外，为了保证手术的安全、准确和高质量，对手术器械有如下特殊要求：

1　光源　配置有光导纤维冷光源照明，适于不同部位和类型手术的牵开器。

2　微型动力系统　具有高强度机械能量（电动或气动）的微型长柄往复锯、左右摆动锯、矢状切开锯及骨钻，并配有各种类型的锯片和钻头。

3　吸引器　有效的吸引器。

4　内固定系统　做骨内固定的微型内固定系统。

九、坚强内固定

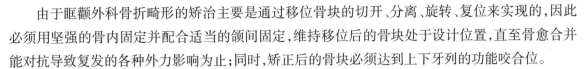

由于眶颧外科骨折畸形的矫治主要是通过移位骨块的切开、分离、旋转、复位来实现的,因此必须用坚强的骨内固定并配合适当的颌间固定,维持移位后的骨块处于设计位置,直至骨愈合并能对抗导致复发的各种外力影响为止;同时,矫正后的骨块必须达到上下牙列的功能咬合位。

坚强内固定是利用不同的金属或非金属板、螺钉来固定颌骨,防止其移动,从而尽量达到促使复位骨直接愈合的目的。

（一）手术适应证

1 手法复位外固定不能维持功能复位及牵引不能达到预期目的者。

2 关节附近的撕脱骨折。

3 有移位的关节内固定。

4 骨折断端间嵌入软组织难以回复者。

5 有移位的陈旧性骨折及畸形愈合需切开矫形者。

6 骨缺损、骨不连接,在植骨的同时进行内固定者。

7 不适于做长期颌间固定或牵引者,如老年颌骨骨折、多发性骨折等。

8 伤后时间短、软组织条件好的开放性骨折。

（二）手术禁忌证

1 全身情况不能耐受麻醉和手术创伤者。

2 伴有严重心、脑血管疾病者。

3 严重骨质疏松,内植物达不到内固定目的者。

4 骨髓炎及有活动性感染者。

5 软组织或皮肤有大块缺损未获修复者。

6 某些位置良好的嵌入骨折愈合后既不影响功能,又无后遗症者,一般不必进行内固定。

7 骨折伴有血友病、严重糖尿病者,内固定手术要特别慎重。

内固定手术的适应证和禁忌证大多是相对的,应结合患者具体情况及技术设备条件做出决定。对某骨折患者用内固定或外固定均可达到同样目的者,应优先选择既简单又有效的方法。对儿童骨折内固定的适应证宜从严掌握。主张手术时间越早越好,避免二次创伤带来的不利影响。

（三）坚强内固定的基本原理

1 张力带原则　任何偏中心负重骨都将承受着弯曲应力。其应力分布是在凸侧产生张力,凹侧产生压力。任何骨折移位,均表现为张力侧的分离。为使偏中心负重的骨折恢复承重能力,必须应用张力带原则来吸收其张力。所以在骨折加压内固定时,如使用钢板,则钢板应放在张力带侧,以对抗和转化张力,使其成为压力,从而保持两骨折端的紧密接触。

在负重条件下,正常下颌骨为偏中心负重,使骨的牙槽嵴一侧具有张力,而下颌骨下缘一侧具有压力(图6-6)。因此,行加压钢板内固定时,其钢板应放在骨的张力侧,钢板即承受张力,经钢板加压后,使骨折张力侧的张力转变为压力,从而使钢板起到纵轴加压内固定的作用。钢板如放在压力侧,则不但不能使骨端加压,反而会增加原张力侧的张力,使张力侧骨端更加分离,既容易造成钢板松动、疲劳和折断,也会影响骨折愈合。

2 骨内应力轨迹原则

（1）颅面骨骼:颅面骨骼属于低应力骨,并呈中空的框架结构。来自咬合运动的应力被立柱结构分散传递,立柱结构大致分为两类:一类是垂直立柱,包括鼻上颌内侧立柱,颧上颌外侧立柱和

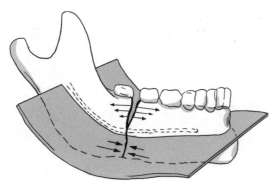

图 6-6　张力带原则

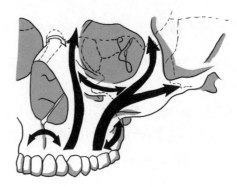

图 6-7　颅面骨的主应力轨迹

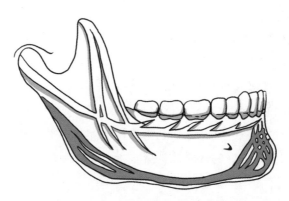

图 6-8　下颌骨的主应力轨迹

翼上颌后立柱;另一类是水平立柱,包括眶下缘和颧弓。垂直立柱内为压应力轨迹,水平立柱内为张应力轨迹(图 6-7)。

（2）下颌骨:下颌骨属于高应力骨,具有很强的抗力结构。在生理状态下,下颌骨舌侧和颊侧交替受到扭矩和剪力作用,其功能负载主要由骨内主应力轨迹承担,即沿牙槽嵴分布的张应力轨迹,以及沿下颌下缘分布的压应力轨迹(图 6-8)。

骨折发生时,即可视为骨内应力轨迹的中断。骨折处存在应力时,两骨折断端之间将形成纤维软骨;骨折处无应力时,两骨折断端之间将产生直接骨性愈合。骨折部位的力学环境对骨折愈合方式有很大影响,应力大小对成软骨细胞有显著作用,应力越大,成软骨细胞数量越多,出现越早,持续的时间也越长,所以在骨折端内固定不牢而出现应力时,可刺激成软骨细胞处于活跃的分泌状态,以形成巨大的软骨痂来稳定骨折端,以后软骨发生钙化,逐步完成软骨内成骨。如内固定较坚强,骨折端稳定,局部应力较小,则对成软骨细胞的刺激较弱,细胞的分泌功能降低,形成软骨就少。

总之,骨内应力轨迹原则即通过内固定重建应力轨迹,使骨折处的应力得以分散传递,促使骨折快速愈合。

十、术后严密观察

眶颧骨折手术的骨切开创面很难用常规方法达到彻底止血,术后早期的创面渗血难以避免。因此,在术毕麻醉苏醒期及手术当日,必须进行严密的监护观察。

第二节 眶颧手术器械

熟悉眶颧手术的特殊手术器械，了解其性能、用途和使用方法，能使手术更加顺利，减少创伤和出血，达到事半功倍的效果。

一、手术刀

手术刀可分为钢刀、电刀、热刀（产热而无电火花发生）、光刀（二氧化碳激光）、声刀（超声波）等各种类型。目前国内临床上以前两者为最常用。

1 钢刀　是由手术刀柄及可更换的各种刀片组成。我国出产的手术刀柄有 3、4、7 号三种，其长短、大小各有不同，因而其所配置的刀片也因刀柄而异。口腔颌面外科手术中常用的刀片有 10、11、12、15、21、23 号等（图 6-9A）。使用时用持针钳或大血管钳夹持刀片进行更换。口内手术几乎全部采用 11 号尖刀片配置 3 号刀柄；口腔后部或咽部手术有时需用 12 号刀片（弯形尖刀或称镰状刀），并配以较长的 7 号刀柄；面中部手术主要采用 11 号尖刀片，有时也采用 15 号及 10 号刀片；颈部或头皮手术则多使用 4 号刀柄配置 21、23 号刀片。

2 高频电刀　是通过有效电极尖端产生的高频（通常 200kHz 至 3MHz）高压电流与机体接触时对组织进行加热，实现对机体组织的分离和凝固，从而起到切割和止血的目的。

执刀方法一般有持弓式、抓持式、执笔式、反挑式四种，眶颧手术以执笔式最多见。执笔式的优点是可以小指作支点，因而比较稳定，切割准确，在牙槽黏膜上切开时，常可避免滑脱而误伤正常组织。反挑式主要应用于牙槽部手术、脓肿切开及腭裂软腭与悬雍垂的切开。头皮切口或在身体其他部位切取移植组织（如皮管形成，取肋骨、髂骨等）时，也可采用抓持式或持弓式。使用电刀时，应一律采用执笔式。

二、手术剪

1 手术剪的类型及作用　手术剪有弯、直两型，各型又有不同长短、大小之分。剪刀头又分锐、钝及一叶尖一叶钝三类。眶颧手术以钝头细长弯剪（亦称深部手术组织剪）最常用（图 6-9B）。手术剪既可作锐性分离，又可作钝性分离，还可减少误伤正常组织的机会。面部整复手术时用锐头小直或小弯剪。大的锐头或一叶尖一叶钝的手术剪常用以剪线。还有粗叶钝刃的钢丝剪也是眶颧外科中常用的手术器械。

2 手术剪、线剪和钢丝剪的主要用途　手术剪的主要用途是锐性分离，剪开或剪断组织；线剪则用于剪线、拆线；钢丝剪主要用以剪断各种金属丝。

3 正确的持剪方法　正确的持剪方法是大拇指和无名指伸入圈套内，食指扶持关节或体部。临床上容易犯的错误是以中指代替无名指，这样常影响手术剪张合的灵活性和持剪的稳定性，应予以注意。

三、组织镊

1 组织镊的种类　组织镊分有齿与无齿两种，大小、长短可根据手术需要选择。眶颧颌面部手术所用的组织镊多为宽柄细头，对组织损伤小。一般外科手术的组织镊对口腔颌面部手术是不适用的。

2 组织镊的主要用途 组织镊的用途主要是牵引组织,协助分离、解剖以及缝合等。有齿镊夹持比较牢固,但损伤较大,主要用于皮肤、皮下、筋膜等组织的牵引;无齿镊夹持力虽较弱,但对组织损伤很小,故多用作黏膜、血管、神经、肌肉等的牵引。

3 正确的持镊方法 正确的持镊方法是:镊之一侧由大拇指夹持,另一侧由食指、中指和无名指共同夹持(图 6-9C)。只用食指、拇指的持法以及镊柄向手心的持法都是错误的。

四、血管钳

1 血管钳的类型 血管钳有弯、直两种类型,根据其大小又可分大、中、小号。大号血管钳又称深部血管钳或凯利(Kelly)血管钳(图 6-9D),中号血管钳亦称普通血管钳,小号血管钳又称蚊式血管钳。血管钳以有无齿、钩而分,有钩者则称为有钩血管钳或柯克(Kocher)血管钳,亦有直、弯两种。

2 不同类型血管钳的各种用途 在眶颧手术中用得最多的是小号血管钳,主要用以钳夹皮下及浅部组织的细小出血点。中号血管钳主要用于较大出血点、较粗血管及小束组织的钳夹。大号血管钳则多用于大束组织及大块肌肉的钳夹,由于其柄较长,也常用于咽部等深处的止血。有钩血管钳主要用于钳夹较厚的、易滑脱的大块肌肉或组织,但不能用于直接钳夹出血点。血管钳除具有止血作用外,在钝性分离中也是主要的器械。有时中、小号血管钳也可代替组织镊用以牵拉组织,其优点是夹持比较牢固,如遇出血还可立即进行钳夹止血。

另一种为血管外科常用的无损伤性血管钳,主要用于较粗血管的止血,或者在不阻断血流的情况下,对血管进行修补、吻合等。

3 正确的持钳方法 与持剪法基本相同(图 6-9E)。

五、组织钳

组织钳亦称皮肤钳或 Allis 钳(图 6-9F)。在眶颧手术中,主要用以牵引被切除的组织,有时也可钳夹消毒棉球、消毒巾、纱布或剥离子。与一般外科不同的是,眶颧外科不用钳夹牵引正常皮肤,以免损伤皮肤,但有时仍可用钳夹牵引皮下组织。

六、持针钳

持针钳也称持针器,为适应缝针的不同规格,也有不同的长短和大小之分(图 6-9G)。持针钳夹持缝针的正确部位是针的中、后 1/3 交界处。缝合时,手指切不可穿进持针钳圈套内,以保证缝针能在各种角度弧形前进,不致因用力不当而撕裂组织,这一点在口内创面的缝合时尤为重要。

七、缝针

缝针有弯、直两种类型,在弯、直两种类型中又有圆针及三角针之分。三角针的前半段呈三菱形,非常锋利。缝针的规格繁多,应根据需要进行选择。一般的缝针在末端有眼孔,以备穿线。另有一种针、线已制成一体者,称为无损伤缝针。

圆针主要用以缝合黏膜、肌肉、皮下组织,三角针则主要用于缝合皮肤以及坚硬的瘢痕组织,无损伤缝针则用以缝合血管、神经。

缝针的大小一般以针径×针长(单位为 mm)来表示。眶颧手术中主要应用 0.3×10、0.4×10、0.5×12、0.6×14、0.7×17 的弯针,而直针较少使用。

八、缝线

目前眶颧手术常用的缝线有四大类:丝线、尼龙线、可吸收缝线和金属线(不锈钢丝、银丝等)。口内及面部手术多用 5-0、3-0 及 1 号丝线,颈部大块肌肉、大血管的结扎可用 4、7 号线。

化学合成的可吸收缝线有被组织吸收的特性,如化学合成聚甘醇酸可吸收多股编织缝合线,由于其组织反应小、张力强度高等特点,尤其是在组织内 15 日后开始吸收,2 个月后可完全吸收,故主要用于组织内的缝合;丝线主要用于皮肤、口腔黏膜的缝合及结扎出血点或血管;皮肤缝合也可采用细尼龙线;无损伤缝针上的线则主要是尼龙线;金属线只用于减张缝合或牙和骨组织的连接固定。

九、吸引器

吸引器的原理非常简单,就是通过一定的方法制造其吸引头的负压状态,这样大气压就会将吸引头外的物质向吸引头内挤压,从而完成“吸引”的效果。眶颧手术用的吸引头以细长柄、有孔及带芯者为佳,管径一般为 3~5mm。主要用途是吸出手术区的血液、囊液、脓液或唾液等。

十、骨膜剥离器

骨膜剥离器种类繁多。眶颧手术以单头骨膜剥离器与双头骨膜剥离器为常用。设计时呈弯头或直头,一面呈扁平状,另一面呈稍凸状,可根据临床解剖部位选择应用。

十一、骨凿

骨凿的主要用途是凿除骨质或凿断骨连接,修理骨面和取骨。一般分为单面刃、双面刃。骨凿之刃面不宜短而厚,否则在操作时有凿裂骨片的危险。骨凿有各种不同的宽度供使用。如行上颌骨与翼板间分离时,采用单面刃且有一定弧度的骨凿;一般牙槽骨手术采用单面刃的小骨凿;颌面骨手术则选用较大的骨凿。骨锤也有不同大小,选用时应与骨凿大小相配,以期获得适当的敲击力量。

十二、咬骨钳

咬骨钳有直头、弯头、单关节、双关节之分(图 6-9H、I)。头式类型亦甚多,咬骨钳头部均呈快口凹型,主要用途为咬除多余骨质,修整骨面。牙槽部手术时用方头的牙槽咬骨钳较为方便,颌面部骨折手术以双关节咬骨钳最适用、省力。

十三、持骨钳

持骨钳分二齿头、四齿头、多齿头三种。一般以四齿头及多齿头钳夹比较稳固,主要用于钳持或牵引骨断端。另一种类型为钳夹上颌骨的持骨钳,该持骨钳分左、右,钳的一侧稍弯曲,便于伸入鼻底梨状孔内,另一侧弧度较大,跨过牙齿及牙槽骨伸入到硬腭区,主要用途是钳夹、牵引上颌骨,为上颌骨 Le Fort Ⅰ~Ⅲ型骨折手术所常用(图 6-9J)。

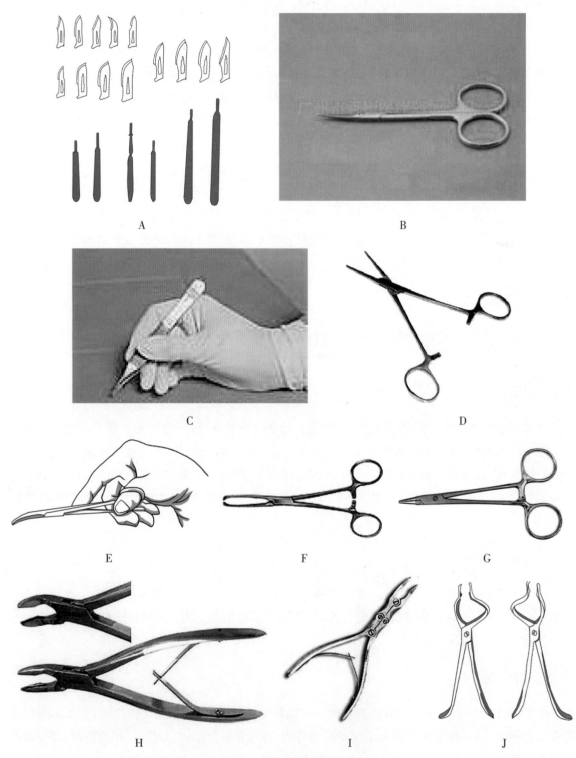

图 6-9 眶颧手术器械

A. 各种常用手术刀片、刀柄　B. 钝头细长弯剪　C. 正确的持镊法　D. 凯利血管钳　E. 正确的持钳方法　F. 组织钳　G. 持针钳　H. 单关节咬骨钳　I. 双关节咬骨钳　J. 上颌骨持骨钳

十四、骨锯、骨钻

眶颧手术使用的骨锯有线锯、电锯及气动锯三种,主要用以切断颧骨、上颌骨。使用线锯时,一般应使两端呈大于直角的情况下拉锯,否则有折断的可能。眶颧手术截骨时用的电锯或气动锯以摆动式或伸缩式(往复式)为常用,应用旋转式时要避免因打滑而损伤正常组织。

骨钻有手摇、电动、气动三种,可根据需要配备各种骨钻或不锈钢针。手摇式虽然效率较低,但比较安全,且设备简单,价格低廉。电动式和气动式效率较高,但价格昂贵,使用时要注意掌握要领,避免损伤正常组织。

第三节　眶颧手术钛钉、钛板内固定

钛元素活泼,晶状体表面极易氧化,在空气中即可形成致密而稳定的氧化膜,从而保护金属不被腐蚀,其生物相容性也非常理想。钛属于轻质金属,密度 4.5,按其结构可以分为 a 相、b 相、a＋b相,医用钛主要为 a 钛或 b 钛合金。钛的抗拉性和屈伸强度较不锈钢低,弹性也接近人体骨骼,特别适用于制作眶颧手术中内固定材料。但钛的耐磨性差,不宜用作人工关节摩擦面材料。

钛和钛合金应用于医学已有 40 年历史,其最显著的优势是具有良好的生物相容性和耐腐蚀性。钛的弹性模量较低,低温韧性好,易弯制成型,适用于不规则骨骼的固定。虽然钛强度较低,但也足以抵抗颅面、眶颧颌诸骨的各种应力负载。钛植入材料可以作为颅颌面部永久性植入材料。

钛钉、钛板主要用于正颌截骨后及外伤后骨折复位的坚强内固定。

一、微型接骨板

微型接骨板的厚度为 0.4～0.6mm,板孔直径为 10～15mm,形状设计以多规格为特点,常见的形状有直形、弧形、左右"L"形、"X"形、"Y"形、"H"形和"T"形等,异形板有双"Y"形、双翼形、梅花形和蝶形眶底板等。微型接骨板不具备机械抗力,主要用于颅骨、眼眶、鼻眶筛区骨折片连接和衬垫修补,也用于颧骨、颧弓及上颌骨等低应力部位的骨折或正颌固定,但需要多点协同应用。

二、小型接骨板

小型接骨板的厚度为 0.8～1mm,板孔直径为 1.5～2mm,常见的形状有直形、弧形、左右"L"形、"X"形、"Y"形、双"Y"形、"H"形和"T"形等。直形板和弧形板有链状和桥式两种,直形链状板最长者有 24 孔。小型接骨板具有一定的机械抗力,主要用于上颌骨垂直立柱和下颌骨张力线部位的固定。

三、固位螺钉

固位螺钉的结构设计分为三部分:钉头、钉杆和钉尖(图 6-10)。

1 钉头　钉头的埋入面呈半球形,与接骨板板孔内面相吻合,其吻合程度直接关系到板、钉之间的稳定性,不吻合的接触面很容易产生局部应力集中,以致发生金属点状腐蚀。钉头的凸面呈弧面形,高出接骨板表面,设计上应尽量低平,但又要考虑改锥孔的高度,不能过低,以免影响螺钉的可驱动性能。

钉头上的改锥孔为容纳改锥头所设,起驱动螺钉旋入和自动夹持螺钉的作用,其性能取决于

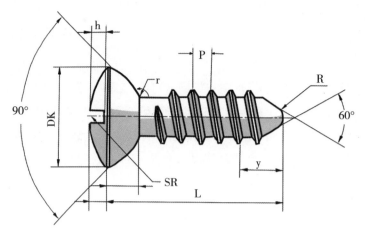

图 6-10　固位螺钉的结构

DK:钉头直径　SR:改锥孔(槽)　h:改锥孔高度　r:钉头与钉杆的夹角
P:螺距　L:螺钉长度(不含锥孔高度)　y:钉尖区　R:钉尖弧度

改锥孔的高度、形状和工艺精度。目前普遍采用的"十"字槽四角驱动改锥孔和内四方或内六方改锥孔可明显增加驱动螺钉的旋转扭矩。临床上使用的微型螺钉(直径<1.5mm)多采用中心定位"十"字形改锥槽,而直径 2mm、2.4mm、2.7mm 的螺钉一般采用内四方或内六方改锥孔,内四方和内六方改锥孔的优点是扭矩大、驱动力强,其孔面带有一定的斜度,改锥头垂直嵌入孔内可自动夹持螺钉。如果二次手术取螺钉时发生滑扣,还可以采用反向丝锥取钉。

② 钉杆和钉尖　钉杆是螺钉埋入骨内的部分。钉杆与钉头连接处的夹角是螺钉旋入时承受扭矩最大的部位,也是最容易发生断裂的部位,夹角设计时应弧形过渡,不要做成直角。钉杆上设有螺纹,通常所称的"螺钉直径"即指螺纹直径,"螺钉底径"即指钉杆直径,钻孔时所用钻针的直径一般应等于或稍大于螺钉底径。

眶颧手术中常用的固位螺钉,其钉杆全长均有螺纹,按螺纹形状和功能大致可分为两种,一种是皮质骨螺钉,另一种是自攻螺钉。皮质骨螺钉的特征是钉头大,螺距小,螺纹宽,钉尖段无切槽,钉尖圆钝。这种螺钉在骨内的把持力强、稳定,但旋入前需用丝锥预攻螺纹,所以又称"预攻螺钉"。自攻螺钉的特征是钉头小,螺距大,螺纹窄,呈不对称的"V"字形,钉尖虽为圆弧状,但锥度小,钉尖段带有切槽,这种螺钉具有自动切割功能,不必在旋入前用丝锥预攻螺纹,但由于切槽沟内填充骨碎屑的速度和钻孔的大小成反比,所以钻孔必须相对较大。

四、应急螺钉

应急螺钉是为固位螺钉失败时所设计,每个固定套装内都应配备应急螺钉。手术时,当固位螺钉的骨内螺纹发生折裂、螺钉孔钻得过大,或者先期螺钉出现松动需更换螺钉时,可以用应急螺钉替代固位螺钉,利用固位螺钉原来的螺钉孔重新固定。应急螺钉通常为自攻螺钉,即使原螺钉为特殊类型的螺钉,所配备的应急螺钉也是普通自攻螺钉。应急螺钉一般比相配的固位螺钉大一个直径规格。

五、坚强内固定术后取板

医用纯钛制作的接骨板和螺钉作为外科植入物允许长期滞留在人体内。临床上取板的适应证归纳如下:

① 螺钉松动、钛板断裂。

2　钛板外露或骨折感染持续不愈合。

3　儿童患者。

4　牙种植体患者。

5　钛板植入区再次手术时。

6　患者要求取板。

（范先群　林明）

参考文献

［1］邱蔚六,张震康,王大章. 口腔颌面外科理论与实践［M］. 北京:人民卫生出版社,1998:91-105.

［2］张益,孙勇刚. 颌骨坚固内固定［M］. 北京:北京大学医学出版社,2003:72-93.

［3］Matthew I R, Frame J W. Policy of consultant oral and maxillofacial surgeons towards removal of miniplate components after jaw fracture fixation: pilot study［J］. J Oral Maxillofac Surg, 1999,37(2):110-112.

［4］Anderson T, Albert B. Experience with rigid fixation of mandibular fractures and immediate function［J］. J Oral Maxlliofac Surg, 1992,50(6):555-560.

［5］Davidson J, Nickerson D, Nickerson B. Zygomatic fracture: comparison of methods of internal fixation［J］. Plast Reconstr Surg, 1990,86(1):25-32.

第七章
眶颧手术入路

第一节　眶颧手术入路基本原则

选择正确的手术入路是手术成功的关键之一,这需要手术者对眼眶、上颌骨、颧骨解剖的熟悉,对各类眶颧颌病变的全面理解,对各种影像检查技术的充分认识,以及掌握眼眶及眶颧颌手术的原则。

一、眶颧手术操作原则

(一)切口

眶颧手术的皮肤切口应与皮纹走向一致,这样术后瘢痕较美观或者不明显。

1 眉弓下切口　选择眉弓下切口时略呈弧形与眉毛下缘一致。

2 内上方和外上方切口　内上方和外上方皮肤切口弧度宜大,沿眶缘切开。

3 "S"形改良切口　"S"形改良切口外侧开眶皮肤切口转弯时切忌呈直角。

4 睫毛下切口　睫毛下切口时应在睫毛下1mm。如张力较大,可于外眦部向外下切开1cm。

5 结膜切口　根据情况多选择在穹隆附近,但禁忌上穹隆和外上穹隆切口,否则易引起上睑下垂和泪腺系统损伤。

(二)剥离

剥离范围以手术需要而定,剥离时应按组织层次和间隙顺着一定的方向进行,避免损伤神经、血管和重要器官。

剥离方法通常有3种:

1 锐性剥离法　在直视下用手术刀(剪)作短距离组织间隙分离,动作要轻巧、细致、准确,这是眶颧手术中最基本、最重要的剥离法。

2 钝性剥离法　常用刀柄、止血钳、剥离子甚至手指进行,多适用于疏松结缔组织的分离。严禁强行剥离,避免造成大血管、大神经或重要脏器的意外损失。

3 混合性剥离法　即上述两种方法在手术过程中酌情交替使用。术中采取哪一种方法应根据骨折病变的部位、性质、程度和术者习惯而定。

(三)止血和引流

止血要彻底,尤其是活动性出血不可忽视。双极电凝止血对活动性出血是较好的方法,特别是在眶深部。任何眶内操作较多的手术应置引流条,防止术后球后软组织水肿或出血引起眶压增高。

（四）缝合

与其他外科手术一样,眶颧手术在缝合时应将骨膜、皮下组织和皮肤对合良好。由于眼部皮肤较薄,皮下组织较少,缝合时进针应距皮肤较近,进针深度较深,才能达到理想的愈合。而离眼睑较远的部位,皮肤较厚,缝合时缝线距离切口可稍远,以获得更好的张力闭合切口。如无特殊需要,尽可能不缝合睑裂,除非是结膜入路且操作时间较长。

（五）敷料包扎

眶颧手术在术后包扎时松紧要适度,特别是眼眶部位,手术后过紧,会造成眶压增高而影响眼球血液循环;过松,易造成眼眶组织水肿。儿童眶颧部包扎较困难,可用弹力绷带头罩。

二、眶颧骨折治疗的基本原则

（一）骨折解剖复位

骨折复位有两种概念,一是解剖复位,二是功能复位。解剖复位是稳定固定的基础,是相对功能复位而言的。

1 功能复位采用的标准　功能复位采用的是单一功能标准,即牙颌关系标准,不要求骨折断端精确对位。如粉碎性骨折、骨折骨缺损、骨折错位愈合、骨折断端吸收等,不可能实行解剖复位,只能依据牙颌关系或上、下颌骨关系达到临床功能要求的复位。在这种状态下所做的固定不易取得稳定性效果,必须通过接骨板刚度加强固定。

2 解剖复位采用的标准　解剖复位采用的是功能与形态双重标准,要求骨折断端精确对位,完全恢复骨正常形态、结构和骨连续性,在这种状态下所实施的固定是比较稳定的。当骨折发生在牙齿承托区时,由于牙齿与骨段的一体性,解剖复位便意味着重建骨折前牙颌关系。

（二）功能性稳定固定

骨折早期,固定的稳定性对骨折愈合至关重要。实践证明,骨折后骨炎、骨髓炎和骨不连接的发生在相当程度上与骨折早期不稳定性有关,稳定固定可以有效地防止和治疗骨折感染和骨不连接。在不稳定固定状态下,任何形式的植入体都将变成异物,引起骨吸收和感染。

稳定固定可以产生直接骨愈合,从治疗的终期结果看,骨折采取何种愈合形式并不重要,关键在于愈合过程中可能发生什么样的临床问题。直接骨折愈合速度快、质量高、并发症少,上颌骨截骨如以直接骨愈合固定,术后复发率也会大大降低。相比而言,钢丝、牙弓夹板等半坚固固定所产生的间接骨愈合,经历纤维和软骨骨痂,很容易发生骨折感染和骨愈合延迟,相应并发症也较多。正颌截骨以间接愈合固定,由于骨结合强度不足,难以抵抗功能负载所产生的移位力,术后复发率较高。

稳定固定的真正价值在于避免颌间固定,消除骨折疼痛,允许患者早期无痛性功能运动。

（三）无创外科

无创外科的重点是保存骨、骨膜及周围软组织血供。血供的好坏与骨折愈合及感染的发生直接相关。尽管眶颧部血供丰富,但骨折后常常造成局部血供中断,创伤越重,血供受干扰越大,故手术时应尽量小范围地剥离骨膜,最大限度地维持骨周围软组织附着。从这个意义上讲,一般不主张采取口内入路进行手术,因为经口内入路显露骨折和进行内固定需要广泛剥离骨膜。实验研究证实,保留骨膜的骨折愈合,血管再生早,数量多,吻合支丰富,骨痂形成快,且多为骨性骨痂;剥离骨膜的骨折愈合,血管再生晚,数量少,吻合支稀疏,骨折断端桥接骨痂形成滞后,因此骨化进程明显延迟。

（四）早期无痛性功能运动

骨折术后，早期无痛性功能运动不仅有利于摄取食物，维持营养，缩短代谢紊乱期，而且有利于关节、肌肉康复。早期运动也是保持口腔卫生、语言和社交活动的重要前提。骨折早期功能运动必须克服疼痛，造成疼痛的主要原因是骨折断面的摩擦，只有通过稳定固定才能消除摩擦移动，为早期功能运动创造条件。

第二节　眼眶和眶周手术入路

眼眶和眶周手术入路被广泛应用于显露眶上缘、眶外缘、眶内缘和眶底。正确的切口可以为手术提供最佳的入路、良好的术野，而且创伤小，并发症少，瘢痕隐蔽。眶上缘和额骨骨折的修复，也适用于眶颧颌骨折中颧额缝的暴露和固定。

一、外上方皮肤入路

（一）手术适应证

外上方皮肤入路又称眉弓入路，主要用于眶颧颌骨折修复中眶外壁、颧额缝的暴露、复位和内固定。

（二）手术步骤

1 麻醉　皮下注射含有少量肾上腺素的局部麻醉药，减少皮肤切口的出血。

2 暴露颧额缝　沿眉弓外、下 1/3 弧形切开皮肤、皮下（图 7-1A），分离额肌直达骨面，显露颧额缝及其周围骨折线（图 7-1B），在眶外缘内侧距颧额缝 1cm 处有一小的突起，称为眶外侧结节，附着有外眦韧带、提上睑肌腱膜、眼球悬韧带，暴露骨折时沿骨膜下分离，以免撕脱。

3 缝合　眼眶充分止血，必要时眶内填止血海绵。5-0 号可吸收线缝合眶隔及皮下组织，5-0号丝线缝合皮肤（图 7-1C）。

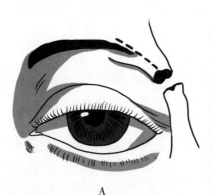 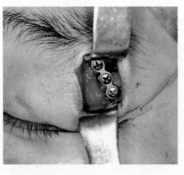 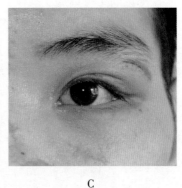

A　　　　　　　　　　B　　　　　　　　　　C

图 7-1　外上方皮肤入路
A. 皮肤切口　B. 显露骨折线，钛板坚强内固定　C. 术后切口瘢痕

二、内上方皮肤入路

（一）手术适应证

内上方皮肤入路适用于鼻眶筛区骨折以及骨折后畸形的整复，特别是内眦韧带撕脱的复位。

（二）手术步骤

1　麻醉　皮下注射含有少量肾上腺素的局部麻醉药,减少出血。

2　切开皮肤　沿眶内上方弧形切开皮肤,切口内上方不超过眶上切迹,下方止于内眦韧带下3mm,长度一般为15～20mm。

3　手术入路　直接剥离至骨面,视骨折情况向上延长,可达眶内及眶上缘交界区,暴露额骨鼻突。内眦韧带分为前、后支,前支附着于前泪嵴,后支附着于后泪嵴,前后两支包绕泪囊,并将睑板固定于眶内壁(图7-2)。

4　缝合　5-0号可吸收线缝合骨膜及皮下组织,5-0号丝线缝合皮肤。

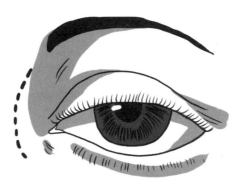

图7-2　内上方皮肤入路

三、正上方皮肤入路

（一）手术适应证

正上方皮肤入路适用于眶上缘、眶顶骨折的整复,也可以显露眶上缘的外侧和颧额缝,有时还可以显露颧额缝下方区域。该切口不涉及重要的神经血管结构,将切口顺着眶外缘向下延长,虽然可以显露更多的下方结构,但将垂直离断皮肤松弛张力线和皮纹,瘢痕较明显,因此延长切口应慎重。

（二）手术步骤

1　切开皮肤　沿眉弓下眶上缘全长切开皮肤,切口应与眉毛平行,以免损伤毛囊。视骨折情况,切口向外延长可达眶外壁和颧额缝,切断额肌直达骨面(图7-3)。

2　手术入路　切开骨膜,暴露、剥离、松解、复位骨折。眉弓外侧的皮肤游离度较大,允许在皮下和骨膜间做广泛潜行分离。

3　缝合　5-0号可吸收线分层间断缝合骨膜及皮下组织,5-0号丝线缝合皮肤。

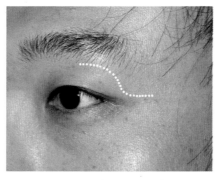

图7-3　改良正上方皮肤入路

四、下睑睫毛下皮肤入路

下睑睫毛下皮肤入路可以很好地显露眶下缘、眶底、眶外壁和眶内壁的下部,用途非常广泛。由于下睑皮肤存在自然皱襞,而且眼睑皮肤较薄,因此术后瘢痕不明显,也不容易出现瘢痕增生。

（一）手术适应证

下睑睫毛下皮肤入路主要用于眶下缘、眶内壁、下壁骨折复位固定、眼底探查、眶下壁减压。

（二）手术步骤

1 切开皮肤 下睑睫毛下 1mm 切开皮肤,内侧于下泪点外侧,切口达外眦部时向外下方切开10mm,以减轻切口张力,并扩大术野(图 7-4)。

2 达到眶缘有三种解剖路径 皮肤瓣、皮肤肌肉瓣和阶梯入路。皮肤瓣路径是在皮肤与睑部轮匝肌浅面之间分离,向下直达眶缘,然后在眶下缘稍下方处切断轮匝肌,暴露骨膜。皮肤肌肉瓣路径是沿皮肤与睑板前轮匝肌内侧分离,直达睑板前眶隔,再由眶隔表面向下分离到达眶下缘。阶梯路径结合了前两者的优点,保留了睑部轮匝肌,然后再沿眶隔前表面分离至眶下缘,术后瘢痕不明显,眼睑不易出现退缩,可防止睑球分离的发生。

3 暴露骨折区域 切开骨膜,沿骨膜下向眶底、眶内壁分离,暴露骨折的四壁,回纳、松解嵌顿的眶内组织,去除碎骨,用充填材料修复缺损区域。

4 缝合 5-0 号可吸收线缝合骨膜,5-0 号丝线缝合皮肤。

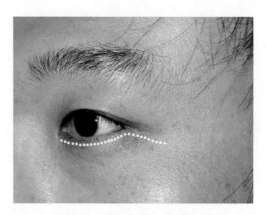

图 7-4 下睑睫毛下皮肤入路

五、结膜入路

传统的经结膜入路又称下穹隆入路,是眼眶手术暴露眶底和眶下缘常用的切口。该切口分眶隔前和眶隔后两种类型,区别在于眶隔和手术入路之间的关系。与眶隔后入路相比,眶隔前入路操作更复杂,但眶隔完整,眶脂不会涌出而影响术野。

（一）手术适应证

1 单纯眶下壁骨折。

2 单纯眶内壁骨折。

3 单纯眶内壁联合眶下壁骨折。

4 眶下壁减压术。

（二）手术步骤

1 沿下穹隆剪开结膜 外眦剪开并切断外眦韧带下支,游离下睑。沿下穹隆剪开结膜,沿眶隔表面向下分离到达眶下缘,暴露骨膜。

2　眶隔表面向下分离到达眶下缘。

3　做眶底骨折修复或眶底减压　若术前影像学资料判断眶壁骨折范围不深,可以不做外眦剪断,显露眶下缘,单极电凝切开骨膜,沿骨膜下分离,暴露眶底,进行修复或减压(图 7-5)。

4　缝合骨膜　缝合骨膜有利于骨折的愈合以及填充材料的固定。因此术终时在暴露较好的情况下,尽可能缝合骨膜。

5　5-0 号丝线缝合结膜及外眦　由于外眦韧带上支未切断,将下支与上支对端缝合即可。在关闭结膜切口前,于外眦韧带离断处缝一针但不打结,待结膜切口缝合后再打结。这样操作方便,不易造成结膜切口张力过大而撕裂。

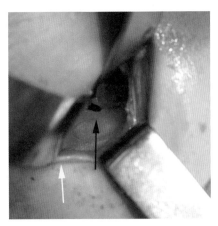

图 7-5　结膜入路,显露下眶壁骨折孔(黑色箭头),外眦角没有离断(白色箭头)

(三) 注意事项

1　结膜入路的途径　经结膜入路的途径为内上、外下和内下方,外上和正上方结膜禁止操作,以免引起上睑提肌和泪腺导管损伤,导致上睑下垂和泪液分泌障碍。

2　此入路未经眶隔,操作简便。

3　避免结膜缝合不佳　结膜缝合不佳时局部肉芽增生。

4　外眦对合应准确　防止外观畸形。

六、重睑入路

(一) 手术适应证

眶上缘骨折对手术切口瘢痕有特殊要求的,可考虑采用。

(二) 手术步骤

1　切口设计　根据睑裂高度、职业、社会环境、化妆习惯及本人要求,用亚甲蓝画出重睑走向和高度。

2　麻醉　皮下应用 2%利多卡因加 0.01%肾上腺素行浸润麻醉。麻醉层面位于皮下与眼轮匝肌之间即可,无须注入太深,以免术中提上睑肌麻痹致上睑下垂,影响术中观察。

3　切开　将重睑线两侧皮肤绷紧,用 11 号刀片沿画线切开皮肤,显露轮匝肌。

4　剪除部分睑板前轮匝肌　用眼科剪在眼轮匝肌上剪一小口,从切口处将眼科剪伸入,向两侧剪开,暴露睑板前组织,剪除切口下一条睑板前轮匝肌。切口分离不要太靠近睑缘,以免损伤睫毛毛囊及睑缘动脉弓。

5 切开眶上缘骨膜 沿眶部轮匝肌与眶隔之间隙向上方眶缘潜行分离,台式拉钩牵拉皮肤及皮下组织,暴露上方眶缘。切开眶上缘骨膜,用骨膜剥离子分离骨膜,松解复位骨折,钛板坚强内固定。

6 缝合骨膜 术毕后缝合骨膜。

7 缝合 将切口下方皮肤自然摊平,皮肤切缘所触及的睑板前提上睑肌腱膜的稍上方,即为缝合时缝线穿过深层组织处。用 5-0 号丝线或 7-0 号尼地线做 5～7 针剪断缝合。如伴有皮肤松弛者,可适当去除多余皮肤。

(三)注意事项

1 术前应明确的事宜 此入路切口瘢痕比较隐蔽,但对眶深部的暴露不充分,术前一定要明确眶上缘骨折的范围、判断有无眶顶粉碎性骨折。

2 缝合时注意美观 选择此切口的目的是为了美观,在缝合切口时注意对合整齐,多缝合几对。

七、外侧开眶

(一)手术适应证

1 单纯眼眶外壁骨折。

2 眶颧颌骨折及其他严重复合性骨折。

3 甲状腺相关性眼病需施行外侧壁减压术。

(二)手术步骤

1 切口设计 外侧开眶根据病变位置不同,皮肤切口也有区别:

(1)一种是外眦外侧皮肤切开 2cm,切口延长至下睑睫毛下(图 7-6A 虚线)。

(2)另一种切口为切开外眦皮肤,将睑裂与切口联合,扩大术野(图 7-6A 实线)。

2 切开 沿眶外缘切开骨膜,分离、暴露眶外缘骨壁。

3 根据病变位置选择的几种截骨方法

(1)骨切开平行于眶上、下缘:主要用于眼眶骨性减压。

(2)上方骨切口位于眶上缘,下切口呈内下斜行切开:较(1)术野宽阔(图 7-6B)。

(3)上方骨切口与上相同,下方骨切口位于眶下孔外侧,包括部分眶下缘。

(4)皮肤切口呈“S”形,眶下方骨切口位于眶底水平处,上方切口位置根据病变位置可在眶上缘中部或眶上切迹外侧,包括部分眶上缘(图 7-6C)。

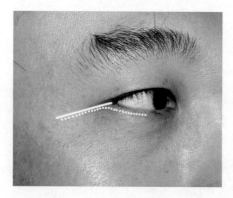 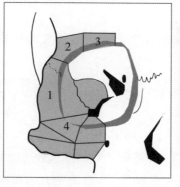 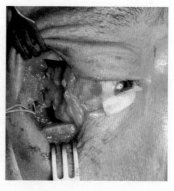

A   B   C

图 7-6 外侧开眶切口及已切除的骨质
A. 外侧开眶皮肤切口 B. 外侧开眶骨质切开位置 C. 外侧开眶,眶上、下缘之间骨质已切除

4　切开眶壁内侧骨膜及肌间膜　自前向后切开眶壁内侧骨膜及肌间膜,分离暴露骨折断端,松解嵌顿的软组织及纤维骨痂,完全松解移位的骨折块,恢复正常解剖结构,钛钉、钛板坚强内固定。

5　缝合固定　充分止血,5-0 号可吸收线缝合骨膜,恢复骨瓣。可吸收线缝合皮下,5-0 号丝线缝合皮肤。

（三）注意事项

1　尽量避免切开外眦　尽可能不切开外眦,保留外眦正常外观,一旦切开再缝合易出现外眦畸形。

2　眶上缘切除后可能造成的影响　如额窦气化良好,眶上缘切除后可能会将额窦暴露,如无炎症不会感染,术终时再原位固定。

第三节　头皮冠状切口手术入路

头皮冠状切口或双侧颞部切口是一种显露包括颧弓在内、面中上部分骨骼的多用途手术入路,并发症发生率小。其主要优点在于手术瘢痕隐蔽于发际内,即使延长至耳屏前也不明显。

一、应用解剖

（一）头皮的解剖层次

头皮的主要解剖层次为皮肤、皮下组织、肌肉和腱膜、疏松网状组织、颅骨骨膜。头皮的皮肤与皮下组织连接紧密,术中很难分离。真皮下的皮下脂肪层内有大量毛囊和汗腺。皮下脂肪层和肌肉腱膜层间无明显的潜在间隙。

肌肉腱膜层是由双侧额肌、枕肌、耳周肌肉和帽状腱膜组成的。在前方,帽状腱膜下筋膜与疏松的网状组织相延续,直到眼轮匝肌;侧面,它附着于颧骨的额突,沿着颧弓表面向下延伸,到达外耳道和乳突上方,与上项线骨膜相融合。

颞肌附着在颞筋膜深面和整个颞窝。在眶上缘水平,颞筋膜分为浅、深两层。浅层附着于颧弓外侧,深层附着于颧弓内侧。

（二）面神经颞支的走行

面神经颞支离开腮腺后位于颧弓下方。通常的走行路线位于耳屏下 0.5cm 与眉毛上 1.5cm 间,在外耳道前壁约 2cm 处跨过颧弓表面,变异范围在外耳道前 0.8～3.5cm。颞支跨过颧弓表面,走行于颞顶筋膜深面,在不超过眶上缘水平上 2cm 内进入额肌。在眉上区成为额支,支配额肌、皱眉肌和眼轮匝肌的部分运动(图 7-7)。

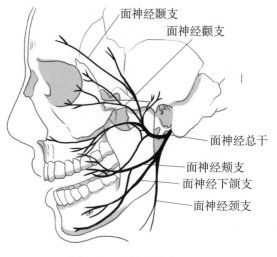

图 7-7　面神经走行

二、手术适应证

1 眶上缘、眶顶骨折缺损。

2 额骨骨折缺损。

3 严重面中部多发性骨折(鼻眶筛骨折等)。

4 颧骨复合体粉碎性骨折,含或不含颧弓粉碎性骨折(ZinggC 型)。

三、手术步骤

　　冠状切口手术入路可用以显露面中上部分的不同区域。解剖层次和暴露范围取决于特定的手术需要。一般冠状瓣是在帽状腱膜下间隙进行分离的,而深部的颅骨骨膜可以作为单独的血管组织瓣覆盖颅骨缺损区。

　　1 术前准备　术前一天备全头皮,剃净头发,术日再清洁刮头皮一次。

　　2 切口设计　用亚甲蓝标志出切口位置,可根据肿瘤范围和位置采用半冠状切口或全冠状切口。

　　切口线的设计需考虑两个因素:

　　(1) 患者发际的位置:男性患者要考虑发际的自然角和颞部凹陷。在没有秃顶的男性及大多数女性,切口应设计在发际后 4～5cm 处,与发际曲线平行(图 7-8A)。如果是半冠状切口,切口的曲线应当向前,正好止于中线发际缘。向前弯曲的半冠状切口有利于提高牵开皮瓣时的松紧度(图 7-8B)。

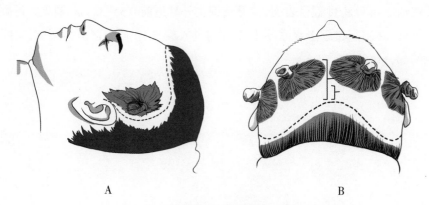

A　　　　　　　　　　　　　　　　　　B

图 7-8　冠状切口
A. 曲线形冠状切口　B. 发际后冠状切口

（2）切口向下延长的位置：如果手术不需要显露颧弓，两侧冠状切口到耳轮底就足够了。将切口沿耳屏前向下延长至耳垂，可以显露颧弓、颞下颌关节，有时甚至是眶下缘。

3　止血　在手术开始和结束时，冠状切口的失血是最多的。

可以采取以下三种方法控制出血：

（1）注射生理盐水：沿切口及需要分离的头皮下注射生理盐水（300ml 含肾上腺素 0.3mg），将头皮与骨膜分离，并达到止血的目的。

（2）钳夹切口：用头皮夹临时钳夹切口边缘，关闭切口时去除。

（3）电凝止血：用电刀切开、电凝止血，但会损伤毛囊。

4　切开皮肤　根据病变的位置，切口可自一侧耳前一刀切开皮肤、皮下组织和帽状筋膜，暴露颅骨膜上的帽状腱膜下的疏松组织层，顺利地进行冠状瓣的骨膜上分离。初始切口开在两侧颞上线之间，防止过早切开颞筋膜而损伤颞肌导致出血。在两侧颞上线下方切开皮肤，深达颞筋膜浅层的光泽面，进入帽状腱膜下平面，与颞上线上方的切口平面相连续。

5　剥离　用手指或钝性骨膜剥离子在颅骨膜表面进行剥离，也可以用刀片（或电刀）反挑式切开。由于皮瓣的颞侧尚未分离，继续向前牵拉翻瓣会有张力。这时必须先分离颞上线下方的皮瓣，以解除张力。沿颞肌筋膜浅面向下分离皮瓣若干厘米厚，即可翻转皮瓣。

6　切开骨膜　根据手术要求，在帽状腱膜下层向前分离，直到距眶上缘 3～4cm 处。用手指触摸定位颞上线，水平切开骨膜。沿骨膜下继续向前剥离至眶上缘。

7　在皮瓣侧方沿颞肌筋膜浅面向下分离　当距离颧弓上 2～4cm 处，可以触及骨结构。在外耳旁，皮瓣继续向下分离，直至颧弓根部。在耳前，切开颧弓根部的颞筋膜浅层，然后以 45°向前、向上切开。在颞浅筋膜的深面向下分离，从脂肪层的表面翻起。这一层次可以提供到达颧弓的安全入路，因为面神经颞支走行于颞浅筋膜的浅面。当看到或直接触及颧弓和颧骨体后部时，沿颧骨体后部和眶外上缘切开骨膜，并与颅骨水平切口和已剥离的骨膜瓣会合。继续在骨膜下剥离，显露颧弓和颧骨体外侧面（图 7-9）。

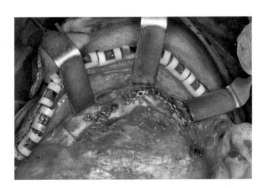

图 7-9　半冠状切口，暴露右侧颧弓骨折，截骨复位后钛板内固定

8　松解眶上神经血管束　分离眶上缘时，必须先从眶上孔或眶上切迹处松解眶上神经血管束，游离血管神经束周围的骨膜。如果血管神经束下方没有骨组织，可以轻轻地将血管神经束从眶上切迹中分离出来。如果眶上神经周围骨质完整，则要将环绕神经血管束下方的骨桥咬除，然后分离出血管神经束。

9　自骨膜分离至眶内　自骨膜下分离至眶内，显露眶顶、眶外侧骨折区域。分离、松解、复位骨折，采用钛板坚强内固定额骨、颧骨、颧弓骨折，钛网修复骨折缺损。

10　引流缝合　常规防止扁平负压引流，引流管自切口后方引出。经广泛显露和持续牵拉的颧骨和眶下区组织要用 1-0 号可吸收线做软组织悬吊。将颧骨骨膜缝合到颞筋膜或其他比较牢固的组织上。头皮切口做双层缝合,用 3-0 号可吸收缝线缝合帽状腱膜和皮下层,2-0 号丝线间断缝合皮肤。7～10 天拆除皮肤缝线。

四、注意事项

1 注意止血　头皮切口出血较多,仔细止血。

2 减少瘢痕　切口的位置无论如何变化,都会造成发际内切口瘢痕的显露。为了减少瘢痕,可以将发际内切口设计成锯齿状,从而改善外观效果。

第四节　经鼻眼眶手术入路

随着鼻内镜技术的不断发展,如同 20 世纪 50 年代使用显微镜彻底改革了外科手术模式一样,鼻内镜外科手术的应用范围也不断拓展,从早期开展的经鼻内镜泪囊鼻腔吻合术,到眼眶骨折的修复重建,再到甲状腺相关性眼病的眶减压术,以及视神经管手术,鼻内镜外科技术应用到眼眶外科已有近 10 年的发展历程。我们重点以经鼻内镜眼眶骨折修复术和甲状腺相关性眼病眶减压术加以说明。

一、内镜设备及器械

1 内镜　硬质金属管内装许多精细的透镜,圈套配有不同视角的内镜,以便手术中观察,如 0°、30°、70°、90°、110°内镜等。主要根据术野和内镜镜头之间的位置关系,选择合适角度的镜头,以便于操作。成年人多选用 4.0mm 0°或 30°内镜,儿童多选用 2.7mm 0°或 30°内镜。常用硬质 Hopkins 柱型透镜。

2 光源系统　包括冷光源和光纤导线,可为深部剥离腔隙提供充足的照明。光源有两种,即卤素灯和氙灯。氙灯亮度大,适用于术中照相、电视监视和录像。

3 光电转换器及控制系统　将内镜光学系统信号转换为电信号,再将电信号转换为图像显示在显示器上,并通过控制键调节成像焦距及显像倍数。

4 成像系统　由显示屏及摄录像系统组成,可以清楚地显示内镜前端术野情况。

5 手术器械　内镜手术需要配备许多特殊的手术器械,主要包括剥离子、操作器械、电凝止血器械、冲洗管和拉钩等。

二、经鼻眼眶骨折整复术

(一)手术适应证

1 单纯眶内壁骨折。

2 眼眶内下壁骨折累及上颌窦开口。

(二)禁忌证

1 单纯眼眶底壁骨折。

2 复合性眼眶骨折。

3 全身疾病不能耐受手术者。

4 鼻腔、鼻窦急性炎症。

（三）手术方法

1 经鼻内镜下筛窦开放行眶内壁骨折整复术

（1）体位：仰卧位，全身麻醉下进行。

（2）切开：常规方法从中鼻甲下进入，剪切器咬除钩突，切开筛泡表面的鼻黏膜，由前向后开放筛窦，鼻内镜监视下，可见筛房破碎和窦内陈旧性积血，仔细检查纸样板破碎程度和从眶内嵌入的眶内组织及内直肌情况。同时用有齿镊牵拉内直肌，观察嵌顿的组织是否能向眶内移动（图7-10A）。

（3）钝性分离眶内组织：沿嵌顿的眶内组织钝性分离，逐步回纳入眶内（图7-10B），取2mm厚的自体骨片修补孔洞（图7-10C），填塞凡士林纱条。

（4）术后处理：术后2～3天取出腔内纱条，1～2周后清理腔内填塞的明胶海绵。

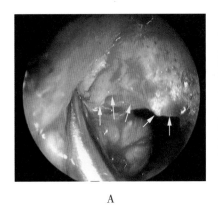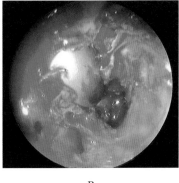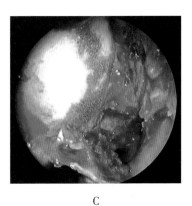

A B C

图7-10 切开鼻黏膜并钝性分离眶内组织
A. 暴露骨折边缘，观察组织嵌顿情况 B. 用脑压板完全回纳疝出的眶内组织 C. 取人工骨片严密修补骨折孔

2 柯-陆式手术联合下睑皮肤或结膜切口路径治疗眼眶内下壁骨折 柯-陆式手术联合下睑皮肤或结膜切口路径治疗眼眶内下壁骨折的优点包括：

（1）视野清楚：下睑皮肤或结膜路径视野暴露清楚，直视骨折部位，可以准确地把修复材料植入骨折缺损区。

（2）回纳软组织且清除积血：当眶底骨折范围较大，眶内软组织大量嵌顿于上颌窦内时，鼻内镜监视下行柯-陆式上颌窦根治，可以观察上颌窦口切口的情况，应用上拉下顶的方法，使嵌顿在上颌窦的眶内软组织完全回纳，同时可以清除窦腔内的积血，避免上颌窦黏膜误入眼眶而导致植入性囊肿的发生。

三、内镜入路眶减压术

鼻内镜入路眶减压术后患者颜面部无瘢痕，术中能直接看到眶尖区，眶尖减压好。但鼻内镜手术不能切除太多的前部眶底。因此，近年来国际上更趋向于结膜入路眶底减压联合鼻内镜行眶内壁减压，使得眶内壁眶尖后部的眼眶壁去除更安全有效。

（一）适应证

1 眼球突出 甲状腺相关眼病患者出现眼球突出的表现是最主要的适应证，是对保守治疗无效的眼球突出、暴露性角膜病变和视神经病变的最有效治疗方法。甲状腺相关眼病导致复视的患者需要在斜视手术前进行减压手术。

2 容貌改变 患者不能接受眼球前突所致外观容貌改变。

3 由于其他原因造成的各种适应证 由于外伤或其他原因(包括手术)造成眶内出血、眶内较大血肿、颅底骨折致视神经及相应血管受压。

（二）禁忌证

1 急性鼻窦炎 在手术干预前应当用合适的抗生素治疗上颌窦炎和筛窦炎。

2 上颌骨解剖异常 对于上颌窦小或眶底厚的患者,通过内镜入路行眶减压在技术上有一定困难,术前做 CT 检查可以发现。

（三）手术步骤

详见第十二章眼眶减压术。

第五节　经颅眼眶手术入路

经颅眼眶手术是治疗严重颅眶复合性骨折的主要方法,也适合特殊类型视神经管骨折、骨纤维异常增殖症的手术入路。

一、手术适应证

1 严重的颅眶复合性骨折,如颅眶骨折合并眶颧颌骨折(图 7-11)、眶顶骨折缺损、额骨骨折缺损等。

2 经颅视神经管减压。

3 严重的面中部复合性骨折,如粉碎性鼻眶筛骨折。

4 累及眼眶和颅骨的病变,如骨纤维异常增殖、先天性颅眶发育畸形、颅眶复合性骨折等。

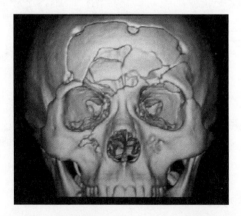

图 7-11　颅眶复合性骨折 CT 三维重建图像

二、手术步骤

经颅开眶一般适合于切除颅眶沟通或眶尖肿瘤,由于蝶骨大翼将眶尖遮盖,外侧开眶不易暴露眶尖。

1 切口 双侧或单侧冠状切口、额颞瓣翼点入路。切口形成包括皮肤、皮下组织和骨膜的皮瓣,分离至眶上缘。

2 分离 将颞肌分离,暴露眶外缘。将眶上神经束分离并保护。自眶顶和眶外侧骨膜下分离,暴露全部眶顶和外侧壁。

3 钻孔取骨瓣 在颅骨上钻 4～5 个骨孔,眶上缘骨孔尽可能低,利于开眶。用铣刀将骨瓣切开,取下骨瓣(图 7-12)。

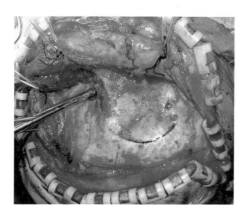

图 7-12 左侧半冠状切口、额颞瓣翼点入路

4 切开眶顶 用眼眶电锯自前向后从眶上缘纵形向后切开眶顶内、外两侧,眶顶后部可用矢状锯或骨凿切断,取下眶顶,暴露眼眶内容物。必要时将眶顶后部骨板咬除至眶尖。

5 切开视神经管 眶顶取下后可见眶顶骨膜下斜行的眶上神经,如视神经管减压可先用微型金刚钻磨头将视神经骨管上壁磨开,再切开眶顶骨膜,否则眶脂肪会影响操作。如骨纤维异常增殖症需行视神经管减压,也是采用微型磨头,在充分冷却的条件下,将视神经管壁磨薄后打开。

6 恢复眶顶 肿瘤切除后充分止血,将眶顶复位,并用钛板、钛钉固定。眶顶后小部分骨质缺失并不影响术后眼眶的恢复,如缺失太多则可用钛板替代并固定。

7 关闭颅腔 缝合硬膜,恢复骨瓣。缝合皮下组织及皮肤。

8 随访观察 术后 3 个月随访观察,复查 CT(图 7-13)。

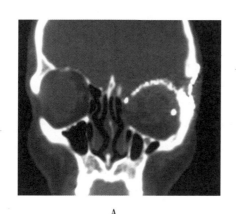
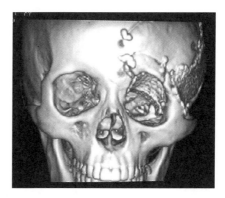

A   B

图 7-13 术后 3 个月随访复查
A. CT 冠状位扫描面显示右侧眶上壁钛网重建,眼眶结构恢复 B. CT 三维重建显示左侧眶上壁、颞骨钛网修复重建

三、注意事项

与眼眶手术入路相比,经颅手术有一定的风险,需要与神经外科医师密切合作,共同设计手术入路和术中操作,顺利完成手术。为了更清楚地分辨各种组织结构,应在术中应用手术显微镜,倍

数为 5 倍左右,尤其是在处理视神经病变时尤为重要。

第六节　颧骨手术入路

颧骨、颧弓骨折时,由于受伤后的局部水肿或血肿往往掩盖骨折移位畸形,常常影响骨折的正确诊断和及时处理,致晚期颧骨塌陷畸形,造成二期处理的困难。从解剖、功能和美观的原则出发,除少数骨折移位不明显、功能又无影响者外,均应开放复位。由于颧骨骨折后受肌肉牵引力小,因此,对于撞击力不大的移位,复位后大多不需固定。如致伤力较大,导致内陷明显,又有旋转移位者,复位后应加固定术,以保持在正常解剖位置上愈合,不致遗留后遗症。

关于其骨折的分类,具有临床实践价值的是 Zingg 在 1992 年提出的分类法,详见本书第十九章。

根据不同类型的骨折,需选择不同的术式。颧弓骨折,多数仅需要复位而不需要固定,因颧弓本身无肌肉牵引移位的问题;颧上颌骨骨折多需复位后加以固定。

颧弓骨折根据骨折的类型、移位的程度可用口内切口复位、口外切口复位或巾钳牵拉复位,一般都不需要固定,颧骨的多角骨折或眶底破裂骨折需行开放复位和内固定。

一、微创闭合性复位固定术

(一)颧弓牵引法

1 手术适应证　主要适用于单纯颧弓骨折,即 ZinggA1 型。单纯颧弓骨折者表现为张口受限,颧弓部凹陷明显(尤其是在肿胀消退后)。

2 术前准备

(1)摄华氏位片或颧弓切线位片,CT 或三维 CT 检查。

(2)准备大号巾钳或单齿钩。

3 麻醉及体位　局部麻醉;平卧,头偏向健侧。

4 手术步骤

(1)局部消毒:麻醉前先在骨折凹陷处标记,同时描出初步的颧弓轮廓。

(2)骨折复位:麻醉起效后将巾钳或单齿钩的尖端直接刺入皮肤,深入至塌陷的骨折片深面或钳住移位的骨折片,左手压骨折两端,右手向外牵引(图 7-14),此时可感觉到骨折复位声响,直至张口度恢复,外形恢复原来的弧度。

(3)包扎固定:轻轻地将器械退出,颧弓上、下各垫一纱布卷,包扎固定。防止局部再受任何外力。

(4)重要解剖结构的辨认与保存:手术成功的关键在于复位着力点准确放置,即骨折最凹陷处,故术前标记很重要。

5 术中术后并发症的诊断和处理

(1)颧弓部不对称:局部塌陷明显,需再次行手术治疗。

(2)张口受限:张口度小于三横指,2 周后可行张口训练。

此法操作比较简单,不需作外部切口,损伤少,并发症少,但存在无法明视骨折断端的缺点,因而只能行外固定。一般无组织缺损。

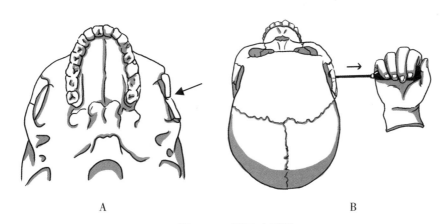

图 7-14　颧弓牵引法

A. A1 型单纯性颧弓骨折　B. 巾钳或单齿钩直接刺入皮肤,深入至塌陷的骨折片
深面或钳住移位的骨折片,左手压骨折两端,右手向外牵引

（二）颞部入路复位法

颞部入路颧弓骨折复位法又称 Gillies 法,主要适用于单纯颧弓骨折,即 ZinggA1 型。

1 手术适应证　单纯颧弓骨折,张口受限,面部塌陷。

2 术前准备

（1）摄华氏位片、颧弓切线位片,CT 或三维 CT 检查。

（2）准备剥离器。

（3）剃去患侧耳上约 10cm 头发。

3 麻醉及体位　局部麻醉;平卧,头偏向健侧。

4 手术步骤

（1）切口:在颞部发际后 4cm 颧弓上方作一 2cm 水平切口。

（2）复位骨折处:切开皮肤、颞浅筋膜和颞肌筋膜后,在颞肌浅面作一皮下隧道,经隧道放置剥离器于颧弓下方,以剥离器向外撬动骨段,使之复位。另一只手触摸骨折处,防止撬力过大,并帮助骨折复位。但需注意,器械不要抵在顶骨上,以免引起压迫性颅骨骨折。对周围组织稍加分离,可防止骨折复位后移动。

（3）重要解剖结构的辨认与保存:需保护颞浅动、静脉不受损伤,切口务必在颞浅动、静脉前方发际内,器械接近颧弓时务必位于颧弓内侧,以避免损伤面神经。

5 术中术后并发症的诊断和处理

（1）颧部不对称:局部仍塌陷明显,需再次行手术治疗。

（2）张口受限:张口度小于三横指,2 周后可行张口训练。

（3）面神经颞支损伤:颞部运动减弱甚至局部面瘫,故术中尽量避开面神经走向作钝性分离。

虽然此法切口隐蔽,操作简单。但存在着切口至骨折复位点路径长、手术分离创伤大且无法明视骨折断端的缺点,故骨段固定有一定困难。一般无组织缺损。

（三）口内入路复位法

口内入路复位法又称 Keen 法,适用于单纯颧弓骨折,即 ZinggA1 型。

1 手术适应证　单纯颧弓骨折,张口受限,面部塌陷。

2 术前准备

（1）摄华氏位片或颧弓切线位片。

（2）准备骨膜剥离器。

（3）全口洁治。

③ 麻醉及体位　局部麻醉；平卧，头偏向健侧。

④ 手术步骤

（1）切口：从口内磨牙区的前庭沟作长约 2cm 的水平切口。

（2）切开黏骨膜：用骨膜剥离器沿上颌骨表面向后上方伸至颧弓骨折内侧，向骨折受力之相反方向用力抬起移位之颧弓至正常位置，即可在口外骨折处感觉到凹陷变平。

（3）移动剥离器：剥离器前后移动以恢复颧弓完整的外形（图 7-15）。

（4）重要解剖结构的辨认与保存：眶下神经血管束从位于眶下缘中点下方约 0.5cm 眶下孔穿出，故剥离时朝后上方向，一般不会伤及。前庭沟切口后缘仅达第一磨牙远中侧，剥离时动作应轻柔，颊脂垫的疝出机会大大减少。

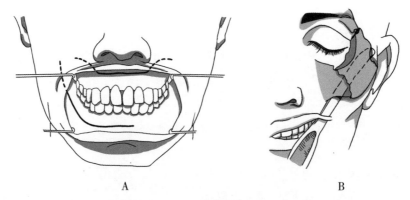

图 7-15　口内入路法复位颧弓骨折
A. 口内切口位置　B. 剥离器前后移动以恢复颧弓外形

⑤ 术中术后并发症的诊断和处理

（1）颧部不对称：局部塌陷明显，需再次行手术治疗。

（2）张口受限：张口度小于三横指，2 周后可行张口训练。

（3）术中大出血：手术剥离时应尽量紧贴上颌骨外后壁至颧弓。

此法切口位于口内，操作简单。但存在无法明视骨折断端、难以固定、口内入路易感染等缺点。一般无组织缺损。

（四）局部小切口切开复位法

局部小切口切开复位法适用于 Zingg A2、A3、B 型骨折。微创，美观。

① 手术适应证　颧面部塌陷畸形，张口受限，复视，全身情况能够耐受手术。

② 术前准备

（1）CT 或三维 CT 检查。

（2）有眼球活动受限或视物困难者，请眼科会诊。

（3）合并颅脑损伤或全身情况难以耐受手术者，待全身情况稳定后再手术；或采用简单复位法以避免可能引起的严重功能障碍和面部畸形。

③ 麻醉及体位　全身麻醉；平卧，头偏向健侧。

④ 手术步骤

（1）切口：眉弓外切口，顺眉弓向外作长约 2cm 的弧形切口。

（2）切开皮肤并固定骨折处：切开皮肤、皮下、肌层，剥离骨膜，暴露颧额缝的骨折，用钢丝将骨折断端结扎固定(图 7-16)。

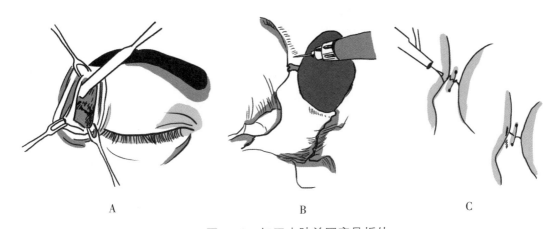

图 7-16　切开皮肤并固定骨折处

A. 眉弓外切口,暴露颧额缝的骨折　B. 用电钻在骨折两端钻孔　C. 将钢丝打结,固定骨折断端

(3)分离骨膜并松解眶下神经血管束:口内上颌后牙前庭沟切口,剥离器从骨膜下向上分离,以暴露颧上颌缝骨折,并松解眶下神经血管束,显露眶下缘骨折(图 7-17)。

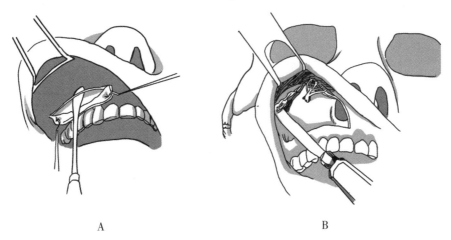

图 7-17　分离骨膜并松解眶下神经血管束

A. 口内上颌后牙前庭沟切口　B. 暴露颧上颌缝骨折,并松解眶下神经血管束,显露眶下缘骨折

(4)复位颧骨:当显露所有支柱后,经口内前庭沟切口伸入一器械至颧骨体后下方,用力使颧骨复位,检查骨折线、颧骨外形高点及眶下缘连续性是否完全复位,若已复位则不用再作切口。否则应作结膜切口或眶缘切口或睑下切口,以暴露眶下缘骨折处(图 7-18A、B、C)。

(5)固定:以小钛板或微钛板固定。颧额缝、眶下缘选用 1.3～1.5mm 微钛板,颧上颌支柱选用 2mm 小钛板(图 7-18D)。

(6)重要解剖结构辨认与保存:眉弓皮肤入路时切口不能超过眉弓外侧 0.5cm,以免损伤面神经颞支。切面应倾斜,以防损伤毛囊,导致眉毛脱落,致双侧不对称。结膜切口、眶缘切口或者睑下切口至骨膜下暴露眶底骨面时,务必注意不能使眼球过度受压,可用眼球护板从眶底骨膜下轻轻拉开眼内容物,暴露眶底骨面后再复位。经口内前庭沟切口向上剥离时,应注意勿损伤眶下神经血管束,若眶下缘骨折因眶下神经血管束的存在难以固定时,可将神经血管束周围组织稍作松解,然后再固定。

（7）组织缺损的处理与立即整复：眶底若有明显的骨质缺损，眼眶内容物嵌入上颌窦时，应首先小心地将嵌入的眶底组织复位，眶底骨性缺损应用自体骨或其他材料修复。自体骨一般多用颅骨外板，其、他材料可选用各种生物相容性好的替代材料，如 Medpor、HA 等。

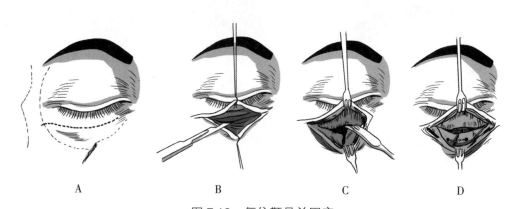

图 7-18　复位颧骨并固定
A. 睑下切口切开皮肤　B. 分离眶下缘骨膜　C. 暴露眶下缘和眶底骨折全部范围　D. 用钢丝或者钛板固定眶缘

5 术中术后并发症的诊断和处理

（1）眼部并发症：最严重的并发症为失明，虽然可在受伤时出现，但医源性失明也有报道。因此，应强调眼科协同处理的重要性。术后 48 小时内应经常检查视力情况。约有 30% 的患者手术后出现暂时轻度视力改变，视力严重下降者应行眶内探查，尤其注意眶内有无出血或止血不彻底。

持续复视是最常见的眼部并发症，发生率近 7%。因神经受损和眼外肌挫伤而致的复视，应在随访至少 6 个月后再决定手术处理与否。

眼球内陷，一般认为是眶容积改变或相对改变引起，尤其是眶底塌陷引起眶容积的改变所致，也被认为是外科手术后眶内脂肪坏死的结果。因此眶内的手术应细心轻柔。如眶底有缺损，需在眶内植骨或者植入生物相容性好的替代材料等。

（2）下睑移位：下睑可分为外板（皮肤、眼轮匝肌）和内板（睑板或囊睑筋膜和结膜）两层。下睑外翻系外板损伤所致，最常见于睫下入路皮肤及眼轮匝肌瘢痕引起。其结果，轻者出现巩膜外露或结膜刺激症状，重者可发生角膜溃疡。下睑内翻系内板损伤造成，多见于经结膜入路术后。结膜、睑板或囊睑筋膜的瘢痕挛缩，导致角膜与睫毛摩擦，角膜暴露。下睑移位及巩膜外露的有效治疗方法是按摩。如症状严重，保守治疗无效，应予手术矫正。睑外翻多与术前下睑过度松弛有关，睑板部分切除术可使下睑复位并收紧，可配合睑板前部挛缩松解术。重度睑外翻病例可采用皮片移植予以矫正。睑内翻最有效的治疗方法是在后板区移植腭黏膜，松解瘢痕，使下睑趋向外翻。

（3）面部不对称：术后面部不对称的主要原因是初次手术时复位及固定不妥，陈旧性骨折骨断端吸收或受压变形，多数需行手术矫正。重度不对称时需行截骨术或骨移植术进行整复。

（4）其他：眶下神经损伤通常发生于受伤时，是骨折线横过眶下孔所致。术中需松弛眶下孔，术后予营养神经药，但效果难以预料。

此法可在直视下开放复位进行内固定，效果良好，术后瘢痕小，面神经功能无损伤，外形及功能恢复良好。最适用于早期 ZinggB 型骨折。

二、开放复位固定法

开放复位固定法适用于颧骨复合体粉碎性骨折,含或不含颧弓粉碎性骨折,即 ZinggC 型。

1 **手术适应证**　颧骨体粉碎性骨折,含或不含颧弓粉碎性骨折,张口受限,面部塌陷畸形,复视,全身情况能够耐受手术。

2 **术前准备**

(1)摄三维 CT 片,有条件者制作三维头模,模型外科切割、拼对,预成钛板做模板。

(2)有眼球活动受限或视物困难者,请眼科会诊。

(3)合并颅脑损伤或全身情况难以耐受手术者,待全身情况稳定后手术;或采用简单复位方法,以避免可能引起的严重功能障碍和面部畸形。

3 **麻醉及体位**　全身麻醉;平卧,头偏向健侧。

4 **手术步骤**

(1)切口:取患侧头皮半冠状切口,头皮切口位于发际后至少 2cm 处,由颅顶开始,延伸至耳轮根部,必要时切口可向对侧延长。切面应尽量倾斜,以多保留毛囊。

(2)切开头皮及颞顶筋膜后,在颞肌筋膜浅层表面分离:在颧弓上方近 2cm 处作一水平切口,切开颞肌筋膜浅层,显露颞脂垫,然后在颧骨及额骨骨膜下分离,以避免损伤面神经颞支(图7-19)。

(3)剥离骨膜:于骨膜下向下剥离,可显露眶缘、眶壁、颧骨、颧弓、额骨、鼻骨及上颌骨前壁。

(4)松解骨折片后按模板重新拼接:松解各骨折片,去除其间的骨痂,由颧弓开始,按术前模型切割后的方式拼接,在模板的指导下先恢复颧弓的长度及弧度,确定颧骨的前突度及面侧宽度,然后再恢复颧骨体上、下和前端,并以颧蝶缝的恢复为标志。

(5)固定:与模型对照,尽量使双侧脸形对称。最后用预成的钛板坚强内固定(图 7-20)。

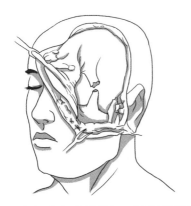

图 7-19　患侧头皮半冠状切口可显露骨折部位

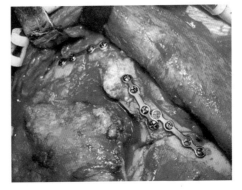

图 7-20　钛板内固定

(6)重要解剖结构的辨认与保存

1)避免损伤面神经颞支:面神经颞支自颞面部发出后,经髁突浅面或前缘距耳屏前 10～15mm,出腮腺上缘,紧贴骨膜表面,越过颧弓后段浅面,向前上行,分布于额肌、眼轮匝肌上部、耳前肌和耳上肌。切开头皮及颞顶筋膜后,经颞肌筋膜浅层深面向下分离,可有效避免损伤面神经颞支。

2)切勿过度挤压眼球:在松解眶上神经血管束后,往下剥离眼球时,切勿使其过度受压,可用眼球护板从眶底骨膜下轻轻拉开眼内容物,暴露眶底骨面后再复位。

3)小心地解剖眶下神经血管束:眶下神经血管束从位于眶下缘中点下方约 0.5cm 的眶下孔

穿出,此结构较粗大,解剖此处时应小心操作,可避免损伤。

5 术中术后并发症的诊断和处理

(1)眼部并发症:与局部小切口切开复位法相同。

(2)面部不对称:术后面部不对称的主要原因是初次手术时复位及固定不妥,或是骨折部位多及长时间后骨断端吸收。ZinggC型骨折最易出现这种情况,常需行截骨术或骨移植术进行整复。

(3)颞部凹陷畸形:多由于手术时颞肌剥离过大、术后没有复位引起。因此在固定完伤口冲洗后,应行颞肌复位并原位缝合固定。

(4)其他:眶下神经损伤通常发生于受伤时,是骨折线横过眶下孔所致。术中需松弛眶下孔,术后予营养神经药,但效果难以预料。

6 组织缺损的处理与立即整复 眶底若有明显的骨质缺损,眼眶内容物嵌入上颌窦时,应首先小心地将嵌入的眶底组织复位,眶底骨性缺损应用自体骨或其他材料修复。自体骨一般多用颅骨外板,其他材料可选用各种生物相容性好的替代材料。颧骨颧弓缺损时,可取髂骨、肋骨或植入生物替代材料。游离骨移植需考虑骨吸收问题。

此法优点在于显露充分,明视下复位固定,易于操作且复位固定效果好,并避免了面部多处切口和术后瘢痕。但具有出血多、切口周围感觉消失、局部秃头症等缺点,易引起面神经损伤、颞部凹陷畸形等。

(范先群 林明)

参考文献

[1] 韩德民,周兵.鼻内窥镜外科学[M].北京:人民卫生出版社,2001:151-161.

[2] 范先群.眼整形外科学[M].北京:北京科学技术出版社,2009:504-510.

[3] 肖利华.眼眶手术学及图解[M].郑州:河南科学技术出版社,2000:97-167.

[4] 张益,孙勇刚.颌骨坚固内固定[M].北京:北京大学医学出版社,2003:67-93.

第八章
眼眶扩大成形术

第一节　眼眶缩小畸形

　　眼眶缩小畸形是各种原因引起的眼眶眶腔容积减小、眶口面积减少的一类疾病,其主要表现为眶周骨骼组织的解剖结构或位置异常,但亦可同时伴有软组织的相关异常表现。

一、眼眶缩小畸形的病因与临床表现

(一)常见病因

　　临床上,较之于眼眶过大畸形,眼眶缩小畸形更为少见,其常见病因如下:

　　1 先天性颅面畸形　严重的半侧颅面短小症是常见的眼眶缩小畸形的病因,可造成患侧眼眶水平径和(或)垂直径缩小,有眼眶内移、下移等表现,临床治疗较为棘手。广泛的面颅缝早闭也是造成眼眶缩小畸形的主要病因之一,如 Crouzon 综合征(图 8-1)、Apert 综合征、Pfeiffer 综合征等先天疾患。此外,斜头畸形、短头畸形、颅面裂、骨软骨发育不全等先天疾患都可能造成不同程度的眼眶缩小畸形。

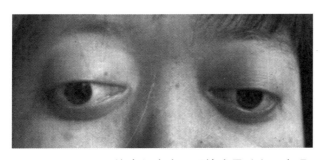

图 8-1　Crouzon 综合征患者眼眶缩小导致突眼表现

　　2 肿瘤及其继发畸形　眶内新生物常可造成假性眼眶缩小畸形(图 8-2)。骨纤维异常增殖症则是最常见的造成真性眼眶缩小畸形的骨良性肿瘤,可影响患者视力,需要长期随访,及时手术治疗。

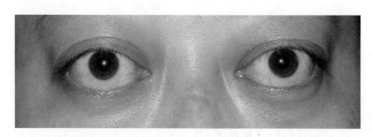

图 8-2　甲状腺功能亢进导致球后眶内容物增多,引起假性眼眶缩小畸形

3 医源性继发畸形　多见于幼儿期眼球摘除、局部放疗(如视网膜母细胞瘤)等疾病治疗之后,或幼儿期眶周骨骼手术之后。由于未能及时植入眶内容物替代物物理刺激眶周骨骼发育,或者手术、放疗干扰了眶周骨发育中心的正常生长发育,造成严重的颅眶颧联合发育不全,可形成临床最为严重的眼眶-软组织联合发育不全(图 8-3)。

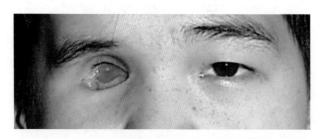

图 8-3　婴幼儿期视网膜母细胞瘤治疗术后颅眶颧联合发育不全

4 外伤因素　外伤多造成眼眶爆裂伤、眶腔扩大畸形,但在部分眶颧复合体粉碎性骨折病例或额眶筛粉碎性骨折病例,由于骨折片移位、卡压眶内容物,亦可造成眼眶缩小畸形的表现。

(二)临床表现

1 眼眶缩小畸形　临床上眼眶缩小畸形多见单侧发作,因此双侧眶颧额部不对称是最主要的临床表现,患者常可见眉弓低矮、眶颧部塌陷,严重的患者还可出现姿势性斜颈,多由于患者欲通过身体动作掩盖面部不对称缺陷所致。

2 突眼　突眼也是常见的临床症状,严重者甚至可有患侧眼球半脱位甚至脱位的表现,可继发闭目不全,进而造成暴露性角膜炎或结膜炎等继发疾病,眼眶缩小侧睑裂常较对侧宽。但应当注意,对于半侧颅面短小症的患者,由于受累侧面神经、动眼神经常有功能不全的表现,可造成患侧眉下垂、上睑下垂,使患侧睑裂小于健侧,应当仔细鉴别,谨慎判断患者不同功能损伤所引起的临床表现之间的区别。

部分患者还可能有眼外肌发育异常或结构异位的表现,可造成不同程度的斜视。

3 骨纤维异常增殖症　对于骨纤维异常增殖症患者,应当严格注意患者视野、视力变化,如有急速恶化,是视神经受到压迫、水肿的首要表现,应快速实施眶腔扩大、视神经管减压手术,以免患者失明。

眼眶缩小是否会引起眼内压升高目前尚颇多争议。单纯性眶口缩小不会影响眼内压变化,罕有引起视网膜剥脱等继发疾患的可能。眶内肿瘤或骨纤维异常增殖症等严重的眶内占位性病变则可见有眼内压升高的报道,但此是由眶容积减少引起,还是眼的正常静脉回流或房水循环通路受到压迫所致,目前尚没有明确的客观证据可以证明。

二、眼眶缩小畸形的分类

眼眶缩小畸形可分为假性眼眶缩小畸形和真性眼眶缩小畸形。病史回顾、系统性疾病检查、眶内 B 超、三维头颅 CT 量化测量评估等是鉴别真、假性眼眶缩小畸形的重要手段。

（一）假性眼眶缩小畸形

由于眶内容物体积增加而形成突眼等表现，如眶内肿瘤占位、甲状腺功能亢进继发球后脂肪垫增生等疾患，眶的骨骼系统容积本身并没有缩小。

（二）真性眼眶缩小畸形

真性眼眶缩小畸形是眼眶自身骨骼系统发育不全或移位所引起的畸形，眶的软组织内容物体积正常或者反而缩小。

真性眼眶缩小畸形除了按照病因分类之外，还可以根据受累及的部位分类。

1　眶腔容积缩小畸形　多见于骨纤维异常增殖症患者，眶口横径或垂直径基本正常，眶腔受到额骨、蝶骨或上颌骨的异常增生使骨质侵袭而减容。眶壁粉碎性骨折移位亦可造成单纯性眶腔容积缩小畸形。

2　眶口缩小畸形　常见于半侧颅面短小症患者（图 8-4），眶口横径和（或）垂直径明显减小，甚至有眼眶整体位置的内移、下移表现，但眶腔深度可发育正常或稍差，使眶腔内容积相比眶内容物没有明显的减小。

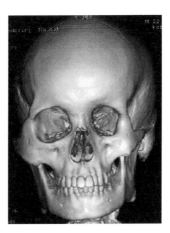

图 8-4　半侧颅面短小症引起左侧眶口缩小、内移、下移

3　眶口-眶腔联合发育不全　各种影响眶周骨骼发育的因素均可造成眶口-眶腔联合发育不全，患者眶口面积缩小，眶腔容积受限，眶内容物前凸明显，是临床最为常见的眼眶缩小畸形表现。

4　颅眶颞联合发育不全　多由于婴幼儿期视网膜母细胞瘤行眼球摘除术后未及时植入眶内容物替代物，或局部放疗术后，造成颅眶颞部骨骼缺少物理刺激或生发中心受到破坏，随生长发育而发生严重的颅眶颞部骨骼及软组织整体发育不全，从而严重影响患者外观和社会交往。临床最为严重的眼眶缩小畸形，手术难度与风险均为颅面部各类手术之最。受累及部位与临床采用的具体治疗术式密切相关，是临床值得关注的细节所在。

第二节 眼眶扩大成形术

眼眶扩大成形术是治疗眼眶缩小畸形的首选方案,但在手术之前,应当根据患者的影像学表现,仔细分析患者的畸形分类。

1 假性眼眶缩小畸形或单纯性眶腔缩小畸形 对于假性眼眶缩小畸形或单纯性眶腔缩小畸形的患者,可以行单纯性眼眶容积扩大术改善突眼表现。

2 骨折移位等造成的眶腔缩小 对于骨折移位等造成的眶腔缩小,骨折复位或碎骨片摘除后眶壁修复是首选的手术方法。骨纤维异常增殖症患者的治疗有其特殊之处,下文将单列详述。

3 颅缝早闭引起的眼眶缩小畸形 对于严重而广泛的颅缝早闭引起的眼眶缩小畸形,可使用额颅截骨前移重塑、面中部 Le Fort III 截骨前移辅助牵引成骨治疗等方法改善眼眶后退、缩小畸形。

4 眶口缩小畸形、眶口-眶腔联合发育不全、颅眶颞联合发育不全 对于眶口缩小畸形、眶口-眶腔联合发育不全、颅眶颞联合发育不全的患者,可以通过不同方案的眶口充填重建、眶壁分层截骨移位重建并结合不同方法的软组织覆盖重建和结膜囊重建的方法加以治疗。下文将针对最为严重的颅眶颞联合发育不全详细阐述各种不同的眶壁扩大重建手术方法,临床可根据患者具体的表现形式选择相应的手术治疗。

一、单纯性眶容积扩大术

单纯性眶容积扩大术的临床应用较少。对于假性眼眶缩小畸形的患者,眶软组织内容物的减容手术是首选术式(详见相关章节)。单纯性眶容积扩大术是通过截除眶下壁和(或)眶内壁的骨壁,人为造成眶内容物的部分疝出,从而实现眶腔扩大的目的。

手术可采用下睑缘或结膜囊下穹隆切口路径,沿眶隔浅层分离至眶下缘后切开骨膜,于骨膜下分离暴露眶下壁及眶内壁后,在距眶缘 0.5～2.5cm 深处,以小骨凿对眶下壁和(或)眶内壁的骨壁开窗,仔细分离以保护骨窗对侧上颌窦黏膜或鼻腔黏膜的完整,术中需注意保护眶下神经及泪囊完整。打开骨窗后,眶内容物自行部分疝出,即可达到改善突眼的效果。

但此术式突眼度的改善程度难以定量控制,偶尔会有下斜肌嵌顿的并发症发生。有学者提出,根据需要扩容的体积在骨窗处一期利用成形钛合金网重建扩大的眶壁,或可一试。骨窗处对应的上颌窦黏膜和鼻腔黏膜的纤毛由于失去底壁的力学支持,其自洁作用将明显减弱,局部发生炎症的可能性较术前有所提高。

二、针对骨纤维异常增殖症的眶腔扩容方法

1 骨纤维异常增殖症的发病期及部位 骨纤维异常增殖症是一种自限性的良性骨组织增生性疾病,多在青春发育期开始发病,至青春发育结束即停止或明显减慢增生。眶周、蝶骨、额骨、上颌骨是最常见的发病部位,发病骨骼可以显著地向眶腔内压迫,造成眼位下移、前凸,严重者压迫视神经,导致视神经水肿甚至坏死,患者可出现视野缺损甚至失明的表现。

2 对早期发病的骨纤维异常增殖症患者应当以随访观察为主 定期检查患者视野变化

和视力变化,如患者出现视野缺损或弱视表现,应当立即行视神经管减压、肿瘤部分切除和眶骨成形术。如患者没有视神经压迫症状出现,可随访至青春期结束,待肿瘤基本停止增长后再行手术。

典型病例:

病例一　骨纤维异常增殖症

骨纤维异常增殖症的手术实施:鉴于视神经管减压术本身就具有巨大的风险,陈昱瑞等通过一组47例临床回顾性数据认为,预防性视神经管减压术并不能显著降低骨纤维异常增殖症患者失明的风险,不应作为临床治疗常规。

(1)手术实施路径:手术可以通过额部上方路径或颞部侧方路径实施。笔者在临床实践中发现,自颞部侧方路径手术,暴露路径短、脑膜反折处分离暴露方便、损伤相对较小。在此以颞部侧方路径手术方法介绍骨纤维异常增殖症的眼眶扩容方法。该手术应当在神经外科医师、麻醉医师的严密配合之下实施。

(2)切口:手术采用额部冠状路径切口,切开皮肤、皮下组织、帽状腱膜后,沿帽状腱膜深层分离至眉弓上方1.5～2cm处,"工"字形切开额部骨膜,完整掀起患侧的骨膜颞肌瓣,骨膜下分离暴露双侧眶上缘,以小骨凿凿开眶上孔,保护分离双侧眶上神经血管束,将头皮瓣继续向下掀起。结合患侧的骨膜颞肌瓣,可以方便完整地暴露患侧的整个额部、眶上壁、鼻背、眶外壁及部分颧弓和眶下壁,从而完整地暴露需要手术修整的骨纤维异常增殖组织。由于此冠状切口路径操作层次较深,可以较好地保护面神经不受损伤,易于学习和掌握。

(3)标记后取下病变部位以及眶上壁、眶外壁:根据骨纤维异常增殖组织的边界,在额部、眶外缘顶部、颞窝部等边界转折点分别标记后,以开颅钻开孔,直至硬脑膜,以线锯或铣刀完整地取下病变部位额骨及颞骨骨瓣,可以在进一步保护前颅底的情况下完整地取下患侧的眶上壁以及眶外壁。此时眶上裂自颅内至眶内的行径已经完整地暴露于视野中,可以同时行视神经管减压术。

(4)重建轮廓:完成视神经管减压术后,可以根据正常侧骨骼外观,重建眶外缘、眶上缘、额骨与颞骨轮廓,条件允许的患者可在前颅底与眶顶之间植入薄骨片加以保护。重建轮廓可以采用正常侧颅骨外板或人工骨替代材料。笔者曾将取下的病变骨瓣蒸煮、干燥后重新塑形回植,随访亦未发现重新增生或恶变表现。重建的材料应以接骨板或钛合金网或颅骨锁等材料行坚固固定(图8-5)。

如果术中发现患者额窦暴露,应坚决行额窦清扫,并以带蒂头皮骨膜瓣完整封堵鼻额管,以免术后发生额窦炎,引发周围组织感染甚至颅内感染。

(5)术后处理:手术结束后,留置硬膜外负压引流,骨膜颞肌瓣通过中线部分骨膜与对侧缝合而复位固定,避免颞肌移位,冠状切口应予分层严密缝合,避免切口表层可能的感染累及颅内。术后前48小时应注意严密观察记录患者瞳孔变化、全身生命体征变化及眼底视神经乳头有无水肿表现,如有颅内压升高应立即处理。脱水剂不应作为常规预防性用药,以免发生硬膜外血肿。

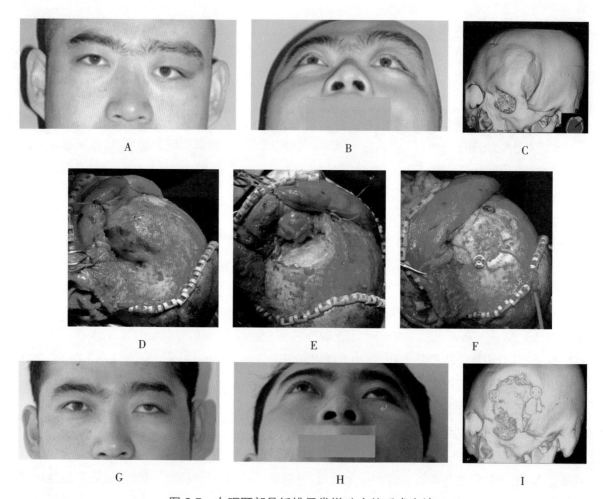

图 8-5　左眶颧部骨纤维异常增殖症的手术方法

A. 术前正面观　B. 术前仰面观　C. 术前 CT　D. 术中经冠状切口路径暴露增生骨质　E. 经侧方路径整体取下额眶骨结构　F. 术中将蒸煮、干燥、塑形后的骨瓣回植　G. 术后 17 个月随访照片正面观　H. 术后 17 个月随访照片仰面观　I. 术后 17 个月随访 CT

三、针对颅眶颞联合发育不全的眼眶扩大成形术

（一）临床表现与量化分类

颅眶颞联合发育不全是最严重的眼眶缩小畸形表现，其治疗方法涉及各种眼眶扩大术的临床综合应用，故在此以之为例介绍各种不同的眼眶扩大成形术。临床医师可根据患者实际表现加以灵活应用。

1 颅眶颞联合发育不全的临床表现　颅眶颞联合发育不全的表现广泛涉及患者半侧的颅、眶、颞部，其临床表现大致可以体现为三个方面：①双侧颜面骨组织不对称；②患侧软组织菲薄；③患侧结膜囊狭小或缺失。

（1）骨组织不对称：主要表现为患者眼眶与眶周的多块骨发育不良，可出现眼眶容积缩小、眶口缩小、眼眶以及颞部骨骼和颧骨的后缩及凹陷。

（2）软组织不对称：主要由患区皮肤、皮下组织以及肌肉的萎缩、变薄引起，主要累及区域为颞部和颧颊部，局部皮肤缺乏弹性或有色素沉着，与健侧相比呈现明显的凹陷，严重的可出现"皮包骨"现象。

（3）患侧结膜囊狭小甚至缺失：尤以下穹隆缺失为多见，无法安置义眼。

2 分类诊断的评价指标　根据患者的骨组织和软组织受累结构及严重程度，再根据临床检查结膜囊的情况可以实现分类诊断。以下为笔者在临床采用的测量评价指标：

（1）OS：即眶口大小。取眶宽（OB，眶内缘点到眶外缘点的距离）差值和眶高（OH，平分眶宽且与眶宽相垂直的眼眶上、下缘之间的直线距离）差值的平均值作为判断严重程度的依据。

（2）OP：即眶缘位置。对同侧耳门上点至眶上孔点（PSO）、眶下点（POR）、眶内缘点（PD）、眶外缘点（PEC）四界距离的差值分别以S、I、M、L标出，分别标明严重程度。

（3）OZ：即骨组织颧骨颧弓差异。将同侧耳门上点到颧颌点距离以ZM标出，颧颌点到关节结节颧弓外侧骨表面的曲面长度以Z标出，分别表示严重程度。

（4）OT：即骨组织颞部差异。取蝶点到鼻根点距离（SPHN）差值和同侧耳门上点到蝶点距离（PSPH）差值的平均值作为判断严重程度的依据。

（5）TZ：即软组织颧突差异。直接比较同侧耳屏点到颧颌点的软组织相应点距离（TZM′）的差值。

（6）TT：即软组织颞部差异。取同侧耳屏点到蝶点的软组织相应点距离（TPHN′）差值和蝶点的软组织相应点到软组织鼻根点距离（SPHN′）差值的平均值作为判断严重程度的依据。

（7）S：即结膜囊差异。指结膜囊穹窿深度，可根据临床检查所见作出判断。

3　面部的测量指标　在对具体病例的观察中发现，面部同一测量指标差值在2mm以内的，不对称程度较轻，对外观的影响并不明显；如果两侧相差程度超过10mm，根据手术经验，只通过截骨前移手术改善对称性才会取得良好的效果，一般的表面植骨手术或充填材料等对外观的改善程度有限，复发率较高。因此，临床采用了2mm和10mm作为轻、中、重度患者之间的分界值（表8-1）。

表8-1　临床一组31例颅眶颞联合发育不全伴结膜囊狭窄病例的
术前影像学表现实施测量分析和量化评估分布

程度	OS (mm)	OP(mm)				OZ(mm)		OT (mm)	TZ (mm)	TT (mm)	S (mm)
		S	I	M	L	ZM	Z				
轻	0	5	0	0	7	0	2	2	1	0	2
中	30	18	21	22	14	21	27	15	24	27	16
重	0	7	9	8	9	0	1	13	5	3	12

（1）轻度：CT测量差值<2mm；结膜囊变浅，但可容纳义眼片。

（2）中度：CT测量差值2～9.99mm；结膜囊不能容纳义眼片，但上、下穹隆仍存在。

（3）重度：CT测量差值在10mm以上；结膜囊结构完全消失。

4　三维立体诊断及差值比较　在病例分析中发现，临床所见眶位置的后移程度在各眶缘间并不均衡，在分析判断时需要进行三维立体诊断。在指导手术对眶缘的截骨或植骨范围、距离时必须将眶的上、下、内、外四缘分别分析，对眶周颅面骨的三维截骨和移位以重塑颅眶颞部的骨架结构。

此类患者中也有少部分的双侧病例。在对这些病例作出诊断分类时，应将双侧测量数据与同年龄、同性别、同样身材的正常人数据作差值比较，分析判断，再作出分类诊断。同时，还应当结合患者本身的畸形表现特点，选择恰当的手术方式，以达到医患双方都能够满意的治疗效果。

由于颅眶颞发育不良累及的组织结构较多，运用此分类诊断时用一般的文字表示方法不够简洁明了，加之具体数据在手术设计时也需明确，因此应用时以表格表明差值或定性标准可更加一目了然。

（二）治疗目的

一期手术治疗颅眶颧联合发育不全伴结膜囊狭窄的目的体现在：

1 眶区骨结构 对眶区骨结构，以扩大眼眶容积或眶口面积为目的，可以实施两类手术，即截骨前移并扩大眼眶，重建颅眶颧区的骨架结构（此类手术有时涉及眶上缘的截骨，需要采取颅内外联合路径）；或充填植入自体或人工骨以增加眼眶骨架的外形。

2 眶区侧面软组织 对眶区侧面软组织，出于增加其丰满度和给予重塑骨结构良好的软组织覆盖床为目的，可以采用带游离血管蒂的远位皮瓣移植，也可用带临近血管蒂的岛状软组织瓣移植；甚至可以采用单纯真皮或皮下组织移植，或自体脂肪注射。

3 狭窄或缺失的结膜囊 对狭窄或缺失的结膜囊，出于重建有良好上、下穹隆的包容性软组织窝为目的，以适合以后义眼的植入，可以采用游离远位皮瓣、带蒂岛状临近皮瓣、软组织扩张器扩张皮瓣，游离皮肤或黏膜移植。

（三）适于中度眶区畸形和结膜囊狭小者的手术方法

采用耳后皮瓣＋颞浅筋膜瓣＋眼眶表面植入充填物，一期再造眶区的骨结构、软组织容积，并行结膜囊同时重建。此法常适于中度眶区畸形和结膜囊狭小者。

典型病例：

病例二 中度眶区畸形和结膜囊狭小者

1 术前准备

（1）切口：颞部发际隐蔽"T"形切口，结膜囊横切口或"H"形切口，切取耳后皮瓣切口，视具体需要而定。

（2）术式：耳后皮瓣以颞浅血管后降支为蒂，旋转180°，水平方向经眶外侧骨膜下隧道伸入结膜囊穹隆，缝制成结膜囊以容纳眼球。预制植入物移植覆盖于眶颧部以再造骨外形。颞浅筋膜瓣以颞浅血管为蒂，旋转90°，水平方向经皮下组织覆盖于植入物表面。

（3）预制植入物：术前利用三维CT扫描PC机上重建，面部两侧差值位相减后获取双侧的差异体积块，结合患者软组织条件进行适当调整（表8-2）。与患者及家属交流达成一致的预期效果，快速成型输出，翻模制成预制植入块。材料可为硅橡胶、羟基磷灰石、多孔聚乙烯、膨体四氟乙烯等。植入块经高压蒸汽消毒后，于手术中备用。

如患者不能接受异种材料植入，可以预先制取模型后，于术中取颅骨外板塑形后做相应充填，植骨手术操作与异种材料相似，此处不予复述。但为保证局部组织的健康血运，取颅骨外板时通常建议取健侧颅骨，即需添加对侧的半冠状切口，需与患者及家属做好交流沟通。由于眶缘形态精致微妙，依靠手工雕塑较难构建惟妙惟肖的眶缘形态，自体材料术后吸收亦较为严重，故自体材料眶缘覆盖充填的效果往往难以令人满意。

表 8-2 患者术前量化评估列表

分类诊断	OS	OP				OZ		OT	TZ	TT	S
		S	I	M	L	ZM	Z				
差值(mm)	6.24	9.24	5.41	5.79	6.05	5.71	7.37	3.73	6.94	4.67	—

2 手术方法（图8-6）

（1）确定血管走行：用多普勒血管探测仪，确定患侧颞浅血管及耳后血管（颞浅血管后降支）的走行。

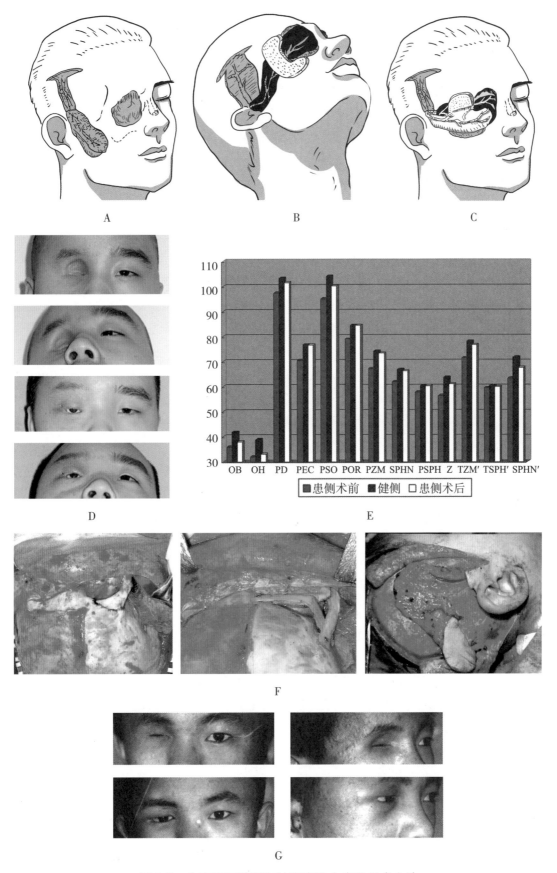

图 8-6 中度眶区畸形和结膜囊狭小者的手术方法

A. 制取颞浅筋膜瓣,可附带耳后皮瓣 B. 眶周植入预制的充填材料 C. 筋膜瓣翻转覆盖植入材料,耳后皮瓣再造结膜囊 D. 中度颅眶颞联合发育不全及结膜囊狭小典型病例手术前后 E. 患者(图 8-6D)手术前后量化评估结果 F. 患者(图 8-6D)术中,其中左图为患侧眼眶的截骨设计线,中图为移位重塑的眶外缘以及充填的肋骨,右图为颞部充填以及再造结膜囊使用的颞浅筋膜瓣及耳后皮瓣 G. 另一例患者手术前后比较

（2）设计皮瓣：设计耳后皮瓣，为 40～60mm。血管蒂位于皮瓣上部。切取皮瓣并掀起，由蒂部仔细追踪血管走行，经皮下可上溯至颞浅血管（图 8-6A）。

（3）切口：患侧耳前至颞部发际内作"T"形切口，其横切口位于颞窝上部，约相当于颞肌附着点水平。"T"形切口在皮下分离后向两边分开，显露并切取 50～80mm 颞浅筋膜瓣。血管蒂位于耳前。颞浅筋膜瓣以此蒂为轴旋转 90°，可水平覆盖颞部及眶外侧部。

耳后皮瓣之蒂部与颞浅筋膜瓣串联，共用颞浅血管。耳后皮瓣由此可穿过颞部"T"形切口，旋转 180°，水平方向伸展至眼眶外侧，最远端可达内眦部。

眼结膜作横形切口或"H"形切口，在结膜下分离，形成上、下结膜穹隆。

（4）切开颞肌及骨膜：掀起颞浅筋膜瓣，在颞窝前缘、眶外侧部切开颞肌及骨膜，长 40～50mm。由骨膜下分离，并于眶外侧与已分离之结膜穹隆交通。耳后皮瓣经此交通伸入结膜穹隆，使之皮肤面向外以容纳义眼。耳后皮瓣边缘与内、外眦和上、下眼结膜缘缝合，形成结膜囊。

（5）移植固定：取已消毒之预制植入块，经颞部骨膜切口，植入眶外侧、颧部、颞窝区之骨凹陷部位，作为覆盖状骨移植替代；其底部如压迫耳后皮瓣蒂，可磨出一条小槽或切迹（图 8-6B）。

颞浅筋膜瓣旋转 90°，经皮下或直接在植入块表面水平方向覆盖植入块，远端固定于眶下缘皮下（图 8-6C）。

（6）手术完成：耳后皮瓣供皮瓣区植皮；颞部切口分层缝合，并置引流；再造之结膜囊内置凡士林纱条填塞（图 8-6D～G）。

3 术后放置义眼　术后 1 周抽去结膜囊内之凡士林纱条。术后 2 周，待肿胀消退后即可配制合适的义眼并安放，定期清洁。

（四）适于严重眶区畸形和结膜囊严重狭小甚至缺失者的手术方法

采用眶缘及多个眶壁截骨＋游离远位皮瓣修复手术，一期扩大眼眶、重塑颞眶颧受累区，同期用皮瓣的带表皮区再造结膜囊、去表皮区充填覆盖和丰满眶区侧面。此法常适于严重眶区畸形和结膜囊严重狭小甚至缺失者。

典型病例：

病例三　重度颅眶颞联合发育不全及结膜囊狭小

1 术前准备　术前用多普勒血管探测仪，确定颞浅血管及面血管以及胫前动脉、足背动脉的走行，并进行手术量化评估（表 8-3）。

表 8-3　患者术前量化评估列表

分类诊断	OS	OP				OZ		OT	TZ	TT	S
		S	I	M	L	ZM	Z				
差值(mm)	5.21	6.97	11.2	6.5	10.49	9.89	15.33	1.52	8.94	13.53	–

2 手术方法（图 8-7）

（1）切口设计：沿发际后二横指设计冠状切口，患侧的切口可下延至耳屏上方。按设计全层切开头皮至帽状腱膜层，注意保护患侧颞浅血管。

（2）切口：沿帽状腱膜层分离至眉弓上方 15mm 处，切开骨膜，于骨膜下分离，凿开眶上孔，保护眶上神经血管束，循序分离暴露患侧眼眶上缘、外缘、患侧颧骨颧弓、眶内缘以及眶下缘。操作中注意保护健侧眼眶解剖结构的完整性。

（3）颅内外联合路径实施手术：如需采用颅内外联合路径实施手术，可在神经外科医师的帮

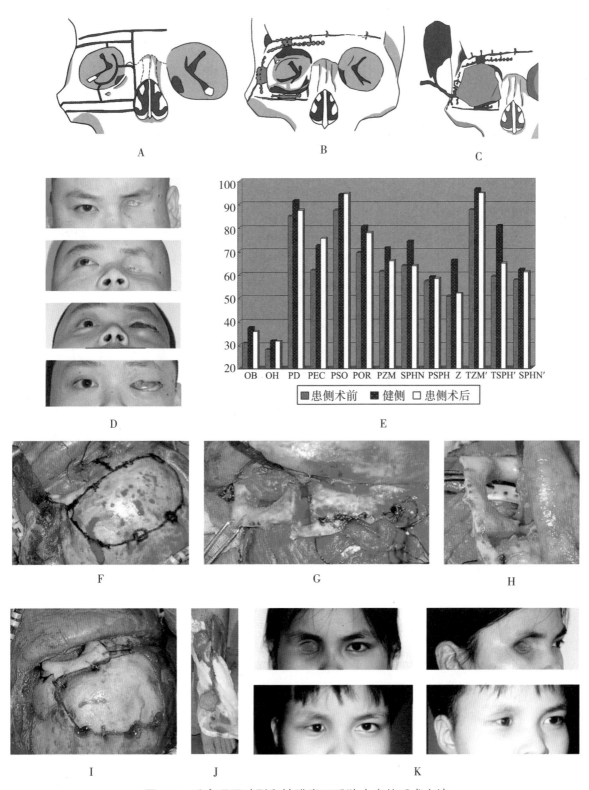

图 8-7　重度眶区畸形和结膜囊严重狭小者的手术方法

A、B. 眶周分层截骨扩大眶腔容积,上缘截骨时需要辅以半侧开颅,保护颅底结构　C. 足背皮瓣再造结膜囊,串联的胫前皮瓣充填颞颧部软组织　D. 重度颅眶颧联合发育不全及结膜囊狭小典型病例手术前后　E. 患者(图 8-7D)手术前后量化评估结果　F. 术中可见患侧的眼眶以及设计的手术分割线　G. 颅顶已经打开,整个眶缘已被游离重新定位　H. 术中可见重定位之眶缘,血管钳所持为预制的充填材料　I. 可见重新移位固定的眶缘以及再造的颞窝,颅顶已经归位　J. 取下准备充填颞部、再造结膜囊的足背-胫前串联皮瓣　K. 另一例患者手术前后比较

助下,于患侧眶上方打开一 40mm×20mm 的颅骨窗,硬膜外分离暴露前颅底加以保护。开窗时应当避开矢状窦位置。如需取用较多的颅骨外板,可适当加大开窗面积。

（4）术中的截骨、植骨:根据患者术前测量评估的内容,实施全眶"O"形截骨前移或眶外、上、下缘的"C"形截骨前移、外移操作,根据术前测定的量化数据定位后,予以坚强内固定,间隙嵌插植骨(图 8-7A)。嵌插植骨材料以自体骨为佳,亦可使用具有骨诱导作用的生物材料。

（5）取下颅骨外板后移植:于开窗的颅骨块上取下颅骨外板,适当塑形后反转,移植于颞部以重建颞窝形态,使多余的骨块以及预制植入物移植于颧、眶下缘位置以重建患者面部形态。关闭颅骨窗。

（6）分离准备受区血管:根据多普勒检查提示分离准备受区血管,通常为颞浅血管,必要时可换用面动脉供血。

（7）足背皮瓣设计:根据重建后的眶容积以及眶口面积,设计足背皮瓣,其前部应保留一约 30mm×40mm 之皮岛(相当于新的眶口面积)以重建结膜囊,其余皮肤保留原位,以足背动脉和大隐静脉为蒂,设计取下足背皮瓣,面积可达 100mm×140mm 左右。如患者颞部软组织明显凹陷不足,可沿足背动脉-胫前动脉继续向上分离串联,制取一胫前筋膜瓣。按受区血管条件制取血管蒂后,断蒂游离皮瓣。

（8）植入皮瓣、重建结膜囊:将游离皮瓣于骨膜下横形植入患侧眼眶补充眶内容,足背保留的皮岛用以重建结膜囊,其上、下方应向前反转,与残余结膜缝合以再造穹隆,皮瓣应于前方跨过眶外缘,以改善软组织"皮包骨"的不良形态,注意避免血管卡压。多余的足背皮瓣以及胫前筋膜瓣充填于颞部,血管蒂继续向外侧沿皮下隧道探至受区血管处吻合(图 8-7B)。

（9）手术完成:观察皮瓣血运无异常后,于患侧颞区皮瓣下以及帽状腱膜下留置负压引流,逐层关闭切口,适当加压包扎,再造之结膜囊内用凡士林纱布填塞。足背创面植皮后加压包扎,石膏托固位(图 8-7C～J)。

3 术后护理 术后常规补液、活血、显微外科术后护理、抗感染,帽状腱膜下引流量<10ml 后可拔除,颞区引流应多保留数日,待引流量连续两日<5ml 后拔除。

术后结膜囊内凡士林纱条应定期换药填塞,待肿胀消退后即可配制合适的义眼并坚持安放(图 8-7K),定期清洁。门诊随访。

（五）辅助手术方法

1 自体脂肪眶区注射 如果是轻度眶区畸形而结膜囊尚正常者,可以选用眶区侧面自体脂肪充填术,选取和注射的自体脂肪量可以达到 30～40ml。

2 真皮脂肪充填术 轻度眶区畸形或一期手术重建后软组织尚欠丰满者,可选用修去表皮的自体真皮脂肪移植。

3 结膜囊加深术 对单纯结膜囊狭小,或一期手术重建后结膜囊上、下穹隆仍较浅者,可以选用自体游离口腔黏膜或自体游离分层皮片移植,以加深结膜囊的上、下穹隆。

4 应用软组织扩张器的结膜囊及睑缘重建 利用皮肤软组织扩张器扩张皮肤后,通过扩张皮肤的推进、折叠,亦可达到良好的结膜囊、睑缘联合再造目的,取得较好的临床治疗效果(图 8-8)。

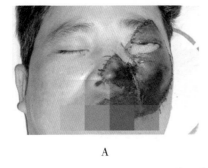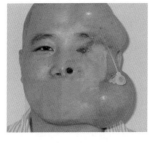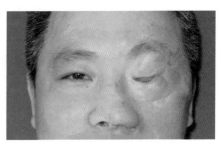

A　　　　　　　　　　　B　　　　　　　　　　　C

图 8-8　利用皮肤软组织扩张器同期行结膜囊、睑缘、鼻翼再造

A. 术前　B. 术中　C. 术后

（六）术式选用标准

1　累及骨组织为中度者　可行表面植骨术，重度者可行颅眶截骨前移术。

2　累及软组织为中度者　可行邻近组织瓣转移充填，重度者可行游离组织瓣移植充填术。

3　累及结膜囊为中度者　可行邻近皮瓣转移再造结膜囊，重度者可行游离组织移植再造结膜囊。

4　累及范围的严重程度为轻度者　可不在一期手术处理，待整体外形改善后再作局部整形。

根据临床数据统计可以发现，颅眶颞发育不良累及最严重的骨组织部位是颞部，累及最严重的软组织部位是颧部，结膜囊累及中等程度居多。而大多数患者的主要部位的骨组织与软组织畸形的严重程度基本同步，因此，我们可以根据患者主要的畸形程度将大多数患者归结为轻度、中度、重度三类颅眶颞联合发育不良的诊断，并制定出一套相对标准的针对性一期手术治疗方案。

在实际临床应用中，必须事先列表分析、归纳患者的个体化差异变化，灵活地选择手术方式，不能拘泥于以上几种基本治疗手段。

（俞哲元　穆雄铮　韦敏）

参考文献

［1］Reedy B K, Pan F, Kim W S, et al. The direct effect of intraorbital pressure on orbital growth in the anophthalmic piglet［J］. Plast Reconstr Surg, 1999,104（3）:713-718.

［2］Krastinova D, Mihaylova M, Kelly M B. Surgical management of the anophthalmic orbit, part 2: post-tumoral［J］. Plast Reconstr Surg, 2001, 108（4）:827-837.

［3］Tessier P, Krastinova D. La transposition du muscle temporal dans l'orbite anophtalme［J］. Ann Chir Plast, 1982,3:213-220.

［4］Jackson I T, Carls F, Bush K, et al. Assessment and treatment of facial deformity resulting from radiation to the orbital area in childhood［J］. Plast Reconstr Surg, 1996,98（7）:1169-1179.

［5］Lee Y H, Kim H C, Lee J S, et al. Surgical reconstruction of the contracted orbit［J］. Plast Reconstr Surg, 1999,103（4）:1129-1136.

［6］Krastinova D, Kelly M B, Mihaylova M. Surgical management of the anophthalmic orbit, part 1: congenital［J］. Plast Reconstr Surg, 2001, 108（4）:817-826.

［7］Carr M, Posnick J C, Pron G. Cranio-orbitozygomatic measurements from standard CT scans in unoperated Crouzon and Apert infants: comparison with normal controls［J］. Cleft Palate Craniofac J, 1992,29（2）:129-136.

［8］Elisevich K, Bite U, Colcleugh R. Micro-orbitalism: a technique for orbital rim expansion［J］. Plast Reconstr Surg, 1991, 88（4）:609-612.

[9] Wiese K G, Vogel M, Guthoff R, et al. Treatment of congenital anophthalmos with self-inflating polymer expanders: a new method[J]. J Craniomaxillofac Surg, 1999,27(2):72-76.

[10] Wagner A, Schneider C, Lagogiannis G. Pulsatile expansion therapy for orbital enlargement[J]. Int J Oral Maxillofac Surg, 2000,29(2):91-95.

[11] Sterker I. Clinical anophthalmos-cosmetic outcome after 2 years of therapy with an orbital expander for stimulating orbital growth[J]. Klin Monbl Augenheilkd, 2000,216(4): 197-203.

[12] Gundlach K K, Guthoff R F, Hingst V H, et al. Expansion of the socket and orbit for congenital clinical anophthalmia[J]. Plast Reconstr Surg, 2005,116(5):1214-1222.

[13] Delap T G, Kaberos A, Dowling P, et al. Cranio-facial fibrous dysplasia: a case report and overview of the management of the condition[J]. Int J Pediatr Otorhinolaryngol, 1996,37(2): 179-191.

[14] Edelstein C, Goldberg R A, Rubino G. Unilateral blindness after ipsilateral prophylactic transcranial optic canal decompression for fibrous dysplasia[J]. Am J Ophthalmol, 1998,126(3):469-471.

[15] Lustig L R, Holliday M J, McCarthy E F, et al. Fibrous dysplasia involving the skull base and temporal bone[J]. Arch Otolaryngol Head Neck Surg, 2001, 127(10):1239-1247.

[16] Shenker A, Chanson P, Weinstein L S, et al. Osteoblastic cells derived from isolated lesions of fibrous dysplasia contain activating somatic mutations of the Gs alpha gene[J]. Hum Mol Genet, 1995,4(9):1675-1676.

[17] Ricalde P, Horswell B B. Craniofacial fibrous dysplasia of the fronto-orbital region: a case series and literature review[J]. J Oral Maxillofac Surg, 2001, 59(2):157-168.

[18] Akintoye S O, Lee J S, Feimster T, et al. Dental characteristics of fibrous dysplasia and McCune-Albright syndrome[J]. Oral Surg Oral Med Oral Pathol Oral Radiol Endod, 2003,96(3):275-282.

[19] Chen Y R, Breidahl A, Chang C N. Optic nerve decompression in fibrous dysplasia: indications, efficacy, and safety[J]. Plast Reconstr Surg 1997,99(1):22-33.

[20] Ruggieri P, Sim F H, Bond J R, et al. Malignancies in fibrous dysplasia[J]. Cancer, 1994,73(5):1411-1424.

[21] Jan M, Dweik A, Destrieux C, et al. Fronto-orbital sphenoidal fibrous dysplasia[J]. Neurosurgery, 1994,34(3):544-547.

[22] Posnick J C, Wells M D, Drake J M, et al. Childhood fibrous dysplasia presenting as blindness: a skull base approach for resection and immediate reconstruction[J]. Pediatr Neurosurg, 1993,19(5):260-266.

[23] Katz B J, Nerad J A. Ophthalmic manifestations of fibrous dysplasia: a disease of children and adults[J]. Ophthalmology, 1998,105(12):2207-2215.

[24] Lee J S, Fitz Gibbon E, Butman J A, et al. Normal vision despite narrowing of the optic canal in fibrous dysplasia[J]. N Engl J Med, 2002,347(21):1670-1676.

[25] Michael C B, Lee A G, Patrinely J R, et al. Visual loss associated with fibrous dysplasia of the anterior skull base: case report and review of the literature[J]. J Neurosurg, 2000,92(2):350-354.

[26] Tan Y C, Yu C C, Chang C N, et al. Optic nerve compression in craniofacial fibrous dysplasia: the role and indications for decompression[J]. Plast Reconstr Surg, 2007,120(7): 1957-1962.

第九章
眼眶内容物剜除术

第一节 眼眶内容物剜除

眼眶内容物剜除术是治疗眼部肿瘤,尤其是恶性肿瘤的主要方法之一。对于眼眶内的恶性或良性病变,为了达到治疗疾病、挽救生命、解除疼痛和改善外观的目的,需要进行眼眶内容物剜除,摘除范围可包括眼球、眶内软组织、骨膜和眼睑等。

眼眶内容物剜除术是最严重的破坏性眼科手术,必须十分慎重和小心,严格掌握其手术适应证,并且要和患者及其家属详细说明手术的必要性和后果,做好充分的准备工作,使患者做好身体和精神的准备。随着眼部恶性肿瘤的早期诊断和治疗技术的进步,眼眶内容物剜除术的适应证也在改变,由于这是一种破坏性手术,所以通常只用于其他疗法均无良好效果的病例。除已经确诊的临近组织恶性肿瘤如视网膜母细胞瘤、眼睑鳞状细胞癌等延及眶内的继发性肿瘤外,所有原发性或转移性恶性肿瘤都必须经过病理学诊断证实,并以此作为手术的依据。

根据肿瘤的广泛程度,眼眶内容物剜除术可以分成三种方式,分别为连同眼睑的全部眼眶内容物剜除术、保留全层眼睑的眼眶内容物剜除术和只保留眼睑皮肤的眼眶内容物剜除术。对于原发性眶内肿瘤侵犯眼睑或者眼睑肿瘤侵入眶内的,可选择连同眼睑的最彻底的眼眶内容物剜出术;如果眶内肿瘤尚未侵犯眼睑,则尽量保留眼睑,这对术后重建外观有十分重要的意义;当眶内肿瘤只侵犯结膜部分,则可以保留眼睑的皮肤层,用于覆盖创面。

眼眶内容物剜除术还可以根据眶内组织剜除的广泛程度分为两种,即眼眶内容物全部剜除术和眼眶内容物部分剜除术。前者为眶内全部组织去除,而后者则仅去除结膜、眼球和肿瘤等眶前段组织,保留了眶骨膜和眶后段的正常软组织。部分眼眶内容物剜除术的主要特点在于手术范围较小、保留了一定的眶内组织,有利于缩短术后恢复的时间,减少手术并发症,手术相对较简单,患者较易接受。

一、眼眶内容物剜除的手术适应证和术式选择

(一)手术适应证及禁忌证

1 手术适应证 随着技术的进步,眼眶内容物剜除术的应用已经比以前有较多的限制,其手术适应证包括以下几种:

(1)眼睑恶性肿瘤已经侵及全部眼睑:眼睑恶性肿瘤已经侵及全部眼睑,或者有明显广泛的

结膜转移和累及,切除后无法行眼睑成形者。

(2)侵及眼眶的眼内恶性肿瘤:如葡萄膜黑色素瘤、视网膜母细胞瘤等向眶内扩散,单纯行眼球切除术无法彻底清除病灶者。

(3)对放疗、化疗不敏感的眶内原发性恶性肿瘤:例如泪腺恶性肿瘤、恶性纤维组织细胞肿瘤等无法通过开眶手术切除干净者。

(4)眶内转移癌:眶内转移癌姑息疗法。

(5)眶内复发性良性肿瘤:如复发性脑膜瘤、纤维组织细胞瘤等。

(6)眶内良性肿瘤导致的各种不良症状:眶内良性肿瘤导致视力丧失、眼球高度突出、疼痛剧烈者。

(7)侵及眶内鼻窦恶性肿瘤:鼻窦恶性肿瘤侵及眶内,且放疗、化疗无效者。

(8)真菌感染:真菌感染,药物治疗无效或危及生命时。

(9)眼眶严重收缩病例:各种原因导致的严重的眼眶收缩病例,通过眼眶重建手术无法获得令患者满意的外观改善效果,而可通过眼眶赝复体改善患者的外观者。

2 手术禁忌证

(1)上皮癌:角膜缘或者眼睑可治的上皮癌。

(2)炎性假瘤:尚未严重损害眼球和视力的炎性假瘤。

(3)恶性肿瘤:诊断未明的眼眶病变和已经有全身转移的恶性肿瘤。

(4)全身衰弱的患者:全身情况衰弱,经不起手术者或有明显出、凝血障碍的患者。

(5)组织感染未能有效控制的患者:邻近组织有感染,尚未控制者。

(6)对放射敏感的恶性肿瘤:如淋巴肉瘤,应先做放射治疗,然后再行眶内容物剜除术,这样可以控制手术的范围,尽量保留可用的组织。

(二)眼眶内容物剜除的术式选择

1 全眼眶内容物剜除术

(1)保留眼睑的全眼眶内容物剜除术:适用于恶性肿瘤尚未侵犯眼睑时,由于保留眼睑,术后外观影响相对较小。

(2)不保留眼睑的全眼眶内容物剜除术:适用于眶内恶性肿瘤侵及眼睑全层或者眼睑恶性肿瘤侵及眶内者。

2 部分眼眶内容物剜除术　当病变局限时,根据病变的部位可适当保留部分眼眶内容物。在保证病变被彻底切除的前提下,尽量保留眶内软组织,为二期整复创造条件。

(1)保留眼球的部分眼眶内容物剜除术:适用于眶后部及眶尖的肿瘤,尤其是某些复发的良性肿瘤,如视神经鞘脑膜瘤。

(2)保留眶后部组织的部分眼眶内容物剜除术:适用于眶前部恶性肿瘤,如眼睑、结膜恶性肿瘤尚未侵犯眶后部时。

3 扩大眼眶内容物剜除术　适用于眶内肿瘤已侵犯眶壁、鼻窦,或眶周围恶性肿瘤侵及眶内者,如泪腺恶性上皮性肿瘤广泛骨质破坏、鼻窦恶性肿瘤侵犯眼眶等。

(三)术前准备

1 肿瘤或者眼球表面有溃烂者　应先清洁伤口,预防感染。

具体方法:每日用高锰酸钾或者 1:10000～1:5000 苯扎氯铵冲洗 2～3 次,并用干纱布和油纱布包裹伤口,保持伤口清洁。术前 3 天应用静脉滴注抗生素预防感染。

2 注意改善全身情况　备 2～4 个单位全血以防术中大出血。

3 需要取皮覆盖创面者　在大腿内侧供区备皮。

4 需要去除全部眼睑者　将眉毛全部剃干净,如果需要做颞侧肌皮瓣移植,需要剔除鬓角头发。

二、全眼眶内容物剜除术

（一）手术步骤

1 麻醉　一般选择全身麻醉,如果要采用局部麻醉,应注射麻醉范围由眼睑到眼眶、球结膜及穹隆部全周,球后注射由眶缘四角向眶深部至骨膜前。

2 切口及入路　根据切除的范围选择不同的切口。

（1）保留眼睑及结膜的全眼眶内容物剜除术,切口在穹隆部结膜:外眦切开 1cm 皮肤深达眶缘骨膜以便于剥离骨膜和取出较大的肿瘤和眶内容物。翻转上、下眼睑,自外眦沿上睑板上缘和下睑板下缘切开结膜直至内眦部。于眶隔前钝性分离至眶缘。连续缝合上、下睑结膜断端,包裹眼球,作为牵引线。

（2）保留眼睑皮肤的全眼眶内容物剜除术:如果眼睑皮肤无肿瘤侵犯,可用 0 号丝线褥式缝合上、下眼睑,包裹眼球,作为牵引线。距睑缘 2~3mm 做一环形皮肤切口至睑板,外眦水平切至眶缘。分离皮下组织至眶缘。也可沿上、下睑缘灰线做切口。

（3）不保留眼睑的全眼眶内容物剜除术:如果眼睑已被肿瘤侵犯,则切口应远离病灶。切口应该在眶缘皮肤处。首先用 1 号丝线在睑缘做 3 对褥式缝线,结扎后留长线头作为牵引线。如果肿瘤表面溃烂无法做睑缘缝线或者肿瘤高度突出于睑裂时,可用纱布包裹。然后沿眶缘一周切开皮肤、皮下组织和肌层,深达骨膜。皮肤切口不能太靠近眶缘,以免切开皮肤时,皮肤收缩后使切口在眶缘外,与移植的皮瓣缝合后愈合延迟。但是切口也应以不影响彻底切除眼睑上的肿瘤为限。切开皮肤的顺序应从前泪嵴开始,沿顺时针方向切开皮肤,向下、向外至眶下缘后再到外眦缘上暂时停顿,然后再从前泪嵴向上沿逆时针方向切开皮肤,向上、向外切开眶上缘皮肤直到外侧眶缘。这样先下后上的顺序切开可以避免切口的血液流下,影响手术视野。若切开皮肤时出血较多,可以一边用手按压切口两边,以压迫眼睑上丰富的小血管。切开皮肤后放松压迫的部位,用电刀电凝止血,对于较大的动脉如眶上动脉应该用缝线结扎止血。

3 骨膜切开及剥离眶内容物　沿眶缘一周切开骨膜,用骨膜剥离器从骨壁平而易剥离的颞上象限开始沿眶缘向眶尖剥离骨膜。剥离时用骨膜剥离子沿切口的眶侧将紧贴的骨膜从眶骨上铲开,在内、外眦处切断内、外眦韧带,剥离鼻上象限骨膜时需剪断上斜肌滑车。分离至较薄的眶内壁及眶上壁时,应注意防止穿破眶壁。切断眶上裂和眶下裂处与骨壁紧密粘连的组织,从而使眶内容物游离。在剥离时,筛前和筛后动脉、泪囊动脉的颞颧支较易出血,分离时注意用电刀止血。在泪囊窝处应小心剥离,避免弄破泪囊。最后使整个眼眶暴露出来,眶内容物和肿瘤包裹在游离的骨膜内,只留下眶尖处一圆锥形蒂相连。

4 眼眶内容物剜除　分离至眶尖后,用褥式牵拉线将眶内容物拉向鼻侧,用弯血管钳紧贴眶尖夹紧蒂部。

（1）眶内空间允许用另外一血管钳夹在前一止血钳的前端:用电刀通过接触血管钳进行电凝止血,以弯剪自外侧或内侧伸入两个血管钳之间,在前、后两个止血钳间剪断蒂部,摘除眶内组织。

（2）只有一个血管钳时:剪刀紧贴其前方,于眶尖和眶上、下裂处电凝止血,并用热盐水纱布填入眶腔压迫止血,之后去除止血钳。

（3）眶尖残留肿物：应彻底清除。可同时摘除泪囊，检查眶骨骨壁，如果发现已被侵蚀，即去除病骨。

5 眶腔创面处理　仔细检查眶壁有无骨质侵犯，如骨面毛糙不光滑，则往往提示骨质已受累，则进一步按照"扩大眼眶内容物剜除"来处理。如果眼睑皮肤保留，则可将上、下眼睑融合，并留置引流条。如果眼睑已部分或完全切除，则最常采用以下几种方法：

（1）眶腔游离植皮：对于眶尖部没有恶性肿瘤的患者一般都应该在眼眶内容物剜除后做眶腔游离植皮术覆盖创面，以防创面感染，减少患者的痛苦。一般取股内侧游离皮片，约 5cm×10cm，首尾卷接成漏斗形，植于眶腔骨壁。皮片与眶缘皮肤间断缝合，缝线留长线头，供打包用。眶腔内先垫一层凡士林纱布，再填入足量纱布，打包加压，使得皮片与眶壁紧密接触。一般需包扎10～14天后再换药，早期换药不利于皮片成活。游离植皮有利于缩短创面的愈合时间，并减少感染的机会。

（2）眶腔肉芽自然增生：不植皮，让眶内自然形成肉芽组织，使眶腔变浅，表面上皮化。但此过程需要数月且肉芽面容易发生感染。

（3）组织瓣移植修复：邻近组织瓣包括颞肌、颞浅筋膜瓣、额肌旋转皮瓣等，远距离组织瓣包括前臂、足背、背阔肌等带血管皮瓣。使用组织瓣移植修复后的外形效果较好，但是对患者供区损伤大，手术复杂，而且不易观察肿瘤的复发迹象，所以仅适用于肿瘤切除完全的病例。

6 术后处理

（1）抗生素的使用：全身应用抗生素 5～7 天，预防感染。必要时服用止痛药。

（2）术后 48 小时如无渗血情况：术后 48 小时如果无渗血可改加压绷带为普通绷带包扎。12天后取出眶内填充的纱条，生理盐水棉球清洁眶内皮片，拆除缝线。用抗生素眼膏涂抹在皮片表面，再用无菌纱布覆盖。当取出充填的纱条时应注意避免牵拉皮片，防止皮片坏死。如果纱布和皮片粘连，不能用力强拉，应用抗生素盐水纱布覆盖在粘连部位，使其软化松解，之后慢慢分开纱布和皮片。

（3）未行植皮手术的患者：应在手术后 3 天抽出用于充填创面的抗生素油膏纱布条，并换新的油纱布充填在眶腔内，以促进新生的肉芽组织生长来覆盖创面。之后每隔一天进行一次换药，6～8 周后肉芽组织长满眼眶后半部时可进行游离植皮。

（4）对供皮区的处理：术中游离植皮的供皮区一般在术后用多层油纱布和干纱布覆盖创面，适当加压包扎。手术后 2 周再打开敷料，期间不需要换药。打开敷料时同样要用盐水纱布湿敷软化，不可强拉。

（5）手术后是否需要化疗和放疗：应根据术中、术后的病理检查结果来选择，但放射治疗最好在手术后 2 周再进行，以免影响皮片的愈合（图 9-1）。

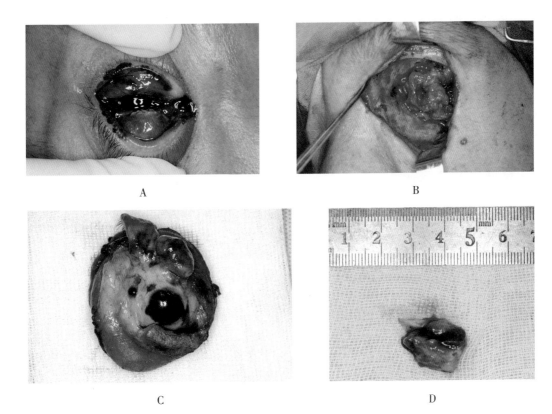

图 9-1　全眼眶内容物剜除术（保留眼睑皮肤）

A. 术前　B. 眼眶内容物剜除后　C. 剜除的眼眶内容物　D. 眼眶内的肿瘤

（二）注意事项

1　眼眶内容物摘除　眼眶各眶壁非常薄，一旦破裂可能与鼻窦相通，应尽量避免损伤，以防感染形成瘘管。特别是眶内壁骨壁较薄，最易破裂，造成与筛窦相通，故分离时尤其要注意。

2　眶腔未植皮而行上、下睑缝合　术后眶腔有渗血和渗液，触诊眼睑有波动感，一般 1～2 个月后逐渐吸收、机化，眼睑皮肤向眶内凹陷。

3　泪囊摘除时机　泪囊在眼眶内容物剜除时应予一并摘除。

三、部分眼眶内容物剜除术

（一）手术步骤

1　麻醉　由于部分眼眶内容物剜除仍然会对患者造成巨大痛苦，因此一般选择全身麻醉。

2　切口　若眶前部恶性肿瘤尚未侵犯眶后部时，可做保留眶后部组织的部分眼眶内容物剜除术。皮肤切口应距肿瘤 5mm 以上，如果是恶性肿瘤至少在 10mm 以上。分离皮下组织至眶缘，如果眶缘周围软组织未发现肿瘤侵犯，可保留骨膜。然后向眶深部分离组织，手术步骤基本与全眼眶内容物剜除术相似，但是切除眶内容物时，只摘除眼睑、结膜、眼球等前部组织，保留了眶后段的部分软组织。彻底止血后行皮片或皮瓣移植（图 9-2）。

3　眶后部及眶尖的肿瘤所行手术入路　眶后部及眶尖的肿瘤可行保留眼球的部分眼眶内容物剜除术，如视神经鞘脑膜瘤。有两种手术入路，首选外侧开眶入路，其次是外眦切开入路。可根据影像学检查帮助判断切除的范围，作眶后部或眶后 1/3 组织切除，可保留眼球及眶前部的组织。如果病变未侵及眶尖，术中可保留眶尖部分软组织。

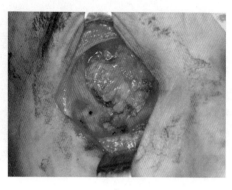
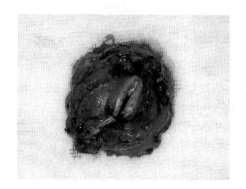

A   B

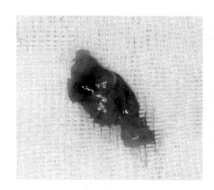

C

图 9-2 　部分眼眶内容物剜除术

A. 部分眼眶内容物剜除后可见后部眶尖组织　B. 剜除的眼眶内容物　C. 眼眶内的肿瘤

（二）注意事项

1 切口与肿瘤的距离　皮肤切口与肿瘤的距离至少要在 5mm 以上，如果是恶性肿瘤，摘除时至少要切至肿瘤以外 10mm。

2 尽量保留眶内组织　为了促进患者恢复，在保证病变彻底切除的前提下，尽量保留眶内组织。

四、扩大眼眶内容物剜除术

手术步骤分为：

1 麻醉　同以上两种手术方式一样，选择全身麻醉。

2 切除　对于眶内肿瘤已侵犯眶壁、鼻窦，或眶周围恶性肿瘤侵及眶内时，必须在常规全眶内容物剜除术后，根据肿瘤侵犯骨质的情况切除受到肿瘤侵犯的骨质。根据肿瘤侵犯的不同部位行眶壁部分、全部或眶周临近组织的切除。如果眶后上部的恶性肿瘤侵及眶上壁范围广，应联合神经外科医师经颅入路操作。如肿瘤侵及眶外上壁，应先切除眶外壁，再沿切除骨质的上缘向眶顶方向行进，切除眶顶骨质。

3 组织瓣的填补　由于扩大眼眶内容物剜除术切除的组织量较大，切除肿瘤和骨质后往往缺损面积大，涉及眶腔、鼻窦腔、眶骨、眼眶周围皮肤的多种缺损，因此常需要颞肌、额肌、颞浅筋膜瓣或带血管游离组织瓣的填补。

五、手术中注意点及并发症的处理

1 出血　皮肤、皮下组织和眼轮匝肌切开时出血较多，为减少出血，可在切开皮肤前用 1:10000 的肾上腺素盐水做眶缘一周的皮下浸润注射。肿瘤血供往往比较丰富，术中剥离时出血可能较多。术前应做好输液与输血的准备。术中尽量沿骨膜分离肿瘤组织及眶内组织,减少出血量;眶内容物剜除后做到彻底止血。

2 **感染** 眶内容物剜除手术创面大,容易发生感染,尤其当选用创面肉芽自然生长的方法修复创面时更增加了感染概率,所以应预防性使用抗生素。术后如果发现分泌物异常,应立刻作细菌培养和药敏试验,并根据结果选用合适的抗生素。对于继发性骨髓炎的患者,应当加强全身抗感染治疗,以防其向颅内蔓延。

3 **面部、额部感觉麻木** 术中切断眶上、下神经所致,目前尚无法避免。

4 **面部缺陷** 眼眶内容物剜除术是一种破坏性手术,术后遗留严重的面中部畸形,患者往往难以接受,需要通过整形手术来修复改善。

5 **移植组织坏死** 游离的移植皮片或皮瓣与裸露的骨面直接贴合,不易存活,所以术中要注意骨面的彻底止血,术后正确地加压包扎,以保证移植面与骨面的良好贴合。有些病例在术前曾行放射治疗,局部皮肤纤维化、变硬,甚至发生眶骨萎缩,则移植的组织更难存活,应该选择带血管的皮瓣移植,术中仔细吻合血管,以保证移植组织的血供,减少坏死的可能。有些恶性肿瘤累及眼睑的范围较大,皮肤切口应位于距离肿瘤 5～10mm 的正常组织处,这样切口将超过眶缘,但这会使植皮延迟愈合,此类患者生存率也较低。

6 **特殊位置骨膜的剥离** 眶顶、眶内壁的筛骨纸板和泪囊窝处的骨壁菲薄,尤其是老年人。因此在剥离这些地方的骨膜时应注意着力的方向,将骨膜一边剥离,一边向眶内方向推进,骨膜剥离子的头部勿戳穿骨壁。一旦发生骨膜破裂,则有可能导致相邻的鼻窦里的细菌感染眶内皮片,因此应加强术后抗感染治疗。为了防止骨膜破裂,有时可用手指代替骨膜剥离子进行分离。

7 **肿瘤复发** 用凿子凿开或者用咬骨钳咬去病骨时,应从健康骨向病骨方向进行,以免病骨骨屑残留。恶性肿瘤在眼眶内容物剜除后,如行组织瓣覆盖修复,则需要定期进行放射线检查,以早期发现复发、早期治疗。

8 **剪断蒂时注意控制出血** 在剪断眶尖处的眶内容蒂前,如能用两个血管钳夹住后在其之间剪断,有利于减少出血,避免肿瘤细胞团脱落。如果肿瘤过大,只能放入一个血管钳的话,剪断蒂时出血将较多,此时应迅速摘除眶内容物,之后立刻用热盐水纱布压迫眶内,然后用 1 号丝线结扎或缝扎蒂部。

9 **眶尖蒂部余留长度** 眶尖蒂部余留的长度不能太长,以免增加肿瘤细胞残留的概率;也不能过短而影响结扎止血的效果,一般余留 2mm 的蒂部为宜。

第二节 眼眶内容物剜除后的整复

眼眶内容物剜除术是眼科手术中破坏最大的手术,一般不到万不得已不会实施,因为眼眶内容物剜除后虽然可以达到治疗目的,但是手术切除了大量眼部和眼周组织,术后严重影响视功能和容貌美观,面中部畸形使患者在心理和生理上都难以接受,需要通过整形手术来修复。以往在眼眶内容物剜除术后只采用眶骨面游离皮片移植或肉芽自然增生等方法修复眶腔创面,但是对面部畸形无明显改善。

20 世纪 50 年代有学者开始利用颞肌进行眶腔填充、重建眶窝,之后颞浅筋膜瓣转移和额肌转移、游离带来血管组织瓣移植等被尝试用于眼眶内容物剜除后的眼眶重建。这些方法虽然能对眼眶内容物剜除术后的畸形在不同程度上进行矫正,但是重建后组织瓣覆盖了眶腔,一旦肿瘤复发往往不易早期发现。所以眼眶重建手术仅适用于肿瘤完全切除的病例,对于难以彻底切除或易复发的恶性肿瘤,不宜采用组织瓣覆盖的方式来修复。

临床上根据眼眶内容物剜除术切除的范围不同而选择不同的修复方法,一般需要进行多次手术才能获得比较理想的重建效果。根据眼眶的解剖结构进行眼眶重建能获得比较好的外观和功能改善。眼眶的重建一般包括三部分:①眼眶及其周围骨缺损的修复重建;②软组织填充眶腔;③眼睑重建和眼窝再造。

一、眼眶内容物剜除术后重建的手术适应证和修复方式选择

（一）手术适应证

1 眼眶内容物剜除术后长期随访未发现肿瘤复发。

2 眼眶恶性肿瘤手术切除彻底。

3 伴眶骨缺损、眶腔与鼻窦相沟通的扩大眼眶内容物剜除术。

4 非恶性肿瘤所造成的眼眶内容物剜除术。

（二）眼眶重建手术方式选择

根据眼眶内容物剜除后局部组织缺损的情况,手术重建眼眶可分为:局部游离植皮、临近的组织瓣转移修复、带蒂皮瓣移植修复、骨性眼眶重建和结膜囊重建。

1 局部植皮修复

（1）游离植皮:主要用于覆盖裸露的眶骨表面,通过游离植皮或眶骨面肉芽组织自然增生来进行眼窝重建。游离皮片一般取自股内侧皮肤,该手术方法简单,且易于观察肿瘤的复发迹象,受到临床的广泛采用,但该术式对眶窝外形无明显改善,需行眼部赝复体手术来改善外形。

（2）皮肤脂肪瓣或真皮脂肪瓣:能部分矫正眶窝的凹陷,并提供皮肤以再造眼睑或结膜囊。但是可以矫正的范围有限,适合保留眶后部组织的部分眼眶内容物剜除术。晚期有脂肪液化、组织萎缩现象。

2 临近皮瓣或组织瓣转移修复

（1）颞浅筋膜或颞顶筋膜瓣转移:该组织瓣由颞浅动、静脉供血,血流丰富,且可供利用的组织较多,可提供较大范围的修补组织,必要时可以携带皮瓣、颅骨瓣同时移植,甚至可以用筋膜包裹人工材料以增加填充物的体积。手术切口隐蔽,不需吻合血管,操作相对简单,是目前常用的眼眶重建方法。但是有些病例曾行放射治疗造成颞部组织萎缩,或者行扩大眼眶内容物剜除术缺损组织过大时,颞顶筋膜瓣转移就不能够满足需要了。

（2）颞肌瓣转移:适用于保留眼睑的眼眶内容物剜除术,或者联合行额肌旋转皮瓣或游离植皮术。颞肌临近眶腔,血供丰富,手术操作较简单,且表面移植的皮片易于成活。但是颞肌及其筋膜长度及体积有限,需联合骨移植或人工材料移植,所以只适用于眶壁完整且不与鼻窦沟通的病例,否则容易发生感染。

（3）耳后筋膜皮瓣转移:可部分矫正眶凹陷并提供皮肤作为结膜囊、眼睑再造的基础,但缺点是组织体积有限。

3 带蒂游离组织瓣移植 可以提供较大面积组织供修复重建使用,而且有与颞浅动、静脉或面动、静脉的血管吻合,术后组织瓣血运丰富,整形效果好。但是对患者供区损伤较大,手术操作复杂,吻合血管难度较高。

（1）带血管的前臂皮瓣、足背游离皮瓣:可以提供大面积的皮肤,适用于眼睑及其周围皮肤的

缺损修复和结膜囊再造。常联合真皮脂肪游离移植填充眶缺损。

（2）背阔肌肌皮瓣、胸大肌肌皮瓣：可以填充修补较大范围的组织缺损，尤其适合扩大眼眶内容物剜除术后眶与鼻窦沟通的病例。而且组织瓣带有皮肤，可以用来修复眼睑及周围皮肤，必要时还可以携带骨移植，形成复合肌骨皮瓣，同时满足多种组织缺损的修复需要。

4 眼眶骨及眶周骨缺损的重建　手术中缺损较大的骨缺损可以选择计算机辅助设计制造的个体化材料进行修复，修复材料有羟基磷灰石、高分子聚乙烯、钛金属等材料。对于体积小的骨缺损可以选择自体肋骨、颞顶筋膜颅骨瓣或带血管游离肌骨皮瓣来修复，另外，眶内组织凹陷也可通过植入自体骨或人工材料来达到部分矫正。

5 重建结膜囊　重建结膜囊对于义眼片的安装和患者外观的改善有重要作用。除了保留眼球的部分眼眶内容物剜除术、保留眼睑和部分结膜的全眼眶内容物剜除术以外，几乎所有病例均需行全结膜囊再造术。根据实际情况选择同期或分期手术，材料可选用口腔黏膜、游离皮片、转移皮瓣或者带血管吻合的皮瓣等。

二、眼眶内容物剜除术后常用的重建手术方法

（一）颞肌瓣转移术

颞肌临近眶腔、血供丰富，手术操作较简单，且表面移植的皮片易于成活。适用于保留眼睑的眼眶内容物剜除术，或者联合行额肌旋转皮瓣或游离植皮术。

1 手术适应证　保留眼睑的眼眶内容物剜除术

2 手术步骤

（1）麻醉方式：全身麻醉。

（2）切口：用 0 号丝线褥式缝合上、下眼睑，包裹眼球，作为牵引线。距睑缘 2～3mm 做一环形皮肤切口至睑板，外眦水平切至眶缘，之后行常规眼眶内容物剜除术。当临床需要延期重建时，可取游离皮片移植于骨面。

（3）颞肌瓣的制作：用刀片沿着外眦切开处，向耳屏方向延长皮肤切口 3～4cm，分离暴露颞筋膜及颞肌附着点，沿颞上线切开颞筋膜，向颞肌筋膜表面分离，暴露颞肌。在颞肌前 2/3 或 1/2 处沿肌纤维方向切开颞肌，向下翻转颞肌至颧弓平面，形成颞肌瓣。

（4）眶外壁造孔及颞肌瓣填充：用电钻或者咬骨钳在患侧眶外壁制作一 15mm×15mm 的骨窗。在转移颞肌瓣之前眶腔内先填充人工材料以补充眼眶容积的不足，否则颞肌瓣的体积往往不够填充眶腔，然后将颞肌瓣 90°旋转后自骨窗转入眶腔，平铺于填充物之前，并将其周边与眶缘骨膜断端缝合。

（5）重建结膜囊：一般取口唇黏膜进行结膜囊重建，如果条件不佳则采用股内侧中厚皮片。黏膜修剪至合适大小形状后，光面向外贴附于颞肌表面，边缘分别与上、下眼睑结膜断端缝合，形成椭圆形囊腔，植入合适大小的眼模，做上、下眼睑融合。

（6）颞部供区修复：取腹部真皮脂肪，或者使用软性人工材料填充于颞区骨面，并将遗留的颞肌拉薄覆盖其上并固定，以避免术后遗留明显的颞区凹陷。

（7）手术完成：关闭切口，分层缝合，加压包扎。术后 7 天换药，注意观察植皮片的存活情况。加压包扎 3～6 个月后行睑缘融合切开成形术，术后可以安放义眼。

3 注意事项

（1）颞肌的宽度与长度：颞肌瓣的蒂部要有一定宽度，以保证血供。颞肌转移入眶的长度有限，其入眶后要能覆盖眶腔并与内侧的骨膜缝合，所以游离颞肌时应将深筋膜剪开，以减少张力。

（2）分离颞肌瓣：分离颞肌瓣时注意不要损伤面神经。

（3）不能保留眼睑的眼眶内容物剜除术：可以同时做额部转移皮瓣再造眼睑，或者在转入眶腔的颞肌表面移植一中厚皮片。于3个月后再行眼睑成形和结膜囊重建手术。

（二）颞浅筋膜或颞顶筋膜瓣转移

颞浅筋膜瓣是指以颞浅血管为蒂，含无名筋膜、颞浅筋膜、帽状筋膜及部分皮下组织的软组织瓣，可以带皮瓣也可以是单纯的颞浅组织筋膜瓣。该组织瓣较宽大，可以提供较大范围的组织修补，且由颞浅动、静脉供血，血流丰富。

1 手术步骤

（1）术前标记：术前标记出颞浅动脉的走向是手术成败的关键。患者剃除全部头发，取低头仰卧位，用食指和中指在患侧耳屏前触及颞浅动脉的搏动，沿动脉的行径，用亚甲蓝作标记并用碘酊固定。也可用超声多普勒血流仪探测颞浅动脉及其分支的行径，并作标记。在其顶端，标出所取颞顶筋膜的位置和形状，一般切取 8cm×6cm 椭圆形组织瓣。

（2）麻醉：全身麻醉。

（3）确定手术中眼眶内容物的剜除方式：根据不同的病情采用相应的眼眶内容物剜除手术方式。

（4）切口：根据术前标记出的颞浅血管走向，用亚甲蓝在手术侧颞区画出冠状切口线，自耳屏前至头顶中央，在切取颞顶筋膜范围处做一垂直的辅助切口，使切口呈"T"字形。皮下注射局部麻醉剂后，沿画线切开皮肤，深达皮下组织，位于头皮毛囊水平之下，在头皮和颞浅筋膜之间仔细分离，暴露颞浅筋膜。按设计线切取筋膜组织瓣，分离血管蒂至耳屏前，包括颞浅动脉及其伴行静脉，宽度约 2cm，长度为颞浅动脉耳前至外侧眶缘的距离。用盐水纱布保护好筋膜瓣，注意保留蒂部，不要对其施压。组织瓣包括皮下组织、颞浅筋膜、帽状筋膜、筋膜下疏松组织和骨膜，厚为 4～5mm。用剥离子自切口将筋膜组织和骨面分离，对于不需要皮肤重建者可直接进行颞浅筋膜瓣转移。

（5）将组织瓣通过隧道引入眶腔：组织瓣通过隧道时应呈钝角，避免血管受压，影响血供。确定好隧道的方位后，用血管钳自耳屏前至眶外缘间打一皮下隧道，将颞顶筋膜瓣通过隧道引入眶腔。如果颞顶筋膜瓣的体积尚不能完全矫正眶腔的凹陷，则可以在筋膜下植入自体骨或人工材料。将筋膜瓣周边与眶缘骨膜断端缝合。

（6）植皮缝合及颞肌瓣转移术：缝合头皮时需置负压引流，于术后48小时取出。3个月后行二期结膜囊成形术。

2 注意事项

（1）控制皮肤剥离层面的深度适宜：控制皮肤剥离层面的深度，使其保持在毛囊下，太浅易损伤毛囊，造成术后毛发脱落；太深则使剩余的筋膜瓣太薄。

（2）颞浅筋膜瓣蒂部的宽度范围：颞浅筋膜瓣的蒂部不能窄于 1.5cm，以防损伤颞浅动脉及其伴行静脉。

（3）确认筋膜瓣是否能搏动：筋膜瓣通过隧道进入眶腔后，需确认是否能在蒂部末端触及动脉搏动。旋转蒂部时应避免血管扭曲、受压，以免影响血供。

（4）植入人工材料：应尽量避免穿破眶壁，如果眶壁与鼻窦沟通，则应该用筋膜包裹植入物，以减少感染的可能性。

（5）术中分离：应避免损伤面神经。

（三）带血管游离背阔肌肌皮瓣移植术

对于扩大眼眶内容物剜除术中需要比较大的组织量进行眼眶重建和修复者，背阔肌肌皮瓣游离移植是一种理想的方法。背阔肌肌皮瓣能提供 20cm×35cm 大小的包括皮肤和肌肉的组织瓣,或者可以提供血管蒂长达 12cm 的相对小面积的组织瓣。

1　手术步骤

(1)术前准备:术前用超声多普勒血流仪探测出胸背动脉,用亚甲蓝标记出血管蒂及所需肌皮瓣的位置、大小及形状。

(2)确定手术中剜除眼眶内容物的方案:根据不同的病情采用相应的眼眶内容物剜除手术方式。

(3)制作背阔肌肌皮瓣:沿背阔肌前缘纵形向下作切口,长约 12cm。切开皮肤、皮下组织和深筋膜。沿背阔肌前缘分离,在该肌与前锯肌之间的间隙内寻找胸背动、静脉,并向下分离至入肌点,向上分离至肩胛下动、静脉,结扎其沿途的交通支。沿设计瓣边缘切开皮肤和背阔肌,切断血管束进入肌肉处上方的肌肉,最后在肩胛下动、静脉处切断胸背动、静脉,形成血管蒂。用肝素、利多卡因冲洗血管断端备用。

(4)植入眶腔,吻合血管:将取下的肌皮瓣根据需要修剪后,卷成锤形,皮肤面向外植入眶腔。蒂部通过眶外侧皮下隧道引至耳前与颞浅动、静脉吻合,或者经上颌窦前壁骨窗,通过颊部皮下隧道引至颌下,与面动、静脉吻合。调整肌皮瓣与蒂部的位置,使得血流通畅。术后密切观察组织瓣的供血情况。

(5)术后治疗:一般进行背阔肌肌皮瓣修复的眼眶内容物剜除术大多不保留眼睑,皮瓣成活半年后需行二期结膜囊成形术。如果保留眼睑组织,则利用组织瓣的皮肤与眼睑结膜断端缝合,形成结膜囊腔,并植入眼模,作睑缘融合。

2　注意事项　该手术最关键的在于术中保证通过隧道的血管蒂不扭曲、受压,保证组织瓣的血供。术后 1 周内均需对组织瓣的供血情况进行密切的观察。

第三节　眼眶赝复体

眼眶赝复是指根据眼眶部缺损的特点,用人工材料修复眼部软组织和硬组织的缺损和畸形,以恢复患者的面部外形及其他生理功能。良好地使用眼眶赝复体能大大改善眼眶内容物剜除术患者的生活质量,一个外观逼真、色泽自然的赝复体能给予患者巨大的自信心和面对生活的勇气。近年来,组织工程和生物材料工程的迅速发展,使得体外重建人体器官成为可能,所以要真正实现眼眶缺损的仿真修复还寄希望于生物工程技术的进步。

一般使用眼眶赝复体的患者多因肿瘤、创伤以及其他因素所造成的眼球、眼眶内容物及眼睑的全部或部分缺失,而眼眶内容物剜除手术将不可避免地引起眼眶缺损。眼眶缺损区常呈一底小口大的锥形空腔,有时还伴有眶底或眶内壁的缺损,造成眶腔与上颌窦或鼻腔相通,严重时甚至与口腔相沟通。由于眼眶缺损给患者带来严重的生理和心理伤害,医师需要重建缺损部位的形态和功能,以恢复颜面部容貌的完整性,帮助患者重建生活信心。

眼眶部的缺损,一部分可以通过整形手术来修复,例如植皮、植骨、皮瓣转移或移植、人工材料植入等;但是在某些情况下,却不适宜采用手术的方法:①缺损范围较大且损伤复杂,外科手术方法难以修复;②患者身体状况差,不能承受多次手术;③已采用过手术修复治疗但失败者;④患者拒绝手术。这些情况下都可以考虑使用赝复的方法来恢复或部分恢复其外形及功能。

一、眼部表面解剖

为了使眼眶赝复体与整个面部和谐一致,首先必须了解眼部表面的解剖结构。

眼与其他器官在形态、位置上有一定的比例和协调关系。从正前方向看,眼的位置在头顶到颏底的中线两边,具有左、右对称性。眉约在自发际到眼的下1/4处。内眦间距等于两侧鼻翼之间的距离,也等于睑裂宽度以及外眦到面部外侧面(或外耳孔)之间的距离。所谓的"三庭五眼"中的"五眼"就是指眼角外侧到同侧发际边缘,刚好是一个眼睑睑裂的长度,两个眼睛之间也是一个眼睑睑裂长度,因此面部的总宽度约等于五个睑裂宽度。另外,眼部表面结构复杂,有不同弧度的曲面以及不同层次的突起和凹陷。所以,准确测量健侧眼部表面的一些特征性标志,是制作良好赝复体的前提。一般制作赝复体的患者都为单眼,如果患者为双侧眼眶缺损,则需要参考其原来的照片或者正常人群的标准值进行修复。

(一)眼部皮肤皱襞

1 眼部皮肤皱襞的分级 眼部皮肤皱襞包括上眼睑皮肤皱襞和内眦皮肤皱襞,根据眼睑皱襞的有无及发育程度一般分为4级。

(1)0级:无皱襞。

(2)1级:皱襞距睫毛>2mm。

(3)2级:皱襞距睫毛1~2mm。

(4)3级:皱襞达到睫毛处。

2 眼睑皱襞线的分型 眼睑皱襞线的形态及其与睑缘线的关系一般分为3型。

(1)平行型。

(2)开扇型。

(3)新月型。

3 内眦皱襞的分型 内眦皱襞也称内眦赘皮,是指发生在内眦部的一种纵向皮肤皱襞。根据皱襞的高度和形态可分为4型。

(1)眉型内眦赘皮。

(2)睑型内眦赘皮。

(3)睑板型内眦赘皮。

(4)倒向型内眦赘皮。

4 内眦皱襞的遮掩程度 根据内眦皱襞宽窄及遮掩泪阜的程度也可分为3度。

(1)轻度:宽1~1.5mm,遮盖泪阜<1/2。

(2)中度:宽1.5~2.5mm,遮盖泪阜1/2~2/3。

(3)重度:宽超过2.5mm,泪阜几乎或完全被遮盖。

(二)正常眼睑睑裂高度、宽度和斜度

测量正常眼睑高度、宽度和斜度有利于制作出效果逼真的眼眶赝复体,一般测量时嘱被测者直视正前方。

1 睑裂高度 国人平均7~12mm。可分为3型。

(1)细窄型。

(2)中等型。

(3)高宽型。

2 睑裂宽度 国人平均25~30mm。与面宽比例符合"五眼"者最具美感。

3　睑裂倾斜度　可分为 3 型。

（1）平行型：内外眦在同一水平线上。

（2）内高外低型：内眦高于外眦。

（3）内低外高型：内眦低于外眦。

（三）其他眼部解剖标志

正常眼部表面的标志除了眼睑皱襞及长、宽、高等之外，还应该关注上睑眶睑沟、下睑沟、鼻眶窝、下睑颧沟、下睑鼻颧沟，以及随年龄增长所出现的皱纹、皮肤松弛和眼袋等，这些均是制作眼眶赝复体所需考虑的特征标志。另外，睫毛和眉毛的位置、生长方向也需根据每个人的特点进行测量。

二、眼眶赝复的基本原则

眼眶赝复是传统的修复眼眶内容物剜除后眶畸形的手段，随着科技的进步和越来越多的新材料的涌现，使眼眶赝复展现出新的活力，为眼眶内容物剜除后眶畸形的患者提供了美观、方便的解决方案。眼眶赝复需要遵循：早期修复、坚固方便、逼真对称、质轻耐久的原则。

（一）早期修复

眼眶缺损的修复，主要目的是恢复缺损区的外形，帮助患者能够较好地融入社会，重建生活的信心。此外，较早安装赝复体对保护创面、防止周围组织挛缩能起到更好的作用。

（二）坚固方便

眼眶赝复体暴露于外界，易受碰撞或挤压，故无论是机械固位、磁性固位还是黏着性固位，都必须具有足够的固位力，以免松动脱落。同时固位装置不能过于复杂，要使患者便于取戴，使用方便。

（三）逼真对称

人的双眼位于面中线两侧，最易被观察和进行左右对比，因此眼部修复应尽可能做到准确真实地恢复患者的容貌。多数患者为一侧眼部缺损，所以根据健侧来修复患侧是眼部修复的特征之一。赝复体除形态逼真外还要做到颜色、透明度自然，质地与临近软组织相似，不能发光、发亮。赝复体边缘应止于周围皮肤自然凹陷或窝沟内，以便尽可能隐蔽连接线。

（四）质轻耐久

设计时应考虑尽量减少赝复体的重量，一般做成薄壳中空式；缺损面积较大者，可以只做表面的一层而不必深入到缺损腔内。眼眶赝复体暴露于外界，所以要考虑使用能够耐受阳光照射、温度湿度变化的材料，以防变色和变形。此外，材料还需对组织无刺激性，易于清洁。

三、安装眼眶赝复体前的准备

（一）一般情况评估

1　评估患者的全身健康状况、精神状况　如果患者有明显的精神异常、身体严重疾病，以至于不能配合修复者，则先治疗其他疾病。

2　评估术后创面的愈合情况　过早修复会影响创面愈合，过晚则不利于患者的外形和心理恢复。一般于术后 2 个月进行永久性赝复。但是对术后创面愈合不良的患者，应根据情况延缓修复。

3　评估原发疾病，控制状况　如果是肿瘤术后，应了解肿瘤是良性的、低度恶性的还是高度恶性的，有无复发趋向等，这与修复时间、修复方法等方案的制订关系密切。对有复发趋向的患者应暂缓修复。

④ 评估植床状况 因放射治疗会抑制组织的生长愈合,故应在放疗结束2个月后再行修复。如果需要进行种植体植入的患者,则需在放疗结束后半年再行种植。

（二）眼部检查

① 重点检查部位 重点检查眶周缺损的软、硬组织形状和范围,仔细观察是否可以采用局部存在组织凹凸结构来设计赝复体。

② 眼眶缺损的并发症 眼眶缺损是否伴有与鼻窦和鼻腔的交通；眼眶缺损周围组织如上颌骨有无缺损,如有缺损,是否采用同一修复体修复。

③ 明确眼眶缺损的具体情况 明确眼眶缺损的范围及周围组织情况,判断是否还需行其他治疗。对于存在骨壁暴露者,首先应采用皮片移植或皮瓣转移的方法覆盖骨面,再考虑采用修复体。

（三）辅助检查

对于考虑行种植修复的患者,CT检查是必要的。通过CT来观察缺损区周围骨的密度和厚度,只有当骨质达中等密度、足够厚度,并且排除炎症、囊肿等病变,才可选择种植修复。如为恶性肿瘤切除后,则需观察1年,确认无复发现象后才可进行种植,并根据缺损大小及形状决定种植体数目、位置及修复固位方式。

对于眼眶肿瘤拟行肿瘤切除或眼眶内容物剜除的患者,在手术前就应该与赝复体制作者一起制定修复计划。在明确必须切除的组织范围的前提下,按修复计划协调外科手术计划,如需要保留哪些组织结构、是否需要保留局部倒凹、种植体植入部位在何处等,为术后赝复体能获得满意的效果创造有利条件。

四、制作眼眶赝复体的材料

① 眼眶赝复体的制作 人们使用眼眶赝复体来修复眼部畸形和缺损有相当长的历史。在古代,人们曾使用陶土、兽皮等制作赝复体,而现在随着科学技术的进步,越来越多的新材料被用于眼眶赝复体的制作。

理想的眼眶赝复材料应具有以下特性:

（1）生物性能良好:良好的生物安全性和生物相容性,对人体组织无刺激。

（2）理化性质稳定:理化性能稳定,柔韧性好,吸水率低,耐老化。

（3）与人体软组织相似的物理性质:硬度、弹性、比重及透明度等与人体软组织相似。

（4）易于加工生产:易加工成型,易着色,色彩稳定性好。

（5）易于清洁保存:易于清洁,不滋生病菌。

② 临床上常用的眼眶赝复体软性材料 目前,临床上常用的眼眶赝复体软性材料有增塑型聚甲基丙烯酸甲酯塑料、聚氨酯弹性体和硅橡胶材料等,它们都具有良好的塑形性和着色性以及加工较简便的特点。其中以硅橡胶的生物安全性、生物相容性和仿生性最好,已经逐渐成为赝复体制作的主要材料。硅橡胶分热硫化和室温硫化两类,室温硫化硅橡胶通常由基胶与交联剂两部分组成,使用时将两者按规定比例混合,根据对侧正常眼的色泽加入不同的颜色,经灌注充填后,室温下即可聚合,在较高温度下可加速聚合。随着测量方法和生物力学的进步,目前赝复材料的发展方向是根据不同缺损组织的硬度选择不同硬度的硅橡胶,同时不断改进硅橡胶的理化性质,使患者配戴后获得更理想的效果。

五、眼眶赝复体的固位

良好的固位是赝复体修复成功的基础,也是患者在使用赝复体时首先面对的问题。由于眼眶及其周围组织缺损的特殊解剖结构和不规则的组织形态特点,长期以来,如何使眼眶赝复体达到良好的固位一直是困扰修复医师的难题。经过多年努力,现已逐渐创造出一系列用于眼眶缺损赝复的特殊固位技术,大幅度改善了眼眶赝复体的固位,提高了赝复水平。现就一些常用固位技术介绍如下:

（一）粘贴固位

用黏合剂将赝复体与眼眶连接是眼眶缺损修复中传统的方法之一,但是这种方式配戴起来较复杂,现已渐渐少用。在制作赝复体时将边缘制作成羽状薄边,利用特殊的生物粘贴剂将其粘贴于眶缺损区周围的皮肤上,具有固位稳定、边缘封闭性好及与周围组织过度自然的特点。但是,粘贴固位取戴不够方便,配戴前需要先清洁缺损区皮肤上的油脂和汗水,放入赝复体后等待数分钟至粘贴剂凝固方为牢固。取下时需要仔细清除粘贴剂,动作宜轻柔,避免撕扯皮肤。另外,长时间使用粘贴剂后,容易对皮肤产生局部刺激,进而引起过敏反应,出现皮疹、红肿。

（二）磁性附着体固位

磁性附着体固位是根据磁体和磁性材料之间存在相互吸引作用的原理发展起来的固位技术。经过对铁氧体、铝镍钴等永磁体的实验,结合临床的具体应用情况,不断加以改进,目前技术较为成熟。现常采用软磁合金制成衔铁,与永磁体共同构成磁性附着体:将衔铁固定在缺损边缘种植体的杆式支架上,或者固定在缺损区的阻塞器上,然后将闭路磁体部分设置在赝复体上,利用两者之间的磁性引力使赝复体固位。对于一般缺损,可以在缺损区边缘安装种植体支架,固定衔铁,对于眶腔与鼻腔有较大交通区的患者可利用缺损区的倒凹腔制作阻塞器,在阻塞器上设置衔铁进行固位。磁性固位技术具有固位可靠、可自动复位、应用范围广、取戴方便等特点,是眼眶修复常用的固位方式。

（三）种植体固位

种植体固位是利用具有良好生物相容性的材料制成的种植体,植入患者眶周缺损部位的骨组织中,为赝复体提供支持和固位的装置,是目前较为理想的固位方式。通常一期手术先将钛合金或陶瓷种植体植入眶缺损区周围的眶缘骨组织中,待其形成骨结合后,再行二期手术,在种植体顶部设置杆卡式附着体或磁性附着体,可以使眼眶赝复体获得良好的固位,同时又取戴方便,不刺激机体组织。采用眼眶种植体来固定眼眶赝复体能获得较好的外观效果,对患者的刺激也很小。缺点是需行手术进行种植体植入,难度较大,技术和费用要求较高;同时,对眶周剩余骨质和骨量有一定的要求(图9-3)。

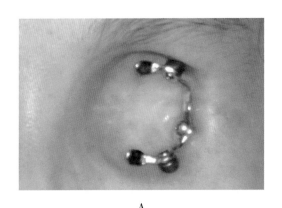
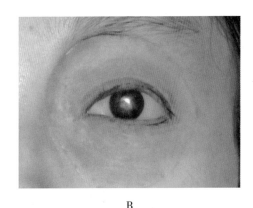

A B

图9-3 眼眶种植体
A. 术中用眼眶种植体来固定眼眶赝复体 B. 术后获得较好的外观效果

（四）眼镜架固位

将眼眶赝复体固定于眼镜架上,两者形成一个整体,靠眼镜架将赝复体固定于眶缺损处。这种方式制作简单,取戴方便,戴上眼镜即可使赝复体准确复位,有利于缺损处组织的休息。但是这种固位不可靠,赝复体会随体位、姿势和眼镜位置的变化而移动甚至脱位;而且,赝复体必须和眼镜架一起整体取戴,这会引起一些生活上的不便。随着现代修复固位技术的发展,眼镜架固位的方式已经较少采用了,仅在一些局部组织条件较差、无条件应用种植体和磁性固位的病例中,可以考虑采用。

六、眼眶赝复体制作及配戴方法

本节以种植式赝复体为例,介绍眼眶赝复体的制作方法,粘贴式除无种植体植入和支架制作外,其他步骤与种植法基本相同。

（一）赝复体制作方法

1 测量和取模 准确测量健侧眼部表面的特征性标志,为蜡模型的加工雕刻做准备。

常用的测量方法有手工测量、三维激光测量和 CT 数据三维重建测量。手工测量花费时间长、准确度低,而后两种方法具有精度高、测量方便快捷的优点,已逐渐替代手工测量。如果患者为双侧眼眶缺损,则参考其原来的照片或者正常人群的标准值。测量好后以藻酸盐材料及石膏印模制取面模,包括全部缺损区和健侧,通常取模范围为额部以下、鼻以上的区域,这样可为面部整体的形态、位置提供参考。取模时注意在眶缺损区与鼻腔交通的孔道中填以凡士林棉条。在模型上定位义眼后,制作义眶蜡模型。

2 种植体的设计与植入

（1）确定种植体和固位支架的位置:赝复体与固定在眼眶上的种植体及其连接杆相连接,因此首先要确定种植体和固位支架的位置。注意种植体的长轴方向应朝向眶中心,种植体和支架切忌超出眶缘。种植体上设置连接杆,再于连接杆上设置接口,供硅橡胶赝复体上的闭路磁铁或弹性卡与之连接。种植体位置确定之后,用透明塑料制作基底板以便定位,并在相应位置打孔备用。

（2）种植体暴露:在设计好的眼眶位置植入种植体,术后 3～4 个月行种植体暴露术。暴露种植体时沿原手术切口进入,切除周边皮肤下方过厚的皮下组织,以保证皮肤与下方骨组织紧密贴合。更换愈合基台,注意皮肤接圈的长度要适当,使其穿出皮肤恰好 1mm,并以中心螺丝固定,建立良好的皮肤种植界面。

3 制作赝复体和支架 根据健眼进行对照,从正侧面观察并调整义眼的位置,使之与健眼对称。合适的义眼用软蜡固定于塑料基底板上,放入眼眶。确定位置后,用透明自凝塑料将义眼固定于基板上。基板的另一侧固定闭路磁铁或弹性卡,取适量基板蜡堆放在义眼周围,雕刻出眼睑及其周围组织的蜡模型。将蜡模型用石膏包埋,去蜡后得到赝复体的阴模。将硅橡胶调色,使之与缺损区周围皮肤一致后填充入模。最后根据需要植入睫毛和眉毛,完成赝复体的制作。

种植体暴露术后 1 个月,再次于缺损区取模,灌注得到带有种植体替代物的人造石工作模。在模型种植体顶端, 制作连接支架,并将衔铁或杆卡式接口固定于支架上。支架一般宽 3mm,厚 2mm,具有一定的强度,并距离皮肤面 1.5～2mm。根据赝复体的体积设计衔铁或杆卡式接口的数量,一般为 3 个,位置尽量分散,最好呈三角形分布,这样与赝复体连接后能获得稳定、坚固的配戴效果。

（二）计算机辅助设计和制作在赝复体制造中的应用

目前国际上将快速成型技术（RP）与 CT、MRI 技术结合应用于医学修复重建领域已成为研究热点。医学和工程的结合成为一种趋势。计算机辅助设计(computer aided design, CAD)与计算机辅助制作(computer aided manufacture, CAM)技术自 20 世纪 70 年代开始被用于医学领域,首先用于牙科义齿的设计和制作,取得了良好的效果,被证明为一种很有前景的技术。CAD/CAM 系统由三部分组成:①三维测量装置:包括光学测量传感器或机械接触式测量传感器;②计算机辅助设计部分:包括计算机、计算机绘图软件、数据库和专家系统等;③计算机辅助制作部分:包括数控铣床、数控软件、刀具或激光光敏树脂选择性固化机。使用 CAD/CAM 技术进行赝复体的制作,将传统的繁复工序简化为数据获得、赝复体计算机设计、数控加工三个主要工序,因而缩短了赝复体的制作周期,并提高了精确度。

眼眶赝复体的 CAD/CAM 制作过程包括:

1 眼眶三维数据摄取 对患者进行全头颅的(包括所有缺损区)螺旋 CT 扫描,一般取层厚 1.25～2.5mm。软组织的重建可选择 MRI 或三维激光扫描。

2 眼眶三维重建 将扫描获得的影像数据在计算机工作站上进行眼眶三维重建。

3 依靠镜像技术来获得患侧的眼眶模型 根据健侧资料获得缺损区的形态作为赝复体的基本形态,在相应的软件上处理图像,确定将来赝复体合适的形态、大小及位置。在计算机上的操作,模拟的是真实的雕刻过程,可实现材料的去除、添加、切边、表面光顺等步骤,设计赝复体所需固位装置及种植体的形态、位置、数量、大小及方向等。

4 翻制硅胶赝复体 利用快速成型技术和数控加工技术制作赝复体的阳模、阴模或定制相应的种植体,根据阳模或阴模翻制硅胶赝复体。

因为患者的资料可以保存在电脑中,当将来由于赝复体变色、损坏而需要更换时,就能快速而准确地制作新模型,减少了重复操作,节约了成本。

(三)赝复体的配戴方法

1 配戴及摘除方法

(1)配戴眼镜架固位赝复体:应为患者选择一个较为宽大的塑料宽边眼镜,以便遮盖赝复体的边缘线,摘戴方法与摘戴眼镜相同。

(2)种植和取下赝复体:种植固位赝复体时,将支架用螺丝固定于种植体顶端,带上赝复体。取下时,用一塑料片从一侧插入赝复体和皮肤之间,轻轻撬动,破坏衔铁与闭路磁体间的磁回路,即可方便地取下赝复体。

(3)粘贴和取下赝复体:粘贴固位赝复体时,在赝复体组织面涂少许粘贴剂,用乙醇棉球或其他消毒液擦净缺损区周围皮肤上的油脂和汗水后,将赝复体粘贴于缺损区,等待数分钟后赝复体即和周围组织黏合紧密。取下时仍然用一塑料片插入赝复体和皮肤之间,轻轻滑动,取下赝复体,并注意清洁残留的粘贴剂。

2 赝复体配戴后的护理 配戴赝复体后的护理也非常重要,每晚必须摘下赝复体,使皮肤暴露在空气中,避免真菌和细菌在皮肤表面生长。定期用过氧化氢溶液和清水冲洗种植体周围软垢,用软毛的间隙刷清洁种植体基台。如果采用杆式固位,应用特制的牙线清洁杆结构的下方,用软毛刷和软皂清洗赝复体。存放赝复体时,应避免阳光直射和高温、潮湿的环境。当赝复体颜色、质地发生改变时,应及时更换新赝复体以获得满意的效果。

(周慧芳 范先群)

参考文献

［1］范先群. 眼整形外科学［M］. 北京：北京科学技术出版社，2009：637-680.

［2］李绍珍. 眼科手术学［M］. 第2版. 北京：人民卫生出版社，1997：803-807.

［3］宋琛. 眼成形外科学［M］. 第2版. 北京：人民军医出版社，1996：302-304.

［4］宋琛. 手术学全集：眼科卷［M］. 北京：人民军医出版社，1994：792-800.

［5］Looi A, Kazim M, Cortes M, et al. Orbital reconstruction after eyelid-and conjunctiva-sparing orbital exenteration［J］. Ophthal Plast Reconstr Surg, 2006,22(1):1-6.

［6］Cameron M, Gilbert P M, Mulhern M G, et al. Synchronous reconstruction of the exenterated orbit with a pericranial flap, skin graft and osseointegrated implants［J］. Orbit, 2005,24(2):153-158.

［7］Chepeha D B, Moyer J S, Bradford C R, et al. Osseocutaneous radial forearm free tissue transfer for repair of complex midfacial defects［J］. Arch Otolaryngol Head Neck Surg, 2005,131(6):513-517.

［8］Yucel A, Yazar S, Aydin Y, et al. Temporalis muscle flap for craniofacial reconstruction after tumor resection［J］. J Craniofac Surg, 2000,11(3):258-264.

［9］宋国祥. 眼眶病学［M］. 北京：人民卫生出版社，2001：446-455.

［10］林茂昌. 现代眼部整形美容学［M］. 西安：世界图书出版公司，1997：513-528.

［11］Elliott H R. 面部美容修复［M］. 王钺，译. 天津：天津科技翻译出版公司，2000：224-226.

［12］王莺，林野，崔宏燕. 种植体支持的赝复体修复眼眶部缺损［J］. 中国修复重建外科杂志，2005,19(4):300-303.

［13］黄雪梅，焦婷，林艳萍，等. 应用CAD/CAM与快速成形技术重建颌面器官［J］. 生物医学工程学杂志，2005,22(2):320-323.

［14］Nishimura R D, Roumanas E, Moy P K, et al. Osseointegrated implants and orbital defects: U. C. L. A. experience［J］. J Prosthet Dent, 1998,79(3):304-309.

［15］Moran W J, Toljanic J A, Panje W R. Implant-retained prosthetic rehabilitation of orbital defects［J］. Arch Otolaryngol Head Neck Surg, 1996,122(1):46-50.

［16］Allen P F, Watson G, Stassen L, et al. Peri-implant soft tissue maintenance in patients with craniofacial implant retained prostheses［J］. Int J Oral Maxillofac Surg, 2000,29(2): 99-103.

［17］马轩祥. 口腔修复学［M］. 第5版. 北京：人民卫生出版社，2004：424-449.

［18］张富强. 口腔修复基础与临床［M］. 上海：上海科学技术文献出版社，2004：115-117.

第十章

眼球摘除及眶区凹陷矫正术

眼为五官之首,既是重要的视觉器官,也是面部表情和容貌的中心。对于患者来说,眼球缺失不仅造成视功能受损或丧失,而且破坏了面部对称性,造成容貌损毁及心理疾病。因此,眼球摘除手术需严格掌握适应证,谨慎为之。手术前须确认患者眼球已经永久性丧失视觉功能,并且影响外观,存在持续性疼痛或者对健眼甚至生命构成潜在威胁。根据患者的病因及眼部情况可选择眼球摘除术或眼内容物剜除术,目的是解除痛苦、预防健眼受累、消除危及生命的因素以及美容等。良好的手术效果建立在以下因素之上:①彻底去除病变组织:去除完整的眼球,或者包括角膜、葡萄膜在内的全部眼内容物,对于视网膜母细胞瘤的患者必须去除足够长的视神经;②尽量保留原有健康的组织:尽可能避免损害健康的结膜及筋膜组织,保留足够大的结膜囊腔,使之可以容纳义眼;③提倡同期植入眼座:条件许可的情况下提倡同期植入眼座,以弥补损失的眶内容积,预防无眼球眼窝凹陷综合征的发生;④制作义眼:根据结膜囊情况个性化制作义眼,并采用轻薄的材质。

随着医疗技术的发展,将有越来越多的患者有机会保留病变的眼球甚至视功能。随着玻璃体视网膜手术技术的不断进步,使得一些过去认为最终要施行眼球摘除的较大眼球破裂伤、眼内炎及复杂性视网膜脱离等通过治疗可以获得一定的视功能。眼内肿瘤的非手术治疗也发展迅速,对于早期的小儿视网膜母细胞瘤、脉络膜黑色素瘤,可以选择激光光凝、经瞳孔温热治疗、放射治疗、化疗及局部切除等,因此眼球摘除已经不是治疗眼内恶性肿瘤的唯一选择。

第一节 眼球摘除术

眼球摘除术是将无视力、疼痛、严重外伤或恶性肿瘤累及的眼球及部分视神经从眼眶内取出,但保留眼外肌和其他眶内容物的手术方式,这是一种破坏性手术,也是治疗的最后手段。在尽最大努力挽救受伤或病变的眼球而所采用的措施均证实无效的前提下, 告知患者施行眼球摘除的原因、必要性及手术结果,取得患者的理解后才能施行手术。现代眼球摘除手术,应从疾病治疗和外观改善两方面加以考虑,不仅要彻底去除病变的眼球,而且要最大程度保留结膜囊及眼外肌,为患者手术后获得良好的眼部外观做准备。对于眼球已无保留价值,且对外形美观有较高要求的患者,施行眼球摘除联合眼座一期植入术,然后配戴根据健眼定制的义眼,是目前较理想的治疗方案之一。

一、适应证与禁忌证

（一）适应证

1 严重眼外伤 造成眼内组织严重破坏或缺失，虽经积极治疗但无复明希望，眼球明显变形。摘除眼球必须慎重，应掌握以下原则：

（1）伤眼无光感：瞳孔对光反射消失。

（2）广泛角巩膜裂伤：后界已超过赤道部且伤口内有葡萄膜或视网膜嵌顿。

（3）经患者许可手术内容：患者意识清醒并理解手术内容，其本人或者监护人同意并签字。

2 眼内原发性恶性肿瘤 虽然眼内肿瘤有多种治疗方法，如化疗、放疗、巩膜敷贴、激光光凝、冷冻及经瞳孔温热疗法等，但均有各自的局限性，一般适用于早期病变。就目前来说，对于眼内原发性恶性肿瘤已侵犯大部分眼球或发生远处转移的患者，眼球摘除仍是被广泛接受的治疗方案。例如：眼部黑色素瘤研究合作组织（collaborative ocular melanoma study, COMS）根据瘤体厚度及基底直径将其分为大、中、小三级。

（1）中、小型的肿瘤：主要采用放射治疗。

（2）大肿瘤：采用眼球摘除联合术前放疗。

3 眼附属器恶性肿瘤 肿瘤已明显侵犯眼球，必须摘除眼球才能根治者。

4 有临床症状的非感染性眼球疾患需行眼球摘除者 伴疼痛的绝对期青光眼等。

5 眼球疾患影响面部，要求改善外观者 先天性小眼球、角巩膜葡萄肿、眼球萎缩但配戴义眼效果欠佳者等。

（二）禁忌证

1 眼部存在活动性感染 眼内炎、全眼球炎或泪囊炎等，必须先治愈感染才能行眼球摘除手术。

2 全身性疾病 进行性高血压、肺心病、肝肾疾患、糖尿病及血液病等；对婴幼儿应注意有无其他方面的先天异常，评价是否会影响麻醉及手术的进行。

二、术前准备

（一）术前检查

包括全身常规检查及眼部专科检查。

1 常规检查 血常规、尿常规、出凝血时间、胸片、心电图、肝肾功能、血糖、HIV 指标等。

2 眼部检查

（1）视功能检查：明确有无视功能，避免发生不必要的医疗纠纷。

（2）明确病因：进一步明确病因，为制定手术方案提供依据。

（3）泪道冲洗：进行泪道冲洗，排除泪囊炎。

（4）根据病情需要选择检查项目：若病情需要还应选择眼部超声波检查、CT 及 MRI 检查，帮助判断眼球、骨性眼眶及眶内软组织情况、眼部肿瘤的性质和范围。

（二）术前谈话与签字

术前谈话时应与患者和家属认真讨论行眼球摘除的原因，并详细说明本次手术方案与重要步骤和环节，以及需要二期手术的内容，例如上睑下垂矫正、眼眶骨折修复、眼座植入及结膜囊狭窄矫正等。通过谈话了解患者的心理动态和对手术的要求，同时恰当地说明手术效果、可能出现的意外情况和并发症，以取得患者的配合，履行术前签字手续，共同努力争取好的手术效果。

（三）术前医学照相

包括患者眼部正侧位照片。以开睑器或眼睑拉钩暴露患侧眼球，拍摄 9 个方位的眼位照，显示眼外肌运动情况。手术前、后医学照片的对比不仅能让患者形象地感受到经过手术后容貌变化和手术效果，而且也是医师总结和积累经验的重要资料，也是在发生医疗纠纷时最有力的依据。

（四）其他准备措施

需要全身麻醉下手术者，应与麻醉师密切配合，排除全身麻醉禁忌证。为预防术后感染，术前 3 天开始于结膜囊内滴用抗生素眼药水。手术当日冲洗患侧结膜囊，可全身预防性应用抗生素。术前估计存在结膜囊狭窄的患者，应为其准备相应尺寸的薄壳，消毒备用，手术后将其植入结膜囊作临时支撑之用。

三、手术方法

（一）麻醉

可选择局部麻醉或全身麻醉。

1. 局部麻醉　用 2%利多卡因与 0.75%布比卡因溶液等量混合液（内含 1:10000 肾上腺素）作球后阻滞及结膜下浸润麻醉。

2. 全身麻醉

（1）无法配合手术的患者：婴幼儿或者其他无法配合手术的患者。

（2）局部麻醉效果不佳的患者：外伤后短期内施行手术者，局部组织水肿、粘连会导致局部麻醉效果不佳，全身麻醉可减少患者的痛苦。

（3）同期行其他手术的患者：需要同期植入眼座的患者。

（二）手术步骤

1. 术前准备　常规消毒铺巾，可暴露双眼或者仅暴露患眼。开始手术前，术者必须再次确认手术眼别，以防止误摘正常侧眼球。

2. 切口　用开睑器撑开上、下眼睑，暴露需摘除的眼球。沿角巩缘 360°环形剪开球结膜，应尽可能保留正常结膜以防止术后结膜囊狭窄。但是对于眼内恶性肿瘤的患者，完整摘除肿瘤比保留结膜更加重要。例如睫状体黑色素瘤可能累及巩膜的病例，应选择在睫状体后方的区域环形切开结膜，以防止肿瘤细胞残留于结膜囊中。

3. 分离 Tenon's 囊　在直肌之间的区域将 Tenon's 囊从眼球壁钝性分离，使之仅与眼外肌相连。

4. 处理眼外肌

（1）分离直肌：用斜视钩依次分离四条直肌，暴露肌肉附着点，并确保直肌被完整分离。

（2）预置缝线：用 5-0 号涤纶编织线或可吸收线于直肌附着点后 2mm 处作双套式预置缝线，然后在眼球和缝线之间剪断直肌。

（3）牵拉预置缝线：将直肌与眼球壁分离。

5. 剪断视神经　钝性分离 Tenon's 囊，使之与眼球壁游离。用组织钳钳夹残留在眼球上的内直肌或外直肌止点，向外牵拉眼球，将血管钳自内侧或者外侧伸入球后，触及视神经后张开血管钳，在球后 3～10mm 处钳夹视神经，保持 5 分钟。血管钳一般多从内侧进入，如果习惯自外侧进入，应避免血管钳顶端损伤菲薄的眶内壁。撤出血管钳，将头部弯曲的视神经剪置入球后，当触及视神经时打开剪刀并向后方眶尖施压，剪下较长的视神经。此时也可用血管钳钳夹视神经，电凝或烧灼止血。

6. 摘除眼球　剪断附着于眼球的上斜肌、下斜肌肌腱及睫状短动脉，摘除眼球。盐水纱布压迫止血,必要时电凝,保证止血彻底。依次使用庆大霉素注射液和生理盐水冲洗结膜囊(图 10-1)。

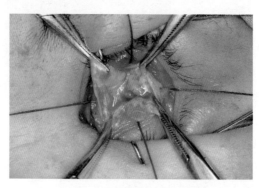

图 10-1　眼球摘除后肌锥腔

7 植入眶内填充物　自 1940 年起,各种眶内填充物被植入眼球摘除后的眼眶内,以补充缺失的眶内容物体积,预防无眼球眼窝凹陷综合征的发生,并获得良好的外观及义眼活动度。因此,提倡在排除禁忌证的前提下,在眼球摘除时一期植入眶内填充物。如果患者眼部情况不适合植入眶内填充物,则可将内、外、上、下直肌预置缝线对位打结;或者将预制缝线剪短,放松直肌让其回缩至相应的肌鞘中,以方便二期手术寻找及分离。

8 关闭切口　用 5-0 号可吸收缝线间断分层缝合 Tenon's 囊,用 5-0 号丝线间断或连续缝合结膜切口。

9 包扎　结膜囊内放置塑料薄壳,需选择大小及形状与结膜囊吻合的薄壳,既要支撑整个结膜囊,又不能对伤口造成张力,以戴入薄壳后眼睑能够闭合为标准。薄壳上必须预留几个直径>2mm的孔隙,方便用药、分泌物引流及观察伤口愈合情况。涂抗生素眼膏后加压包扎 1 周。

（三）并发症及处理

1 出血　术中出血多发生于剪断视神经时,因损伤眶内的血管和肌肉所致。为减少术中出血,在剪断视神经之前,可用血管钳夹持视神经,用剪刀在血管钳上方剪断视神经,既减少出血,又可以保证剪除足够长的视神经。眼球摘除术后必须彻底止血后才能植入眼座,缝合切口,否则将形成眶内血肿。

2 剪除的视神经残端过短　眼球摘除术通常要求剪除的视神经残端长度在 2mm 以上。值得重视的是:对于球内恶性肿瘤或交感性眼炎患者,则需要剪除尽可能长的视神经,一般不得少于10～12mm。视神经残端过短的常见原因是操作方法不正确,视神经剪向眶尖施压不够所致。正确方法为:视神经剪紧贴眼球伸入球后,探寻到视神经后张开剪刀夹住视神经,在向上牵引眼球的同时将剪刀尽量向眶尖下压,用力一次性剪断视神经。如果剪除的视神经残端过短,必须在眶尖部寻找视神经断端,进行再次剪除,这对于预防交感性眼炎及恶性肿瘤转移有重要意义。

3 结膜囊狭窄　多由于术中损伤过多结膜及筋膜组织,或者未分层缝合切口所致。因此,眼球摘除手术必须以治疗疾病为前提,以重建眼部外形为目标,掌握的原则是:在完整去除病变眼球和(或)球周组织的前提下,尽可能保留包括结膜、筋膜、肌肉及眶脂在内的所有健康的眶内容物,从而为后期眼部美容重建奠定基础。一旦发生结膜囊狭窄,则需要行结膜囊成形手术后才能配戴义眼。

4 上睑下垂　由于上直肌与提上睑肌均起自眶尖部视神经孔周围的总腱环,上直肌向前越过眼球赤道部,附着于眼球前部的巩膜上;提上睑肌由后向前展开,沿眶上壁至眶缘呈扇形分布,止于睑板前面。因此,在分离上直肌的时候如果向眶内分离过深,可能会损伤提上睑肌,从而造成上睑下垂。如果眼球摘除术后出现上睑下垂,一般需要观察 3～6 个月后通过手术矫正。

5 无眼球眼窝凹陷综合征　眼球摘除后会出现一系列症状与体征,包括:眼窝凹陷、上睑板沟加深、上睑下垂及结膜囊后倾变浅。一般配戴较大体积的义眼也无法弥补眼球缺失造成的容积损失,而且厚重的义眼还会对下睑造成压迫,久之形成下睑松弛、外翻,义眼脱出。因此,在条件许可的情况下,提倡在摘除眼球的同期植入眼座,将其放入肌锥中,并与四条眼外肌分别固定,1个月后配戴义眼片。义眼应尽量轻、薄,以减少因重力作用而出现的下睑松弛等并发症,这是目前预防无眼球眼窝凹陷综合征发生较理想的方法。

第二节　眼内容物剜除术

眼内容物剜除术是指通过角膜切口、角膜缘切口或者巩膜切口将眼球内容物完全去除,但保留巩膜、眼外肌、视神经和相邻结缔组织的手术方式。根据患者病情不同,可选择眼内容剜除术联合角膜切除手术,或者保留角膜的手术,通常所说的眼内容物剜除术是指前者,后者较少使用。该手术的主要目的是解除和缓解眼球疾患,并且常常会解除疾患伴有的各种疼痛。

当眼球病变需要被摘除时,多数医师仍然偏向于选择眼球摘除术,因为传统观点认为,眼球摘除术能够将整个眼球结构完整取出,避免术前未能诊断的眼内肿瘤的播散,降低外伤后及手术后交感性眼炎的发生率。但是,近来有研究表明,交感性眼炎的发生率在眼内容物剜除术和眼球摘除术间没有明显差别。随着眶内植入物的推广,在掌握适应证的前提下,为患者施行眼内容物剜除联合眼座一期植入术,是较为理想的手术方式。因为相对于眼球摘除术(被认为归属于眼眶手术),眼内容物剜除术具有以下优点:①减少手术损伤:减少手术对眼眶内容物的损伤;②降低植入物危害的发生率:降低眶内植入物移位、暴露的发生率;③保留巩膜和眼外肌:有助于眶内植入物获得更好的活动度,从而提高薄型义眼的活动度,使患者获得更好的美容效果。

一、适应证与禁忌证

(一)适应证

1 化脓性眼内炎或全眼球炎已无治愈希望者　化脓性眼内炎或全眼球炎、药物或其他手术治疗无效、保留完整的有功能的眼球结构已无希望者。

对于这些病例,眼内容物剜除术较眼球摘除术有以下优点:

(1)保留视神经:手术不损伤视神经,降低了感染自视神经鞘向蛛网膜下腔扩散而引发脑膜炎的风险。

(2)切口暴露清晰:手术切口暴露清晰,眼内脓肿引流方便、快速。

(3)保护眶内炎性软组织:减少眶内炎性软组织出血。

(4)巩膜被完整保留:可以作为阻止化脓性病变蔓延的屏障(然而眶内播散也可能导致细菌自涡静脉入侵)。

(5)不改变眶内软组织结构:不会造成眶内软组织结构的改变及破坏。

(6)基本不破坏眼眶、眼球的生理功能:感染被控制后,眼眶能够恢复正常生理状态,并获得基本正常的眼球运动能力。

(7)残留的巩膜壳在 Tenon's 囊中降低了眶内植入物移位的可能:残留的巩膜壳位于 Tenon's 囊中,并被眼外肌和肌间隔所固定,降低了二期植入时眶内植入物发生移位的可能性。

因此,眼内容物剜除术可以获得更好的外观,并降低长期并发症的发生率。

根据化脓性病变的严重程度,可以灵活选择手术方式:①严重感染的情况下:伤口应敞开暴露,待二期愈合;②中度感染的情况下:伤口先应暴露,待感染控制、肉芽组织开始形成时关闭伤口,称为延迟性一期愈合;③轻度感染的情况下:可以手术同期关闭切口,并植入眼座,但是存在眶内植入物暴露的风险。眼内容物剜除手术适用于化脓性眼内炎以及全眼球炎的患者。然而,当形成眶内脓肿时,需进行眼内及眶内广泛引流,手术方式可选择眼内容物剜除联合眼眶切开术,或者行眼球摘除术联合眼眶切开引流。

2 无视功能、眼球无保留价值且无明显萎缩的患者 无视功能、眼球无保留价值且伴随疼痛等临床症状、眼球无明显萎缩的患者,例如继发性青光眼。

3 无视功能,但因角膜病变影响外观的患者 无视功能,眼球无明显萎缩,但因角膜病变影响外观,且不宜或不能耐受配戴软性角膜接触镜或薄型义眼的患者,例如角巩膜葡萄肿、角膜白斑等。

（二）禁忌证

眼内恶性肿瘤者忌行眼内容物剜除术。

二、术前准备

（一）术前检查及用药

眼内容物剜除术的术前准备同眼球摘除术。对于眼内炎及全眼球炎的患者,围手术期应给予静脉应用抗生素,正确的生物学检查对于抗生素的选择有指导意义。

（二）手术方案的选择

1 角膜病变的患者 对于存在角膜病变的患者,通常在行眼内容物剜除手术时联合角膜环切术,例如角膜葡萄肿、化脓性眼内炎累及角膜基质等。如果化脓性眼内炎局限在眼球后段、角膜尚透明,则手术时可以保留角膜。眼内容物剜除手术保留角膜的目的是能够植入体积较大的眼座。但是,该手术不适用于角膜已经存在炎性病变的患者,而且术后配戴义眼可能发生角膜溃疡、坏死等并发症。因此,在巩膜切开术被应用推广后,保留角膜的眼内容物剜除术逐渐为之所取代。因为通过巩膜切开能够达到扩大巩膜腔容积的目的,而且避免了术后保留角膜带来的并发症。

2 准备同期植入眼座的患者 对于准备同期植入眼座的患者,也需要联合角膜环切术。笔者建议对于化脓性眼内炎患者行眼球内容物剜除联合角膜切除后3～4天,待炎症平息及肉芽组织开始新生时再植入眼座,关闭切口。因为延迟的一期伤口缝合增加了手术的安全性,并降低了异质性巩膜内植入物发生暴露的风险。

三、手术方法

（一）麻醉

可选择局部麻醉或全身麻醉。局部麻醉需应用2%利多卡因、0.75%布比卡因及肾上腺素作球后阻滞及结膜下浸润麻醉。局部注射很难达到手术区完全麻醉的效果,而且对于行眼球摘除或者眼内容物剜除手术的患者,不可忽视其心理创伤,可给予术前服用镇静剂。为防止手术中患者发生自觉或不自觉的眼睑痉挛影响手术操作,可以辅助进行局部面神经阻滞麻醉。

（二）手术步骤

1 切口 用开睑器撑开眼睑,暴露患侧眼球,距角巩缘后1～2mm环形剪开球结膜,暴露角巩缘。与角巩缘相连的结膜和Tenon's筋膜断端作为之后角膜环切时血管钳钳夹固定的部位。将结膜和 Tenon's 囊自巩膜前分离开,潜行分离至直肌附着点水平。

2 角膜环形切除 用尖刀片于角巩缘后界作穿刺切口进入前房,注意避免损伤虹膜、睫状体及晶状体。用角巩膜剪环形去除角膜。角膜去除后,晶状体、玻璃体和葡萄膜被暴露。操作时应注意保护结膜及 Tenon's 囊组织。

3 剜除眼内容物 用睫状体分离铲自脉络膜上腔分离睫状体,用刮匙从巩膜袋中剜出眼球内容物,葡萄膜在涡静脉、视神经乳头及巩膜突部位与巩膜连接紧密。当分离至视神经周围时,涡静脉及视网膜中央动脉受损伤导致出血增加,用双极电凝对涡静脉进行止血。如果患者在局部麻醉下,那么在睫状后神经周围进行电凝可造成患者疼痛。应避免使用单极电刀进行止血,因为电流会沿着视神经传导,造成近端轴突的损伤;也可以使用可吸收的明胶海绵或纤维胶原蛋白止血,但通常情况下是不需要的。充分止血后,用刮匙、棉签、镊子和手术刀片仔细清除附着在巩膜上的葡萄膜残余组织。如果是眼内感染的患者,包括角膜在内的所有眼内容物送细菌培养及组织病理检查。用无菌生理盐水和广谱抗生素溶液灌注巩膜袋。

4 巩膜腔处理 如果患者存在眼内感染,应使用碘仿纱条填塞巩膜腔,并加压包扎患侧眼部,根据细菌培养及药物敏感试验的结果选择抗生素静脉应用。手术后建议每天换药 2 次,因为频繁更换敷料有助于保持伤口清洁,同时也不会干扰肉芽组织的新生,但是要避免使用过氧化氢溶液。大多数患者眼部感染很快得到控制,手术 3～5 天后伤口即表现清洁。

5 植入眼座

(1) 眼内无活动性感染的患者:在剜除眼内容后即可选择合适尺寸的眼座植入巩膜腔以弥补眶内容积的损失。

(2) 眼内感染的患者:在剜除眼内容物后经过 3～5 天静脉应用抗生素结合局部清洁换药,可进行眼座植入巩膜腔的手术,通常需要切开巩膜腔以扩大容量。

6 分层关闭切口 先用 5-0 号可吸收缝线间断褥式缝合巩膜,然后用 5-0 号可吸收缝线间断关闭Tenon's 囊,注意将线结埋藏在 Tenon's 囊内,最后用 5-0 号丝线间断或连续缝合结膜切口。

7 包扎 结膜囊内植入带孔的塑料薄壳,薄壳大小应适中。涂抗生素眼膏后加压包扎 1 周。每日清洁结膜囊,更换敷料。

（三）并发症及处理

1 伤口裂开 无论伤口为一期还是二期愈合,无论是否保留角膜、是否植入眼座,在眼内容物剜除术后都有可能发生伤口开裂。尤其是化脓性眼内炎患者,术后眶内组织水肿明显,眶压升高,如果配戴的薄壳尺寸过大或者植入眼座体积过大,会造成伤口裂开,植入物暴露。因此,必须选择合适尺寸的薄壳,使之对结膜囊不造成张力。如果患者术后肿胀反应较重,可以暂时不配戴薄壳或义眼,将上、下睑缘临时缝合,加压包扎,一般 5 天肿胀缓解后再配戴薄壳。注意避免使用含类固醇的眼膏,防止伤口延迟愈合。

2 交感性眼炎 交感性眼炎的发生往往是手术中清除葡萄膜组织不彻底所致。术中应特别注意巩膜腔内有无葡萄膜残留,尤其在视乳头、涡静脉出口处和巩膜突部位的葡萄膜与巩膜连接紧密,易粘连残留,术中应特别留意这些部位。如果患者不存在眼内化脓性炎症,可剪断视神经,将巩膜壳外翻,便于彻底清除葡萄膜组织。

3 眶区凹陷 主要通过植入眼座弥补缺失的眶内容积。眼座需要植入巩膜腔中,以往常会选择体积较小的眼座,无法完全弥补眶内容积,从而造成眶区凹陷。目前开展的多种多样的巩膜切开术,扩大了巩膜腔的容积,从而可以植入较大尺寸的眼座,也有利于血管和纤维长入多孔材料。

<h1 style="text-align:center">第三节　眼座植入术</h1>

一、无眼球眼窝凹陷综合征

（一）概述及临床表现

单纯眼球摘除或眼内容物剜除术后,会出现一系列症状,包括眶区及眼窝凹陷、上睑沟加深、上睑下垂、结膜囊后倾变浅,下睑及下穹隆被义眼长期压迫出现下穹隆变浅,下睑松弛、退缩甚至外翻,最终无法配戴义眼,称为无眼球眼窝凹陷综合征。眼球萎缩伴随的生理改变与眼球摘除术后相似,程度和症状相对较轻。一般认为是由于眼球摘除后,眶内容积减少、眶内结构紊乱、眶脂萎缩、眼睑失去支撑、眼外肌群向后退缩及重力作用导致组织向眶下部堆积等因素造成的。

典型病例:

病例一　患者,男性,19 岁,右眼因视网膜母细胞瘤眼球摘除,手术后无眼球眼窝凹陷综合征,术后 10 年(图 10-2)。

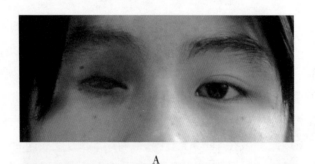

A

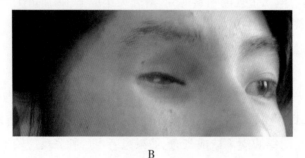

B

图 10-2　病例一
A. 正位　B. 侧位

（二）发病机制

无眼球眼窝凹陷综合征产生的机制仍有争议,目前有两种学说:循环代谢学说和眶内组织紊乱学说。

1 循环代谢学说　循环代谢学说认为,眼球摘除后不但眼球本身具有的正常血供和代谢功能丧失,而且会导致眶内整体血液循环动力学发生改变,从而使眶内脂肪代谢发生障碍,导致眶内脂肪萎缩、眶内容物体积进一步减少。

2 眶内组织紊乱学说　眶内组织紊乱学说认为,正常情况下结膜、筋膜组织包括眼外肌的鞘膜和节制韧带,以及 Lockwood 韧带、眶脂等相互连接,形成广泛的网状结构,而眼球摘除后眶内组织结构发生紊乱,如眶内脂肪向前和向下移位,提上睑肌走行发生改变,眶内组织的重量作用于下睑和下穹隆结膜囊,从而造成眼睑及眶区异常表现。

（三）预防及治疗方法

1　配戴义眼　对于已失明的患者,如果眼球萎缩不是很明显,角膜知觉减退,日常没有充血疼痛等不适症状,并且排除眼内肿瘤,可以考虑配戴薄形义眼或角膜接触镜来改善眼睛外观。但是对于有进行性眼球萎缩,或者配戴后疼痛不适的患者,应该考虑手术治疗。

2　手术治疗

（1）对于行眼球摘除或眼内容物剜除术的患者:尽量同期植入眼座,将其放入肌锥中,并与四条眼外肌分别固定,1 个月后配戴义眼片,义眼应尽量轻、薄,以减少因重力作用而引起的下睑松弛等并发症,这是目前预防无眼球眼窝凹陷综合征发生较理想的方法。对于眼球摘除时未能同时植入眼座的患者,应尽早二期植入眼座以矫正眼窝凹陷、上眶区凹陷及上睑下垂。

（2）对于植入眼座并配戴义眼片后仍存在上睑沟加深的患者:需通过植入眶内人工材料或上睑真皮脂肪填充等方法来矫正。

（3）对于已经出现下睑松弛、外翻及下穹隆浅等畸形的患者:需要采取部分结膜囊成形术、眼睑缩短等手术方法来矫正。

二、眶内植入物

（一）概述

眶内植入物指当眼球或者眼内容物缺失时,植入眼眶内以填充缺失眼眶内容物体积的替代物,又称眼座。眶内植入物不仅能够填补眼球缺失造成的眶内容物体积的改变,对于儿童患者还可以促进眼眶及面中部骨骼的发育,避免畸形的发生。同时眶内植入物还能使眼眶饱满,起到支撑义眼片的作用,避免眼球摘除后直接配戴义眼片导致的下睑松弛、结膜囊狭窄的发生。

（二）眶内植入物的种类

自 1885 年 Mules 在眼内容物剜除术及 1886 年 Frost 在眼球摘除术后首先植入眶内植入物以来,人们一直在寻找理想的眼眶植入物,目的是在降低眶内植入物排斥率的同时提高义眼的活动度。各种材料陆续被使用,主要可分为自体组织和人工材料两大类。

1　自体组织　自体组织包括真皮脂肪、骨骼及筋膜等。自体组织的优点为没有排异反应,但存在取材受限、增加新的创伤、具有一定的吸收率、塑形不佳及活动性差等缺点。关于自体组织的吸收现象,一般认为脂肪的吸收率最高,其次为真皮、筋膜、软骨和骨骼。自体组织的存活率与吸收率和供区条件(如血液供应情况)关系密切。例如有眼部烧伤、感染及放疗史的患者,植入组织的成活率不高,而且吸收明显。

2　人工材料　人工材料种类繁多,自 1885 年 Mules 使用玻璃球植入眼内容物剜除术后的巩膜腔后,包括金属、硅胶、硅海绵、聚四氟乙烯及碳纤维等材料被应用于临床,但是这些材料的生物相容性较差,因此发生植入物移位、排斥及感染等并发症的发生率较高。

人们逐渐认识到,人工眶内植入物除了需要能够矫正眼球摘除或者眼内容物剜除术后带来的眼眶容积缺失外,应具备以下特点:

（1）良好的生物相容性、稳定性,并且无毒、无刺激。

（2）质量轻,不易被吸收。

（3）术后并发症少。

（4）配戴义眼后有良好的活动度。

（5）来源广泛。

根据以上要求,羟基磷灰石(HA)、多孔高密度聚乙烯及生物陶瓷被应用于制造眼眶内植入物。临床研究表明,这些材料在降低术后并发症的同时增加了眼座的活动性。其中羟基磷灰石眼座于1989年被美国 FDA 批准应用于临床,是目前应用最广泛的眶内植入材料,常用产品包括:Bioeye(Kolberg Ocular Prosthetics, San Diego, CA)、Molteno MSphere(IOP Inc, Costa Mesa,CA)、FCI3 人工合成 HA(FCI OPhthalmics, Marshfield Hill, MA)。羟基磷灰石眼座的化学成分是羟基磷酸钙,其表面结构、摩擦系数等理化性质与人体松质骨十分相似,具有高度的生物相容性,可以在表面进行切削及钻孔。多孔高密度聚乙烯为高分子生物材料,材料脆性小,可以将眼部肌肉直接缝合在植入物上。上述两种眶内植入体均为多孔结构,允许纤维血管长入,植入体内后只需 3～6 个月就能够完成血管化,从而减少了并发症的发生。植入物的规格直径为 14～24mm。

（三）眶内植入物尺寸的选择

眶内植入物的体积与手术效果密切相关。植入体积过大的眶内植入物,可能造成植入物突出、暴露,结膜囊狭窄及义眼活动不佳;如果眶内植入物体积过小,术后会残留上睑沟加深、眶区凹陷及假性上睑下垂,而且这些症状是不能够通过配戴较大的义眼来解决的。判断眶内植入物体积的方法有以下几种:

1 手术前预测　通过参照健侧眼球的大小来计算眼座的尺寸。

Kaltreider 提出使用患者健眼 A 超测量数据作为选择眶内植入物的参考标准。运算法则见表10-1。该计算方法为结膜囊内放置义眼预留了 2ml 的空间。

表 10-1　参照健眼眼轴长度计算植入眼座直径的公式

	健侧眼球眼轴长度 A.L.(mm)	眼球摘除术后需植入的 眶内植入物直径(mm)	眼内容物剜除术后的 眶内植入物直径(mm)
成人(远视)	<24	A.L.−3	A.L.−4
成人(正视,近视)	>24	A.L.−2	A.L.−3
儿童		A.L.−2	A.L.−3

注:A. L.为眼轴长度。

Custerti 提出植入物的体积应该是健侧眼球体积减去义眼的体积。例如:眼轴为 24mm 的眼球体积约为 7.2ml,义眼体积一般为 2.5ml,那么植入眼座的体积应为 4.7ml。如果眼座为球形,则直径21mm。如果使用巩膜包裹,则将计算所得的眼座直径数值减去 1.5mm。根据该方法计算的眼座尺寸与眼球体积的相关数值见表 10-2。

表 10-2　根据眼球体积计算需要植入的无包裹眼座尺寸数据表

健侧眼球 直径(mm)	健侧眼球 体积(ml)	义眼的 体积(ml)	需要植入的 眼座体积(ml)	需要植入的 眼座直径(mm)
20.0	4.19	2.5	1.69	15.0
20.5	4.51	2.5	2.01	15.5
21.0	4.85	2.5	2.35	16.5
21.5	5.21	2.5	2.71	17.5

健侧眼球 直径(mm)	健侧眼球 体积(ml)	义眼的 体积(ml)	需要植入的 眼座体积(ml)	需要植入的 眼座直径(mm)
22.0	5.58	2.5	3.08	18.0
22.5	5.97	2.5	3.47	19.0
23.0	6.37	2.5	3.87	19.5
23.5	6.80	2.5	4.30	20.0
24.0	7.24	2.5	4.74	21.0
24.5	7.70	2.5	5.20	21.5
25.0	8.18	2.5	5.68	22.0
25.5	8.69	2.5	6.19	23.0

这两种方法可以作为手术前估计需要植入眼座尺寸的参考。但是临床上需要行眼球摘除或者眼内容物剜除手术的患者往往不仅存在眼球的病变,因此还需考虑其他因素,例如眶内软组织的萎缩、眼眶骨折导致眶容积的改变、健侧眼球的突出度以及眼座植入的位置等。因此,术前估计与术中测量应结合起来,才能正确选择合适大小的眼座,以保证手术后双眼的对称性。

2 手术中测量 钢球测量法。

目前代替眼球的眼眶植入物最常用的通常是球形的,直径有 16mm、17mm、18mm、19mm、20mm、21mm、22mm、23mm 及 24mm,国内常用的规格直径为 18~22mm。根据眼座的尺寸配套制作相同大小的钢球,常用的规格直径分别为 16mm、18mm、20mm 及 22mm。

(1)术前准备:手术前消毒备用。

(2)以无菌钢球估计眶腔缺失眼球的大小:术中摘除眼球后将不同规格的无菌钢球放入肌锥内,以估计眶腔缺失容积的大小并扩张肌锥腔。

(3)钢球的反复使用:钢球表面光滑,因此可以反复放入及取出而不造成眶内组织的损伤。

(4)植入物的直径:应等于最合适的钢球的直径。

该方法简便易行,但是判断钢球的合适程度需要一定的经验性,对于初学者可能存在主观误差。

(四)眶内植入物植入术的选择

1 植入人工材料 人工材料眶内植入物的植入方法有很多,选择不同的植入材料则手术方法也不尽相同。以羟基磷灰石眼座为例,有异体巩膜包裹、自体巩膜包裹以及无包裹羟基磷灰石眼座等。植入眼座时又可根据是否与眼球摘除或者眼内容物剜除同时进行,分为一期植入和二期植入。眼座能够通过缝线与眼外肌连接,从而具有活动性,带动义眼活动。一般术后 4 周,视结膜囊愈合情况决定是否能够配戴义眼。

2 植入自体组织 应用最多的自体组织为真皮脂肪,适用于眼球摘除后眶区凹陷,或植入人工眼座后排异并伴眼窝狭窄的病例。由于是患者自体组织,因此无排斥反应,还能补充眶内容物的体积和矫正结膜囊狭窄。真皮脂肪移植术后有一定比例的吸收和溶解,因此植入眶内的组织量应过矫些。由于该方法存在供区损伤、移植物溶解吸收及义眼活动性差等缺点,目前临床上较少应用。

三、眼球摘除联合眼座一期植入术

（一）适应证与禁忌证

1 适应证　必须符合眼球摘除的各项适应证，并排除眼内恶性肿瘤。

2 禁忌证

（1）眼部感染：眼部存在活动性感染。

（2）眼内恶性肿瘤：如果眼内恶性肿瘤尚未发生转移、未穿透巩膜且视神经断端病理检查阴性，理论上可同期植入眼座，因为植入眼座并不影响眼部肿瘤术后放疗、化疗和 CT、MRI 等影像学检查。但是考虑到眼部恶性肿瘤可能发生转移，植入眼座可能会掩盖症状，并且羟基磷灰石等眼座费用较高，而一旦再次手术必须将原来的植入物取出，因此笔者主张恶性肿瘤患者在眼球摘除术后随访半年，再行眼座二期植入手术。

（二）手术方式

眼球摘除联合眼座一期植入术有多种手术方式，差异主要集中在以下两个方面：

1 眼座是否需要包裹及如何包裹　羟基磷灰石材料表面粗糙，以往认为在其表面包裹一层材料或组织可以减少暴露感染的概率。作为包裹材料需要其具备良好的张力、韧性、可塑性、低抗原性和良好的生物相容性。

随着眼部整形手术的迅速发展，羟基磷灰石眼座的包裹材料也趋于多样化，包括：

（1）人工合成材料：聚羟基乙酸、聚乙醇酸等。

（2）自体组织材料：阔筋膜、自体真皮、耳后肌、腹直肌鞘等。

（3）同种异体材料：巩膜、硬脑膜、肌腱等。

其中异体巩膜在临床实践中应用最多。但是，通过临床研究对比无包裹的羟基磷灰石眼座直接植入与采用异体巩膜包裹后再植入两种手术方式，结果表明，两者在手术后发生眼座暴露的概率无明显差异。因此，对眼座是否进行包裹可以根据术者的手术习惯及经验来选择。

2 眼座的固定方式　眼座植入手术成功与否的两个关键点是眼座不暴露及运动良好。

保证眼座良好运动能力的方法：首先要确认眼座植入到肌锥中，其次要将其与四条眼外直肌良好固定。根据固定的方式主要可以分为两类：

（1）完全包埋式：即眼座植入肌锥后，将内、外直肌在眼座前对合缝合，再将上、下直肌跨过内、外直肌在眼座前缝合，将眼座完全包埋在眼外肌后面。

（2）半包埋式：将眼座假想为眼球，在相应眼外肌附着点处预置缝线，分别与四条直肌的预置缝线固定打结。

完全包埋式的优点是预防眼座的暴露，但是眼座相对植入位置偏深，且直肌之间的运动相互对抗，从而会影响其带动义眼的活动度。半包埋式接近生理状态下的眶内组织结构，保证了眼座良好的活动能力，并且临床研究也并未发现该方式会增加眼座的暴露率。

（三）手术步骤

典型病例：

病例二　患者，男性，47 岁。①病史及症状：右眼新生血管性青光眼 5 年，曾行青光眼小梁切除、睫状体冷凝术，眼压控制不佳，反复眼胀、眼痛无缓解 6 个月。②体检：右眼无光感，球结膜混合充血，角膜混浊，新生血管长入，前房浅，瞳孔散大，对光反射消失，眼压 6.13kPa（46mmHg），视网膜电图联合视觉诱发电位（ERG/VEP）检查无波形。拟行右眼球摘除联合羟基磷灰石眼座一期植入术。

1 眼球摘除　麻醉方法、手术切口、眼外肌处理、剪断视神经和摘除眼球等手术步骤与眼球摘除术相同,见第十章第一节。摘除眼球后彻底止血,并尽量保留健康的球结膜及筋膜囊组织。

2 选择合适尺寸的眼座 根据患者年龄、健侧眼球大小、眼眶容积、眶内组织萎缩情况以及眼座有无包裹材料等估计植入眼座的直径,并将相应直径的无菌钢球放入肌锥内,帮助判断眶腔缺失容积大小,同时起到压迫止血和扩张肌锥腔的作用(图 10-3A)。通常适用于成人的眼座直径为20～22mm,儿童为 16～18mm。

3 预置眼座缝线 羟基磷灰石眼座材质松脆,可以被锐利的针头穿过。通常可使用长 5 号注射针头在眼座上钻孔,其方法主要有以下几种:

(1)平行法:钻两条平行的隧道,进针与出针间距在 1cm 左右,两条隧道间距也为 1cm。用长约 30cm 的 5-0 号涤纶编织线或者可收线穿过隧道使呈"U"形,并将"U"形缝线两端结扎以防滑出。

(2)垂直法:先钻一条隧道,进针与出针间距在 1cm 左右,然后垂直于该隧道中点钻取一条1cm 长的隧道,预置缝线呈"＋"字形。

(3)四边形法:先按照平行法钻两条隧道,再垂直于该隧道并排钻两条平行的隧道,四条隧道呈"口"字形,预置缝线呈"井"字形(图 10-3B)。可根据手术医师的习惯选择不同的钻孔方法,然后用亚甲蓝在隧道间标定中心点,用庆大霉素 8ml(4 万 U/ml)浸泡眼座。

4 植入眼座 因为羟基磷灰石眼座为多孔结构,球面欠光滑,在植入眶腔时会与组织产生较大的摩擦力,影响眼座植入的深度。因此,为了保证眼座顺利植入,可以将两张消毒过的塑料薄膜边缘部分重叠后置于术野中,将眼座放在薄膜上,隧道与睑裂平行,连同塑料薄膜一起压入肌锥内(图 10-3C)。植入时注意保持亚甲蓝标记点位于中央。用拇指压住眼座的同时缓慢地将薄膜从眼座下面抽出。用小弯止血钳在眼座和 Tenon's 囊之间潜行分离,若发现眼座植入深度不够或有偏斜时可做进一步的调整。

5 固定直肌 根据预置缝线的方法不同,固定直肌的方法也略有差异。

(1)平行法的固定方法为:先将内、外直肌上的预置缝线与眼座上的线打结,然后用线结上的单根线再与上、下直肌的预置缝线分别打结。

(2)垂直法的固定方法为:四条直肌上的预置缝线分别与眼座上相应位置的线打结。

无论何种方法,目的均是要保证直肌在眼座上牢固的固定,并位于正常生理位置,这样才能保证手术后眼座得到理想的活动能力(图 10-3D)。

6 关闭切口 用 5-0 号可吸收缝线间断缝合 Tenon's 囊,缝合时筋膜张力一定要小。用 5-0 号丝线间断或连续缝合结膜切口,如果结膜切口存在张力,可在球结膜下潜行分离,务必做到无张力缝合(图 10-3E)。

7 包扎 根据结膜囊大小选择合适的带孔塑料薄壳,放入结膜囊中作为支撑,涂抗生素眼膏后绷带加压包扎。

(四)术后处理

术后加压包扎 1 周,每日换药。局部应用抗生素眼药水,如果分泌物不多,义眼不必取出。术后10 天拆除结膜缝线。术后 3～4 周可根据健侧眼来定制义眼。

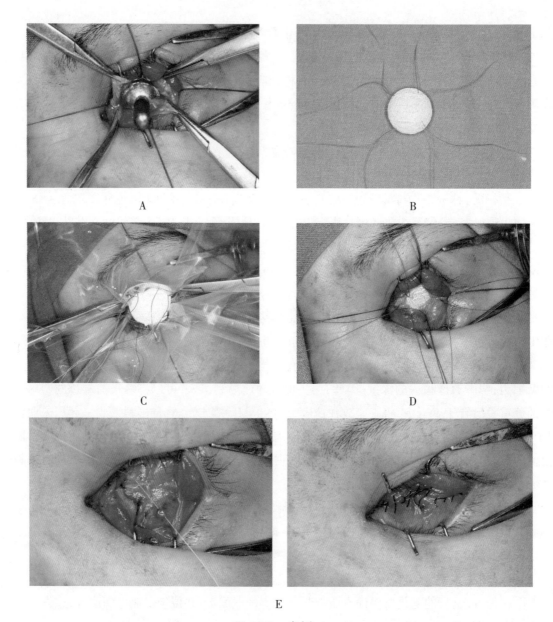

A   B

C   D

E

图 10-3　病例二

A. 钢球测量眶腔缺失容积　B. 眼座钻孔及预置缝线　C. 借助塑料薄膜减少阻力,将眼座植入肌锥内　D. 四条直肌上的预置缝线分别与眼座上相应位置的线打结　E. 在无张力状态下分层关闭切口,左图为用 5-0 号可吸收缝线间断缝合 Tenon's 囊,右图为 5-0 号丝线间断缝合结膜切口

四、眼内容物剜除联合眼座一期植入术

（一）适应证与禁忌证

1 适应证　同眼内容物剜除术。

2 禁忌证　眼内恶性肿瘤、眼内感染性疾病如眼内炎、全眼球炎。

（二）手术步骤

典型病例:

病例三　患者,男性,35 岁。①病史及症状:右眼外伤史 12 年,曾进行眼内异物取出术。②眼部检查:右眼无光感,左眼视力为 1.0。右眼外斜 20°～25°,角膜透明,虹膜纹理欠清。瞳孔上移,呈椭圆形,直接对光反射尚可。Tyndall 征(±)。晶状体密度高,呈白色,眼底难以窥入。角膜缘处 7～8 点方向巩膜呈紫褐色隆起,周围结膜充血。③超声生物显微镜(UBM)检查:右眼 7～8 点位角巩膜处隆起一囊样椭圆形暗区,囊腔内可见微量点絮状弱回声。④诊断:右眼外伤性白内障;右眼前巩膜葡萄肿。考虑其眼球无明显萎缩,拟行右眼眼内容物剜除联合羟基磷灰石眼座一期植入术。

1 麻醉方法、手术切口、角膜环形切除及眼内容物剜除 与眼内容物剜除术相同,见第十章第二节。注意仔细清除附着的葡萄膜残余组织,并用无菌生理盐水和广谱抗生素灌注巩膜袋。

2 制作前部巩膜瓣及前部开窗

(1)制作前部巩膜瓣:于角巩膜缘 1:30、4:30、7:30、10:30 点位放射状剪开巩膜全层,将巩膜袋前部制作成上、下、左、右四个巩膜瓣,每个巩膜瓣附着一条眼外肌(图 10-4A)。摊开巩膜,再次确认残留的葡萄膜组织被彻底清除。

(2)前部开窗:在四条直肌止端旁的巩膜上,分别做 3mm×7mm 的巩膜全层切除,以促进眼座的血管化。

3 巩膜后部开窗 切开后极部巩膜,切除视乳头周围 5mm 巩膜;剪断视神经,断端长度尽量大于 1cm,视神经断端彻底止血。

4 眼座大小选择 可通过参照健侧眼球的大小来计算眼座的尺寸,由于使用巩膜包裹,因此需要将计算所得的眼座直径减去 1.5mm,然后再将合适的无菌钢球（规格直径分别为 16、18、20、22mm)植入巩膜袋内,再次确认需要植入眼座的尺寸。

5 植入眼座 用四把血管钳分别夹住四瓣巩膜边缘,提起巩膜将眼座植入巩膜腔内。注意四条直肌在眼座上的分布应尽量根据其正常的生理位置,以确保眼座的活动能力,用 5-0 号可吸收缝线间断褥式缝合巩膜切口(图 10-4B)。

6 关闭切口 5-0 号可吸收缝线间断分层缝合 Tenon's 囊,5-0 号丝线间断或连续缝合结膜切口(图 10-4C)。应注意关闭任何一层切口时都需要在无张力状态下进行,以减少眼座暴露的可能性。

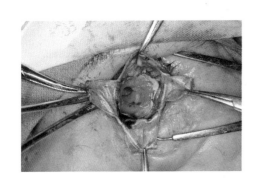

A

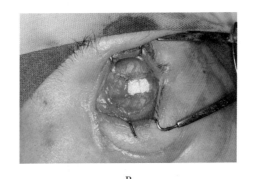

B

C

图 10-4 病例三

A. 放射状剪开巩膜,制作四个巩膜瓣 B. 将眼座植入巩膜腔后缝合巩膜瓣 C. 分层关闭筋膜、结膜切口,植入薄壳

7 包扎　根据结膜囊大小选择合适的带孔塑料薄壳,放入结膜囊中作为支撑,涂抗生素眼膏后绷带加压包扎。

（三）术后处理

1 术后加压包扎　术后加压包扎 1 周,每日换药。局部应用抗生素和激素眼药水,术后 10 天拆除结膜缝线。

2 制作义眼　术后 3～4 周可定制义眼。

（四）关于巩膜瓣制作及固定方法的探讨

1 巩膜瓣的制作　在眼内容物剜除并剪断视神经后,如何制作巩膜瓣及开窗的位置、大小,除了上文介绍的,还有很多种方法,见仁见智。例如:可以将巩膜壁自颞上向鼻下剪成两半,植入眼座后再将巩膜在眼座表面分两层缝合,这样在眼座表面有两层自体巩膜保护,而眼外肌依然附着在原位。

巩膜瓣的制作方法可以根据各位医师的习惯加以选择,但是无论何种方法,都必须保证三个目的:

（1）固定眼座:给眼座充分的固定力量,以降低并发症的发生。

（2）眼外肌在眼座上分布接近生理构造:保证眼外肌在眼座上分布的位置尽量接近生理状态,从而使眼座得到最佳活动能力,这也是进行眼内容物剜除手术最大的优点之一。

（3）在眼座和眶内组织之间留有接触面:在眼座和眶内组织之间留有足够的接触面,为眼座的血管化提供便利条件。

2 巩膜瓣的固定　眼座植入后,如何缝合固定巩膜瓣一般有两种主要的方法:

（1）巩膜瓣缝合后完全覆盖眼座前表面:选择这种方法的观点是认为该方式可以使眼座得到更好的固定,降低发生眼座暴露的可能性。

（2）巩膜瓣缝合后在眼座前面留有 10mm 直径的圆形暴露面:选择这种方法的观点是认为该方式可以保证眼外肌处于更加接近生理状态的位置,以提供更好的活动能力。

笔者认为不存在孰对孰非,依照术者习惯选择即可。

五、眼座二期植入术

单纯眼球摘除或眼内容物剜除术后,会造成无眼球眼窝凹陷综合征,并且这些症状随着时间的延长越来越明显,因此二期眼座植入术通常比联合眼球摘除或眼内容物剜除术的一期眼座植入手术复杂。手术医师必须面对因前一次手术被干扰或者打乱的眼眶解剖结构,不同程度的瘢痕、眼外肌失去与眼球的附着关系后向眶深部退缩、结膜囊狭窄及眶内组织、眼外肌萎缩等异常情况,因此二期眼座植入手术难度较高,而且影响术后眼座活动度的因素也更多,通常运动效果会较一期植入手术差。

眼座二期植入术的关键是寻找四条直肌, 这不仅可以确保眼座植入到正确的解剖位置,也能最大限度地改善其活动度。关于眼座是否需要包裹的问题前文已经讨论过,因为通过临床研究对比,无包裹的羟基磷灰石眼座直接植入与采用异体巩膜包裹后再植入两种手术方式,在手术后发生眼座暴露的概率无明显差异, 所以是否对眼座进行包裹可以根据术者的手术习惯及经验来选择。

（一）无包裹眼座二期植入术

1 适应证与禁忌证

（1）适应证:眼球已行摘除或者眼内容物剜除手术而未植入眼座,出现以下情况:①眶区凹陷,配戴义眼后外观仍然不满意;②义眼活动度差;③上睑板沟加深;④由于重力关系眶后脂肪向下沉积,造成下穹隆变浅,义眼易滑脱;⑤厚重的义眼长期压迫下睑,造成下睑松弛和外翻等。

(2)禁忌证:①眶内存在活动性、感染性疾患;②恶性肿瘤眼球摘除术后存在复发倾向者。

2 术前准备　术前三天停止配戴义眼,结膜囊内滴用抗生素眼液,术前清洗结膜囊。

3 手术步骤　参考病例四。

典型病例:

病例四　患者,男性,45 岁。①病史及症状:15 年前曾因左眼外伤眼球破裂行眼球摘除手术,未行眼座植入手术。术后一直配戴义眼改善外观。但是近 3 个月以来义眼易从眼窝中滑脱,无法配戴。②眼部检查:左眼无眼球,左眶上区凹陷,上睑板沟深,眶内组织堆积在眶下部,下穹隆浅、下睑松弛,义眼戴入结膜囊中呈现向下、向前倾的状态,而且极易自结膜囊中脱出。③诊断:左眼无眼球,左眼无眼球眼窝凹陷综合征,左眼结膜囊狭窄。拟行眼座二期植入术。由于笔者不主张眼座植入手术与结膜囊狭窄矫正手术同期进行,因此建议待眼座二期植入术 3 个月后,再根据情况选择结膜囊成形手术。

(1)麻醉:可选择局部麻醉或全身麻醉。局部麻醉需应用 2%利多卡因、0.75%布比卡因及肾上腺素作球后阻滞麻醉及结膜下浸润麻醉。局部注射很难达到手术区完全麻醉的效果,因此可给予术前服用镇静剂。全身麻醉的患者也可对其眼眶局部进行浸润麻醉。

(2)切口:水平剪开球结膜,切口长 1.5～2cm,将结膜下瘢痕组织剪开,分离结膜与 Tenon's 囊,向上达到穹隆部,向下达到眶下缘。

(3)寻找眼外肌:二期眼座植入术,眼外肌的寻找既是关键点也是难点。主要介绍两种方法:①眼肌运动法;②按肌鞘寻找法。

1)眼肌运动法:对于局部麻醉手术的患者,可以在术中嘱患者健眼做上、下、左、右的运动,可在手术创面观察到直肌运动产生的凹陷,在凹陷处用镊子夹住深部组织感觉眼肌运动产生的张力,并用手指触摸条索状的肌肉纤维,从而寻找到确切的直肌,并用 5-0 号尼龙线或者可吸收线在肌肉顶端作预置缝线。用血管钳将四条直肌的缝线固定在手术巾上。如果是在全身麻醉下进行手术,可以在麻醉前嘱患者健眼上、下、左、右运动,观察患侧结膜囊内直肌运动产生的凹陷,先用亚甲蓝在结膜囊表面做好标记点,作为手术中的参考。

2)按肌鞘寻找法:水平剪开结膜和 Tenon's 囊后,钝性分离 Tenon's 囊,在上、下、左、右区域依次仔细观察并做钝性分离,可以发现眼外肌的肌鞘,用手指触摸条索状肌肉纤维,寻找到确切的直肌(图 10-5)。在分离寻找上直肌时应特别注意不要损伤提上睑肌,因为提上睑肌就紧贴在上直肌的上方,以免造成术后上睑下垂。四条直肌均用 5-0 号尼龙编织线或者可吸收线作预置缝线。

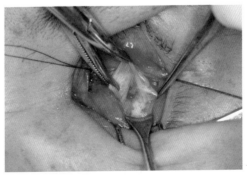

图 10-5　打开眼外肌的肌鞘,寻找到确切的直肌

（4）眼座钻孔及预置穿线：在眼座前端间隔 1cm 处钻两条长度为 1cm 的平行隧道，也可以钻垂直的或者四边形的隧道，用 5-0 号尼龙编织线或可吸收线穿过隧道预置备用。用亚甲蓝在眼座前端中央做标志点。

（5）植入眼座：充分分离筋膜囊后，用塑料薄膜部分重叠后置于肌锥上方，将眼座连同塑料薄膜一起压入肌锥深处，植入时注意将亚甲蓝定位点居中。用手指向下固定眼座，缓缓地将塑料薄膜从眼座下抽出。

（6）眼外肌固定：将四条直肌上的缝线分别与眼座上对应的预置缝线打结固定，尽量使眼外肌位于正常的生理位置。

（7）缝合结膜：用 5-0 号可吸收线间断缝合眼球筋膜，5-0 号丝线间断或连续缝合球结膜，缝合要在组织无张力的状态下进行。结膜囊内置合适尺寸的塑料薄壳。

4 术后处理 术眼用绷带加压包扎 7 天，每日换药 1 次。如果分泌物较多，需取出义眼片清洁结膜囊，并滴抗生素眼液及涂眼膏，然后植入薄壳。术后 10 天拆除结膜缝线。术后 3～4 周可定制义眼。

（二）巩膜包裹眼座二期植入术

1 适应证、禁忌证及术前准备 同无巩膜包裹羟基磷灰石活动义眼座二期植入术。

2 手术步骤 巩膜准备及包裹眼座的方法：

（1）将巩膜复水待用：将预先处理保存的同种异体巩膜复水待用。

（2）选择合适尺寸的眼座：将巩膜完全包裹，用 5-0 号可吸收缝线间断缝合。若眼座较大无法完全包裹，可将后极部裸露，保证前 2/3 有巩膜覆盖。

（3）开窗：于直肌附着点做 3mm×4mm 的开窗，以利于眼座的血管化。

其余步骤与无巩膜包裹眼座二期植入术相同。

3 关于眼座包裹手术效果的探讨 随着多孔眼座如羟基磷灰石和 Medpor 眼座广泛应用于临床，它们都有粗糙的前表面，被认为可能是引起眼座暴露的原因之一，因此有学者主张使用包裹材料来作为眼座粗糙表面和结膜之间的一道屏障，认为可降低眼座暴露的发生率。近年来最常用的眼座包裹材料是同种异体巩膜。但同时也有学者提出，眼座的包裹材料在植入后会引起更多的相关并发症，并不能减少眼座暴露的发生，甚至反而增加暴露的机会。有研究对比巩膜包裹组和非巩膜包裹组羟基磷灰石眼座术后暴露发生率，发现非巩膜包裹组眼座暴露发生率显著低于巩膜包裹组（$P<0.05$）。因此，结果提示异体巩膜包裹虽然增加了结膜、筋膜对眼座表面机械磨损的抵抗力，但不容忽视同时产生的排斥反应增大了暴露的机会。

六、栓钉植入术

多孔眼座植入体内后，周围组织会逐渐长入其孔隙内，通过眼眶 MRI 检查、放射性核素锝[99] 扫描等发现，羟基磷灰石眼座于术后 4 周可观察到眼座周边纤维血管长入，术后 4～12 个月，90% 以上完全血管化，认为羟基磷灰石眼座植入后具有良好的血管化过程，是安全有效的眶内植入物。一旦眼座血管化完成后，可以考虑对眼座进行钻孔植入栓钉，并通过配戴与栓钉偶联配套的义眼来增进活动度（图 10-6）。研究表明，眼座完全纤维血管化需要 6 个月，所以眼座栓钉植入术通常需要在眼座植入手术 6 个月后再施行。对于儿童，至少要 6 岁后再施行二期栓钉植入术。

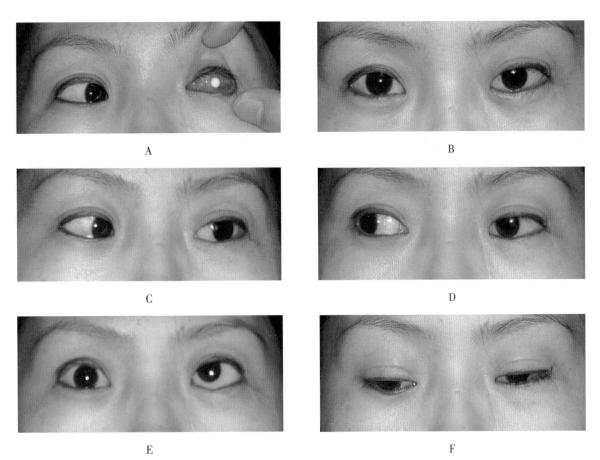

图 10-6　栓钉植入术后患者外观
A. 结膜囊中央可见栓钉　B～F. 患者配戴义眼片后义眼片活动情况

近年来研究表明,多孔眼座植入体内后,虽然确实发生了纤维和血管的长入,但是长入的是新生血管,并非健康的血管,所以当二期栓钉植入的时候容易发生出血,形成血肿,进一步导致感染、暴露等并发症的发生,再加上眼座栓钉植入对提高义眼片活动度的作用有限,因此目前笔者不主张眼座植入术后再植入栓钉。二期栓钉植入手术的缺点包括:①栓钉植入时易造成新生血管出血、诱发感染;②栓钉植入区域周围易暴露。上海交通大学医学院附属第九人民医院眼科在临床上曾经开展了部分巩膜包裹眼座植入联合同期栓钉植入术,待眼座完全血管化后,再切除栓钉前表面的结膜和巩膜,暴露栓钉,定做义眼,该术式降低了栓钉植入的并发症,取得了一定的效果,但现在该术式在临床上已经不再施行。下面做简单介绍:

（一）适应证与禁忌证

1　适应证　眼球萎缩或者眼球已摘除,在眼座植入的同时希望能一次性完成栓钉植入的患者。

2　禁忌证　眶内存在活动性、感染性疾患,恶性肿瘤眼球摘除术后存在复发倾向。

（二）术前准备

术前 3 天结膜囊内滴用抗生素眼液,术前清洗结膜囊。

（三）手术步骤

1　眼球摘除　眼球摘除步骤同前。仔细清除葡萄膜组织,彻底清除巩膜表面瘢痕和机化膜,抗生素溶液浸泡备用。

2　选择合适尺寸的羟基磷灰石眼座　用针头钻一直径 1.5mm、深度约 10mm 的隧道,将栓钉螺栓拧进眼座内,表面露出约 2mm。

3　在眼座上钻隧道　以栓钉螺栓为中心,分别用长 5 号注射针头在眼座上钻两条平行的隧道,进针与出针间距约 1cm。用两根长约 30cm 的 5-0 号涤纶编织线或者可吸收线分别穿过隧道,使之呈"U"形。

4 植入眼座　同眼球摘除联合羟基磷灰石活动义眼座一期植入。注意植入时应保证栓钉螺栓位于肌锥中央。

5 巩膜覆盖　将前面处理好备用的巩膜壳修剪成 1.5cm×1.5cm 大小,覆盖在眼座表面,用 5-0 号可吸收缝线与筋膜囊间断缝合固定。

6 直肌固定及切口分层缝合　同眼球摘除联合羟基磷灰石活动义眼座一期植入。

（四）术后处理

术后加压包扎 1 周,隔日换药。静脉滴注抗生素和激素 5～7 天。术后 10～21 天拆除结膜缝线。术后 3 个月在局部麻醉下,在结膜表面探查栓钉螺栓位置,剪开结膜、Tenon's 囊,切开巩膜,暴露螺栓,并植入平头栓钉,关闭切口。2 周后更换蘑菇头栓钉,定制义眼。

七、眼座植入手术的常见并发症及处理

虽然眼座的材质不断改进,目前广泛应用的羟基磷灰石、高密度聚乙烯及生物陶瓷等材质的眼座均具备良好的生物相容性和安全的理化性质,而且多孔设计更使得眼座在植入体内后可以发生纤维血管化,进一步增加了眼座植入手术的安全性。但是,由于目前使用的材料均不能发生降解,眼座在植入体内后始终作为一种异物存在于眼眶内,因此可能发生各种并发症,主要包括:出血、结膜及筋膜裂开、眼座暴露、残留上睑区凹陷、肉芽组织增生、眼眶植入物移位、感染及眼-心反射等,其中术后眼座暴露在临床上最为常见,处理也较棘手。

眼座植入手术术中并发症主要包括出血和眼-心反射;眼座植入手术术后并发症主要包括出血、结膜及筋膜裂开、眼座暴露、残留上睑区凹陷、肉芽组织增生、眼眶植入物移位及感染等。

（一）术中出血

1 原因

（1）剪断视神经时操作不当:损伤眶内血管和肌肉。

（2）视神经断端出血:剪断视神经后,眼球未迅速与眶内肌肉、筋膜组织完全分离,以致未及时止血或者止血不彻底。

（3）眼内容物剜除术中出血:多由于巩膜腔内葡萄膜残留、涡静脉渗血所致。

（4）术前患眼严重创伤或长期慢性炎症:眼球周围及眶内组织严重粘连,分离时组织损伤大,造成弥漫性出血。

2 处理方法　为减少术中出血,在剪断视神经之前,可用血管钳夹持视神经,用剪刀在血管钳下剪断视神经,既减少出血,又可以保证剪除足够长的视神经。术中发生出血,可选用以下的方法:

（1）盐水纱布填塞:用盐水纱布填塞眶尖并加压数分钟,通常情况下即可止血。

（2）用浸有肾上腺素的纱布填塞:如遇出血多、不易止血时,可以用浸有肾上腺素的纱布填塞止血,或用明胶海绵填塞止血。

（3）电凝止血:用器械拨开眶内组织,暴露出血点,采用电凝止血。总之,应彻底止血后才能植入眼座,缝合切口,否则可能形成眶后血肿。

（二）眼-心反射

1 原因　眼-心反射是由于机械性刺激,如牵拉眼外肌、压迫眼球引起迷走神经过度兴奋而导致心律失常,严重者甚至心跳骤停而死亡。据报道,眼-心反射的发生率为 16%～100%。

2 处理方法

（1）预防：①术前应了解患者的心血管疾病史,进行详细的体格检查,必要时请内科、麻醉科医师会诊;②术前应用镇静剂和阿托品;③术中操作轻柔仔细;④球后阻滞麻醉对预防眼-心反射有一定的作用。

（2）术中发生眼-心反射:应立即停止一切操作,观察患者脉搏、呼吸和心律。若是局部麻醉的患者,可向其解释说明,消除其紧张情绪,待心律恢复正常后可继续完成手术。若患者无法坚持手术,而手术已进行无法终止,可在麻醉科医师心电监护下,肌内注射或静脉注射阿托品,情况稳定后尽快完成手术。

（3）术中出现心脏骤停:应立即停止一切手术操作,紧急抢救,包括静脉注射阿托品、气管插管、人工呼吸、胸外心脏按压等,并请麻醉科和心内科医师协助处理。

（三）术后出血

1 原因

（1）止血不彻底:术中止血不彻底,术后创面渗血。

（2）绷带松脱:术后包扎的绷带松脱,咳嗽或便秘等致眶压突然升高。

（3）患者自有疾病:患者有动脉硬化、高血压、糖尿病、血液系统疾病等。

（4）应用大量缩血管药物:术中应用大量缩血管药物,术后血管扩张而出血。

2 处理方法

（1）术后出血:发现术后出血,应检查绷带加压包扎是否松脱,并重新加压包扎,全身应用止血药物,密切观察眶压、出血情况及患者主诉。

（2）出血不止:若出血不止,则需打开切口进行探查,找到出血点结扎或电凝止血,确认无活动性出血点后,方可重新关闭切口。

（3）控制血压、血糖:控制患者血压、血糖,对症治疗,缓解咳嗽、便秘。

（四）结膜及筋膜裂开

1 原因

（1）关闭切口时张力过大:筋膜缝合不够严密,结膜对位欠佳。

（2）眼座植入位置浅或术后眶内血肿:推挤眼座前移,使结膜切口张力增大。

（3）术后结膜下血肿:局部血供差造成结膜坏死、裂开。

（4）术后护理不当:取出和植入义眼片或拆线时动作粗暴,导致伤口裂开。

2 处理方法

（1）单纯结膜裂开而球筋膜愈合良好者:不需手术修补,给予隔日换药、加压包扎,通常能自行愈合。

（2）结膜裂开伴随筋膜裂开者:需行手术修复,可行带蒂筋膜瓣转移覆盖术,术中充分分离结膜和筋膜组织,取上、下穹隆处的筋膜制成带蒂筋膜瓣转移至切口处进行修复。

（3）眼座过大或眼座植入偏浅、裂开较严重者:将眼座前极部分咬去、磨平,充分分离结膜和筋膜组织后分层逢合。

（五）眼座暴露

1 原因　眼座暴露的发生率与眼座的材质、是否包裹、患者年龄、外伤及手术时间、手术方法及是否植入栓钉等多种因素相关。

（1）眼座的种类:目前临床最常用的眼座主要有两类:多孔眼座,包括羟基磷灰石眼座、高分子聚乙烯眼座、β-磷酸三钙眼座等;非多孔眼座,包括硅胶眼座、玻璃眼座、生物惰性陶瓷（如致密氧化铝陶瓷)等。非多孔眼座不能被组织、血管长入,材料周围会形成包膜,所以当其作为眶内植入物使用后,易发生感染、移位、排异反应等并发症,需再次手术取出的概率较高。而多孔材料具有允许纤维血管长入的生物特性,并具有以下优点:

1)受体组织长入材料:这使得两者生物性结合,降低了材料发生移位和排异等并发症的发生率,并能消除或减少材料周围的囊膜形成。

2)多孔材料血管化:多孔材料血管化后,增加了抗感染能力。即使发生感染,经及时系统的抗生素治疗后有可能得到较好的控制,而不需要像其他人工材料一样必须取出。

因此,多孔眼座如羟基磷灰石和 Medpor 眼座因具有上述优点目前在临床上应用较广。由于眼座植入体内后不会降解,作为一种异物永久性存在于眼眶内,因此尽管在材质及理化结构上日趋理想,但是仍然会发生移位、排异及暴露等并发症(图 10-7)。研究报道羟基磷灰石眼座的暴露往往发生在术后 1 年内,而 Medpor 眼座在术后 1 年仍然可以发生暴露。

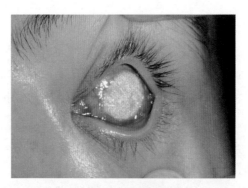

图 10-7　眼座暴露

(2)眼座的包裹材料:文献报道的眼座包裹材料有同种异体巩膜、硬脑膜、脐带、牛心包膜、阔筋膜和人工材料等,其中最常用的为同种异体巩膜。有研究对比分析了采用巩膜和牛心包膜包裹眼座进行眶内植入的一组病例,发现牛心包膜包裹的眼座植入后结膜裂开暴露眼座范围更大,眼座的暴露率较巩膜包裹的增加 2.7 倍,无法通过手术修复而必须取出眼座的比例更高。组织学检查发现,局部有炎症反应及结膜"融化"现象明显,因此认为牛心包膜不是合适的包裹眼座的材料。此外,还有研究采用可吸收材料包裹多孔眼座,但是材料在降解过程中会引起局部炎症反应,眼座容易暴露,而使用不吸收的人工材料包裹可能比较安全,例如 Polyglactin910 膜、多聚四氟乙烯或涤纶心脏补片。研究表明,涤纶心脏补片生物相容性好,其纤维之间存在微孔,便于结缔组织和毛细血管长入,有利于眼座血管化,同时它弹性好,不会发生溶解、坏死,是比较理想的眼座包裹材料。但同时也有学者提出,眼座的包裹材料在植入后会引起更多的相关并发症,并不能减少眼座暴露的发生,甚至反而增加暴露的机会。我们自 1994 年开展此项手术,迄今已施行羟基磷灰石眼座近3000 例,其中90%未采用包裹植入。笔者认为眼座无包裹植入并不增加暴露的发生。

(3)患者年龄、外伤及手术时间:与成人相比,儿童患者更易发生眼座暴露。有研究报道 105例儿童患者植入羟基磷灰石眼座,平均随访 22 个月,眼座暴露率达 15%,发生率高于成人。另一研究统计儿童羟基磷灰石眼座植入术后并发症,其中结膜糜烂发生率为 36.84%、眼座暴露率为15.70%,提示多孔眼座的粗糙前表面对儿童的结膜和筋膜组织刺激更大,使眼座暴露率增高。同时眼座暴露也与儿童所患的原发病,如恶性肿瘤、酸碱烧伤及青光眼等有关。此外,研究发现,眼眶外伤以及外伤发生的时间与眼座暴露也有潜在关系:外伤时间与手术植入眼座的间隔时间越长,越易发生眼座暴露,故眼部外伤后应尽早行眼座植入手术。此外还发现,以往有眼眶手术经历的患者更易发生眼座暴露并发症。

（4）眼座的血管化：眼座植入后发生血管化是多孔眼座的特点之一。研究发现术后慢性眼座暴露、切口长期愈合不良的现象与植入的眼座没有充分血管化有关。多孔眼座植入后会经历血管化过程，通过眼眶 MRI 检查、放射性核素锝 99 扫描等发现羟基磷灰石眼座于术后 4 周可观察到眼座周边血管化，术后 4～12 个月有 90% 以上完全血管化，认为羟基磷灰石眼座植入后具有良好的血管化过程，是安全有效的眶内植入物。国内有报道，采用单光子发射计算机断层仪观察示踪剂 99mTc-RBC 在眼窝的放射性分布，发现术后 8～12 个月放射性分布计数比值高于对侧 18%～44%，表明羟基磷灰石眼座血管化。在动物实验中发现，经过放疗的动物多孔眼座植入后血管化显著延迟，暴露发生率增加，故认为多孔眼座植入后血管化程度还与眶内软组织的血供有关。

（5）眼座栓钉植入：眼座栓钉植入可增加义眼片的活动度，但同时也增加了眼座暴露的发生率。有报道认为，眼座暴露与栓钉植入有密切关系，眼座钻孔植入栓钉进一步增加了眼座暴露的机会，栓钉植入引起羟基磷灰石眼座暴露的发生率为 3%，且暴露部位均位于植入的栓钉周围。目前多数学者认为眼座栓钉植入对提高义眼活动度的作用有限，出现了许多相应的并发症，而且增加了患者的痛苦和负担，因此不主张植入栓钉（图 10-8）。

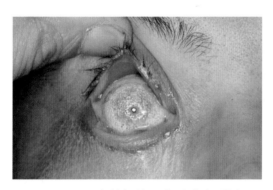

图 10-8　眼座栓钉植入术后感染、暴露

（6）手术缝线：以往在固定眼外肌与眼座的时候习惯采用 5-0 号尼龙编织线，但是在对临床病例的长期随访观察中，笔者发现有些发生眼座暴露的患者，暴露面可观察到蓝色的线结，考虑眼座表面突起的线结可能是诱发眼座暴露的因素之一（图 10-9）。因此，笔者主张使用可吸收线替代传统使用的不可吸收的尼龙线。

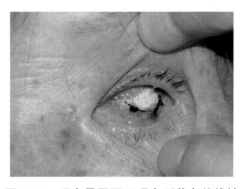

图 10-9　眼座暴露面可观察到蓝色的线结

（7）手术操作：眼座暴露与手术操作不当密切相关：①眼座植入深度不够：眼座未植入肌锥、眼座直肌固定位置偏后，使整个眼座浮于筋膜囊浅表，造成眼座前软组织菲薄，张力增加，减弱其对磨

损的耐受性,增加了眼座暴露概率;②筋膜囊损伤:Tenon's囊和眼外肌的肌间隔组织在眼座和结膜间起到屏障作用,是抵抗眼座暴露的主要力量,术中应尽量不损伤Tenon's囊,保持Tenon's囊的完整性;③切口缝合不规范:术中必须对筋膜和结膜进行分层严密缝合,且尽量在无张力状态下;④未用钢球测眼窝容积:术中未用钢球测量眼窝容积,导致植入的眼座过大;⑤眼座植入后加压不够:眼座植入术后加压不够,出现血肿。此外,二期植入眼座暴露情况多于一期植入,这与需行二期植入的患者多伴有眼眶骨折和(或)眼窝狭窄等,术中寻找直肌不确切,Tenon's囊分离不充分有关。

2 处理方法

(1)对于暴露直径在3~5mm以下的轻度眼座暴露:如Tenon's囊条件较好,可采取保守治疗,局部使用抗生素和促进上皮生长的药物,随访观察1~3个月,临床上也观察到自行愈合的病例。若暴露不愈合或继续扩大,则需采取手术治疗。

(2)对于暴露直径为5~10mm的中度眼座暴露:可采用直接缝合的方法进行修复。具体方法是:在暴露区域周围的眼球筋膜下充分分离,然后咬切去部分暴露的眼座球体,表面磨光后再分层无张力间断缝合眼球筋膜组织和球结膜,尤其强调筋膜缝合的重要性。如果暴露范围大时,需取出眼座,放置新的眶内植入物。

(3)对于暴露直径>10mm的重度眼座暴露:直接缝合往往不能充分修复,必须采用组织瓣来进行覆盖和修复:①自体颞浅筋膜瓣:取材方便,易于分离,植入后修复眼座暴露效果良好,观察发现覆盖在眼座表面的颞浅筋膜瓣其结膜上皮化的时间平均约2.4个月;②自体额骨骨膜瓣:从重睑切口向上分离,获取直径约25mm额骨骨膜,与颞浅筋膜瓣转移修复相比,额骨骨膜瓣滑行修复对组织损伤小,可在局部麻醉下进行;③阔筋膜:有研究应用自体阔筋膜遮盖修复眼座暴露获得成功,认为该方法消除了义眼座对球结膜和筋膜囊的直接刺激,缓冲了两者之间的摩擦,有利于上皮的生长愈合。自体阔筋膜无免疫反应,受胶原酶影响小且不会自溶,降低了再次暴露的可能;④修复羟基磷灰石义眼座获得成功的样本资料:还有小样本病例资料报道,利用带结膜Muller肌瓣转移、自体颊黏膜和异体巩膜覆盖或联合羊膜移植修复羟基磷灰石义眼座暴露获得成功;⑤二步法修复:笔者通常采用二步法修复巨大羟基磷灰石眼座暴露患者,取得了良好的效果。第一步:用大量抗生素冲洗结膜囊和眼座表面,利用电钻磨削暴露的眼座前表面,去除表面污染、变色的眼座组织,同时也减小缝合时的张力;然后分离上、下结膜穹隆,无张力间断缝合Tenon's囊和结膜。第二步:术后3个月伤口愈合后进行口唇黏膜或皮肤移植,重建结膜囊。

(4)对于栓钉植入后眼座暴露:首先取出栓钉,如果整个栓钉植入道完全感染和肉芽组织形成,则感染通过栓钉植入道深入眼座深部,此时需要取出眼座,冲洗结膜囊,缝合筋膜和结膜,1~3个月后根据结膜囊情况,考虑是否再次植入眼座。取出栓钉后,如果栓钉植入道较深且没有明显感染,则彻底清除栓钉植入道的软组织,暴露干净的眼座组织,栓钉取出后的通道应用羟基磷灰石等组织完全填塞,然后仔细修补筋膜和结膜组织。

(5)物理疗法:有些物理疗法可以改善周围组织的血氧饱和度,间接促进暴露的愈合。例如高压氧疗法能促进眼座纤维血管化的速度和程度,因此对于纤维血管化不良引起的慢性眼座暴露,可通过高压氧疗法进行治疗,并且在动物实验中得到证实。但高压氧疗法只对正常眼眶起作用,不能减少经放疗的眼眶植入物暴露的发生率。低功率半导体激光治疗可以促进纤维血管向义眼座内生长,从而建立起局部微循环,改善局部微环境,促进渗出物的吸收和炎症的消退,刺激成纤维细胞增生和胶原形成,有利于创面的消炎和愈合。

(六)残留上眶区凹陷

眼座植入术后肿胀消退,有部分病例出现配戴义眼无法矫正的上眶区凹陷。

1 原因

（1）植入眼座过小：由于眼球摘除术后眶内容积丧失 6～7ml，若植入眼座过小加上义眼也不能弥补眶内容物丧失量。

（2）合并眶骨骨折：患侧眶容积较正常增大，且眶内容物通过骨壁缺损处疝入眶外。

（3）义眼座：义眼座移位。

（4）术中过多损伤筋膜组织：尤其是 Lockwood 韧带，术后由于重力的作用使眼座向下方移位。

2 处理方法

（1）轻度上眶区凹陷者：结膜囊内植入较厚义眼片予以矫正。

（2）凹陷明显者：可采用块状羟基磷灰石、Medpor 等材料植入眼座的后下方，增加眼眶内容量，改善上眶区凹陷。

（3）眼眶骨折严重者：还需要进行眼眶重建修复手术。

（七）肉芽组织增生

1 原因

（1）通常与眼座质量有关：笔者曾经发现一例植入半年后结膜囊内大量肉芽组织增生患者，经手术证实，这位患者所植入的眼座存在明显质量问题。

（2）义眼摩擦：义眼摩擦使眼外肌缝线暴露，刺激结膜组织，造成炎性肉芽组织增生。

2 处理方法　预防为主，首先必须使用材质优良的眼座，其次可以采用可吸收线来固定眼座和眼外肌。

如果肉芽组织已产生，需进行以下处理：

（1）切除：手术切除肉芽组织，肉芽组织增生处结膜电凝、烧灼。

（2）眼座质量差造成肉芽组织增生：术中如果发现是眼座质量差造成的大量肉芽组织增生，则需要行眼座取出术，术中充分去除肉芽组织，术后结膜囊内植入薄壳，3 个月后再行眼座二期植入术。

（八）眼座移位

1 原因

（1）手术中对眶内筋膜、韧带结构造成损伤：正常眼眶内眼球受悬韧带（Lockwood 韧带）和筋膜系统的承托，而在无眼球眼眶中组织结构被破坏，眼座仅有软组织支撑，在重力作用下向下方移动（图 10-10）。尤其多见于二期眼座植入病例。

（2）眼外肌寻找不当：术中寻找眼外肌不确切，导致眼座不能植入肌锥内。

（3）眼眶骨折所致的眶腔扩大：眶内组织嵌顿、移位，也会造成眶内筋膜系统稳定性降低。

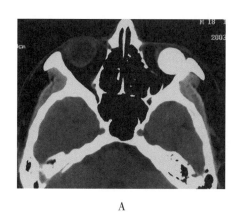
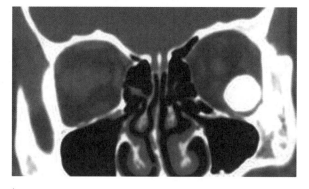

A

B

图 10-10　CT 显示羟基磷灰石眼座向外下方移位
A. 水平位　B. 冠状位

2 处理方法

（1）预防：采用正确的方法行眼球摘除术可维持眼球悬韧带。首先，眶内植入物必须植入在肌锥内和Tenon's囊内；其次，把下斜肌重新固定于下直肌下缘，保持下斜肌和悬韧带（Lockwood韧带）的支持功能。通过这种手术方法，可以减少眶内植入物向下移动。

（2）如果已经发生了眼座移位，需通过下睑睫毛下切口或结膜切口，将Medpor或块状羟基磷灰石修剪成合适大小，充填在眼座下方以抬高眼座。

（九）感染

文献报道，眼座感染的发生率为3.1%～27.3%（图10-11）。

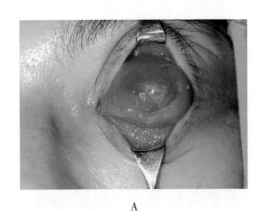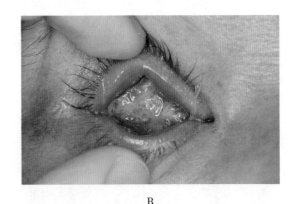

图 10-11　眼座植入后感染
A. 急性感染，结膜充血、水肿　B. 大量分泌物，眼座表面呈灰黑色

1 原因

（1）严重外伤感染伤口：眼球穿孔伤未进行有效清创处理和抗感染治疗，即施行眼内容物剜除术和眼座植入术。急性感染病例术后早期出现结膜充血、水肿，结膜囊大量脓性分泌物，伤口裂开，眼座暴露，眼座与巩膜壳之间腔隙有分泌物溢出。慢性感染病例结膜囊反复长期出现脓性分泌物，眼座暴露且范围逐渐扩大，有时脓性分泌物增多伴疼痛，给予抗感染治疗能缓解。

（2）眼座植入的同时施行可疑感染手术：如口唇黏膜移植结膜囊成形术。由于眼座植入术后48小时内局部胀痛属正常反应，往往掩盖了感染症状。口唇黏膜植片是带菌的，若术前口腔准备不充分，会明显增加感染概率。笔者在早期曾尝试联合手术，发现术后反应较其他病例明显加重，而且出现早期眼座感染的病例，最终行眼座取出，抗感染治疗后控制感染。笔者的体会是对于合并眼窝狭窄的病例应分期施行结膜囊成形术。

2 处理方法　对于急性感染病例，应先做结膜囊分泌物细菌培养加药敏试验，全身、局部应用大剂量广谱抗生素和激素，然后根据药敏结果调整抗生素。若症状不能缓解、感染不能控制，则应尽快手术取出眼座，创面用大量抗生素盐水冲洗，放置引流。

第四节　义眼

义眼是一种特殊的修复假体。当人们因车祸、外伤、疾病而造成眼球萎缩、眼球摘除后，不仅失去了视力，还严重影响着患者的外观。因此义眼是在眼球缺损的情况下改善患者外貌的一种假体。

对于儿童患者,义眼还有促进颜面部发育的作用。此外,眼球摘除术后、结膜囊成形术后、眼座植入术后,都必须及时配戴大小合适的义眼,以防止结膜囊萎缩和狭窄。好的义眼应该在大小、颜色、光泽度、突出度以及角膜位置等方面都与健眼相一致,而且义眼的结构也应该符合眼球解剖的特点,把结膜、角膜、虹膜、瞳孔、巩膜、血管等结构层次分明地表现出来。

义眼师的职业范围与作用在医学界并不为人熟知,就算在眼科界也并不被完全了解,只有在眼整形外科领域的医师们才会和义眼师存在合作关系,从而去了解这一类职业的内涵与重要性。笔者希望通过这一节的介绍使眼科医师了解义眼师的作用,从而促成双方更好地配合,为患者提供最佳手术效果。

一、义眼的发展史

义眼作为一种特殊的修复假体,人类已经沿用了几个世纪,在我国也有着悠久的历史和丰富的实践经验。早在唐代已有记载,其方法是用碧玉作为原材料雕刻、绘制义眼,戴入缺损眼球的眼眶中,以修补容貌上的缺损。人们曾经尝试了很多材料,如玉器、瓷器、金属及象牙等,但是都达不到理想的效果。德国人首先采用玻璃为原料制作义眼,在结构和颜色上进行仿生制作,使制作义眼的技术水平大大提高。1884年眼外科医师Mules提出,眼球摘除或眼内容物剜除手术后造成的眼眶容积损失,并不能够简单配戴一个义眼来矫正,就算是有经验的玻璃义眼师也无法使得患者获得良好的矫正效果。之后,人们开始尝试在眼内容物剜除后的巩膜内植入中空的玻璃球以弥补眶内容物的损失。1887年,两位英国的眼外科医师Frost、Lang分别报道了在眼球摘除手术后植入Mules玻璃球。这是义眼发展史上的一个里程碑,标志着眼科医师与义眼师的合作关系的建立。一位眼球缺失的患者,需要通过眼科医师为其手术治疗疾病、植入眼座;然后通过义眼师根据眼窝的情况为其配置合适的义眼,从而获得良好的外观效果。

第二次世界大战后,眼整形外科获得了迅猛的发展,从而也促使义眼制造行业的不断进展及规范化。大量面部外伤导致眼球缺失的患者需要改善外貌,使得德国制作的玻璃义眼供货紧缺。随着丙烯酸材料被引入医疗及口腔科,义眼师开始尝试新材料制作义眼。1941年,Berens采用性能优良的丙烯酸树脂制作义眼,军方报道了这种塑料义眼良好的应用效果。丙烯酸树脂具有良好的生物安全性和机械性,易于抛光、着色、成型,而且质量较轻,所以至今仍是一种被全世界广泛采用的义眼制作材料。

1957年,美国成立了American Society of Ocularists(ASO)组织,该组织主要的目的是培训义眼师,规范义眼制作方法与标准。这使得义眼制作从传统的民间工艺转变为一种规范化行业。义眼师的功能也逐渐扩大,包括:①为先天性小眼球、无眼球的患者配制义眼,并为其设计义眼的尺寸,逐步更换义眼的方案,促进患者眼眶的发育;②为眼球萎缩的患者配制义眼;③为无眼球或者眼座植入术后的患者配制义眼;④参与术前、术中及术后的义眼及相关装置的设计与制作,及时与眼科手术医师沟通,以获得最佳矫正效果。义眼师的职责,不仅在于为患者制作一个配戴舒适、美学达标的义眼,而且必须为患者提供良好的心理支持。因为在制作过程中,义眼师与患者(或者儿童患者的家长)会有数小时一对一的相处时间,一步步制作义眼,使其逐步完善的过程,同时也是为患者逐步建立自信、愈合心理创伤的过程。

二、义眼的作用与适应证

1 **义眼最主要的作用是改善患者的外貌** 眼球的萎缩或者缺失不仅给患者造成视觉功能的缺损,而且带来面部外貌的缺陷,对患者的生理及心理均带来了灾难性的影响,尤其是对青年人或特殊职业者,眼部形态的重要性更为突出。因此及时给予安装舒适、美观的义眼,不仅能改善患者的外貌,而且能促进其心理的康复。此外,在眼球摘除术、结膜囊成形术及眼座植入术后,必须及时安装合适的义眼,否则结膜囊会逐渐萎缩,导致日后无法安装义眼,必须通过手术才能矫正。对于儿童患者来说,安装合适的义眼尤为重要。因为儿童期患者的眼眶及面部骨骼仍处于发育状态,如果缺乏眼球及眼眶内容物的压力刺激,患侧的骨骼及软组织发育就会较健侧缓慢甚至停滞,从而导致患儿眼眶及面部发育不对称,造成更严重的、手术难以矫正的畸形。

2 适合安装义眼的人群 各种原因造成的眼球萎缩、缺失及其他影响美观的眼球疾病均适合安装义眼,主要包括:

(1)眼球萎缩:外伤、炎症等原因造成的眼球萎缩。

(2)行眼球摘除术或眶内容物剜除术后的患者:严重外伤、感染或眼部肿瘤行眼球摘除术或眶内容物剜除术后。

(3)眼球组织经移植后:眼座植入术后或自体组织移植术后。

(4)先天性眼球疾患:先天性小眼球、先天性无眼球等先天性眼球疾患。

(5)影响美观的眼球疾患:角膜白斑等影响美观的眼球疾患。

三、义眼的制作标准与种类

制作义眼最基本的要求是表面光滑,制作材料质轻、理化性质稳定,对人体组织无毒性、刺激性;在此基础上,需要符合眼球解剖的特点,能把球结膜、角膜、角膜缘、巩膜、球结膜下血管、虹膜、瞳孔等结构层次分明地展现出来。令人满意的义眼需要在以下几方面保持与健眼一致:①大小、颜色、光泽度、弧度、角膜及其他解剖结构的位置;②义眼戴入结膜囊中后,睑裂高度、弧度、眼睑活动度及饱满度,义眼在各方向的活动度,都应尽量做到与健眼一致。

根据以上制作义眼的要求可见,如果患者想要配制对称、美观的义眼,必须由有经验的义眼师根据患者健侧眼部的个体特征及要求进行定制,称为定制义眼。而成品义眼是指按一般人结膜囊大小、形状分别制成不同型号的义眼,患者根据自己的结膜囊大小进行试戴,挑选比较接近的义眼。成品义眼比较经济,便于患者随时更换,但是由于选择范围有限,对于结膜囊形状特殊的患者很难找到匹配的义眼,另外对美容要求高的患者也不适用。

根据制作材料的不同,义眼可以分为塑料义眼和玻璃义眼,其中塑料义眼又可以分为硬性义眼和软性义眼;根据形状、功能的不同,义眼可以分为普通义眼、薄壳义眼和活动义眼。

(一)塑料义眼和玻璃义眼

1 塑料义眼 其制作材料主要为丙烯酸树脂,其优点是:

(1)生物性、机械性俱佳:生物安全性好,机械性能优良。

(2)易于定型:易于抛光、着色、成型。

(3)质轻:对下睑的重力作用较小。

其中制作硬性义眼(图10-12)的主要材料为甲基丙烯酸甲酯(PMMA),其适用范围最广,但是具有一定的厚度,所以对眼球萎缩不明显或者角膜反射存在的患者不适用。软性义眼的主要材料为水凝胶,即聚甲基丙烯酸 β-羟乙酯(HEMA),其质软,可以吸附在眼球表面,对角膜刺激性小,主要适用于眼球轻度萎缩尚有角膜的患者。

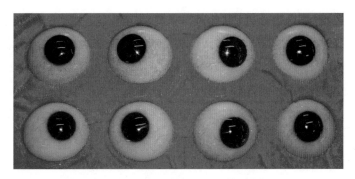

图 10-12　PMMA 材质的硬性塑料义眼

2　玻璃义眼　其制作材料为特种玻璃,具有很高的硬度及强度,可以制作得很薄,且不易磨损,表面光滑,易于润湿。其适应证与硬性塑料义眼相同。但是制作工艺难度较高,易破碎(图10-13)。

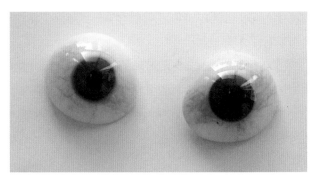

图 10-13　玻璃义眼

(二)普通义眼、薄壳义眼和活动义眼

1　普通义眼　指具有一定厚度,能够补充眼眶内容物体积的义眼。适用于眼球摘除后未植入眼座的患者,通过增加义眼的厚度来矫正眼窝凹陷。普通义眼的缺点:

(1)不可移动:不能转动,难以完全矫正眶区凹陷,因此在外貌上仍有一定的缺陷。

(2)灵活性低:比较厚重,长期使用时因重力作用会造成下睑松弛、下穹隆变浅及上眶区凹陷等并发症。

2　薄壳义眼　优点是薄和轻,对下睑造成的压力小,在眶内植入物的带动下能在一定范围内转动,是目前临床应用最广泛的一类义眼,适用人群包括:①眼座植入术后或自体组织植入术后的患者;②眼球萎缩且角膜反射消失的患者;③眼球萎缩,角膜反射存在,已经行结膜瓣遮盖术的患者。

3　活动义眼　在薄壳义眼的基础上,添加了眼座与义眼之间的联动装置。方法是在植入肌锥内的眼座前端打孔,在孔内植入钛制栓钉,栓钉的圆头突出于球结膜面,然后定制背后带凹槽的义眼,将义眼的凹槽套在栓钉的圆头上,眼座则通过栓钉的传导带动义眼运动。活动义眼对患者的外貌改善最理想。但是,由于在眼座上植入栓钉存在很多并发症,可能导致眼座暴露、感染,因此目前不主张常规行栓钉植入手术。

四、义眼配制前的检查和准备

为患者配制义眼之前,必须进行详细的眼部检查,包括结膜囊、眼睑、泪器的情况,如果眼球未摘除,要检查角膜情况、眼球萎缩的程度、是否有感染等,如果已植入眼座,要检查眼座有无暴露、位置是否良好、活动情况、是否打孔等。只有对以上眼部情况有了全面的了解后,才能正确判断是否能安装义眼、安装哪种类型的义眼、安装义眼后的效果如何。在此基础上,根据存在的影响义眼安装的因素采取相应措施,为义眼的安装做好准备。

（一）结膜囊的检查和准备

1 眼球摘除术后眼窝很深的患者 眼球摘除后未放眼座者,结膜囊底部组织少,眼窝很深,需要增加义眼的厚度和体积来弥补眼窝的凹陷。义眼过于厚重,会对下穹隆、下眼睑造成压迫,引起下睑松弛、下穹隆浅、压迫性组织萎缩等并发症,另外,义眼的运动情况也很差。所以,对于眼球摘除术后眼窝很深的患者,有条件的话建议进行眼座植入手术或者自体组织植入手术。

2 结膜囊狭窄的患者 下穹隆浅者,安装义眼后就容易脱出;下穹隆重度狭窄或者全结膜囊狭窄的患者,甚至无法安装义眼,故均需要进行结膜囊狭窄的矫正。主要方法包括薄壳逐步扩张法、下穹隆加深术及结膜囊成形术等。

（二）眼球的检查和准备

1 眼球萎缩 虽然眼球体积变小、视觉丧失,但眼外肌等基本结构存在,保留了动眼功能。对于这种眼球,如果无眼内炎症可不必摘除。如角膜反射存在,可先行全结膜瓣覆盖术,再安装义眼。但如果合并结膜囊狭窄,则需行手术修复。

2 先天性小眼球 对于先天性小眼球或无眼球的患者,一般均合并睑裂狭小、结膜囊狭窄,只能安装较小的义眼,无法达到双侧对称。对于这类患者,5岁前应配戴义眼,定期更换以促进患侧眼眶发育;5岁后可考虑行手术矫正眼部畸形,一般先摘除眼球,植入眼座,再行结膜囊成形手术及睑裂开大术,之后再定制义眼。

（三）眼座的检查和准备

对于曾行眼座植入手术的患者,则需要对眼座的情况进行检查评估,并针对不适合配戴义眼的问题进行处理。

1 眼座位置异常 ①眼座位置过浅:安装义眼后患侧眼会较健侧突出,影响美观,可以通过减小义眼的厚度来改善外观。②眼座过于突出:无法通过改变义眼的厚度来弥补,则需采用眼座置换术或眼座磨削术。③眼座位置过深:会造成安装义眼后眶区凹陷不能完全矫正。如果通过增加义眼的厚度来矫正眶区凹陷,则过于厚重的义眼会对下睑造成压迫。所以对眼座植入过深的患者需采用眶内材料植入术及眼座置换术等。④植入眼座的位置有偏移:如果由于重力作用发生了向下移位,也会影响义眼安装后的外观效果和活动度,同样需要通过手术矫正眼座的位置。

2 眼座暴露 无论暴露的面积是多少,均不能安装义眼,以免暴露的程度加重。需根据原因去除诱因后,行眼座暴露修补术,严重的患者需行眼座置换术或取出术,待伤口完全愈合后方可安装义眼。

（四）眼睑的检查和准备

1 眼睑位置异常 ①上睑下垂:上睑下垂是最为常见的,由于眼眶内缺少眼球的支撑作用而造成的假性下垂,在安装义眼后就能得到矫正。②真性下垂:由于提上睑肌受损造成的真性下垂,可以通过义眼上方的舌状延伸瓣来矫正,重度的病例则需要在安装合适的义眼后做上睑下垂矫正手术。部分患者存在下睑松弛、退缩,常合并下穹隆浅,影响义眼的固位及义眼的美观,需行手术矫正。

2 眼睑缺损、眼睑闭合不全 眼睑不能完全闭合会引起眼部分泌物在义眼表面积聚,而且泪液不能涂布整个义眼表面,造成义眼表面干燥,从而刺激局部的眼睑结膜,导致睑结膜发生自身免疫性的巨乳头性结膜炎,进而会造成穹隆变浅、结膜囊狭窄,义眼脱出。因此在安装义眼前要先解决眼睑缺损及闭合不全,一般需行植皮等手术治疗。

（五）泪器的检查和准备

1 干眼 正常的泪液可以润滑义眼，使义眼显得有光泽，具有真实感，并且增加患者配戴的舒适度。如果泪液的分泌量减少或者性质改变，会使义眼表面干燥、无光泽，美容效果不佳，且会刺激睑结膜产生炎症。故对于干眼的患者必须给予不含防腐剂的人工泪液长期维持治疗。

2 泪道阻塞 各种原因造成的泪道阻塞及炎症性疾病，可造成泪液或脓性分泌物积聚在结膜囊中，影响义眼的配戴效果。因此，在配戴义眼前应选择相应的手术畅通泪道，例如鼻腔泪囊吻合术、义管植入术等。

五、义眼的制作流程

不同种类的义眼，制作工艺大相径庭，下面介绍塑料硬性义眼及玻璃义眼两种应用最广泛的义眼的制作流程。

（一）塑料硬性义眼的制作

1 制作蜡模 患眼结膜囊内用1%丁卡因表面麻醉。将红蜡或白蜡软化后根据结膜囊形态塑制蜡模（图10-14A），为患者试戴并进行修改，直至患眼睑裂高度、蜡模突出度均与健眼一致。此蜡模为制作义眼原始基础的模型，也称为制作义眼原始基础阳模。在蜡模上标记好虹膜位置，记录健眼虹膜颜色、巩膜颜色、球结膜下血管分布等特征。

2 定制义眼毛坯石膏成型模 将医用石膏粉调成糊状，排除气泡后倒入齿科大号铜模的半瓣模盒内，把义眼蜡模平压入石膏中。待石膏凝固后，在其表面涂一层分离剂，然后把另一半的模盒盖在翻制石膏模盒上。将糊状石膏注满模盒后压紧。待石膏凝固后分开模盒，取出义眼蜡模，即得到义眼毛坯石膏成型模。

3 制作塑料义眼坯 在义眼毛坯石膏成型模内表面涂上一层分离剂，然后选择尺寸相符并绘有角膜缘的虹膜塑料圆片，粘贴在阴模腔内的虹膜位置上。选用相应颜色的巩膜粉剂和水剂，按照2:1的比例混合调匀溶胀，当材料溶胀至不黏手的面团状时，填入阴模腔内。将阳模盖好并旋紧模盒上的螺丝，放入锅内，加冷水盖住模盒，加热、引发并聚合成型。冷却后取出，进行剪切、打磨及抛光，即得到巩膜、虹膜、角膜缘组合在一起的塑料义眼坯（图10-14B）。

4 定制义眼透明层蜡模型并制作义眼透明层石膏成型模 将塑料义眼坯放进患者结膜囊内，按照塑制义眼蜡模的方法，在塑料义眼坯上用红蜡片根据角膜弧度、曲率半径塑制角膜及球结膜层（图10-14C）。塑制好的义眼透明层（角膜、球结膜）蜡模型的角膜和球结膜厚度，应大于健眼厚度的1/5~1/4，便于后道工序加工。以义眼透明层蜡模型为阳模，按照制作塑料义眼坯石膏成型模的办法，翻制义眼透明层石膏成型模。

5 塑料义眼坯的加工 待石膏凝固后，分开义眼透明层石膏成型模，取出义眼透明层蜡模型，去掉蜡片，经抛光、抛亮，恢复塑料义眼坯原形状。在塑料义眼坯虹膜部位制作和绘制瞳孔和虹膜卷缩轮，在其巩膜部位描绘巩膜色泽和球结膜下血管。

6 制作塑料义眼透明层即角膜、球结膜 打开义眼透明层石膏成型模，取出义眼透明层蜡模型后，在成型模内表面涂上一层分离剂。将已制作好瞳孔、巩膜色泽、球结膜下血管等结构的塑料义眼坯粘贴在义眼透明层石膏成型模阳模上。将制作义眼透明层的材料，即PMMA改性模塑粉与不含对苯二酚阻聚剂的MMA单体，按2:1配方混合调匀溶胀，当材料至呈半透明、不黏手面团状时，压放在塑料义眼坯上。将阴模盖在阳模上，加压并旋紧模盒上的螺丝，加热并煮沸30分钟。经过热处理过的义眼透明层毛坯，有良好的物理性能和机械性能，便于机械加工。冷却后取出，对义眼透明层毛坯进行剪切修整、打磨及抛光，即成为一只具有角膜、角膜缘、球结膜、巩膜、虹膜、瞳孔及球结膜下血管等结构的具有高度透明度和立体感的塑料义眼(图 10-14D),由于是根据患者健眼定制的,因此患者配戴后不仅矫正了眶区凹陷,而且具有较好的双眼对称外观(图 10-14E)。

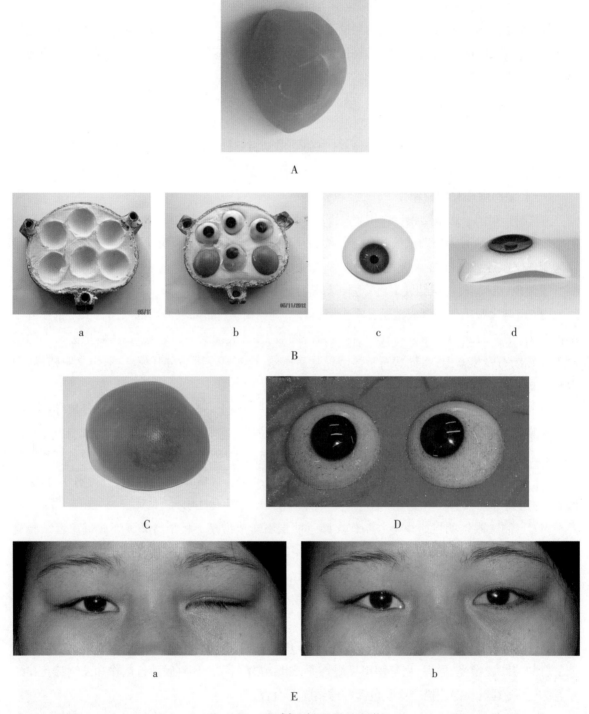

A

a　　　　　　　b　　　　　　　c　　　　　　　d

B

C　　　　　　　　　　　　D

a　　　　　　　　　　　　b

E

图 10-14　塑料硬性义眼的制作

A. 蜡模　B. 制作塑料义眼坯(a. 阴模;b. 阳膜;c. 塑料义眼坯正面观;d. 塑料义眼坯侧面观)　C. 在塑料义眼坯上制作透明层(角膜、球结膜)蜡模型　D. 成品塑料义眼　E. 左眼配戴塑料义眼片(a. 配戴前,左眶区凹陷明显;　b. 配戴塑料义眼片后)

（二）玻璃义眼的制作

1 玻璃义眼原材料的选取　玻璃义眼通常选用天然水晶石玻璃作为原材料,它具有以下优点:

（1）物理性能稳定:无毒性及刺激性,不会引起接触部位的过敏和炎症。

（2）使用性能高：表面光滑、硬度高及耐磨损。

（3）可制成中空型：可制作中空的义眼以减轻重量。

（4）天然水晶石玻璃的色彩性较好：天然水晶石玻璃具有各种色彩，可以满足不同患者虹膜及巩膜色泽多样性的需求。

玻璃义眼可做成球形、半球形及各种薄片状。

2 制作玻璃义眼的方法

（1）加热：将透明水晶石玻璃棒的一端在高温火焰中加热至变软，吹制成与眼球大小相仿的玻璃球。

（2）选择水晶石玻璃棒：根据患者健眼的眼部特征，选择相应色彩的水晶石玻璃棒加热至变软，添加在玻璃球表面，分别用于绘制虹膜、瞳孔、巩膜色泽及球结膜下血管等眼部结构。

（3）义眼定型：将球形义眼的后表面制作成和结膜囊一致的形状。

玻璃义眼的整个制作过程一般只需要1～2小时，患者不需要多次拜访义眼师。但是制作工艺特殊，难度较大，目前主要是由德国义眼师制作。玻璃义眼片质轻，配戴后对下睑的影响小并可很好地支撑上睑，充分矫正眶区凹陷（图10-15）。

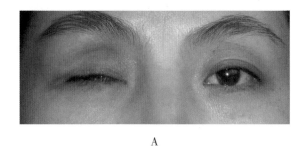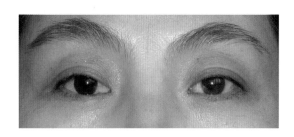

A   B

图 10-15 右眼配戴玻璃义眼片
A. 配戴前，右眶区凹陷明显 B. 配戴玻璃义眼片后

六、配戴义眼对眼部的影响及处理对策

（一）对结膜的影响

1 义眼对结膜囊的摩擦 配戴在结膜囊中的义眼会跟随眼睑、眼球或眼座的运动而活动，从而对结膜囊产生持续的摩擦。如果义眼表面不够光滑或者形状与结膜囊不够吻合，就会对结膜产生刺激，并诱发炎症的产生，部分患者还会形成息肉增生。处理方法为：

（1）更换义眼：定制与结膜囊形状一致且表面光滑的义眼。

（2）治疗结膜炎：使用眼药水或眼药膏治疗结膜炎。

（3）手术治疗：手术治疗结膜囊息肉及眼睑闭合不全等。

2 义眼对结膜持续摩擦 如果义眼对结膜的刺激持续存在，未得到及时治疗，可造成结膜囊狭窄，轻者义眼易脱出，重者义眼无法配戴。处理方法：

（1）消除炎症：要消除结膜炎症。

（2）逐步扩张结膜囊：先使用较小的眼模植入结膜囊中，加压包扎。每一个月更换一次稍大些的眼模。

（3）手术治疗：如果逐步扩张法无效，则需要行下穹隆加深术或结膜囊成形术等。

（二）对眼座的影响

眼座植入眼腔后,与义眼后表面仅相隔筋膜及结膜。如果义眼后表面的弧度与眼座前突的弧度不一致,对结膜产生的摩擦将大大增加,长期配戴不合适的义眼就会导致眼座的暴露及感染。另外,植入眼座栓钉并配戴活动义眼也可诱发眼座暴露。一旦发现眼座暴露,必须根据暴露面积和感染情况尽快选择合适的治疗。

1 暴露面积直径<3mm且无感染症状　采用保守治疗,例如更换义眼,辅助眼药水、眼药膏治疗,预防感染。

2 暴露面积>3mm且无感染症状　采用眼座暴露修补手术。

3 眼座暴露合并感染　需行眼座置换术或者眼座取出术。

（三）对眼睑的影响

1 义眼较厚重　长期的重力作用会造成下睑松弛和下穹隆变浅,从而导致义眼移位、易脱出。另外,由于重力作用,眶内的组织会逐渐下移,从而造成上眶区凹陷及继发性上睑下垂。因此,我们通常建议患者行眼座植入手术后再安装义眼,这样就可以配戴质轻薄的义眼,预防眼睑畸形的发生。

2 已植入眼座的患者　如果发生上睑下垂或(和)下睑松弛,首先考虑更换义眼,一般可通过增加义眼上缘的厚度或在义眼上缘制作舌形延伸瓣来解决轻度上眶区凹陷或上睑下垂。如果无法获得满意的外观,则需行手术矫正上、下睑畸形。

（周慧芳　范先群）

参考文献

［1］范先群.眼整形外科学［M］.北京:北京科学技术出版社,2009:434-452,466-475.

［2］范先群.眼眶整复手术存在的问题及对策［J］.中华眼科杂志,2007,43(12):1057-1059.

［3］毛羽翔,朱晓波,艾思明,等.视网膜母细胞瘤眼球摘除术后羟基磷灰石义眼座植入的临床观察［J］.中华眼科杂志,2000,36(6):467.

［4］钱赞群,董洋,范先群.先天性小眼球患儿眼睑和眼眶发育的形态测量学研究［J］.眼科,2008,17(6):371-374.

［5］徐乃江,朱惠敏,杨丽,等.眼整形美容手术［M］.上海:上海科技教育出版社,2007:259-269.

［6］Arat Y O, Shetlar D J, Boniuk M. Bovine pericardium versus homologous sclera as a wrapping for hydroxyapatite orbital implants［J］. Ophthal Plast Reconstr Surg, 2003,19(3):189-193.

［7］Custer P L, Lind A, Trinkaus K M. Complications of supramid orbital implants［J］. Ophthal Plast Reconstr Surg, 2003,19(1):62-67.

［8］DeBacker C M, Dutton J J, Proia A D, et al. The influence of hyperbaric oxygen therapy and irradiation on hydroxyapatite ocular implant exposure and fibrovascular ingrowth in New Zealand white rabbits［J］. Ophthal Plast Reconstr Surg, 1999,15(6):412-419.

［9］Gundlach K K, Guthoff R F, Hingst V H, et al. Expansion of the socket and orbit for congenital clinical anophthalmia［J］. Plast Reconstr Surg, 2005,116(5):1214-1222.

［10］Jordan D R, Gilberg S, Bawazeer A. Coralline hydroxyapatite orbital implant (bio-eye):experience with 158 patients［J］. Ophthal Plast Reconstr Surg, 2004,20(1):69-74.

［11］Jordan D R, Gilberg S, Mawn L A. The bioceramic orbital implant: experience with 107 implants［J］. Ophthal Plast Reconstr Surg, 2003,19(2):128-135.

［12］Jordan D R, Klapper S R, Gilberg S M. The use of vicryl mesh in 200 porous orbital implants: a technique with few exposures［J］. Ophthal Plast Reconstr Surg, 2003,19(1):53-61.

［13］Kao L Y. Polytetrafluoroethylene as a wrapping material for a hydroxyapatite orbital implant［J］. Ophthal Plast Reconstr Surg, 2000,16(4):286-288.

［14］Karcioglu Z A, al-Mesfer S A, Mullaney P B. Porous polyethylene orbital implant in patients with retinoblastoma［J］. Ophthalmology, 1998,105(7):1311-1316.

［15］Kim J W, Kikkawa D O, Aboy A, et al. Chronic exposure of hydroxyapatite orbital implants: cilia implantation and epithelial downgrowth［J］. Ophthal Plast Reconstr Surg, 2000,16(3):216-222.

［16］Li T, Shen J, Duffy M T. Exposure rates of wrapped and unwrapped orbital implants following enucleation［J］. Ophthal Plast Reconstr Surg, 2001, 17(6):431-435.

［17］Massry G G, Holds J B. Frontal periosteum as an exposed orbital implant cover［J］. Ophthal Plast Reconstr Surg, 1999,15(2):79-82.

［18］Nesi F A, Lisman R D, Levine M R. Smith's ophthalmic plastic and reconstructive surgery［M］. 2nd ed. New York: Mosby, 1998: 1015-1078.

［19］Nolan L M, O'keefe M, Lanigan B. Hydroxyapatite orbital implant exposure in children［J］. J AAPOS, 2003,7(5):345-348.

［20］Perry J D, Goldberg R A, McCann J D, et al. Bovine hydroxyapatite orbital implant: a preliminary report［J］. Ophthal Plast Reconstr Surg, 2002,18(4):268-274.

［21］Sagoo M S, Olver J M. Autogenous temporalis fascia patch graft for porous polyethylene (Medpor) sphere orbital implant exposure［J］. Br J Ophthalmol, 2004,88(7):942-946.

［22］Salour H, Owji N, Farahi A. Two-stage procedure for management of large exposure defects of hydroxyapatite orbital implant［J］. Eur J Ophthalmol, 2003,13(9-10):789-793.

［23］Suter A J, Molteno A C, Bevin T H, et al. Long term follow up of bone derived hydroxyapatite orbital implants［J］. Br J Ophthalmol, 2002,86(11):1287-1292.

［24］Tse D, Pinchuk L, Davis S, et al. Evaluation of an integrated orbital tissue expander in an anophthalmic feline model［J］. Am J Ophthalmol, 2007,143(2):317-327.

［25］Vogt G, Puho E, Czeizel A E. A population-based case-control study of isolated anophthalmia and microphthalmia［J］. Eur J Epidemiol, 2005,20(11):939-946.

第十一章
无眼球眼窝成形术

正常人的结膜囊是指附着于睑板背面的睑结膜、穹隆部结膜及覆盖于巩膜表面的球结膜所组成的囊状腔隙。眼球摘除或先天性无眼球的患者由于各种原因导致的结膜囊变浅、变小而无法配戴义眼的称之为眼窝狭窄，严重者结膜囊完全或接近完全消失，则称之为结膜囊闭锁。为了达到配戴义眼后逼真、满意的美容效果，常需要通过手术治疗矫正眼窝狭窄或闭锁，恢复结膜囊正常的空间形态和容积，使之能够配制合适的义眼。这类手术统称为结膜囊成形术，也称眼窝缩窄再造术。

第一节　眼窝狭窄的原因、预防及处理原则

一、眼窝狭窄的原因

1 各种外伤　尤其是酸、碱性化学伤和热灼伤或爆炸伤，不仅可使眼球受到严重损伤，同时也使结膜及眼睑等组织受到广泛的损伤。当眼球被摘除后，结膜瘢痕收缩，使结膜囊缩小（图 11-1）。

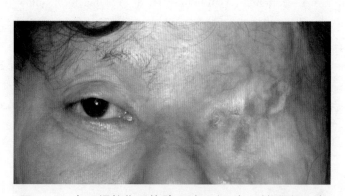

图 11-1　左眼爆炸伤后摘除眼球 1 年，左眼结膜囊闭锁

2 先天性无眼球和小眼球　先天性无眼球和小眼球是一组眼球发育异常的临床综合征，其中先天性小眼球症是特指眼球明显小于正常眼，结构异常且无视功能的一类疾病。通常把先天性无眼球症和小眼球症归为一类疾病进行研究，因为临床上先天性无眼球症相当罕见，多数诊断为先天性无眼球症的病例在外观上没有眼球，但是细心观察会发现，大部分患者都残留有眼球巩膜壳或眼附属器的痕迹，而 CT 检查也可证实眼球或附属器的存在（图 11-2）。

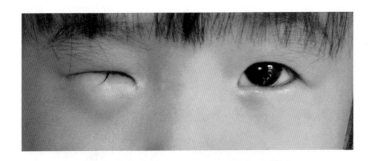

A

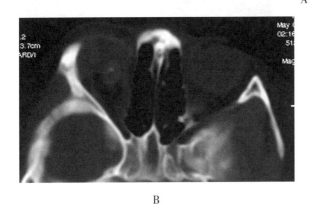

B

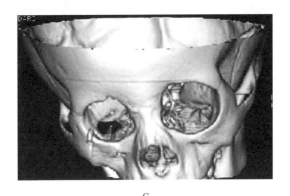

C

图 11-2　先天性小眼球

A. 右眼先天性小眼球外观,眼睑横径轻度缩短,结膜囊狭窄,下眶区囊性占位　B. CT 水平位可见右眼小眼球影,眶前区囊性占位　C. CT 三维重建直观显示右侧眼眶发育不全,眶口缩小,颧骨无明显塌陷

3 未及时配戴义眼　幼时因眼部恶性肿瘤、炎症等原因摘除眼球而未及时配戴义眼者,不仅会出现眼窝狭窄,而且患侧眶骨及面部的发育也受到影响。尤其是恶性肿瘤术后经外放射治疗的患者,其眼眶及同侧面部的发育受到显著的影响,眶内容物萎缩,即使通过手术矫正了结膜囊的狭窄,由于眼眶发育不良,所配义眼的大小受到限制,难以达到外观的对称(图 11-3)。

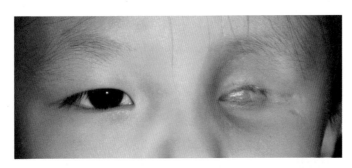

图 11-3　患者 11 岁,左眼因视网膜母细胞瘤眼球摘除术后 9 年,
左侧面部发育不对称,眶区凹陷,结膜囊狭窄,无法配戴义眼

4 结膜缺少和结膜瘢痕收缩　某些病例因多次施行眼内手术或经结膜表面冷凝术,结膜出现广泛的瘢痕,摘除眼球时又切除过多的结膜组织,由于结膜缺少和结膜瘢痕收缩,致义眼不能植入。

5 长期配戴不恰当的义眼　长期配戴过大、过重或边缘不光滑的义眼,可损伤结膜囊,继发感染而产生瘢痕,致眼窝狭窄,原来的义眼难以植入。

6 未植入填充物　眼球摘除后,筋膜囊内未植入填充物或未及时配戴义眼,眶内组织向眶底沉积,常引起上穹隆深陷、倾斜,下穹隆变浅。

7 眶骨折、眶发育异常、眼睑外伤　眼眶骨折或眼眶发育异常未及时处理或处理不当,以及眼睑外伤有明显缺损及瘢痕畸形,使义眼不能植入。

8 义眼破坏结膜囊　义眼台脱出,破坏结膜囊的完整性,也可致眼窝狭窄。

9 面瘫、不恰当的手术　面瘫、不适当的外眦成形术及外眦松解术,或义眼过大、过重,均可造成下睑松弛乏力、下睑下垂甚至外翻,使义眼容易脱出(图11-4)。

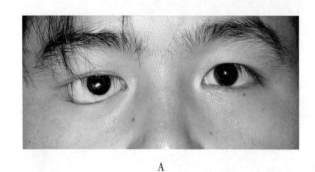
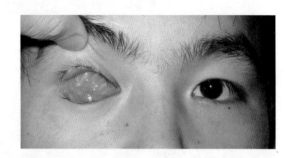

A　　　　　　　　　　　　　　　　　　B

图 11-4　义眼过大所致下穹隆变浅
A. 右眼配戴义眼片过大,导致下睑松弛、外翻　B. 下穹隆变浅

二、眼窝狭窄的预防

1 在行眼球摘除术时,应保留尽可能多的结膜,且应减少组织损伤,防止术后瘢痕收缩。

2 在眼部遭受化学伤、热灼伤后应早期采取各种措施以预防和减轻眼窝狭窄,如切除坏死的结膜,施行羊膜、黏膜移植,这不仅可以减少结膜囊的收缩,还可减轻角膜损伤。

3 大量的研究表明,眼眶的正常发育有赖于眼球的存在,眼眶容积的变化与眼球的发育是同步、协调的。临床上,我们观察到一些病例,如一些先天性无眼球或小眼球的患儿,在幼年时并没有施行各类手术,取而代之的是在其结膜囊内放置适合大小的支撑物,可以是外观逼真的义眼,也可以是简易的塑料薄壳,但必须定期(一般半年到1年)更换更大尺寸的支撑物。随访观察发现,患侧的眼睑、结膜囊的发育好于预期,外观不对称也不明显,CT检查发现眼眶后部的发育不全,但前部眶口、眶缘的发育有明显改善的迹象(图11-5)。这提示我们,持续保持对眼眶及其周围组织的压力是关键。

4 在儿童发育期,单侧眼球摘除或眼内容物剜除术后,随访观察,可以发现患侧眼眶发育迟缓,眶腔容积、深度和眶口宽度均明显小于健侧。儿童时期应尽可能避免摘除眼球,即便是先天性小眼球,应于结膜囊内植入合适大小的支撑物,如义眼片,并定期(3～6个月)置换更大规格的义眼片,利用义眼片持续保持对眼眶内软组织的张力,刺激眼眶及其软组织的发育,防止结膜囊收缩变窄及减轻眼眶发育畸形。儿童眼眶发育一般到8岁时达到成人容积的80%,此时可以考虑植入眶内填充物,如羟基磷灰石(HA)眼座或Medpor眼座等。

5 在做外眦成形术时,应防止损伤外眦韧带,以防下睑松弛。

6 眼眶骨折应及时复位,眼睑缺损及睑位置不正时应及时修复,以便早日安装义眼。

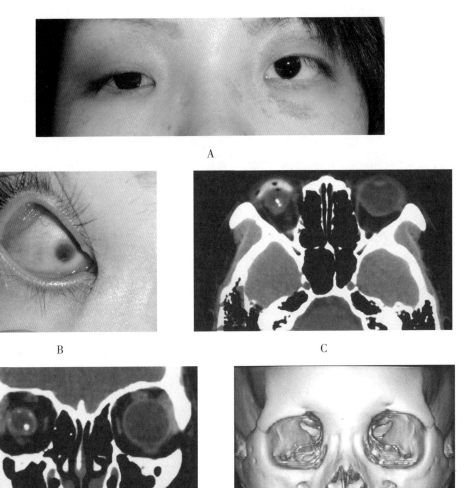

图 11-5　先天性小眼球患者 3 岁起配戴义眼片,每年更换一次

A. 右眼轻度上睑下垂,右侧面部发育不对称,颧骨轻度塌陷　B. 右眼配戴义眼取出后外观像,右眼角膜混浊,结膜囊无明显狭窄　C. CT 水平扫描显示右眼眼环完整,较左眼小 1/3,眼内结构紊乱,见钙化斑,眼球表面灰白色影是配戴的义眼,眼眶轻度发育不良　D. CT 冠状扫描显示右眼眼环较左眼小 1/3,见钙化斑,右眼眶发育基本对称　E. CT 三维重建显示右眼眶眶口略小于左侧,右眼眶轻度发育不良

[7] 所配义眼的大小应适当,不能过大、过重,以免日久导致下睑松弛、下穹隆变浅。

[8] 凡眼球摘除病例,有条件的应植入羟基磷灰石眼座,术后 2～3 周应配戴形状、大小合适及光滑的义眼。

[9] 配戴义眼后,应注意定时取出义眼清洗,局部点抗生素眼药水,预防感染。如果一旦发生结膜囊刺痛、分泌物增多,应及时取出义眼,局部应用抗生素及肾上腺皮质激素,待炎症消退后再戴义眼。

三、眼窝狭窄的处理原则

[1] 对于由外伤、热灼伤、化学伤后所致的眼窝狭窄、闭锁,手术时间应至少在伤后 6 个月至 1 年后进行。但也不能单纯以时间长短来决定,更主要的是要依据局部瘢痕组织是否软化为原则,当局部瘢痕组织仍很坚硬时是不适宜手术的。

[2] 眼窝狭窄同时伴有眼睑明显缺损或位置异常者,应先期或同时进行眼睑缺损修复。

[3] 伴眶骨缺损或畸形,如影响到结膜囊成形术的施行,应先予以适当处理,以利于结膜囊的成形。

4 因下睑松弛、下坠使义眼不易保持在结膜囊内者,应先行下睑松弛矫正术。

5 如整个结膜囊缩小不明显,仅仅是下穹隆变浅或伴上穹隆向后上倾斜者,可通过植入不同形状的眼模加以矫正,或者通过下穹隆褥式缝线加深。

6 如有结膜存留,在做部分结膜囊成形术时,以采用黏膜(唇黏膜或颊黏膜)游离移植为好,也有采用中厚皮片进行移植修补的。

7 全结膜囊成形术时多采用中厚皮片游离移植。

8 眼窝狭窄合并眶区凹陷者,应先期行眶内羟基磷灰石眼座植入术矫正眶区凹陷,半年后再行结膜囊成形术。对于视网膜母细胞瘤行眼球摘除并放疗后眶内容物萎缩的病例,可应用带颞浅动脉的颞肌筋膜瓣或皮瓣眶内转移修复眶区凹陷。

9 治疗先天性无眼球或小眼球症导致的眼眶发育不全,需要同时考虑两个因素:眼眶及周围骨骼的发育不全和软组织的发育不全。有学者主张在出生后数月内就进行整复手术,矫正缩短的眼睑畸形,在严重缩窄的结膜囊内植入充填扩张器,这样虽然可以促进眼睑及结膜囊的发育,但对刺激眼眶的发育作用有限。理想的眼眶扩张装置应该是可持续地刺激眼眶骨骼发育的。

第二节　单纯眼窝狭窄的手术治疗

根据结膜缺损的程度,眼窝狭窄可分为轻度、中度和重度狭窄。轻度眼窝狭窄通常不伴有结膜的缺损。中度眼窝狭窄往往伴有结膜的缺损,需要采用口唇黏膜、羊膜、巩膜、脱细胞真皮等结膜替代物来进行修复。重度眼窝狭窄因某些原因导致结膜囊完全或接近完全消失,结膜囊闭锁,需要全结膜囊成形术,又称全眼窝再造术。

一、轻度眼窝狭窄的手术治疗

(一)眼模扩张法

适用于配戴义眼不当或未及时配戴义眼,结膜无缺损,结膜及结膜下瘢痕并不明显,结膜囊形状及上、下穹隆存在的部分单纯性结膜囊收缩、狭窄者。对此可将大小不同的眼模植入结膜囊内,加压包扎,以此扩张变平、变浅的结膜囊穹隆部。从小号眼模开始,每隔2周更换一次较大号的,再加压包扎,逐渐扩张结膜囊(图11-6)。一般扩张2～3个月后,多能植入小号义眼。

如结膜有条索状瘢痕阻碍眼模的植入和结膜囊的伸展,可以行瘢痕切除及"Z"成形术,2周后再用不同尺寸的眼模逐渐扩大结膜囊。

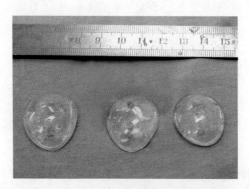

图 11-6　按顺序植入从小到大排列的眼模,扩张结膜囊

眼模的制作：笔者用牙科镶牙用的牙托粉或厚度为 2mm 的有机玻璃制成。眼模中央钻两个穿心孔，便于放置眼模时用器械夹持及作结膜囊冲洗之用。

（二）下穹隆成形术

1 手术适应证　眼球摘除后，结膜组织无明显缺损且无瘢痕缩窄的结膜囊下穹隆部变浅者。主要由于术后所配义眼过大、过重，造成下睑松弛，致结膜囊下穹隆变浅。此外，眼球摘除后未植入眼眶填充物，由于重力作用使眶内软组织堆积在眶底，致使上穹隆倾斜、加深，下穹隆变浅。笔者在临床上发现部分病例眶内植入眼座后，由于术中未能找到上直肌与眼座相连，加之眼座的重力关系，导致眼座下坠，下穹隆变浅。

2 手术方法

（1）下穹隆成形术式一：

1）表面麻醉加局部浸润麻醉。

2）于结膜囊底部水平线外眦部作结膜垂直小切口，用眼科剪从切口向下方潜行分离结膜下组织，游离球结膜，并向下分离至眶下缘骨膜。

3）用 5-0 号丝线缝合球结膜切口。

4）用 1 号丝线在下穹隆的结膜囊处作三对褥式缝线，缝线经眶下缘骨膜从下睑皮肤面引出。在下穹隆褥式缝线下放置硅胶细管（可用硅胶头皮针导管）或橡皮手套边。皮肤面缝线下可垫以小棉卷或橡皮片后结扎。

5）如有下睑松弛，可同时作下睑松弛矫正术。轻、中度下睑松弛，单纯行下睑缩短术，以增强下眼睑水平方向的张力。自下睑缘灰线处切开，在睑板与轮匝肌之间分离，错位各切除一个基底在上、尖端朝下的三角形睑板结膜及皮肤轮匝肌切除。重度下睑松弛者，可用筋膜悬吊术来增加下睑的张力。于外眦部外上方颞肌上或发际内及内眦部内上方鼻骨处各作一个切口，暴露颞肌，用筋膜穿针从颞部切口皮下插入，经下睑板前面，从内眦部切口穿出，将宽 0.3～0.5cm、长约 15cm 的筋膜条经穿针引出，置于皮下隧道中，用 3-0 号尼龙线将筋膜两端分别缝于鼻骨骨膜及颞肌筋膜，使下睑松弛矫正。

6）术毕结膜囊内涂抗生素眼膏，植入合适的消毒眼模或义眼，暂时缝合睑缘，绷带加压包扎。

（2）下穹隆成形术式二：对于眶底有大量软组织堆积的病例，用上述方法往往难以奏效，可用以下方法加以矫正：

1）结膜下浸润麻醉加眶下神经阻滞麻醉。

2）在球结膜中央作一水平切口，长约 2cm，分离结膜至眶下缘，切口上方的结膜也略作分离，切除眶底的软组织及瘢痕。

3）按上法作三对经眶下缘骨膜的褥式缝合，结膜切口连续缝合。如切口两侧拉拢时张力太大，可扩大向上剥离的范围至结膜切口张力适度为止。

4）结膜囊内涂抗生素眼膏，植入合适的眼模，绷带适度加压包扎。

（3）下穹隆成形术式三：对于眼座下坠导致的下穹隆变浅，笔者通常采用眼座筋膜兜带悬吊术、眶底羟基磷灰石块或 Medpor 充填术抬高眼座。

1）局部浸润麻醉。

2）沿球结膜中央作一水平切口，分离结膜及 Tenon's 囊，暴露羟基磷灰石眼座，沿眼座表面向赤道区分离。

3）用保存的阔筋膜条兜在羟基磷灰石眼座的赤道部，在 12 点筋膜对合处用 5-0 号尼龙线缝合筋膜，使筋膜紧箍在眼座的赤道部。

4）将眼座向上推,用 5-0 号尼龙线将筋膜条带缝于眶上缘骨膜。

5）5-0 号可吸收缝线间断缝合 Tenon's 囊,5-0 号丝线连续缝合球结膜。

6）用 1 号丝线在下穹隆的结膜囊处作三对褥式缝线,缝线经眶下缘骨膜从下睑皮肤面引出。

7）结膜囊内涂抗生素眼膏,植入薄壳义眼模,加压包扎。

（4）下穹隆成形术式四:眶底羟基磷灰石块或 Medpor 充填术。

1）局部浸润麻醉。

2）于下睑缘睫毛下 2mm 处切开下睑皮肤和眼轮匝肌,在眼轮匝肌深层分离显露眶隔,沿眶隔向下分离达眶下缘。

3）切开眶下缘骨膜,用骨膜剥离子沿骨膜向后部眶底分离。

4）将羟基磷灰石块或 Medpor 块填于后部眶底,使眼座向上抬起。

5）分层缝合眶骨膜、轮匝肌及皮肤,结膜囊内植入薄壳义眼模,单眼加压包扎。

3 术后处理　隔日换药,绷带加压包扎 6～7 天。术后 7 天拆除缝线,结膜囊内重新植入合适的眼模,并定制合适的义眼。

二、中度眼窝狭窄的手术治疗

中度眼窝狭窄往往还残留部分结膜组织,一般采用口唇黏膜游离移植结膜囊成形术

（一）手术适应证

化学伤、热灼伤或其他原因造成眼窝狭窄但尚存留部分健康的结膜者。

（二）手术方法

1 表面麻醉加局部浸润麻醉。如为儿童,用全身麻醉时需作鼻插管,可防止切取黏膜时血液等物质误吸入气管。

2 水平方向切开球结膜。如结膜残留较多,作中间水平切开;如结膜残留少,则切口偏向下方,使上穹隆完全由原来的结膜构成。

3 切开结膜后即可发现眶内特别是眶底部充满着瘢痕,其间混杂有眶脂、筋膜甚至肌肉。在结膜下向上、下穹隆及两侧分离,向上分离时掌握好深度,避免损伤提上睑肌;向下分离到眶下缘。

4 对眼窝凹陷已先期进行羟基磷灰石眼座植入者,分离时注意最好不要暴露眼座;如术中眼座暴露,也不要紧张,因为羟基磷灰石眼座可完全血管化,应用周围软组织覆盖眼座,最好不要将黏膜直接移植到眼座上。

5 尽可能将瘢痕切除,特别是眶底部瘢痕一定要清除干净,否则术后下穹隆不易形成。但应尽可能多地保留健康组织,以减少术后出现的上眶区凹陷。

6 充分压迫止血后,根据结膜缺损的面积,切取下唇黏膜或颊黏膜作游离移植。黏膜下组织修整后置于结膜缺损处,用 5-0 号丝线间断缝合。为加深下穹隆,可同时在下穹隆作 3～5 对褥式缝线,缝线从穹隆部进针,穿过眶下缘骨膜,从下睑皮肤面穿出,垫以橡皮条后结扎(图 11-7)。

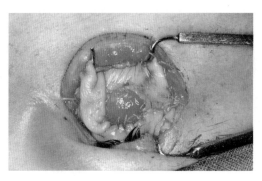

图 11-7 口唇黏膜置于结膜缺损处,间断缝合固定

7 结膜囊内植入合适眼模。合适眼模的标准是使黏膜充分伸展,上、下穹隆有足够深度,而上、下睑闭合时无张力(图 11-8)。

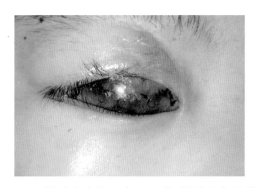

图 11-8 结膜囊内植入合适眼模,使黏膜充分伸展

8 于上、下睑的内、中 1/3 及外、中 1/3 交界处各做一睑粘连术。

9 涂抗生素眼膏,绷带加压包扎。

(三)术后处理

1 术后全身应用广谱抗生素及激素 3～5 天。

2 如外敷料无渗液,可于术后 5～7 天首次换药,以后隔日换药,加压包扎。术后 10 天拆除睑粘连处缝线。

3 拆线后,每隔 2～3 天清洁换药一次,绷带加压包扎至少 3 个月,并根据眼模倾斜情况,及时调整加压方向。该手术成功的关键在于眼模固定于结膜囊内 3 个月以上。

4 如眼模脱出,需及时处理,可将眼模磨小、抛光、消毒后重新植入结膜囊,继续加压包扎。

5 术后 3～6 个月剪开睑粘连,取出眼模,去除结膜囊内缝线,可定做义眼。但在未配戴义眼前,眼模仍需置于结膜囊内。

三、重度眼窝狭窄的手术治疗

(一)中厚皮片游离移植全结膜囊成形术

1 手术适应证 结膜囊消失或结膜绝大部分被瘢痕所替代,致结膜囊广泛瘢痕收缩畸形者(图 11-9)。

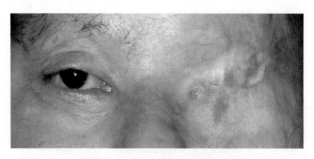

图 11-9   患者,女性,37 岁,左眼热灼伤眼球摘除术后 1 年,结膜囊闭锁

2   手术方法

（1）全身麻醉或局部浸润麻醉。

（2）相当于睑裂水平由内眦到外眦水平切开融合的眼睑,切除瘢痕及可能残留的结膜。眶深部瘢痕予以剪断,使之松解,不再牵拉(图 11-10)。

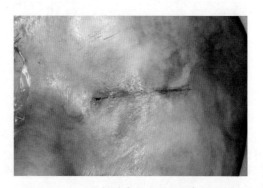

图 11-10   沿睑裂水平切开融合的眼睑

（3）沿上、下睑内面,向上、下穹隆及两侧剥离至各眶缘,但上方剥离不能过深,以免损伤提上睑肌。

（4）如已先期植入羟基磷灰石的病例,尽量避免暴露眼座,如暴露,应用周围软组织覆盖,不要将皮片直接植于眼座上。

（5）切除眶内瘢痕,试放原先选择好的眼模,以决定剥离范围是否足够(图 11-11)。

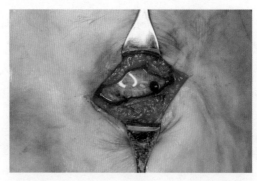

图 11-11   将预先准备的支撑物(眼模)植入,判断剥离范围是否足够

（6）充分压迫止血后,于事先消毒好的大腿内侧或下腹部用取皮刀或取皮机切取 6cm×8cm 的中厚皮片(图 11-12)。

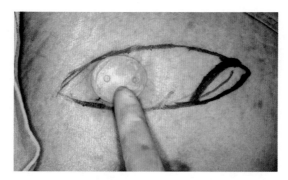

图 11-12　于下腹部切取眼模大小 2 倍面积的皮片

（7）将皮片的上皮面向内包裹在眼模上，作适当的剪裁后，用 5-0 号丝线缝合皮片的接合处，水平接合处相当于眼睑闭合时的睑裂处。缝合时从一侧的上皮面进针、真皮面出针，再从另一侧的真皮面进针、上皮面出针，使结扎后的线头位于上皮面（图 11-13）。

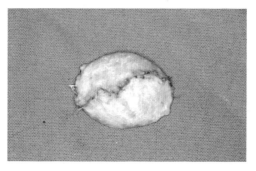

图 11-13　将皮片的上皮面向内包裹在眼模上，5-0 号丝线缝合皮片的接合处

（8）将包裹着眼模的皮性结膜囊置于眶内，使眼模的下边缘压在眶下缘处，用 11 号剪刀片将上、下睑缘的上皮刮除，横向切开，使睑缘形成前后唇，5-0 号可吸收缝线间断褥式缝合后唇，3-0 号丝线间断缝合前唇，涂抗生素眼膏，绷带加压包扎（图 11-14）。

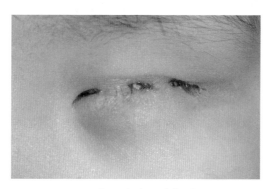

图 11-14　术后睑缘融合拆线后外观

特殊案例：患者，男性，31 岁，右眼化学烧伤后角膜穿孔行眼球摘除，结膜囊狭窄，3 次行羊膜移植、口唇黏膜移植术后眼睑内翻，结膜囊狭窄无法配戴义眼（图 11-15）。

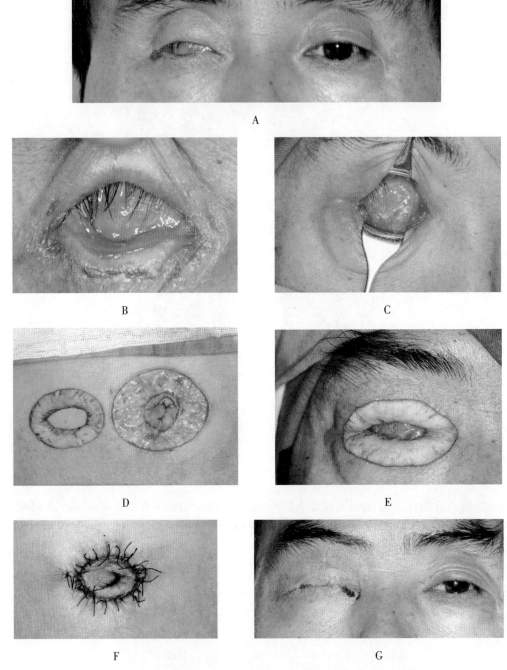

A

B   C

D   E

F   G

图 11-15 患者右眼化学伤眼球摘除、结膜囊狭窄，曾行羊膜移植、

口唇黏膜移植 3 次，术后仍残留结膜囊狭窄、口唇黏膜瘢痕增生

A. 外观像 B. 结膜囊狭窄，眼睑内翻，瘢痕增生 C. 术中分离松解瘢痕，眼窝中央残留结膜组织 D. 切取脐周环形中厚皮片 E. 可吸收缝线间断缝合皮片，修补穹隆结膜的缺失 F. 1-0 号丝线间断缝合脐周创面 G. 睑缘融合

3 术后处理

（1）术后全身应用广谱抗生素及激素 3～5 天。

（2）术后 5～7 天首次换药，术后 10 天拆除睑缘融合缝线，每隔 2 天清洁换药一次，继续加压包扎至少 3 个月。

（3）眼模固定于结膜囊内至少 3 个月以上是手术成功的关键。睑缘融合能抵抗结膜囊收缩，防止眼模脱出。如果术后早期睑缘融合裂开，应尽量进行再次睑缘融合，然后绷带加压包扎。

（4）缝合睑缘时注意留有间隙，定期用生理盐水冲洗结膜囊。如果整个睑缘完全融合，皮片上

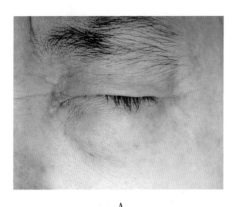
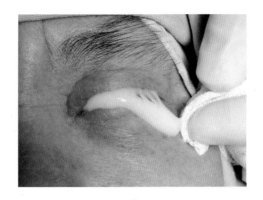

A　　　　　　　　　　　　　B

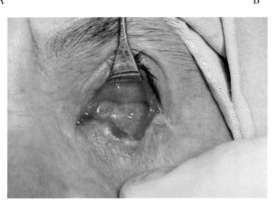

C

图 11-16　睑缘融合术后上皮植入性囊肿

A. 睑缘完全融合,扪及囊性隆起　B. 睑缘切开,溢出乳白色分泌物　C. 结膜囊、睑缘形态良好

皮脂腺的分泌物将不能排除,积聚在内产生上皮植入性囊肿(图 11-16)。

目前,有一种简易改良方法,可以有效地避免植入性囊肿的发生。原理是利用负压吸引,将结膜囊内的分泌物和黏液吸除,提高日常清洁换药的效率和便捷性。方法如下:

1)结膜囊成形手术步骤同前(图 11-17A)。

2)取一次性头皮针软管,在一侧修剪 3～4 个侧孔(便于液体交换),从眼模的两个小孔穿出,然后上皮面向内缝合结膜或皮片,包裹眼模(图 11-17B)。

3)日常清洁护理:头皮针软管两端分别连接 5ml 针筒,A 管装满生理盐水,将生理盐水注入结膜囊,B 管缓慢地将结膜囊中液体抽吸,反复多次。眼科门诊如有吸引器,效果更好(图 11-17C)。

4)将本装置植入眼窝,睑缘融合(图 11-17D)。

5)6 个月后睑缘融合切开,配戴合适的义眼(图 11-17E)。

(5)如眼模脱出,需及早处理,可将眼模磨小、抛光、消毒后重新植入结膜囊,继续加压包扎,并注意眼模倾斜情况,及时调整加压方向。

(6)术后 3～6 个月剪开睑粘连,取出眼模,去除结膜囊缝线,可定做义眼。但在未配戴义眼前,眼模仍需置于结膜囊内。

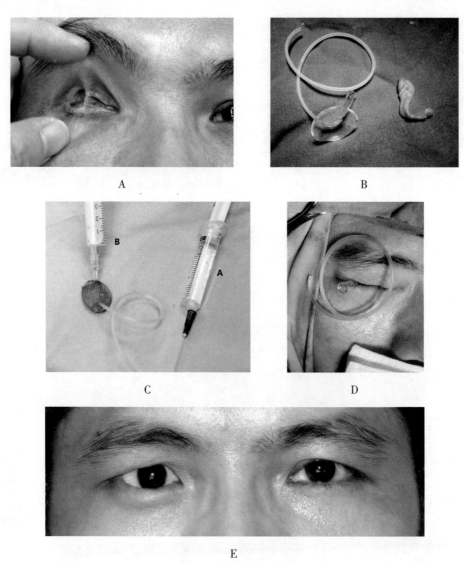

图 11-17　改良结膜囊成形术

A. 患者男性,右眼外伤眼球摘除植入眼座,结膜囊狭窄无法配戴义眼　B. 头皮针软管一端修剪侧孔,从眼模的小孔穿出　C. 日常清洁示意　D. 带引流的眼模植入眼窝外观像　E. 半年后配戴义眼外观像

（二）带颞浅动脉的岛状颞肌筋膜或岛状皮瓣眼窝再造术

眼球或眶内组织的外伤、肿瘤手术等,常可导致眼球丧失、眼窝狭窄、眶内组织缺失、球后组织萎缩内陷和眼睑凹陷畸形等。为补充眼眶内因眼球摘除而丧失的体积,近来多采用先行眶内填充物(如 HA 眼座)充填术,再二期行结膜囊成形术。由于视网膜母细胞瘤眼球摘除术后经放射治疗,眶内血供受到严重影响,单纯作 HA 眼座或中厚皮片移植结膜囊成形术,极易造成 HA 眼座暴露或移植皮片坏死导致手术失败。近年来,用带颞浅动脉血管的颞肌筋膜瓣先期覆盖在狭窄结膜下以改善局部血供及眼窝凹陷,为二期行黏膜或中厚皮片移植结膜囊成形提供良好的植床;或用带颞浅动脉的皮瓣法修复伴凹陷畸形的眼窝狭窄,已取得初步成效。

1 颞肌筋膜瓣移植眼窝再造术

（1）手术适应证:小儿视网膜母细胞瘤或成人的脉络膜黑色素瘤摘除眼球,经放射治疗后,眶内血供严重不足,结膜囊狭窄,眼窝凹陷,或植入 HA 眼座后暴露者(图 11-18)。

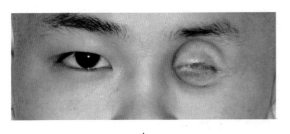
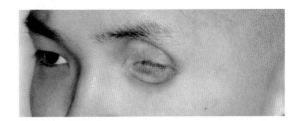

A
B

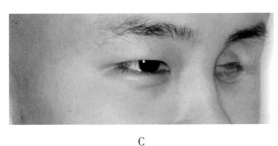
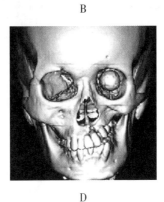

C
D

图 11-18 HA 眼座植入术案例

患者男性,18 岁,3 岁时左眼因视网膜母细胞瘤行眼球摘除,1 年前行 HA 眼座植入术,术后结膜囊狭窄,无法配戴义眼,左侧面部发育不对称,眼窝凹陷

A. 正面观 B. 左侧观 C. 右侧观 D. CT 三维重建

（2）手术方法

1）患者剃去头发,取低头仰卧位,使动脉搏动更易触及。在耳前触及颞浅动脉的搏动,沿着动脉的行程,用亚甲蓝标记出动脉行走的路径并用碘酒固定;或用多普勒探测颞浅动脉走向,用亚甲蓝标记并用碘酒固定（图 11-19）。

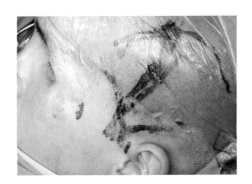

图 11-19 亚甲蓝标记颞浅动脉额支和顶支的走行

2）全身麻醉。

3）用亚甲蓝画出冠状切口线及枕部辅助切口线,局部加浸润麻醉（2%利多卡因＋适量的肾上腺素）,沿画线作冠状切口,用头皮夹止血,分离头皮下组织至帽状腱膜前,向前剥离至眶上缘。

4）自耳前沿颞浅动脉走向分离颞浅动脉及其伴行静脉,长度为颞浅动脉耳前至内眦部距离。分离该处筋膜组织达 10cm×8cm,其游离端预置三对褥式缝线（图 11-20）。

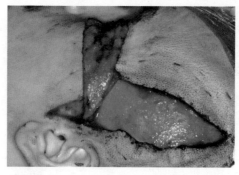

图 11-20　分离带颞浅动脉及其伴行静脉的颞浅筋膜瓣,长度 10cm

5）自外眦部皮下组织打一隧道进入眼窝,将颞肌筋膜瓣通过隧道进入眼窝,三对预置缝线自内眦部皮肤面穿出,分别位于上、中、下,垫以橡皮条后结扎固定(图 11-21)。

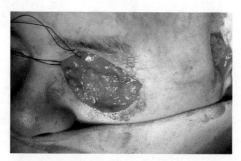

图 11-21　预置缝线将筋膜组织瓣平铺于眼窝

6）切取腹部皮片及其下真皮脂肪垫,皮片包裹眼模,植入眼窝(图 11-22)。

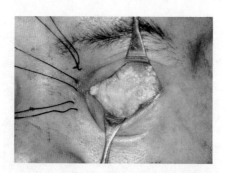

图 11-22　皮片包裹眼模,植入眼窝

7）真皮脂肪垫充填于颞浅筋膜瓣下,矫正颞区凹陷(图 11-23)。

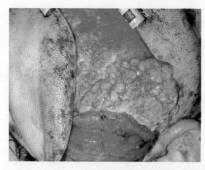

图 11-23　真皮脂肪垫充填于颞浅筋膜瓣下,矫正颞区凹陷

8）彻底止血,分层间断缝合头皮下组织、头皮,切口内置负压吸引管,加压包扎。

（3）术后处理

1）术后全身应用广谱抗生素、激素、止血剂。

2）注意观察出血情况,48 小时后负压吸引量低于 16ml 即可拔除引流管,术后 7～10 天拆线（图 11-24）。

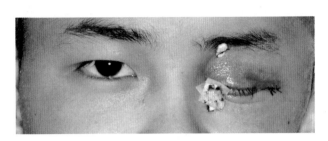

图 11-24　术后 1 周,左侧眼窝及颞部饱满

2　带颞浅动脉的前额皮瓣法眼窝再造术

（1）手术适应证:因各种原因行眼球摘除术后眼窝凹陷、眼窝狭窄或因黏膜或皮片移植失败的眼窝狭窄病例。

（2）手术方法

1）全身麻醉。

2）在残存眼窝内,作由内眦到外眦的水平切口。沿切口分别向上、下睑后面及内、外眦分离至各眶缘,向上分离时注意勿损伤提上睑肌,彻底松解瘢痕。

3）用亚甲蓝标记出颞浅动脉及其额支的走向。先测出耳前至鼻侧眶缘的距离,依此长度沿颞浅动脉走行方向在同侧额部发际下血管轴上,按结膜囊缺损的大小及形状设计皮瓣。

4）局部加浸润麻醉(2%利多卡因＋适量肾上腺素)。沿设计线切开,由额部皮瓣远端切至骨膜上,继而切开皮瓣上、下缘,将皮瓣掀起剥离至近端。

5）沿额瓣近端向耳前分离带颞浅动脉的皮下蒂,蒂的宽度应距颞浅动脉干两侧不小于1cm。

6）在颞部切口与眼窝间的皮下作一隧道,将额部皮瓣经此隧道引入眼窝。皮瓣边缘分别与内、外眦及上、下残留的结膜边缘缝合。

7）结膜囊内植入合适的眼模,行睑缘粘连术。

8）颞部伤口分层间断缝合,放置橡皮片引流。额部皮瓣供皮区可取全厚皮片游离移植,加压包扎。

（3）术后处理

1）全身应用广谱抗生素、激素、止血剂。

2）术后 48～72 小时抽除橡皮引流片,7～10 天拆线,继续加压包扎。

3）术后 1 个月剪开睑缘粘连,更换义眼,并每天取出义眼清洗和冲洗眼窝。

（三）前臂皮瓣游离移植眼窝再造术

前臂皮瓣是一种轴性皮瓣,即在皮瓣的长轴上有知名动、静脉伴行。前臂皮瓣较常利用的是桡动脉的主干及其分支皮动脉供养的区域,皮瓣设计及定位均比较简便。一般以桡动脉走行方向为轴线,向外旁开 5～6cm,其上端可达肘关节,下缘可至腕关节,长度一般可达 20cm,宽 10～20cm。静脉回流除与桡动脉伴行的两条桡静脉外,还有头静脉、桡静脉之间数目不等的吻合支。

1　手术适应证　先天性无眼球、小眼球或后天婴幼儿期眼球摘除,以及眼部恶性肿瘤眼球摘除后行外放射治疗导致的眼窝狭窄、眼眶发育不良患者。

2 手术方法

（1）大量氯霉素冲洗液冲洗结膜囊，磨削暴露的 HA 眼座直至显露正常白色的眼座。沿左眼睑皮肤缘切开，沿皮下软组织分离至眶缘。

（2）左前臂用亚甲蓝画线，标计桡动脉走行及皮瓣范围，约 6.0cm×5.0cm 大小。分离暴露桡动脉及其伴行静脉，结扎周围分支。桡动脉长度保留 8.5cm（图 11-25A）。

（3）取腹部或大腿内侧同样大小的中厚皮片，用以覆盖前臂皮瓣的创面（图 11-25B）。

（4）在右侧耳前扪及颞浅动脉搏动处，作 3.5cm 纵形切口，分离暴露颞浅动、静脉。沿皮下分离至外侧眶缘，分离范围要广，以免压迫桡动脉影响血供。

（5）取口唇黏膜包裹眼模植入眼窝，表面覆盖皮瓣（图 11-25C）。

（6）将皮瓣覆盖修复眼睑缺损，桡动脉自皮下隧道走行，于耳前穿出。将桡动脉及其伴行静脉与颞浅动、静脉吻合，观察吻合口有无渗漏，皮瓣色泽和皮温是否正常（图 11-25D）。留置引流管，观察 48 小时若无明显渗出、出血可以拔除（图 11-25E）。

（7）术后 1 周拆线，2 个月后切开皮瓣，配戴合适的义眼片。

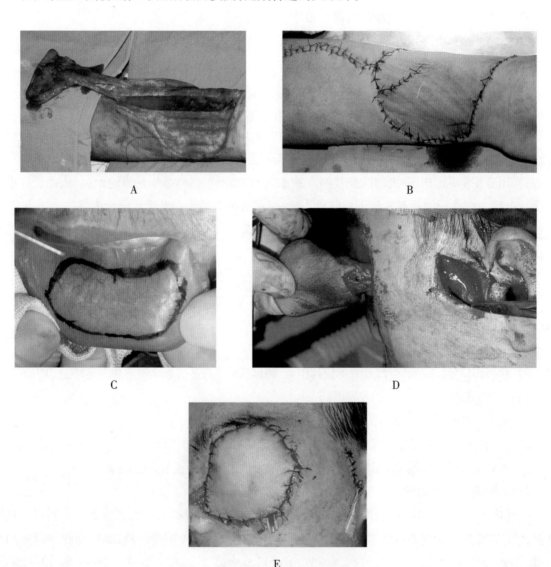

A

B

C

D

E

图 11-25　前臂皮瓣游离移植眼窝再造术

A. 切取前壁皮瓣修复上、下眼睑缺损　B. 取大腿内侧同样大小的中厚皮片覆盖前臂皮瓣创面　C. 取口唇黏膜包裹眼模植入眼窝，表面覆盖皮瓣　D. 皮瓣修复眼睑缺损，将桡动脉及其伴行静脉与颞浅动、静脉吻合　E. 观察皮瓣色泽、皮温是否正常，吻合口有无渗漏

第三节　眼窝狭窄并发眼睑缺损的手术治疗

各种外伤,尤其是酸、碱性化学伤和热灼伤或爆炸伤,不仅可使眼球受到严重损伤,同时也使结膜及眼睑等组织受到广泛的损伤。当眼球摘除后,结膜瘢痕收缩,使结膜囊缩小,同时伴有眼睑部分或全层缺损。先天性眶面裂畸形导致上睑或者下睑缺损,轻者仅侵犯眼睑,重者可伴有睑球粘连或眼窝缺损畸形。眼窝狭窄同时伴有眼睑明显缺损或位置异常者,应先期作眼睑缺损修复。如果眼睑缺损范围不大,缺损修复后组织量和张力不会随着时间而变化,不影响眼窝成形术及睑缘融合,眼窝成形和眼睑缺损修复也可同期进行。根据眼睑缺损的程度和部位不同其修复手术方式也有所不同,眼睑的浅层包括皮肤、皮下组织和肌肉。当这些组织发生缺损而睑板和睑结膜完好无损时,称之为眼睑浅层缺损。根据缺损范围、部位的不同,采取修复的方式有直接缝合、旋转皮瓣、滑行皮瓣和游离植皮等。眼睑深层缺损则采用口唇黏膜移植或硬腭黏膜移植进行修复,手术方式在上一节眼窝狭窄时已述。

一、直接缝合

对于缺损范围比较小的可以采取直接缝合的方法来修复,要求是不能使眼睑位置发生改变。如果缺损近睑缘,可将缺损处修剪成以睑缘为底的三角形,切开缺损区的两侧灰线,长度超过三角形底边长度。充分分离缺损区两侧浅层组织,然后将肌肉和皮肤直接对位缝合,最后缝合灰线。如果缺损区域以水平方向为主,可以先沿睑缘从缺损区域两侧延长皮肤切口,再将缺损区修剪成新月形,充分分离两侧肌肉下组织后,将肌肉皮肤上、下分层,对位缝合。如果较大的下睑缺损且皮肤松弛的患者,可按照眼袋整形的方法,把缺损区域的伤口延长至整个睑缘长度,再做皮下潜行分离,把切口下方的皮肤向颞上方牵拉,切除多余的三角形皮肤,然后间断缝合切口。

二、旋转皮瓣

如果缺损范围大,无法进行直接缝合时,就要考虑选择皮瓣修复。首选肌蒂皮瓣,因为用邻近组织做的肌蒂皮瓣作修复不但具有相近的组织来源,而且带有血供,有利于皮瓣的存活和伤口的愈合。

（一）颞部皮瓣

颞部皮瓣可以修复上、下眼睑外侧的浅层缺损(图11-26)。手术时先沿创面外侧缘向上至眉弓颞侧画出与皮肤缺损区域相当的皮瓣线,浸润麻醉后切开皮肤,分离皮下组织,游离皮瓣。充分松解以后,将皮瓣90°转位覆于创面上,修整后将皮瓣与缺损周围组织对位缝合。供区周围皮下组织分离以后直接对位缝合。术后皮瓣加压包扎,严密观察皮瓣色泽,如无异常,7天后拆线。

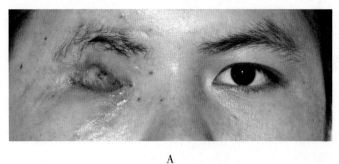
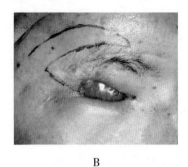

A   B

图 11-26　颞部皮瓣转移修复上睑浅层缺损
患者男性,23 岁,右眼外伤眼球摘除术后植入眼座半年
A. 右上睑全层缺损伴结膜囊狭窄　B. 取颞部旋转皮瓣修复眼睑浅层,取口唇黏膜修复结膜囊

（二）颧部皮瓣

颧部皮瓣可以修复眼睑浅层缺损,尤其是组织量缺损严重的下睑缺损(图 11-27)。根据缺损区域的大小设计蒂部位于外侧眶缘,宽度可达 1.5cm,皮瓣长度一般按照缺损的水平径而定,但与蒂宽的比例不超过 1:5。浸润麻醉以后切开皮肤,分离皮下组织,只需要含少量皮下脂肪,充分游离皮瓣后转位至缺损区,修整皮瓣后分层对位缝合伤口,供区皮下分离后对位缝合。术后同样加压包扎,7 天后拆线。

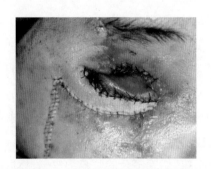

图 11-27　颧部皮瓣修复下睑缺损

（三）鼻颊部皮瓣

鼻颊部皮瓣主要用于下睑缺损的修复,有时也用于上睑缺损的修复,还适合于有外侧残留眼睑组织的上睑中度缺损的修复。手术时同样是按照缺损区域在内眦鼻根部至鼻颊区画出皮瓣,基底中部跨过内眦血管,位于内眦韧带上方。浸润麻醉后切开皮肤,分离皮下组织,将皮瓣转位至缺损区域,修整后分层对位缝合(图 11-28)。供区皮下松解以后直接对位缝合。术后加压包扎,7 天后拆线。

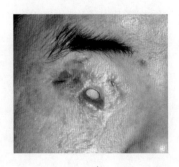
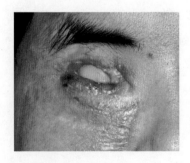

A   B

图 11-28　鼻颊部皮瓣转移修复下睑内侧浅层缺损
A. 右眼外伤眼座植入、结膜囊成形术后下睑缺损畸形　B. 鼻颊部皮瓣修复下睑缺损术后外观像

三、滑行皮瓣

滑行皮瓣同样也是一种非常可取的修复方法,属于肌蒂皮瓣,除了能够修复眼睑的浅层缺损外,还可以联合其他组织瓣和移植的方法,用于眼睑全层缺损的修复。具体的方法很多,有水平向、垂直向和旋转滑行皮瓣。

（一）水平滑行皮瓣

水平滑行皮瓣又分为双侧滑行皮瓣法和 Celsus 单侧滑行皮瓣法。

如果缺损处横径不超过 5mm,或者缺损区域靠近内侧,可采用双侧滑行皮瓣法。将缺损处修剪成方形或者长方形,再视缺损大小决定切开一侧或者双侧灰线,做一个或者两个平行于灰线的切口,皮下分离以后,做成两个侧方皮瓣,游离后向中部缺损区域滑行,对位缝合。如果缺损处横径超过 5mm,就沿方形缺损区域与睑缘平行向外上方做两个延伸切口,分离皮下组织,做成单侧滑行皮瓣。分离皮瓣以后向内滑行修补缺损。对于滑行后蒂部产生的"猫耳"拱起,可在切口末端做两个以延长切口为基底、尖端向上或者向下的三角形切口,切除两个三角形皮肤,这样就可以使缝合的皮肤平整。

（二）垂直滑行皮瓣

适用于缺损区域水平径大而垂直距小的患者。可将缺损区域先修剪成长方形,在长方形离开睑缘的两侧各作一个三角形切除,高度等于或者略小于缺损的垂直径,形成与缺损范围一样的矩形皮瓣,分离皮瓣后向下或者向上滑动至缺损处,分层对位缝合。

（三）旋转滑行皮瓣

旋转滑行皮瓣是利用邻近组织旋转或者滑行至缺损部位进行修复,根据缺损的大小和深度可以适当调节皮瓣的厚度,同时修复深部缺损。

1 下睑滑行皮瓣　可用于下睑内侧近内眦处全层缺损或浅层缺损范围较大者。手术方法:将外眦角切开,沿鱼尾纹方向适当延长切口。分离皮下组织,暴露外眦韧带,剪断外眦韧带下支,松解周围组织后将全层下睑向鼻侧滑动至缺损区域,对位修整后,分层缝合组织及皮肤。这种手术方法保留了下睑的全部肌肉和血管,而且还保证了下睑张力的存在,防止了术后下睑外翻的产生。

2 Mustarde瓣　Mustarde 瓣(也即面颊旋转皮瓣)一般在眼睑中间或者外侧缺损时使用,但在下睑内眦部缺损范围大时也可以使用,将颊部组织向下睑内眦部推进修复缺损。手术方法:外眦角切开以后,将皮肤切口呈微向上凸起的弧形向外下方延长,最高点与眉部齐平后,向下延伸至耳屏前,切口长度根据组织滑动程度而定。分离皮下组织,暴露外眦韧带后剪断,将整个松解皮瓣向内眦部滑动至缺损区域,分层缝合组织皮肤。利用外侧眶缘骨膜制作骨膜瓣替代外眦韧带,用尼龙线缝合外眦韧带残端与骨膜瓣。颊部组织修整后分层缝合。这种手术方法皮瓣蒂宽大,血供良好,皮瓣容易存活,而且手术以后下睑向下的张力很小,不容易产生睑外翻。手术中需要注意的是,在重建外眦韧带时,要用颞上方的眶缘骨膜,这样可以避免术后下睑向下的牵拉力量。

3 Tenzel瓣　此方法与 Mustarde 法很接近,也可以用于上睑内眦部的全层缺损。手术方法:外眦角切开以后,皮肤切口呈微向下凹陷的弧形向外上方延长,最低点与下睑低点平齐后再向上延伸至颞侧发际。分离皮下组织,暴露外眦韧带剪断,将整个上睑皮瓣向内眦部滑动至缺损区域,分层缝合组织皮肤。利用颞下方眶缘骨膜重建外眦韧带。颞部组织修整后分层缝合。此方法最大的并发症就是术后上睑退缩,如果发生则需要二期修整。

四、游离植皮

如果面积很大的眼睑浅层缺损,或者上、下睑均有较大面积的缺损,可采用全厚或者中厚皮片游离移植修复(图 11-29)。全厚皮片可以取自对侧眼睑、耳后、锁骨上、上臂内侧、腹部或者大腿内侧等地,视具体情况而定,方法不尽相同。中厚皮片一般在腹部和大腿内侧进行,需要取皮刀或者取皮鼓。取皮以后,供区出血点烧灼止血后油纱覆盖,棉垫加压包扎,术后每日供区伤口烘烤 2 小时,待油纱自然脱落。取下的游离皮片处理方法同全厚皮片。

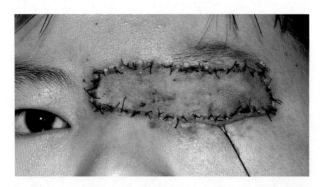

图 11-29　游离皮片移植修复上睑浅层缺损,睑缘融合

如果缺损累及上、下眼睑以及睑缘,可以将上、下眼睑作为一个整体做一大片的皮片移植,以减少皮片收缩。缝合时内、外眦留一小口,以便结膜囊内分泌物排除。一般术后 3 个月将植皮剪开。

第四节　眼窝狭窄并发眼眶畸形的手术治疗

临床上常见的眼窝狭窄并发眼眶畸形主要包括眼球缺失的眼眶骨折、放射性眼眶畸形、先天性小眼球和无眼球。

一、眼球缺失的眼眶骨折

眼球缺失的眼眶骨折以眼球缺失导致的眼窝凹陷为主要表现。对于眼球缺失的复合性眼眶骨折,除了眼窝凹陷,患者还可因眼眶骨折的类型不同,出现相应的骨折移位、眶缘塌陷等表现,临床上与有眼球眼眶骨折相似,易于诊断。原则上,眼窝狭窄合并眼眶骨折应先行眼眶骨折复位术,其主要目的在于:重建眶腔的立体空间,便于后期进行眼窝狭窄矫正;恢复眶缘的连续性,矫正骨折移位、眼眶塌陷等畸形。

眼球缺失的眼眶骨折多数需要手术治疗,但手术适应证及其时机选择必须结合眼球缺失的治疗进行确定。眼球缺失的轻度单纯眶壁骨折只需行眼座植入术即可;即使对于较大缺损的眶壁骨折,临床上也可通过植入较大体积的义眼座,同时矫正眼球缺失和眶内容物疝出导致的眼窝凹陷,而不需行骨折的修复重建手术。因此,眼球缺失的眼眶骨折的手术率低于有眼球眼眶骨折。大范围的眶壁骨折导致的眼窝凹陷,或复合性眼眶骨折引起的各种眶缘离断移位难以通过单纯的眼座植入矫正,必须行眼眶骨折手术治疗。

原则上,单纯眼眶骨折手术应在眼球缺失处理后再进行,这样便于根据眼座的大小和突出程度决定充填材料的数量,并有利于眼座的充分血管化。但对于复合性眼眶骨折,以及眼外肌、眶内软组织大量嵌顿或疝出的严重骨折,则考虑眼眶骨折修复手术和眼座植入手术同期进行。需要指出的是,也有眼科医师不主张眼眶骨折和眼座植入同时进行,担心这样容易增加眼座和骨折充填材料感染、暴露的可能。但多次手术必然增加患者的痛苦和经济负担,笔者强调眼座植入手术和眼眶骨折整复术同时进行(图 11-30)。眼窝狭窄的修复,大多在眼座植入和眼眶骨折修复以后进行。

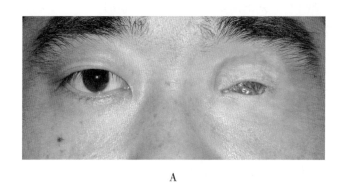

A

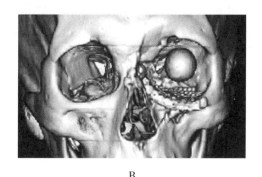

B

C

图 11-30　眼球缺失的眼眶骨折患者

A. 左眼眶区凹陷、眼球缺如、结膜囊狭窄　B. 三维 CT 显示左眼眶内下壁骨折钛网修复、羟基磷灰石眼座位于眼眶中央　C. 结膜囊成形术后配戴义眼片外观像,眼窝饱满

二、放射性眼眶畸形

视网膜母细胞瘤(retinoblastoma, RB)是婴幼儿最常见的原发性眼内恶性肿瘤。治疗方法主要包括经瞳孔热疗、激光光凝、冷冻治疗、巩膜敷贴放疗、外放射治疗、化疗、眼球摘除和眶内容物剜除。其中前四种方法主要适用于早期诊断的微小或较小肿瘤,可保留眼球和部分视力;化疗是非根治性治疗方法,只适宜作为辅助治疗使用;外放射治疗、眼球摘除和眶内容物剜除主要适用于青光眼期和眼外期,将造成患儿永久性失明以及容貌毁损。

视网膜母细胞瘤患者眼球摘除后导致眶内容物的缺失,外放射治疗使眶内脂肪和其他软组织萎缩,造成眼窝凹陷;同时,外放射治疗使结膜组织萎缩,结膜囊狭窄,严重者产生结膜囊闭锁。眼窝凹陷可植入眼座矫正,但由于外放射治疗后眶内血管萎缩和闭锁,血供差,眼外肌和脂肪萎缩,眶内软组织较少,植入的眼座活动性差,眼座纤维血管化速度缓慢,影响手术伤口愈合,导致术后组织裂开、暴露、感染和脱出等并发症增多。因此,对于放射性眼眶畸形患者的眼窝凹陷,往往先行改善眶内血供的手术,然后再植入眼座;或植入眼座和改善血供的手术(颞浅动脉岛状筋膜瓣眶内转移)同期进行,改善眼眶和眶周血供,促进眶内植入物的血管化,减少并发症的发生。

视网膜母细胞瘤多在婴幼儿时期摘除眼球,何时植入眼座一直有争论。眼球是眶内容物的核心,是眶内血液循环、神经体液沟通运输的枢纽。在眼眶发育的过程中,眼球除了物理性的压力支撑作用,还有许多因素如血供和眶内组织紊乱等影响眼眶发育。对于3岁左右儿童,早期手术植入眼座在一定程度上破坏了眼眶内部原有的微循环,使眶内软组织进一步萎缩,结膜组织瘢痕挛缩。笔者认为,对于视网膜母细胞瘤患儿,眼球摘除同时植入眼座,或早期植入眼座,不但不利于肿瘤的随访观察,且对刺激患儿眼眶进一步发育没有显著作用,而早期配戴并定期更换逐渐增大的义眼,可有效地促进眶骨及眼周软组织的生长。对于婴幼儿时期摘除眼球的患者,配戴合适的义眼,定期更换义眼,动态观察眼眶发育情况,当眼眶发育至相对稳定的阶段(达成人眼眶容积的85%~90%),可考虑植入一个适当大小的永久性眶内植入物。

游离口唇黏膜或皮片移植眼窝再造术可矫正眼窝狭窄。但对放射性眼眶畸形患者,由于放疗使眼眶和眶周组织缺血和萎缩,黏膜或皮片移植后难以全部存活,存活的黏膜和皮片因缺血而发生纤维化,导致眼窝进行性缩窄,患者无法安置合适的义眼。因此,临床上多首先采用颞浅动脉筋膜岛状瓣眶内转移,改善眶内血供,然后再进行眼窝成形手术。眼窝凹陷和眼窝狭窄的手术顺序通常是先改善眶内血供,然后施行眼座植入手术,最后进行眼窝再造。

如前所述,前臂游离皮瓣或足背游离皮瓣眶内移植可同时矫正眼窝凹陷和眼窝狭窄,缺点是需要吻合血管,手术难度大;皮瓣较厚,形成的眼窝形状难以控制;义眼不能活动。

放射性眼眶畸形存在眼眶骨骼发育不良和眼眶软组织缺血萎缩两方面问题,因此在治疗过程中,若单纯行软组织萎缩修复常会出现组织量不足,不能解决眶颧凹陷、眶腔狭小和颧面部塌陷等问题;同样,单纯行骨组织充填又会引起局部组织因血供不足而坏死。因此临床上我们多采取系统的整复手术治疗,同时矫正骨组织和软组织畸形。

三、先天性小眼球和无眼球的治疗

对严重的小眼球或无眼球患者的治疗应从软组织的扩张开始。最简单的方法就是渐进性地放置大的形态支撑物,扩张眼睑和结膜囊。这种软组织的扩张应尽可能开始于出生后数周内,至少应始于生后6个月之前。每3~4周增大形态支撑物,促进软组织的扩张,如果大的形态支撑物不好,可施行外眦角切开术后再植入。植入哑铃状的形态支撑物,用胶带或橡皮筋对眼睑外部施加压力,促进软组织扩张。但是这种方法对眼部黏膜或结膜穹隆等软组织的扩张有作用,而多数情况对眼眶后部的扩张或眼眶骨的成长作用有限,因此在对软组织的扩张取得效果之后,应该着手扩张眼眶的治疗。另一种方法是植入真皮脂肪垫,但婴幼儿取材困难,且促进眼眶发育的作用有限。

对于严重的先天性小眼球或无眼球的患者,需观察患侧眼眶发育是否明显落后于健侧。一旦发现眼眶发育迟缓,应尽早植入眼眶植入物以促进眶骨及面中部的发育。为得到依赖眶内植入物的眼眶骨的发育,应尽量植入足够大的眶内植入物,一般来说能植入16~20mm的眶内植入物。有学者提出,对于儿童可以植入可替代的眶内植入物,如硅胶制成的植入物,每间隔6~12个月替换更大的眶内植入物,满4岁之前应该植入20mm大小的眶内植入物。为减少多次手术造成包括结膜等软组织的损伤,避免大的植入物的暴露,采用不经过结膜切口,施行外侧开眶手术路径植入眶内植入物。最后植入成人大小的眶内植入物时使用羟基磷灰石或多孔聚乙烯等眶内植入物,此时采用常规手术方法,将眼外肌缝合固定于眶内植入物上。

近年来,陆续出现一些新型的眼眶扩张器,如自膨胀水凝胶组织扩张器和可充气、注水的球形扩张器等。理想的眼眶扩张器应该具有以下特性:①植入简便,创伤小;②短时间内逐渐扩张发挥作用,并能长期耐受;③产生的压力可控;④抗感染、抗排异,没有严重的并发症;⑤植入后不需要反复调整和重复操作。

自膨胀水凝胶组织扩张器是一种稳定、干燥的植入物,由具有良好的生物相容性的自膨胀水凝胶制成(图 11-31)。这种水凝胶是一种甲基丙烯酸甲酯和 N-乙烯吡咯烷酮的共聚体,具有良好的生物相容性,无毒性反应、无基因毒性作用、无免疫反应,其扩张组织的原理是当水凝胶植入体内后通过渗透作用,组织周围体液被吸收到材料中,水分子打断了氢键,交联的纤维分开,聚合体膨大,吸收更多的水分,从而使植入物的体积增大 3～12 倍。它可以制成不同的形状,如半球形的结膜囊扩张器,临床上应用于扩大结膜囊、促进眼睑及其周围组织的发育;球形的眼眶扩张器,临床上应用于先天性无眼球、小眼球患者。还有可注射植入的小棒／小球形的扩张器,可以应用于眼窝凹陷或补充治疗的患者。临床病例报道显示,使用扩张器后眼睑的长度和眼眶容积都有明显发育,面部不对称得到矫正。

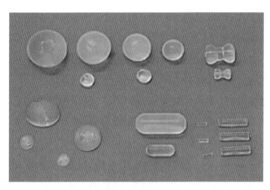

图 11-31　自膨胀水凝胶眼眶组织扩张器,形状有球形、半球形、
哑铃状和棒状,干燥时与水化后的体积相差 3～12 倍

新技术、新材料、新方法的不断发展和完善令人鼓舞,随着研究的不断深入,为先天性无眼球和小眼球患者的治疗提供了广阔的前景。我们有理由相信,对此类患者的早期干预和及时治疗,可以减少甚至避免眼眶和面中部发育不良的发生。

（林明　范先群）

参考文献

［1］Suh I S, Yang Y M, Oh S J. Conjunctival cul-de-sac reconstruction with radial forearm free flap in anophthalmic orbit syndrome[J]. Plast Reconstr Surg, 2001, 107(4):914-919.

［2］Altintas M, Aydin Y, Yücel A. Eye socket reconstruction with the prefabricated temporal island flap[J]. Plast Reconstr Surg, 1998, 102(4):980-987.

［3］Antia N H, Arora S. "Malignant" contracture of the eye socket[J]. Plast Reconstr Surg, 1984, 74(2):292-294.

［4］Petrelli R L. Management of the contracted eye socket[J]. Int Ophthalmol, 1982, 5(1):33-42.

［5］Vistnes L M, Iverson R E. Surgical treatment of the contracted socket[J]. Plast Reconstr Surg, 1974, 53(5):563-567.

［6］Ellis D S, Toth B A, Stewart W B. Temporoparietal fascial flap for orbital and eyelid reconstruction[J]. Plast Reconstr Surg, 1992, 89(4):606-612.

［7］El-Khatib H A. Prefabricated temporalis fascia pedicled flap for previously skin-grafted contracted eye socket[J]. Plast Reconstr Surg, 2000, 106(3):571-575.

［8］Yanaga H, Mori S. Eyelids and eye socket reconstruction using the expanded forehead flap and scapha composite grafting[J]. Plast Reconstr Surg, 2001, 108(1):8-16.

[9] Aihara M, Sakai S, Matsuzaki K, et al. Eye socket reconstruction with free flaps in patients who have had postoperative radiotherapy[J]. J Craniomaxillofac Surg, 1998,26(5): 301-305.

[10] Abood M H, Weyes M M. Post-traumatic reconstruction of the enucleated contracted eye socket: a comparative study[J]. Craniofac Surg, 2006,17(2):224-230.

[11] Miyamoto S, Takushima A, Asato H, et al. Secondary reconstruction of the eye socket in a free flap transferred after complete excision of the orbit[J]. Scand J Plast Reconstr Surg Hand Surg, 2007,41(2):59-64.

[12] El-Khatib H A. Prefabricated temporalis fascia pedicled flap for previously skin-grafted contracted eye socket[J]. Plast Reconstr Surg, 2000,106(3):571-575.

[13] Quaranta-Leoni F M. Treatment of the anophthalmic socket[J]. Curr Opin Ophthalmol, 2008,19(5):422-427.

[14] 范先群. 眼整形外科学[M]. 北京:北京科学技术出版社,2009:453-465.

[15] 黄发明,陈均,汤明芳. 无眼球性结膜囊狭窄的分类与手术矫正的临床研究[J]. 中国实用眼科杂志,1996,14(2):104-106.

[16] 宋斗,苏书,高方,等. 结膜囊成形术矫正无眼球性结膜囊狭窄[J]. 国际眼科杂志,2003,3(2):83-85.

[17] 赵颖,闵燕,李冬梅,等. 严重结膜囊狭窄伴眼窝凹陷的手术治疗[J]. 中国医刊,2003,38(11):52-54.

[18] 王量,王珍祥,李喆,等. 游离植皮法眼窝再造临床应用体会[J]. 中国美容医学,2011,20(9):1338-1339.

第十二章
眼眶减压术

眼眶减压术是治疗甲状腺相关眼病严重眼球突出导致暴露性角膜炎、视神经受压、视功能损伤或眼球突出美容外观的需要的一种常规手术;假性脑瘤引起的视乳头水肿以及头面部外伤引起的视神经压迫损害等常也需要行眼眶或视神经管减压,抢救患者的视功能。

眼眶减压手术主要包括两种术式,①眼眶脂肪减压术:适用于轻、中度眼球突出的患者因美容外观的需要;②骨性眼眶减压术(图 12-1):适用于严重眼球突出导致暴露性角膜炎以及视神经受压、视功能损伤的患者,是将眼眶一侧壁或 2～3 侧壁骨性切除,将眶内软组织突出于眶外的间隙,以减低眶内压,缓解眼球突出。

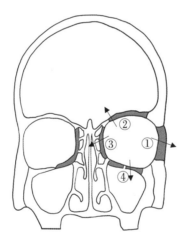

图 12-1　各种减压术的切口入路:①外侧眶壁切开减压术(Kvonlein 术);②经额眶顶切开减压术(Naffziger 术);③内侧眶壁及筛房切除减压术;④下壁眶底切除减压术

第一节　眼眶脂肪切除减压术

甲状腺相关眼病的球后体积增加主要是眼球后结缔组织(包括眼外肌、脂肪等)的增殖、炎性浸润和水肿。正常人眼球后脂肪容积为 8ml,而甲状腺相关眼病者可达 10ml 以上。

最早的眶脂肪切除术始于 1973 年,经前路开眶施行,现已经改进方法。眶脂肪切除术的目的,在于切除一些变性或水肿、增生的脂肪,缓解眼球突出。眶脂肪切除最多可减少眼球突出 6mm,最少 1.2mm,平均 2.2mm,效果良好,不失为治疗甲状腺相关眼病的一种方法。一般认为,切除 0.8ml 脂肪可缓解 1mm 的眼球突出。

眶脂肪切除术分为两种:一种为解除眶前部的眼睑虚肿,切除浅层眶脂肪的手术。它是为那些眼球突出并不明显,仅表现为下睑或上睑隆起(脂肪增生)而设计的手术,手术切除的目的是为了改善外观。另一种是为缓解眼球突出而切除眶深部的脂肪的深层脂肪切除术。近来也有学者报道,眶脂肪减压可与眼肌手术联合进行。

一、浅层眶脂肪切除术

(一)手术适应证

1 甲状腺相关眼病的上、下眼睑因脂肪增生而突出者。

2 其他因眶脂肪增生引起的上、下睑虚肿者。

(二)手术步骤

1 麻醉 用 2%利多卡因与等量的 0.75%布比卡因加少许肾上腺素,做眶上缘附近或下睑皮肤浸润麻醉(根据切口位置)。眶隔后脂肪也应注射 0.5～lml 麻醉药。

2 切口 眶上部脂肪切除有 3 种切口:

(1)眶缘皮肤切口:暴露较好,利于脂肪切除,但外观可见瘢痕。

(2)重睑切口:外观较好,但术中需要将皮肤向上牵拉,暴露眶缘,不太利于脂肪切除。

(3)结膜内上和外上象限切口:切口较隐蔽,为常用手术方式。

眶下部脂肪切除可采用下睫毛下1mm 皮肤切口,外观无明显的瘢痕;也可采用下穹隆部结膜切口。

3 切除脂肪 切开眶上部或眶下部眶隔后,再切除眶内脂肪。脂肪切除应采用钳夹后切除加电灼的方法,即先用血管钳轻轻提出眶内脂肪,夹住根部,然后切除表面的脂肪,最后电灼断端,防止出血。切除后,其余的脂肪自行缩回眶内。

4 缝合 用 6-0 号或 7-0 号美容缝线缝合眶隔、皮肤,轻轻加压包扎。

(三)术中注意事项

应分块切除,小心操作,防止大范围切除引起眶深部出血及术后眼睑凹陷。

二、深层眶脂肪切除术

(一)手术适应证

1 甲状腺相关眼病眼球突出明显者,尤其单侧突出者。

2 可作为眼眶减压术的第一步治疗。

3 有眼眶减压术或药物治疗禁忌证的眼球突出者。

4 眼球突出但肌肉肥厚不明显者。

(二)手术步骤

手术分为结膜入路和皮肤入路。结膜入路的优点是手术切口隐蔽,比较常用。皮肤入路最大的优点在于暴露较好,利于切除脂肪,减少并发症;但缺点是有可见的皮肤瘢痕,一般较少采用。

1 麻醉 局部麻醉。

2 结膜入路

(1)沿外下穹隆结膜剪开球结膜及筋膜,向下深部分离,进入眼眶外下方第二外科间隙。

(2)此时脂肪脱出,用血管钳轻轻地将脂肪小叶分次、分块切除,并向眶深部分离。打开外直肌与下直肌间的肌间隔,进入肌锥内。锥内脂肪脱出后,亦分次切除。其脂肪切除总量在 4～6ml 即可。同上方法,将眼内上方穹隆结膜剪开,向球后分离,将内上方眶脂肪切除约 2mm。

（3）用 8-0 号可吸收缝线连续缝合球结膜。

③　皮肤入路

（1）首先缝合睑裂,上方采用眉弓下皮肤切口,下方为下睑睫毛下 1mm 切口。上方切开眶隔后,根据情况切除内上和外上方的眶脂肪。外侧切除时,注意不要损伤泪腺,内侧注意眶上神经、滑车及上斜肌等重要结构。一般眶上部和眶下部的脂肪各切除 2mm,总量为 4ml。

（2）用 6-0 号或 7-0 号美容缝线缝合眶隔、皮肤,轻轻加压包扎。

（三）术中注意事项

①　效果预估　术前要常规做水平位及冠状位 CT,了解眼外肌肥大及脂肪分布情况。一般眼球突出明显而肌肉肥大不显著者,手术效果好,可达到最佳减压效果,否则效果不佳。

②　直视下切出脂肪　术中必须在直视下切除脂肪。必要时直接预置眼外肌缝线牵引,切勿损伤神经和肌肉。术中充分止血。

③　眼眶深部的限制　切除脂肪一般受到眼眶深部的限制, 不要过深而盲目地切除脂肪,尤其是肌锥内的脂肪。手术中轻压眼球将眶深部的脂肪自行突出后再切除,可减少手术的损伤。

第二节　一壁眼眶减压术

眼眶一壁减压术是指仅对眶内侧壁或眶外壁或眶下壁的一壁进行骨性切开的减压术,由于一壁减压术术后效果欠佳或术后引起眼球位置的改变等原因,单独使用比较少,但在临床上一些特殊的病例仍可选择使用。

一、眶外侧壁减压术

传统的眶外侧壁减压术多是联合眶内侧壁或和眶下壁使用,常规情况下很少单独使用,但对于单侧眼球突出中等度(如在 4～6mm),有内斜视而无压迫性视神经病变的患者,可考虑选择,可减轻眼球突出 2～4mm;术中再联合对眶内侧脂肪减压术,可减轻 4～6mm。目前也有学者报道使用扩大的深部眶外侧壁减压术。

（一）常规的眶外侧壁减压术

①　麻醉　全身麻醉。

②　手术步骤

（1）切口:从外眦 1cm 的颞侧水平切开皮肤及皮下组织(图 12-2),也可从外眦切开,进入下穹隆结膜。

（2）分离暴露:用剪刀分离皮下组织直至骨膜,向上、下眶缘外侧分离,充分暴露外侧眶缘内外侧骨膜。于颧弓水平至颧额缝作眶缘骨膜切口,分离骨膜,暴露眶缘骨质。

（3）切开眶外侧骨壁:在平行眶下缘之颧弓及颧额缝之上水平用骨锯切断外侧眶壁,同时用电钻在眶外侧骨缘切口的两侧钻孔(眶上缘可钻一个对孔,眶下缘可钻两个对孔),然后用骨钳夹持锯开的眶外侧壁向外后折断,取出眶外缘。继而用咬骨钳扩大咬除或磨钻去除外侧眶壁两侧及后端骨壁。

（4）使眶内脂肪向颞窝膨出：在眶外侧壁内面外直肌两侧骨膜做水平切开，使眶内脂肪大量向颞窝膨出，并切除部分膨出的脂肪，同时可将部分颞肌切除。

（5）眶外侧骨瓣整复：用电锯或磨钻将眶外骨瓣修整变薄。

（6）缝合：放回眶外侧壁骨片，并用4-0号丝线缝合固定（也可用钛钉和钛板固定），缝合眶缘骨膜，重建外眦角，依次缝合皮下组织及皮肤切口，并加压包扎。

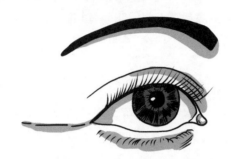

图 12-2　眶外侧壁减压术切口

（二）眶深部外侧壁减压术

1　麻醉　全身麻醉。

2　手术步骤

（1）切口：发际线的冠状皮肤切口或眉弓外上方"S"形延长皮肤切口，分离皮下组织至眶外缘，向下分离至颧弓上缘水平，向后剥离颞肌前缘，显露颞窝。

（2）扩大和深部眶外侧壁切除：电锯截取包含外上眶缘的外侧骨瓣，同时用电钻在眶外侧骨缘切口的两侧钻孔，用骨凿和咬骨钳或磨钻等去除全部眶外侧壁，深至眶上裂外缘，上至蝶骨嵴和泪腺窝，下至眶下裂上缘。

（3）使眶内脂肪膨出：去除眶骨膜，分离肌间隔，使外直肌和脂肪向外移位至颞窝，向后移位至颅中窝。

（4）眶外侧骨瓣整复复位：将截取的外侧壁骨瓣修整变薄后，用4-0号丝线缝合固定（也可用钛钉和钛板固定）。

（5）缝合：分层缝合骨膜、皮下组织和皮肤，并加压包扎。

二、眶下壁减压术

眶下壁减压术最常见的术后并发症是引起垂直性复视，一般无垂直性复视或下斜视的患者原则上不使用，但有上斜视的患者可尽量选用。单独使用时，仅对于有上斜视而单侧眼球突出中等度（如在4～6mm）而无压迫性视神经病变患者，可考虑选择。

（一）麻醉

可用全身麻醉或局部浸润麻醉，附加全身镇静及止痛药物。

（二）手术步骤

1　下睑皮肤切口入路

（1）切口：沿下睑缘睫毛下2mm作平行睑缘切口，由泪小点附近延至外眦，在皮下、眼轮匝肌与眶隔之间分离、暴露眶下缘，切开骨膜，向后内分离骨膜，暴露整个眶下壁，辨认轻度隆起的眶下神经管。

（2）切除眶下壁：用骨凿凿开眶下神经两侧的骨壁，用咬骨钳扩大骨孔，并切除上颌窦的黏膜

（注意保护眶下神经和血管）。

（3）切开骨膜：在下直肌两侧作垂直的骨膜切口，并向后分离，使眶脂肪突入上颌窦腔，并可切除部分眶脂肪，保留中央的眶骨膜支持眼球。

（4）缝合：分层缝合切口。

2 下穹隆结膜入路 依次切开外眦到达外眶缘，暴露并切断外眦韧带下支，松弛下睑，剪开整个下穹隆结膜及其下方之筋膜囊，直达眶下缘骨膜，置拉钩于眼睑与眼球之间，避免眶脂肪突出于术野内，充分暴露眶下缘术野。切开眶下壁手术的其他步骤与前述相同(图 12-3)。

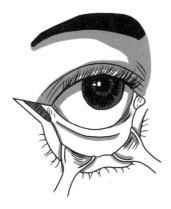

图 12-3 下穹隆结膜入路

三、眶内侧壁减压术

眶内侧壁减压术对于缓解肥厚的内直肌压迫视神经有较大的意义，因而对于有压迫性视神经病变患者，眶内侧壁减压是必选的。传统的眶内侧壁减压术是在鼻窦旁做皮肤切口(图 12-4)，有明显的瘢痕，现已基本不使用。目前多通过改良的下睑皮肤切口手术或内侧穹隆结膜切口或内镜从鼻腔入路手术以及上颌窦入路等。由于眶内壁减压最常见的并发症之一是术后眼球向内侧移位，而甲状腺相关眼病内斜视患者远多于外斜视(极罕见外斜视)，因而目前不主张单独使用，多联合眶外侧壁或和眶下壁手术。但作为手术方法可介绍。

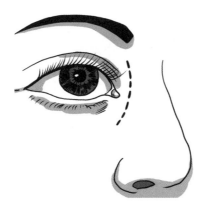

图 12-4 进入筛窦的皮肤切口

（一）麻醉

全身麻醉或局部浸润麻醉，附加全身镇静及止痛药物。

（二）手术步骤

1　经下睑皮肤切口

（1）切口：向下睑缘睫毛下 2mm 作平行睑缘切口，向内眦部延长切口，在皮下、眼轮匝肌与眶隔之间分离、暴露眶内下缘，切开眶下缘和眶内下缘骨膜，向后内分离骨膜，暴露整个眶下壁和眶内下壁。

（2）切除眶内壁：用剥离子将眶内侧壁筛骨壁向筛窦内压迫，暴露筛窦腔，刮除气房和黏膜，用吸引器吸出碎骨片和碎黏膜，用纱布填入止血。

（3）切开骨膜：在内直肌下方作垂直的骨膜切口，并向后分离，使眶脂肪突入筛窦腔，并可切除部分眶脂肪，保留中央的眶骨膜支持眼球。

（4）缝合：分层缝合切口。

2　内侧结膜入路切口

（1）切口：从内侧泪阜部结膜弧形切开，向内侧眶壁处分离，暴露眶内侧缘，沿泪后嵴后 1cm 处切开眶骨膜，暴露眶内侧骨壁。

（2）去除眶内壁：用剥离子将筛窦壁压碎或直接咬除，向上至筛骨水平板，向下至筛骨与上颌骨连接处，深至视神经管内缘的前方。刮除气房和黏膜，暴露筛窦腔。

（3）切开骨膜：在内直肌两侧水平切开骨膜，暴露眶脂肪，突出于筛窦内，并可切除部分眶脂肪，保留中央的眶骨膜支持眼球。

（4）缝合：分层缝合切口。

3　经上颌窦入路内侧减压术　此手术是耳鼻咽喉科过去用的手术方式，但由于目前内窥镜的使用，目前多已被经鼻腔入路取代。此术也被称为 Walsh-Ogura 手术。

作 Caidwell-Lnc 切口入路，凿开上颌窦前壁，行窦内开筛术。以纸样板为标志，暴露筛骨水平板及蝶窦前壁（注意防止脑脊液鼻瘘和视神经损伤），剥离骨膜及上颌窦黏膜后，切除眶底，保留眶下神经及血管。在内侧折断纸样板，除接近视神经之后部外，其余均切除，作前后数条眶骨膜切口（避免伤及内、下直肌及下斜肌），使眶内脂肪突入上颌窦和筛窦，作下鼻道引流，缝合切口（图 12-5）。

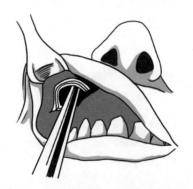

图 12-5　经上颌窦入路的内侧减压术

4　鼻内窥镜下眶减压术　可以避免面部痕瘢的产生。手术步骤：

（1）麻醉：患者仰卧位，全身麻醉。

（2）切开：鼻黏膜用 4% 的利多卡因棉条浸润。在内镜直视下行非活动性切开，进入筛窦并开放筛窦，确认筛窦顶（前颅底），然后沿水平骨板分离至蝶骨面，确定纸样板（眶内壁），进入蝶窦并开放，从而清晰辨认眶尖部和视神经孔。用 Freer 拉钩和 Lusk 探针行眶内壁折断（图 12-6A）。用咬骨钳去除蝶窦面 2mm 内的后部眶内壁。打开眶骨膜至前颅底和内下壁下方会合处，保留这部分较厚的骨壁以支持眼球,减少术后内斜视的发生。用镰状刀行放射状眶骨膜切开,使眶内脂肪向鼻腔疝出(图 12-6B)。负压吸引眶脂向鼻腔牵引,观察排除是否牵拉肌肉、血管,切除疝出的眶脂(图 12-6C)。

(3)止血并关闭切口:结膜入路眶底减压的切口设计及手术步骤同眶下壁减压术。术中止血海绵的应用可以减少术野出血,关闭切口时,眶下缘处的眶骨膜不缝合。

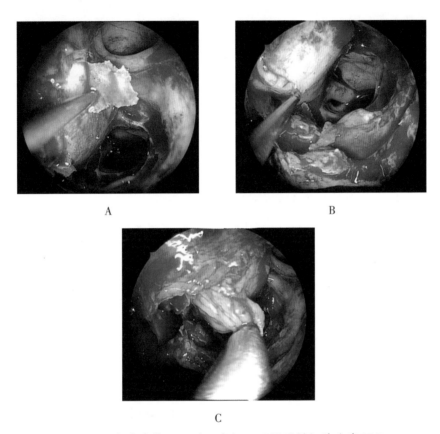

图 12-6　鼻内窥镜下眶减压术切开眶骨膜并切除疝出眶脂
A. 用 Lusk 探针将眶内壁折断　B. 用镰状刀放射状切开眶骨膜　C. 切除疝出的眶脂

(4)注意事项:①有精确的眶内壁骨架:筛窦切除术时必须有精确的眶内壁骨架。②去除眶壁时注意行刀方向:去除眶壁时不要切破骨膜,因为眶脂脱出会阻碍视野,不利于进一步分离;切开眶骨膜时,应该在上颌窦外侧由后往前切开,注意行刀的方向,不要损伤直肌。③上颌窦造口的设计:上颌窦造口要大于预计的眶内容物脱出量。④勿予去除的部位:额隐窝处骨或骨膜不要去除。⑤术后早期的症状:术后早期可能出现眶内肿胀或伴视力改变。⑥过多的眶底减压导致的后果:过多的眶底减压会导致术后复视或使已经存在的复视加重,增加上颌窦炎复发的风险。

第三节　二壁眼眶减压术

二壁眼眶减压术是最常用的手术方式,最常用的是眶内侧壁和眶外侧壁联合减压,其次是眶内侧壁联合眶下壁减压以及少用的眶外侧壁联合眶下壁减压术三种。

一、眶内侧壁和眶外侧壁联合减压术

本手术方式最大优点是减压效果较满意,既能减除视神经的压迫,又能缓解眼球突出,使水平眼位保持相对平衡,不改变垂直的眼位,对于无垂直斜视的患者特别适用。

(一)麻醉

全身麻醉。

(二)手术步骤

1 眶内、外壁分别减压

(1)眶内侧壁减压(同一壁减压)。

(2)眶外侧壁减压(同一壁减压)。

2 改良的眶内、外壁减压

(1)沿下睑缘睫毛下 2mm 作平行睑缘切口,向内眦部延长皮肤切口,向外眦部及外侧延长皮肤切口,在皮下、眼轮匝肌与眶隔之间分离、暴露眶外下缘、眶下缘、眶内下缘,切开骨膜,向后内分离骨膜,暴露整个眶下壁、眶外侧壁和眶内下缘壁。

(2)按上述外侧壁开眶减压术行外侧壁减压,按上述下睑皮肤切口内侧壁开眶减压。

二、眶下壁和眶内侧壁联合减压术

本手术方法最大的优点是减压效果好,尤其是对视神经压迫的患者,但易引起术后眼球向内下方移位,造成术后斜视或斜视加重。

(一)麻醉

全身麻醉。

(二)手术步骤

1 切口 沿下睑缘睫毛下 2mm 作平行睑缘切口,向内眦部延长皮肤切口,在皮下、眼轮匝肌与眶隔之间分离、暴露眶下缘、眶内下缘;或经外眦水平切开皮肤 1cm,剪开外眦韧带下支,游离下睑,向下牵拉下睑并全层剪开下方和内侧球结膜,自切口向眶缘分离,暴露眶下缘和眶内侧缘。切开眶缘骨膜,向后内分离骨膜,暴露整个眶下壁和眶内下缘。

2 切除眶下壁 用骨凿凿开眶下神经两侧的骨壁,用咬骨钳扩大骨孔,并切除上颌窦的黏膜(注意保护眶下神经和血管)。注意将内下壁的联合处骨嵴保留。

3 切除眶内壁 用剥离子将眶内侧壁筛骨壁向筛窦内压迫,暴露筛窦腔,刮除气房和黏膜,用吸引器吸出碎骨片和碎黏膜,用纱布填入止血。

4 切开骨膜 在下直肌两侧和内直肌下方或两侧作垂直的骨膜切口,并向后分离,使眶脂肪突入上颌窦腔和筛窦腔,并可切除部分眶脂肪,保留中央的眶骨膜支持眼球。

5 缝合 分层缝合切口。

三、眶外侧壁联合眶下壁减压术

本手术方法比较少用,但临床上对于比较严重的眼球突出、有内上斜视而无压迫性视神经病变的患者可以采用。

1 麻醉 全身麻醉。

2 手术步骤

(1)沿下睑缘睫毛下 2mm 作平行睑缘切口,向外眦部延长皮肤切口,在皮下、眼轮匝肌与眶隔之间分离、暴露眶外侧缘、眶下缘;或经外眦水平切开皮肤并延长 3cm,剪开外眦韧带下支,游离下睑,向下牵拉下睑并全层剪开球结膜,自切口向眶下缘和外侧缘分离,暴露眶下缘和眶外侧缘。切开骨膜,向后内分离骨膜,暴露整个眶下壁和眶外侧缘。

（2）切除眶外侧壁(方法同眶外侧壁减压术)。

（3）切除眶下壁(方法同眶下壁减压术)。

（4）切开骨膜(同眶外侧壁减压术和眶下壁减压术)。

（5）分层缝合切口。

第四节 三壁眼眶减压术

三壁眼眶减压术是指眶内侧、外侧和眶下壁联合减压术,一般用于比较严重的病例,特别是同时伴有上斜视的患者。

（一）麻醉

全身麻醉。

（二）手术步骤

手术操作同眶外侧壁联合眶内、下壁减压术的方法,或眶内、外侧壁联合眶下壁的方法(图 12-7)。

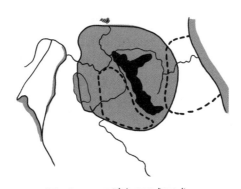

图 12-7 三壁切开减压术

（三）手术并发症及处理

1 视力下降或失明 此为手术意外所致,任何眼眶手术都可发生,但眼眶减压术后失明少见。术中需注意避免损伤视神经和眼动脉。

2 眼球后退不足 术后眼球后退不足可能由于眶骨膜切开不完全或眶脂肪与眼眶粘连或眶内组织纤维化,眶脂肪不易突入窦腔,术后眼眶出血、机化也可致眼眶减压效果欠佳。此外,眼球悬韧带在眼球下方形成筋膜悬吊囊,下直肌和下斜肌下方之骨膜也有支持眼球的作用。

3 眼外肌平衡受累 有报道,术前有明显眼肌病变者术后有 1/3 患者斜视增加。需注意手术方式的选择和避免损伤眼外肌。

4 眶下神经受损 术中切除眶下壁时损伤眶下神经血管束,引起眶下皮肤麻木,一般 3～6 个月好转。术中需注意辨认眶下神经管位置并予以保护。

5 上睑退缩加重 有报道,眶减压术后上睑退缩加重达 82%,部分患者需做提上睑肌延长术。

6 眼眶蜂窝组织炎　术前有化脓性鼻窦炎或泪囊炎者,术后可发生眼眶蜂窝组织炎。

7 脑脊液鼻漏　脑脊液鼻漏少见,但这是严重的并发症,术中如撕破前颅凹或眶上壁的硬脑膜,可发生脑脊液鼻漏,需注意防治。如发生硬脑膜损伤,需及时缝合止血。

(四)手术注意事项

1 手术成功的关键之一是要求术前对患者眼部和全身情况有充分的了解和准备,掌握好手术适应证,根据眼眶病变的严重程度正确选择手术方式。

2 特别注意眼眶壁切除的大小、眶骨膜切开是否完全和充分、眶脂肪突出多少,这些与手术效果有密切关系。

3 术中注意保护眶下神经血管束及硬脑膜等重要组织,可减少并发症发生。

4 对明显眼睑退缩的患者,术后应作睑缘缝合(睑缘缝合处应作两处创缘),有助于避免术后上睑退缩的加重。

5 眼眶减压术是综合治疗恶性眼球突出的重要措施之一,术后应结合全身情况给予必要的药物治疗,并密切观察、随访,以巩固和提高治疗效果。

(杨华胜　林明)

参考文献

［1］Goldberg R A, Weinberg D A, Shorr N, et al. Maximal, three-wall, orbital decompression through a coronal approach[J]. Ophthalmic Surg Lasers, 1997,28(10):832-843.

［2］Lamberg R A, Grahne B, Tommila V, et al. Orbital decompression in endocrine exophthalmos of Graves' disease[J]. Acta Endocrinol, 1985,109(3):335-339.

［3］Spielmann A C, Maalouf T, Melet T, et al. Complications of transpalpebral osseous orbital decompressions in thyroid orbitopathies[J]. J Fr Ophthalmol, 1999,22(2):194-202.

［4］王志刚,刘铭. 联合进路的眶减压术[J]. 国外医学:耳鼻咽喉科学分册,2004,28(2):121-123.

［5］吴中耀,颜建华,杨华胜,等. 甲状腺相关眼病眼眶减压术的疗效分析[J]. 中华眼科杂志,2002,38(7):399-401.

［6］宋国祥,吴中耀. 眼眶病学[M]. 北京:人民卫生出版社,1999:21-23.

［7］罗清礼,夏瑞南. 眼眶减压术治疗 Graves 眼病的概况[J]. 国外医学:眼科学分册,1992,16(1):76-79.

［8］McNab A A. Orbital decompression for thyroid orbitopathy[J]. Aust N Z J Ophthalmol, 1997,25(1):55-61.

［9］West M, Stranc M. Long-term results of four-wall orbital decompression for Graves' ophthalmopathy[J]. Br J Plast Surg, 1997,50(7):507-516.

［10］Lund V J, Larkin G, Fells P, et al. Orbital decompression for thyroid eye disease: a comparison of external and endoscopic techniques[J]. J Laryngol Otol, 1997,111(11):1051-1055.

［11］Lucarelli M J, Shore J W. Management of thyroid optic neuropathy[J]. Int Ophthalmol Clin, 1996,36(1):179-193.

［12］Baldeschi L, MacAndie K, Hintschich C, et al. The removal of the deep lateral wall in orbital decompression: its contribution to exophthalmos reduction and influence on consecutive diplopia[J]. Am J Ophthalmol, 2005,140(4):642-647.

［13］Lee H, Lee Y, Ha S, et al. Measurement of width and distance of the posterior border of the deep lateral orbital wall using computed tomography[J]. J Craniomaxillofac Surg, 2011, 39(8):606-609.

［14］Maino A P, Dawson E L, Adams G G, et al. The management of patients with thyroid eye disease after bilateral orbital 3 wall decompression[J]. Strabismus, 2011, 19(2):35-37.

［15］Norris J H, Carpenter D, Al Raqqad N, et al. Indications for orbital decompression for patients undergoing keratoprosthesis surgery[J]. Ophthal Plast Reconstr Surg, 2012,28(5): 346-349.

［16］Choe C H, Cho R I, Elner V M. Comparison of lateral and medial orbital decompression for the treatment of compressive optic neuropathy in thyroid eye disease[J]. Ophthal Plast Reconstr Surg, 2011, 27(1):4-11.

［17］Liao S L, Huang S W. Correlation of retrobulbar volume change with resected orbital fat volume and proptosis reduction after fatty decompression for Graves' ophthalmopathy[J]. Am J Ophthalmol,2011,151(3):465-469.

［18］王毅,赵海萍,肖利华,等.切除眼眶深外侧壁和内侧壁的减压术治疗甲状腺相关眼病二例[J].中华眼科杂志,2010,46(9):846-848.

第十三章
视神经管减压术

第一节　视神经管骨折

　　外伤性视神经病变（traumatic optic neuropathy，TON）是指颅面部外伤后视神经管和（或）周围骨质发生骨折，对视神经产生压迫、牵拉，导致视神经的管内段产生高压性损害，视力不同程度地受损。1879 年，Berlin 首先对此疾病进行了描述，并将此种骨折造成的视力障碍称为视神经管骨折致外伤性视神经病变。随着交通运输的发展，交通意外或者体育运动中受伤导致外伤性视神经病变的患者越来越多。由于管内段视神经被周围的骨管包绕，该处如发生骨折，患者视力往往严重受损甚至失明，而眼球结构也可能没有发生改变。据统计，颅面部外伤患者中有 2% 发生视神经损伤，因此外伤性视神经病变是一种严重损害患者视力和身心健康的疾病。

　　外伤性视神经病变分为原发性和继发性。原发性是指由于外伤时瞬间外力造成的改变，包括：①出血进入视神经硬膜和鞘间；②视神经撕裂；③挫伤性视神经炎。继发性损伤是指外力作用以后产生的病变，包括：①视神经水肿；②局部血管受压或循环障碍引起的视神经炎；③与血管阻塞（痉挛和血栓形成）有关的视神经梗死。原发性损伤可见颅口镰状襞下环形挫伤痕，通过显微镜可见软膜下部分视神经离断；继发性损伤主要指视神经水肿，表现为视神经表面血管稀疏、变细，表面颜色变暗，类似鱼肉样色泽，视神经饱满，与视神经鞘之间间隙变小，多发生在视神经挫伤周围，甚至在严重的视神经挫伤病例中可见部分视神经液化为浆液状，这些液体很容易被吸引器吸掉而导致局部缺损，术中所见视神经水肿多起源于颅口处挫伤区，严重者延续至视神经管中段。原发性损伤和继发性损伤在颅面外伤致视神经挫伤的发生机制中相辅相成，原发性损伤后出现继发性损伤，而继发性损伤进一步加重原发性损伤。眼眶外的强大外力强烈碰撞导致管内段视神经挫伤，视神经水肿、出血，管内压力增高，加重局部缺血、缺氧，出现组织坏死，轴浆运输受阻。如果这种情况不能及时缓解，神经纤维等逐渐丧失代偿能力，形成下行性视神经萎缩，甚至出现神经节细胞坏死，造成视功能不可逆性的损害。

一、视神经管骨折导致外伤性视神经病变的临床表现

　　1　视力障碍　外伤性管内段视神经损伤时视力障碍是非常严重的，往往在伤后立即发生或伤后数分钟内发生失明。但是当患者昏迷后，视力丧失常常被忽略。

　　2　瞳孔反应异常　伤侧瞳孔直接对光反射迟钝或消失，间接对光反射正常。

3　眉弓颞上方皮肤伤痕。

4　鼻出血或脑脊液鼻漏。

5　视野缺损　轻者可出现中心暗点,旁中心暗点,重者视野不能测出。

6　眼底检查　部分可正常,部分可见视神经乳头水肿、苍白。

7　视觉诱发电位检查　患侧 P_{100} 波较健侧变低,峰时值延长,甚至表现为熄灭波形。

8　影像学检查　双侧视神经管 CT 扫描可发现视神经管有不同程度的骨折,典型的呈泪滴状阴影,有的骨片可直接刺入或者压迫视神经,后组筛窦和蝶窦外侧壁因骨折可变形或者出现筛窦、蝶窦内出血;当骨折错位不明显时,仅表现为窦内黏膜出血、水肿。

9　外伤导致视神经损伤常常还伴随颅面其他部位的损伤　处理时应注意检查其他部位的损伤,判断是否存在生命危险。如存在危及生命的损伤,应首先保证生命体征,再处理眼部情况。

(1)颅脑损伤:当发生视神经损伤时,常常已经发生了颅脑的损伤,包括脑挫裂伤、硬膜外(硬膜下)血肿、蛛网膜下腔出血和气颅等。这一类合并症是外伤早期诊疗的关注重点,因此较少发生遗漏。需要指出的是,本类患者应与脑疝危象相鉴别,前者有典型的 Marcus-Gunn 瞳孔,即患侧直接光反应消失,间接光反应灵敏;后者是早期患侧直接和间接光反应均迟钝,后期则双侧瞳孔散大。上述颅脑损伤早期的处理及时与否对患者的愈后至关重要。一般而言,要按颅脑损伤分级管理的原则严格执行。此时,外伤性视神经病变的治疗应以脱水、抗炎及神经营养等保守治疗为主。生命体征稳定后,再进一步积极治疗。当然,在有一定经验的基础之上,即便存在脑挫裂伤、硬膜外(硬膜下)血肿和气颅等情况,也不是手术的禁忌证。

(2)血管源性损伤:包括创伤性动脉瘤和海绵窦动、静脉瘘,两者的发生率较低,但后果较为严重。颈内动脉外伤性动脉瘤主要发生在颈内动脉的海绵窦段,这与蝶骨大翼骨折、前床突骨折有直接的关系,主要表现为视力下降,还有严重的鼻出血、鼻塞和(或)颅内血管杂音,且临床发生率较高。一旦发现血管损伤,视神经损伤本身就将被置于从属的位置,应该首先处理血管外伤,等病情稳定后再根据情况采取措施治疗视神经损伤。

(3)神经源性损伤:包括合并动眼神经损伤而形成的眶尖综合征,以及外展神经损伤。一般情况下,前者例数可能多于后者。动眼神经更容易损伤的原因可能与以下几方面有关:在眶上裂内,动眼神经位于滑车神经的上方,多数动眼神经在眶上裂的中部分为上、下两支,较粗的上支主要支配提上睑肌和上直肌,下支主要支配瞳孔括约肌、睫状肌、内直肌、下直肌与下斜肌;外展神经经斜坡 Dorello's 管入海绵窦,行于眼神经与颈内动脉之间,从动眼神经孔内穿过眶上裂,在眶上裂水平,外展神经位于鼻睫神经下方、动眼神经下支的外侧。入眶后,向外穿行支配外直肌;眶上裂由外上至内下通过宽部,而在总腱环内的顺序依次为动眼神经上支、鼻睫神经、睫状神经节的交感根、动眼神经下支、外展神经及(或)眼下静脉,根据动眼神经和外展神经的分布与结构来看,动眼神经上支与外展神经虽在纤维的粗细上大致相当,但前者位于眶区的外上部,是外力打击的多见部位,也是视神经管骨折的常见部位。目前针对神经源性损伤的治疗尚无结论性有效方案,一般多以应用神经营养药为多,辅以钙离子拮抗剂等,部分患者应用高压氧治疗后亦得到改善。

(4)眼外肌损伤:可分为原发性损害和继发性损害。早期眼外肌损伤主要是由于眶壁骨折而导致的眼肌嵌顿、挤压或出现血肿,表现为相应的运动功能受损。支配眼球运动的六条肌肉中出现肌肉嵌顿多在下直肌、下斜肌与内直肌,肌肉嵌顿的原因一般考虑是由于在眼眶下壁或内壁骨折后,由于周围存在腔隙(上颌窦、筛窦),眶压增加后,眶内脂肪与眼肌易于外溢、嵌顿,而眶上壁和外侧壁骨折后出现组织结构嵌顿的机会很少。

(5)眶骨骨折:一般情况下,视神经损伤的成人患者,在视神经管骨折的同时,眼眶壁也往往同时骨折。眼眶壁一般分成上、外、下和内侧四个骨壁。伴随视神经损伤的眼眶骨折累及的眶壁排序依次为内、上、下、外侧壁，这与眼眶各骨壁结构特点相符：首先，上颌骨额突、泪骨、筛骨纸板、蝶骨体四块构成眶内壁，厚度 0.2~0.4mm 的筛骨纸板是其主要部分；其次，额骨眶板、蝶骨小翼构成上壁，此处除蝶骨小翼部骨质较厚外，其余均很薄，呈半透明状，非常脆弱；再次，眶下壁厚度为 0.5~1mm，是由上颌骨眶面、颧骨眶面及腭骨眶突组成，是眶壁中最短的一壁；最后，眶外壁是由蝶骨大翼及颧骨组成，除蝶颧缝外，均是厚而坚实的骨板，是四壁中最为坚固的一壁。上述特点正是眶壁骨折好发部位的原因，也提供了影像诊断方向。在儿童患者，由于存在青枝骨折的情况，术前 CT 检查阳性表现者较为有限，因此骨折往往在手术中应用内镜时方能发现。多数眶壁骨折以移位较少的线形骨折为主，临床上可见明显的"熊猫眼症"，给予对症处理即可。如术前检查发现眼球内陷超过 2mm 或者被动牵拉实验阳性者，会产生明显的视功能和外观的改变，应在视神经管减压的同时，积极整复眶壁骨折，以期功能与外观的改善。

根据骨折发生部位将视神经管骨折分为眉弓外侧型、眉弓内侧型和颧骨型。眉弓外侧型较多见，常有视神经管骨折、筛窦壁骨折、蝶骨大翼骨折和颧突骨折，以视神经管骨折最多见。眉弓内侧型其次，常有眉弓骨折、眶上壁骨折、眶内壁骨折和视神经管骨折。颧骨型较少见，常有颧弓骨折、蝶骨大翼骨折和视神经管骨折。

10 其他外伤　可能伴有皮肤裂伤、脑脊液鼻漏等。在视神经损伤患者中，脑脊液鼻漏早期表现为外伤后即刻出现的少量含血清涕样物，不易凝聚，大多数经头卧位后可自行缓解；后期表现为伤后 1 个月至 1 年左右，常在用力排便或反复咳嗽后突然出现鼻腔清涕或咽后壁流液，此类患者常需行脑脊液漏修补术才能奏效。

二、视神经管骨折导致外伤性视神经病变的早期诊断

视神经损伤后如何早期发现是临床上得以及时治疗的关键，只有及早发现视神经损伤才能采取有效的治疗措施，挽救残余的视力。视神经损伤后会导致伤眼的瞳孔散大，直接对光反射迟钝或消失，但是瞳孔反应与视觉通路是两条不同的神经通路，所以单纯通过检查瞳孔对光反应来判断视觉功能是不可靠的，而视觉诱发电位检查是临床上检测视神经损伤的有效方法。视觉诱发电位检查是闪光或图形刺激视网膜后，通过视路传递，在枕叶视皮质诱发出电活动，是一种对视路功能客观而无创性的检查方法，它主要反应视网膜神经节细胞到视觉中枢的形觉信息的传递功能。在临床上对诊断为视神经挫伤的患者进行视觉诱发电位的检测分析发现，因年龄性别的不同，P_{100} 的波幅和潜伏期值波动范围较大。研究结果表明，外伤性视神经病变眼 P_{100} 波幅和潜伏值均有不同程度的降低或无波形。视神经损伤越严重，伤眼的潜伏时间延长越明显，振幅值降得更低，与健侧眼比较差异更大。外伤早期由于参与兴奋的神经元轴索数目减少，导致视觉通路传入冲动减少，所激发的视觉皮质神经元兴奋性降低，致使视觉诱发电位的波幅降低，但因为早期残存的轴索仍然能以正常的速度进行传导，所以潜伏期的改变不明显。随着病情的进展，后期逐渐出现脱髓鞘改变，表现为 P_{100} 潜伏期延长。可见当视神经损伤较轻患者视力下降不明显时，视觉诱发电位检查能敏感地反应视神经各区神经元的轴索和髓鞘的完整性及功能状态。所以视觉诱发电位检查是早期诊断敏感的可靠指标之一，主要表现为 P_{100} 振幅的改变。检测的结果也显示振幅和潜伏时间越异常，视神经损伤越重，这些都客观地反映了眼挫伤后视路中神经兴奋传导速度的变化和视觉中枢反映强度的变化。若视觉诱发电位波形消失，则提示视神经受损严重。综上所述，视神经的救治，关键在于早期发现病情和正确的诊断。视觉诱发电位可以准确及时地检测视神经通路受累的状况，能为早期诊断视神经挫伤提供客观可信的检测指标，为临床及时治疗提供客观依据。

视觉诱发电位检测是测试视觉通路传导功能的敏感、有效的指标，能在视神经挫伤后尽快准确地判断病情，为帮助及指导临床治疗提供可靠的依据，而且 P_{100} 潜伏期和波幅指标对视神经挫伤眼的病情判断、预后评估有重要作用。视神经发生损伤后很短的时间内就会造成不可逆转的视力损害，因此，一旦确定了视神经损伤，应尽快进行治疗。

视神经的实质与脑白质一样，本身仅靠毛细血管供应，这些脆弱的血管极易发生循环供应障碍。视神经损伤后其毛细血管超微结构同样发生改变。根据动物实验观察到损伤 0.5 小时后，毛细血管内皮细胞中的吞饮小泡和微绒毛明显减少；损伤 6 小时后，毛细血管扩张，内皮细胞肿胀，血管通透性增加；随着时间延长，损伤加重，损伤 48 小时后，血管内皮细胞中的线粒体出现广泛变性；损伤 96 小时后，毛细血管断裂出血。视神经损伤后毛细血管内皮细胞的损伤，引起血小板黏附，促使微血栓形成，大量微血栓引起血液循环障碍；而内皮细胞线粒体的广泛变性使 ATP 的产生减少，Na^+-K^+ 泵不能充分转运，细胞内 Na^+ 增多，引起细胞水肿、毛细血管管腔变窄，同样造成血液循环障碍，使视神经组织缺血、缺氧。从病理生理学来讲，损伤初期不论是营养血管障碍还是视神经本身挫伤或是组织压迫等均可引起视神经水肿，肿胀的神经纤维压迫血管和毛细血管，加重血液循环障碍，致使进一步缺血、缺氧，从而加重肿胀。有学者认为，管内段视神经损伤后出现的进行性血液循环障碍和组织水肿，会由于视神经管的空间限制而导致恶性循环，从而使伤后原本具有恢复潜力的视神经纤维进一步丧失，引起视神经继发性损伤，进一步加重视功能的损害。因此，目前认为视功能下降的原因不仅与外伤所致机械性牵拉、轴索断裂、传导阻滞有关，更重要的是视神经血管痉挛、梗塞、压迫和撕裂引起的局部血管功能不全和血液循环障碍所引起。在轴突损伤后神经元的变化过程中，病变发生的时间、进展的速度和细胞丧失的程度对于神经功能的恢复非常重要，在损伤早期即可出现视神经及其毛细血管超微结构的显著改变。因此，一旦确诊视神经损害后就应该早期给予有效治疗。

三、视神经管骨折导致外伤性视神经病变的治疗

目前对视神经损伤的治疗，非手术治疗为先行脱水治疗，使用 20% 的甘露醇静脉滴注，每日 2 次，联合大剂量激素冲击治疗，如使用甲基泼尼松龙冲击治疗。治疗 3～5 天光感恢复者可以进行视神经管减压手术。手术治疗方法主要包括经鼻内镜视神经管减压术和经颅视神经管减压术。

第二节　经鼻内镜视神经管减压术

一、概述

鼻内镜外科技术是 20 世纪后半叶，耳鼻咽喉和头颈外科领域最重要的进展，是现代科技推动医学进步在耳鼻咽喉、头颈外科中的一个缩影。

视神经管管腔狭窄，视神经被包绕在骨性管腔内，可动性极小，外伤后极易发生水肿、出血，造成循环障碍，视神经的实质的血供减少，进一步加重了水肿，形成恶性循环，造成视神经的损伤加重。视神经管减压术是去除部分管壁，使管腔开放、扩大，减轻水肿，使因循环障碍而加剧水肿的恶性循环向良性循环方向转化。傅继弟等将外伤后无光感的患者分为三种类型：①即刻失明者；②外伤后短时间有光感而后失明者；③伤后无光感但有形体觉者。第一种类型为视神经严重损伤，造成

视神经离断的可能性大,属原发性损伤,要严格掌握手术适应证:有明显的视神经管凹陷骨折,或儿童外伤后失明,由于存在描述不清的情况,此两种情况可积极手术治疗。第二种类型多因视神经缺血、水肿造成,说明视神经受压或视神经血运正在锐减,严重者为缺血性梗死。虽然患者失明也不应放弃,应在短时间内积极手术治疗。第三种类型既往眼科认为是无光感,但仔细检查发现存在眼前手动,甚至眼前数指。有人认为视觉通道分为两种:光觉及视觉通道,此种情况可能是光觉通道受损伤所致,此类患者手术效果好,术后视力有提高。

经颅视神经管减压术是一种有效的视神经管减压的方法。既往认为视神经损伤后,行上壁减压是安全可行的,并可同时去除眶尖的碎骨片。此术式不但开放视神经管眶口,而且开放视神经管颅口,减压范围充分,是首选的视神经管减压方式。但经颅视神经减压手术的缺点也很明显,手术创伤较大,患者恢复较慢。而经鼻内镜视神经管减压术(endoscopic optic nerve decompression, EOND)是目前公认的有效且手术创伤小的手术方式,手术后第二天患者即可下地活动。与经颅视神经管减压术相比,两者减压范围不同,前者对眶口减压充分,减压区域是骨管的内下壁;而后者对颅口减压更直接,减压范围主要是内上、上方、外上方。因此经鼻内镜视神经管减压术的手术适应证为:①视神经管内下壁骨折,这类视神经管骨折作为手术适应证对早期手术是必要的,对照术前冠状位 CT 将内下壁骨折处作为定位视神经管的标志,可以大大增加手术的可靠性及安全性。②视神经损伤、视神经管上壁为双层者,经颅手术易造成脑脊液鼻漏。钟世镇也描述此类情况:蝶窦可向视神经管上、外、下壁延伸,去除视神经管上壁时应去除两层薄骨板,因此更适合经鼻做内下壁减压。经鼻内镜视神经管减压手术的禁忌证为:蝶窦不发育或甲介型蝶窦。视神经管隆突不明显的患者,经蝶窦判断视神经管位置比较困难,必要时可在计算机手术导航系统的定位下进行手术,以增加手术的精确性和安全性。

二、视神经管周围的应用解剖

经鼻内镜视神经管减压术是目前治疗外伤性视神经病变(traumatic optic neuropathy, TON)的有效方法,而熟悉解剖标志和视神经充分减压是进行安全和有效手术的关键因素。如果术者熟悉视神经管区域重要的解剖结构以及在术前能够获得患者个体化的影像解剖学资料,将对视神经的充分减压和降低手术风险起到重要作用。因此了解视神经管相关解剖结构和毗邻关系具有重要的临床价值。

1 视神经按解剖部位可以分为颅内段、管内段、眶内段和球内段四部分 颅内段为自视交叉至视神经管的一段,有颅骨和脑组织保护,除非严重的颅中窝底中央部骨折外,一般不易损伤。眶内段位于眼球之后,位于视神经管以外的眶内深处,周围有脂肪保护,且有活动余地,同样不容易受损。球内段是视神经与眼球的连接部位,很少受损。因此,只有管内段视神经位于拥挤细长的骨性管内,可活动性差,是最容易受到损伤的部位。管内段位于后组筛窦气房和蝶窦外侧壁,距离内眦角45～50mm,管内段的长短可从 5.5～11mm 之间变化。管内段前端开口为视神经孔,较狭窄,直径为 4～6mm,后孔较宽,直径 5～9.5mm。

2 视神经管与鼻窦毗邻关系分为四种 ①蝶窦型:视神经管全程与蝶窦外侧壁毗邻;②筛窦型:视神经管全程与后组筛窦外侧壁毗邻;③蝶、筛窦型:视神经管部分与蝶窦外侧壁毗邻,部分与后组筛窦外侧壁毗邻;④蝶鞍型:蝶窦未发育,视神经管与蝶骨、蝶鞍毗邻。视神经管与后组筛窦外侧壁关系密切,出现 Onodi 气房的比例达 60%。

3 视神经管在鼻窦外侧壁的隆突类型分为四种 ①半管型:视神经管突入窦内的隆起小于周径 50%;②管型:视神经管 50%以上周径突出于窦内;③压迹型:未见明显隆起只见压迹者;④无压迹型:视神经管无压迹。

4　视神经管内视神经解剖与周围动脉的关系　实体解剖研究发现，眼动脉起自颈内动脉刚穿出海绵窦部后从视神经管颅口进入管内与视神经平行，眼动脉在颅口有 80% 走行于视神经内下方，在眶口有 85% 走行于视神经外下方。颈内动脉 70% 在蝶窦外侧壁形成隆突，与视神经形成向外开口的"八"字形排列，且无论视神经管类型如何，95% 视神经与颈内动脉之间均存在深浅不一的隐窝。

5　视神经管减压术应用导航技术的必要性　在经鼻内镜视神经管减压术中，视神经管内侧向蝶窦或后组筛窦腔内形成的压迹称视神经管隆突，是术中定位视神经的重要解剖标志。Daniels 等报道有 40% 的标本存在此隆突，国内报道观察其存在率为 55%。在横段面上，根据视神经管突入窦腔内的程度，将其分为三型：管型、半管型及压迹型。除上述三型外还有无压迹者，将之称为相邻型。视神经管无压迹的出现率高达 30%，此类型术中定位可能存在困难。视神经内侧壁与后筛、蝶窦外侧壁之间的毗邻关系变异较大，有研究发现其毗邻关系为筛窦型 15%、蝶窦型 35%、蝶筛窦型 45%、蝶鞍型 5%，其中与后筛窦外侧壁毗邻的高达 60%，显示视神经管与后组筛窦外侧壁的关系很密切，出现 Onodi 气房的概率很大，因此视神经管减压术中仅根据定位蝶窦外侧壁为手术中寻找视神经管隆突的解剖学依据是不充分的，容易造成误导。蝶窦、后组筛窦外侧壁和视神经之间解剖关系的不恒定性造成手术中定位视神经的难度，也增加了引起并发症的可能。另外，在普通鼻窦手术中 Onodi 气房的出现也是造成医源性视神经损伤的重要原因之一，因此，我们必须认识到视神经管与后组筛窦外侧壁关系密切，应在术前进行全面、详细的影像学个体化评估，应用导航技术增加手术的安全性。

三、经鼻内镜视神经管减压术的术前准备

经鼻内镜视神经管减压手术前准备包括：影像学检查、视力评估和电生理检查。影像学主要依靠双侧视神经管 CT 扫描检查，冠状位及水平位扫描。视力评价方法：视力分为失明、光感、眼前手动、数指、可见视力表视力，提高一个级别为有效，视野的改善也为有效。视觉诱发电位（VEP）检查：VEP 检测是测试视觉通路传导功能的敏感有效的指标，能在视神经挫伤后尽快准确地判断病情，为帮助及指导临床治疗提供可靠的依据。

利用影像工作站处理患者全头颅影像数据后对视神经管多个重要解剖标志进行测量，测量结果显示：视神经管眶口、颅口内侧壁中点到鼻小柱-鼻翼交界点的距离以及与咽鼓管口连线的夹角分别是 77.84mm±3.60mm、84.28mm±4.46mm、28.69°±2.38°、26.52°±2.27°；视神经-颈内动脉隐窝到相同标志点的距离和角度分别是 84.64mm±3.67mm、25.39°±2.40°；筛前动脉管出眶口的距离和角度分别是 84.56mm±3.09mm、22.95°±1.35°；颈内动脉向前最突出处的距离和角度分别 75.21mm±2.69mm、31.21°±1.94°。对以上几个重要标志到鼻小柱-鼻翼交界点连线的距离以及与咽鼓管咽口中点连线的夹角进行计算测量，可以提供视神经管和筛后动脉、颈内动脉的大体位置，协助手术操作安全、有效地进行。

通过影像工作站进行数据测量简便易行，但是其测量结果是否可靠呢？通过对视神经管眶口、颅口内侧壁中点到鼻小柱-鼻翼交界点的距离以及与咽鼓管口连线的夹角和视神经内侧距离进行实体解剖和影像学两种测量方法的比较，发现影像学结果与实体解剖测量的结果之间均无显著差异（$P>0.05$），提示影像学所测量的结果都是准确、可靠的。因此，可以认为影像学测量方法能够为临床提供准确的测量数据，能够直接应用于临床评估和指导手术。

视神经减压的手术后视力恢复程度与外伤时视神经的损伤程度有关，同时与伤后手术减压时间和减压范围密切相关。从视神经管的眶口到颅口的全程减压是对视神经有效减压的重要保证，

是经鼻内镜视神经管减压术的手术原则。有研究表明,视神经管长度变化很大,在 7~23mm 之间不等,手术前应了解骨管的长度,才能确保术中对视神经充分减压。研究证明,对视神经管长度进行实体测量和影像学测量结果进行比较,两者无显著性差异。因此,在术前根据影像学所提供的患者个体化信息,对视神经管长度进行影像学测量,指导手术过程中减压范围,辅助判定术中视神经管是否全程减压。另外,有研究认为,经鼻内镜路径视神经减压术容易打开视神经骨管和总腱环,但一般不容易解除颅口镰状皱襞处的压迫,这可能是该手术方式的缺陷。因此,经颅入路视神经减压术虽然创伤大,但仍不能被替代。

四、经鼻内镜视神经管减压术手术步骤

1 手术准备 患者术前剃鼻毛,全身麻醉,插管后仰卧位,头偏向患侧 20°,双侧鼻腔用 1:10 肾上腺素纱条(丁卡因 40ml 加肾上腺素 4ml)收敛鼻黏膜,在 0° 鼻内镜下进行手术操作,中鼻甲附着处上方用利多卡因局部麻醉。

2 开放中后组筛窦 剪除钩突,去除筛泡,吸切前组筛窦至中鼻甲基板。去除部分水平位的中鼻甲基板至后组筛窦。以后鼻孔为标志,向正上方约 1.5cm 处找到蝶窦自然开口,并向外和向下扩大,打开蝶窦前壁,向外上方咬开后组筛窦,检查筛顶、纸样板、筛窦前壁有无骨折线或骨质破坏,清除筛房破碎骨片和窦内陈旧性积血(图 13-1),特别注意视神经管隆突处,该处最易发生骨折。

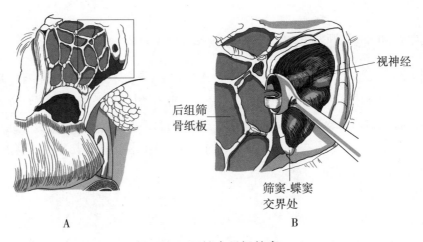

图 13-1 开放中后组筛窦

3 开放蝶窦 以开放视神经管隆突为基础,向内侧扩大蝶窦前壁 10mm 左右。轻触蝶窦内的积血,在鼻内镜下观察蝶窦外侧壁,判断视神经和颈内动脉向蝶窦内的压迹(图 13-2)。

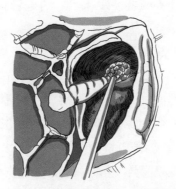

图 13-2 开放蝶窦前壁约 10mm 直径的骨窗

4　视神经管定位　彻底开放后组筛窦，充分暴露蝶窦前壁后，鼻内镜下定位视神经管的走行方向，对照 CT 片确定骨折片的位置，并标明颈动脉压迹的位置，以免术中损伤。无论视神经管类型如何，视神经与颈内动脉之间均存在深浅不一的隐窝，此隐窝可以作为术中比较恒定的定位标志之一。眼动脉起自颈内动脉，刚穿出海绵窦部即从视神经管颅口进入视神经管内，与视神经平行。据研究发现，80%的眼动脉在颅口走行于视神经内下方，85%眶口走行于视神经外下方，因此，在切开视神经鞘膜时特别是在颅口应该尽量靠近视神经上方以保护眼动脉。

5　视神经管减压　去除蝶窦腔内视神经走行区域内的黏膜，显露骨性视神经管，寻找到骨折部位。一般可见到两种类型的骨折：

（1）粉碎性骨折：沿着开放的视神经管隆突去除破碎的视神经管碎骨片，将视神经完全暴露出来，清除骨片的时候注意用力的方向应该向蝶窦内而不应该向外。当遇到骨折片与视神经-颈内动脉间隔的骨质有紧密连接时，不可轻易取出该骨片，否则可能造成颈内动脉损伤的严重后果。一般用咬骨钳仔细地咬断碎骨片，保留视神经-颈动脉间隔不予处理。视神经管范围以外的蝶窦骨折碎片不要去清除。

（2）线性骨折：当发生线性骨折时，一般需要使用鼻内镜电钻。首先开放视神经管隆突，去除蝶窦前壁，然后用电钻磨薄视神经管内壁，再用小镰状钩剔除这些很薄的骨片。

用磨钻轻轻地磨除视神经管骨质至菲薄，用刮匙或小镰状钩去除视神经管隆突的残存骨质，减压范围为视神经管周长的 1/3～1/2。如发现在视神经管某位置有压迫，应在局部扩大减压范围，进一步去除部分眶尖部骨质，暴露总腱环。用小镰状刀切开视神经的鞘膜和前段的总腱环，此时可能有少量脑脊液流出（图 13-3）。

确认组织内无活动性出血后，将生长因子浸润的明胶海绵贴附于蝶窦，一条油纱条或碘仿纱条压迫蝶窦及中鼻道。

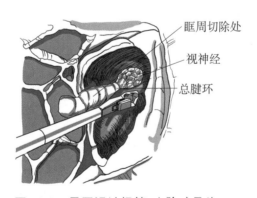

图 13-3　暴露视神经管，去除碎骨片

6　术后治疗　术后应用甘露醇、尼莫地平、甲泼尼龙及神经生长因子营养药物治疗，甲泼尼龙 10～15mg/kg，成人临床常用剂量为两种：每日 500mg 或 1000mg 静脉滴注，3 天后减量，每日 40～80mg 静脉滴注，1 周后停药，出院后进行 1～2 个疗程的高压氧治疗。

经鼻内镜视神经减压手术成功的关键在于，首先至少去除了 1/2 周径的视神经管周围骨壁，使视神经充分暴露、松解；其次减压范围应该达视神经管全长；最后可多点状切开视神经鞘膜和总腱环，联合局部用药。

五、术后并发症

经鼻内镜视神经管减压术的并发症：①损伤颈内动脉管：颈内动脉管与视神经管相邻，存在变异或骨管外凸不明显时,易损伤颈内动脉管,当遇到骨折片与颈内动脉间隔的骨质可能相连接时,不可盲目去除。②脑脊液鼻漏及脑膜炎:打开视神经管颅口即存在这种风险,有的患者由于骨折刺入视神经管,减压后可见脑脊液流出,此时可将中鼻甲黏膜外敷于漏口处,必要时以耳脑胶或生物胶固定黏膜于脑脊液漏出处。③损伤眶上裂内的重要组织:术中偏向于外下方时易损伤眶上裂组织。④损伤眼动脉:眼动脉位于视神经外下方,与视神经有一膜性结构相隔,有时有钙化现象,视神经损伤或痉挛时可造成视力丧失,注意器械的用力方向应朝向蝶窦内而不宜向外,在进入蝶窦内禁用高浓度的肾上腺素脑棉,改用低浓度肾上腺素纱条,以免引起眼动脉痉挛而导致失明。

第三节 经颅视神经管减压术

经颅视神经管减压术是一种有效的减压视神经管的方法。一般认为视神经损伤后,行上壁减压是安全可行的,可同时去除眶尖的碎骨片,此术式不但开放视神经管眶口,而且开放视神经管颅口,减压范围充分,是备选的视神经管减压术方式之一。

视神经减压术主要针对视神经损伤后继发性的改变而手术,原发性损伤即伤后即刻失明者为手术禁忌证。视神经损伤后是否应该手术可以根据不同的失明情况来进行分析。

外伤后无光感的患者表现为以下三种类型:

一、即刻失明者

此种情形多为视神经严重挫伤,视神经离断的可能性大,属原发性损伤,手术效果不理想,一般不宜开颅作视神经减压术。但有上壁凹陷骨折,明显压迫视神经者可手术取出压迫的骨片。

二、外伤后短时间有光感而后失明者

患者大多因视神经缺血、水肿造成,说明视神经受压或视神经血运正在锐减,严重者为缺血性梗死,应在短时间内积极手术治疗。有部分患者手术中发现视神经水肿液化,部分视神经为浆液状,仍有可能手术后视力得到部分恢复。但是,视力的丧失也说明视神经损伤的严重程度,其预后一般都较差。外伤后失明为严重视神经损伤的极致状态,此时无光感、无眼前手动,神经传导中断,并合并视神经血管堵塞甚至梗死的情况,通过对视神经轴索损伤早期郎氏结超微结构研究推断,郎氏结受损很快发展到轴索延迟性中断,是视神经损伤后视力下降的主要原因,即使能恢复,也不如术前有残存视力的患者恢复得好,术后会有视野缺损。

三、外伤后无光感但有形体觉者

通常认为这种情况可以积极地手术治疗,有可能通过手术减压,恢复视神经的部分功能。

手术时机是影响手术疗效的一个主要原因。外伤至手术时间越早,视力恢复的可能性越大。研究证明,手术时间>12小时后,残存视力均达不到有用的可见视力,充分证明恢复质量与失明时间密切相关。未恢复组中有一例38岁的患者,外伤至手术时间为18小时,术中发现视神经水肿严重,中段表面无血管,视神经组织有液化现象,笔者考虑与受伤程度相关。未恢复的患者术中情况多为视神经严重水肿,视神经表面血管稀疏甚至看不到,严重者视神经为浆液状。如发现此类患者,应按急诊处理,先用甘露醇和大剂量激素等药物治疗,同时尽早安排手术,才能争取较好的结果。

经颅视神经管减压术是治疗视神经损伤的有效方法,常规手术步骤为:冠状或半冠状切口,额部开颅,硬膜下入路,用自动脑板抬起额叶,暴露视神经管上壁,其表面硬膜作"十"字剪开,暴露视神经管骨性上壁,高速气钻磨除骨性上壁,从视神经管眶口至颅口,长 11~15mm,宽 6~8mm,在显微镜下剪开镰状皱襞及视神经鞘膜后常常可以看到颅口处有环形挫伤痕。较严重的神经水肿,剪开视神经鞘膜后视神经可向外膨出,与硬膜下间隙变小,表面可见血管变细,严重者可能见不到表面血管,甚至可见软膜下有液化现象,视神经表面用罂粟碱棉片湿敷 5 分钟,以缓解血管痉挛。疑有筛窦开放者,用软组织或肌肉加生物胶黏堵。

此方法能完全去除视神经管上壁,开放视神经管的颅口和眶口,剪开镰状皱襞和视神经鞘膜,根据视神经受损伤的程度,采用血管扩张剂罂粟碱棉片湿敷视神经。视神经损伤往往合并颅脑外伤,轻者有短暂的昏迷,严重者合并脑挫伤及额颞部硬膜外血肿以及脑脊液鼻漏,冠状切口额部开颅能够同时治疗硬膜外血肿、脑挫伤,并可修补脑脊液漏,是针对此种患者最佳的手术入路。由于应用显微操作技术和高速气钻或电钻,可以保证开阔的视野、良好的深部照明,清晰显露病变及周围结构,不会增加对视神经的医源性损伤,所以经颅视神经管减压术较其他术式减压效果更为确切、彻底且安全有效。视神经管减压术有多种多样的手术方式,包括耳鼻喉科的经筛窦和经上颌窦入路,都取得了一定成果,但对外伤后失明的报道结果不能令人满意。宋维贤总结了 121 例经筛窦入路视神经管减压术,其中术前失明病例 17 例,术后仅 1 例恢复。天坛医院石祥恩总结术前失明患者,8 例行开颅手术治疗,4 例恢复,有效率达 50%。Uemura 于 1978 年提出的视神经管减压术三要诀中要求除去视神经管周径的 1/2,并打开骨管全长。Maniscalco 提出视神经管眶内开口是视神经管最狭窄且骨质最致密的部位,开放视神经管眶内开口是视神经管减压开放术的关键。一般术中开放的范围为长 10~13mm、宽 6~8mm,剪开镰状皱襞及视神经鞘膜,视神经水肿严重者可见视神经从管内膨出,本术式完全可以达到上述两位作者的要求和目的。

手术时机的选择:伤后失明的患者应详细询问病情,仔细检查视力,结合全身损伤情况尽早行 VEP 检查、视神经管 CT 检查,对失明进行仔细分类,如属第二、三类情况应积极手术治疗;属第一类者,手术恢复的可能性小,对儿童或受伤时间短者应积极一些。如视神经管严重粉碎性骨折恢复的可能性不大,因为此时视神经水肿不会很严重而是离断的可能性大。

虽然经颅视神经减压手术被认为是经典的视神经减压方式,但是通过手术是否真正提高视神经损伤患者的预后情况还很难下定论。国外有研究显示,通过手术进行视神经减压和进行保守的药物治疗,视神经损伤患者的预后结果没有显著性差异,因此对于通过何种方法治疗视神经损伤还有很多路要走。

（施沃栋　范先群）

［1］韩德民. 鼻内窥镜外科学［M］. 北京:人民卫生出版社,2001.

［2］McClenaghan F C, Ezra D G, Holmes S B. Mechanisms and management of vision loss following orbital and facial trauma［J］. Current Opinion in Ophthalmology, 2011, 22(5): 426-431.

［3］Devyani Lal, James A, Stankiewicz. Endoscopic optic nerve decompression［J］. Operative Techniques in Otolaryngology, 2009, 20(2):96-100.

［4］傅继弟,宋维贤,张家亮. 经鼻腔内窥镜视神经管减压术［J］. 中华医学杂志,

2005,85(44):3123-3125.

　[5] 王涛,康庄,杨钦泰,等.内镜视神经管减压的解剖与影像学研究[J].中国临床解剖学杂志,2011,29(5):489-493.

　[6] 傅继弟,宋维贤,张天明.经颅视神经减压开放术治疗外伤后迟发失明[J].眼科,2002,11(5):289-291.

　[7] 傅继弟,宋维贤,张天明.严重视神经损伤失明者行开颅手术治疗的探讨[J].眼外伤职业眼病杂志,2001,23(6):609-610.

　[8] 李秀云,鞠学红,杨明,等.视神经损伤后视神经及其内毛细血管的早期超微结构的变化[J].解剖学研究,2008,30(1):28-31.

第十四章
先天性眼眶和眶周畸形

第一节　眶面裂畸形

一、概述

本章重点讨论颅面裂的发生机制、临床表现和治疗选择。这些面裂伴有不同程度的骨和软组织受累。其主要特征是颅骨、前额及眼眶的异常发育而导致形态改变和功能障碍,严重者可有颅内压增高、智力低下和失明等,有些轻度的患者则几乎不被注意到。整形外科医师应该识别哪些结构受累并制定出针对每一种畸形部分的治疗方案。

二、病因

有两种胚胎学理论用于解释面裂的发病原因。经典的理论认为,面裂是面突之间融合失败的结果,另一种理论认为神经嵴漂移失败是面裂形成的原因。颅面裂确切的发病率尚不清楚,估计占新生婴儿的 1.5/10 万～6/10 万。绝大多数为散发,但其发生可能与许多因素有关,包括环境因素和遗传因素。可能的环境因素包括感染、出生前接触放射线,以及怀孕早期孕妇服用药物、营养缺乏、代谢紊乱等。具有潜在致畸作用的药物包括抗惊厥药、化疗药、皮质激素以及镇静药。遗传因素在 Treacher Collins 综合征和 Goldenhar 综合征中起着重要作用。

总体上讲,面裂主要依据骨骼及软组织进行描述和分类。其中应用最广泛的是 Tessier 教授提出的分类系统(图 14-1)。该系统以眼眶中心为参考标志,将面裂分为 0～14 号裂。0 号裂位于面中线下部,向上延续为 14 号裂,1～6 号裂位于面中部中线以外,7～8 号裂位于口、眼裂外侧,9～13 号裂在面上部重新返回到中线,其中中线裂或旁中线裂由于增大了眼眶间的距离常常导致眶距增宽症。下面将对每一种颅面裂分别予以论述,它们有一系列的可能涵盖部分或所有解剖畸形的临床表现,几乎所有的颅面裂都会或多或少涉及眼眶周围组织畸形。

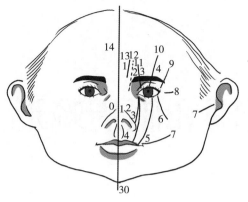

图 14-1　颅面裂 Tessier 分类示意图

三、诊断

严重颅面裂术前检查包括眼科学检查在内的、完整的病史和体格检查，以评价哪些组织发生缺损、哪些组织在手术重建时可被利用。特殊影像学检查包括头颈部头影 X 线正侧位定位片，下颌全景片以及计算机断层扫描。

四、治疗

大多数颅面裂需要软组织和骨组织的重建。对不存在急症的轻度面裂，延期手术更易于组织修复。严重的面裂，应尽早进行初期的修复。在婴儿期，手术方法多限于软组织，骨组织的修复最好推迟到儿童期。在修复软组织缺损时，最好采用沿美容线设计的局部皮瓣。大多数情况下，需要在很多年内采用多种手术方法才能达到理想的美容效果。软组织扩张器可用于扩张软组织并避免伤口在有张力情况下缝合。

骨组织的重建包括截骨和骨移植。需要骨移植时，源于颅骨、肋骨、髂骨（或者这些骨源的组合）的自体骨优于异体材料。年幼儿童应用骨移植有影响发育的潜在可能，且移植骨易吸收。对严重发育不良的患者，这个问题并不重要，因为其骨组织的生长潜能早已受到抑制。以下对 0～14 号面裂的主要病理表现和治疗原则逐一进行表述。

（一）0 号裂

0 号裂（图 14-2）累及面中线区，可向上延升到颅骨形成 14 号裂。缺损包括受累结构的发育不良或分叉。畸形有可能较轻，如红唇或鼻部轻微切迹畸形，也可能很严重，导致整个中线处的颅面结构广泛分开。在发育不良的患者，下述任何组织可部分残缺或完全缺如：人中、鼻小柱、前部上颌骨以及鼻中隔，这些患者还可并发眼、头皮、前脑的畸形。

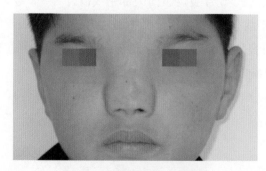

图 14-2　面中部 0 号面裂

1 病理解剖　骨缺损包括：纵裂位于中切牙之间，沿前颌中线向后延伸；龙骨状拱起牙槽嵴，牙齿指向裂侧；前牙开𬌗；前鼻嵴分叉；分叉鼻，鼻中隔增厚或分叉，鼻骨增宽；蝶窦及筛窦扩大；中线处面部高度降低；眶距增宽。软组织缺损包括：上唇中线处缺损，人中嵴增宽，鼻小柱边缘纤维条索将上唇向上牵拉，唇系带分叉。

2 治疗原则　对于唇部的重建应仔细修复口轮匝肌和唇峰。这些手术可在婴儿期进行。唇系带分叉可通过"Z"成形术予以松解。前部上颌骨缺失导致外侧牙弓缩窄、塌陷，可通过缺损处植骨修复。已形成的上颌骨塌陷可通过 Le Fort I 型截骨和即时腭骨扩张予以校正。而若伴有眶距增宽，则可根据具体情况，在 5～6 岁后行相应的眶距增宽截骨矫形术，而由于此型面裂所致眶距增宽是双眼眶以正中线为中心的对称性外斜，故术式最好采用 Van der Meulen 和 Tessier 提出的颅面中央劈开后的眼眶旋转内移法（Bipartition 法）进行骨骼的重建，即以中切牙之间为轴，将两侧眶骨向中线旋转靠拢的一种特殊设计的截骨方法。

（二）1 号裂

1 号裂（图 14-3）为面下部通过鼻翼穹隆的旁正中裂，可向上延伸至颅骨形成 13 号裂。

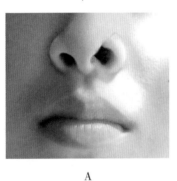

A　　　　　　　　　　　B

图 14-3　左侧 1 号面裂
A. 术前　B. 术后

1 病理解剖　骨缺损包括：骨裂位于切牙与侧切牙之间，经前鼻棘外侧延伸至梨状孔，并可能穿过软硬腭；龙骨状拱起牙槽嵴，牙齿指向裂侧；前牙开𬌗，裂隙位于鼻骨与上颌骨结合部；鼻骨移位扁平；眶距增宽。软组织缺损包括：缺损位于唇峰内，向上延伸至鼻翼软骨穹隆；鼻小柱宽短；鼻尖和鼻中隔偏离裂侧；缺损可扩展至内眦韧带内侧。

2 治疗原则　按照唇裂的修复原则修复唇裂和鼻畸形。鼻部的重建需要对合鼻翼软骨并切除多余的皮肤和软组织。鼻翼软骨的缺损可用耳软骨移植修复。此类患者所伴眶距增宽多为一侧增宽，可行内眦成形或内眦韧带重建术矫正，并在鼻侧植骨，或在 3 岁后单侧行颅内外联合眶周截骨整形。严重的双侧 1 号裂，裂隙位于双侧鼻骨部，眶距增宽明显，伴有脑或脑膜脑膨出，则可在回纳脑组织，去除多余脑膜后，行双侧眶周截骨内移。

（三）2 号裂

2 号裂（图 14-4）比较少见。它是紧邻 1 号裂外侧的旁正中裂，可向上延伸至颅骨形成 12 号裂。

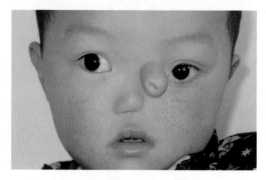

图 14-4　左侧 2 号面裂

1 病理解剖　骨缺损包括：骨裂位于侧切牙与尖牙之间；上颌窦完整；鼻中隔向健侧偏斜；鼻骨与上颌额突之间骨质连续；眶距增宽。软组织缺损包括：唇部的裂隙类似普通唇裂；鼻翼内 1/3 发育不良；鼻背增宽；受累侧鼻外侧部分扁平；软组织裂位于睑裂内侧，不累及眼睑；泪道系统完整；内眦韧带向外移位；眉部内侧缘扭曲变形。

2 治疗原则　按照唇裂修复原则修复唇部裂隙。鼻翼外侧畸形可采用自体软骨移植予以修复。重度患者多表现为半鼻缺失或半侧无鼻畸形，可考虑以额部皮瓣或额部扩张皮瓣转移修复；也有表现为副鼻畸形，不可轻易切除副鼻，要充分利用原有组织进行鼻再造。

（四）3 号裂

3 号裂（图 14-5）是较常见的面裂之一，累及旁中线处的面部结构，又被称为"面斜裂"或"口鼻眼裂"。由于其所在位置特殊，可导致口腔、鼻腔、上颌窦以及眼眶相通。泪道系统的下泪小点向下移位，导致泪管梗阻。下泪小管畸形，泪道系统未进入鼻腔，而是开口直接中止于颊部。3 号裂无性别差异，左侧、右侧及单侧、双侧的发病率相同，双侧 3 号裂患者常与一侧 4 号裂或 5 号裂并存。

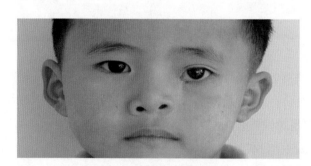

图 14-5　左侧 3 号面裂

1 病理解剖　骨缺损包括：骨裂位于侧切牙与尖牙之间，向上经梨状孔外缘通过上颌窦内侧到达眶下缘内 1/3；上颌弓扁平；骨裂位于鼻骨外侧；累及眼眶，由于眶底缺如导致眼球向下移位；上颌骨骨突缺如致骨裂斜行通过泪囊窝；蝶窦和筛窦轻度变窄。软组织缺损包括：软组织裂由唇峰经人中嵴达鼻翼底部；裂侧鼻翼基底被向上牵拉，鼻翼张开，鼻部短缩；鼻旁、颊部以及下睑内 1/3 组织缺损；内眦发育不良并向下移位；泪小点内侧眼睑缺损；小眼畸形并向外下移位；内眦与下泪小点之间组织缺损。

2 治疗原则　3 号裂是最难治疗的先天性畸形之一。早期面部软组织复位适合于改善婴儿角膜外露和面部一般形态，可采用以内侧为蒂的上睑肌皮瓣转移等方法将裂侧的软组织复位至内眦和鼻翼基底部。将下移的内眦韧带剥离，以便眼裂向上复位，最终达到与对侧相称。沿颊部软组织裂缘将皮肤及黏膜剖开，黏膜瓣翻转至口腔和鼻腔。于双侧龈颊沟作切口，将上唇向下旋转并向内推进。紧邻鼻骨骨面剥离鼻侧壁，以便鼻部软组织向下移位。衬里可从鼻底或鼻中隔获取。内眦韧带采用穿过鼻骨的钢丝固定予以重建。眶底的缺损可用自体骨修复。唇裂的修复既可采用已有的术式，也可采用唇粘连的方法。如果张力较小且唇部具有足够的长度，双侧唇裂可一期修复。对张力较大且已行早期延长术的患者，最好采用简单的唇粘连术。对严重或双侧裂患者，如双侧鼻翼缺损较大，必要时可采用全鼻再造的方式进行鼻整形术。手术需要注意下睑软组织缺损导致角膜外露，因此恢复良好的角膜覆盖是非常有必要的。避免对上睑进行不必要的手术，以便于能够用于下睑的重建。应注重内眦的位置及其与鼻翼的解剖协调关系。此外，由于二期重新调整内眦的纵向位置很难成功，我们要求初期重建时进行仔细设计以获得良好的效果。

（五）4 号裂

4 号裂（图 14-6）在鼻外侧经过颊部。单侧裂左、右侧的发生率之比为 1.3:2，男、女发生率之比为2.5:1。双侧裂男、女发生率相同。

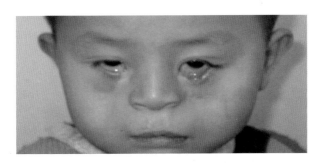

图 14-6　双侧 4 号面裂

1 病理解剖　骨缺损包括：骨裂位于侧切牙与尖牙之间，经梨状孔外侧和眶下孔内侧通过上颌窦向上延伸；上颌窦内侧壁完整，具有分隔的鼻腔；骨裂终止在眶下缘的内侧；患侧后鼻孔闭锁；双侧裂患者，尽管面中部发育不良，但前上颌骨常前突；眶底缺损。软组织缺损包括：上唇与下睑之间的组织缺损，导致口、眼之间的纵向距离缩短；软组织裂经过人中嵴外侧和口角之间；内侧口轮匝肌缺如；软组织裂经过鼻翼外侧，鼻外形正常但向上移位；裂隙经中面部及眶下缘内 1/3 向上延伸；泪囊完整，但泪管下和泪小点受累，有时可伴有小眼或无眼畸形；眼球由于眶底缺损向下移位。

2 治疗原则　采用自体颅骨移植重建眶底和眶下缘。软组织缺损修复可采用以上方为蒂的鼻颧部皮瓣，经广泛软组织皮下剥离后，转移插入沿下睑缘所作的切口内。颊部外侧向内眦处推进。内眦韧带具有正常的结构，但位置异常，并且下睑板常常需要用于内眦韧带的重建。尽管可采用硅胶作为支撑物在其表面进行泪道系统的修复，但效果很令人失望。在修复唇部时，人中嵴外侧裂缘的组织应切除，并将裂侧唇部向内推进以重建人中嵴。由于双侧裂隙一期修复后面部外形仍较难趋于正常，尚需做二期多次手术。

（六）5 号裂

5 号裂又被称为"面斜裂"，恰好位于口角的内侧。在为数不多的报道中，1/4 为单侧，1/4 为双侧，其余的与其他面裂并存。

1 病理解剖　骨缺损包括：骨裂位于尖牙与第一前磨牙之间，经发育不良的上颌窦及眶下孔外侧向上延伸，终止于眶底的外下部。软组织缺损包括：软组织裂经过口角内侧，向上延伸达颊部；鼻部短缩，鼻翼上移，终止于下眼睑的外侧（上眼睑及眉毛完整）；个别伴有小眼畸形。

2 治疗原则　5 号裂的治疗与 4 号裂相同，可采自体颅骨移植进行骨支架的重建。由于现在人工材料研究进展,也较多采用羟基磷灰石、聚乙烯 Medpor 材料等。由于畸形更近于面颊部,一期手术后仍可能存在凹陷,可行皮下软组织充填,如真皮脂肪瓣或脂肪颗粒注射。

（七）6号裂

6号裂(图 14-7)位于颧上颌缝附近,与不完全型 Treacher Collins 综合征的面裂相似。

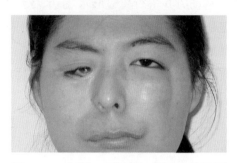

图 14-7　左侧 6 号面裂,右侧 3 号面裂

1 病理解剖　骨缺损包括:无牙槽嵴裂;骨裂位于发育不良的颧骨与上颌骨后部之间,咬合平面倾斜,后鼻孔闭锁;骨裂经过眶内与眶下裂相通,前颅窝变窄。软组织缺损包括:纵向软组织裂隙沟位于口角外侧与下睑外侧之间,外眦下移,下睑中、外 1/3 缺损,小眼畸形;听力下降,外耳形态正常。

2 治疗原则　6 号裂的治疗与 7 号裂的治疗原则相同。软组织缺损应予以早期处理,裂缘应完全切除并分层缝合缺损。骨骼的重建应集中在颧骨发育不良的修复上,可予以局部充填修复。由于是发育不良而非缺如,重建手术相对简单。

（八）7号裂

7号裂(图 14-8)有较多的同义名称,如半面短小症,第 1、2 鳃弓综合征,是颧颞部为中心的发育畸形,表现为从口角到耳郭的裂隙。

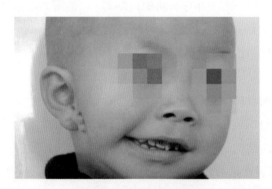

图 14-8　右侧 7 号面裂

1 病理解剖　骨缺损包括:上颌骨、颧骨、颞骨、下颌骨髁状突发育不良,下颌升支缩短和颞颌关节整个或部分消失,颧弓小而变形,眼眶向外下方下垂。软组织缺损包括:无腮腺,无外耳道,面神经支配肌肉存在缺失或功能障碍,口唇变形从单纯的巨口症直到耳的完全裂隙,但一般止于咬肌前缘。

2 治疗原则　对于巨口症可采用多个"Z"成形术,并注意口轮匝肌的复位。严重患者伴有较明显的骨骼畸形,可进行单纯自体植骨或人工材料充填;伴有偏颌畸形患者,可采用上颌 Le Fort Ⅰ加双侧矢状纵劈截骨联合颏成形矫正;对于儿童患者,目前还可考虑早期采用骨牵引技术延长患侧,尽早纠正咬合关系,使其可产生适当的刺激,促进患者下颌骨生长发育,从而为二期充填修复奠定良好的基础。

(九) 8 号裂

8 号裂表现为以颧额缝为中心的周边区域的畸形,常常是其他面裂向颞部的延续。

1 病理解剖 骨缺损包括:眶外缘缺如;畸形严重者,蝶骨大翼成为眶外侧唯一的骨性支撑;眼眶和颞窝相通。软组织缺损包括:外眦与颞部之间区域软组织发育不良,眼裂呈反蒙古眼样倾斜;相关眼球及眶周结构畸形,如眼球皮样囊肿。

2 治疗原则 可通过在外眦外侧设计两个相邻的"Z"成形术使外眦得以重建。第三个"Z"成形术沿下睑设计在内侧,以便松解皮肤,使其能够向外侧滑动。另外可通过自体骨或 Medpor 材料充填重建眶外缘。

(十) 9 号裂

9 号裂(图 14-9)较少见。它累及眼眶上、外区域,是 5 号裂的跨眼睑对应延伸。

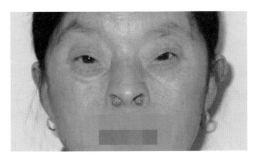

图 14-9 双侧 9、3 号面裂

1 病理解剖 骨缺损包括:骨裂经过眶缘外上部、蝶骨大翼、颞骨和顶骨,蝶骨大翼发育不良,前颅底变短。软组织缺损包括:软组织缺损经过上睑及眉的外 1/3,可伴有小眼畸形及眼球向外移位;软组织缺损向头皮的颞顶部延伸,伴有发际向前移位;常常伴有面神经颞支麻痹。

2 治疗原则 9 号裂累及颅骨,应注重额部及颅盖骨形态的治疗。睑裂可通过切开裂隙组织并重新仔细分层缝合予以修复。

(十一) 10 号裂

10 号裂(图 14-10)为 4 号裂向上的延伸,位于眶的中部。

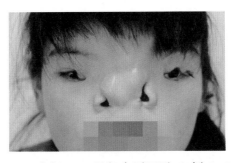

图 14-10 面中部 0-14 号复合型面裂、双侧 2-10 号面裂

1 病理解剖 骨缺损包括:骨裂经过眶上缘、额骨,并经眶上孔外侧通过眶顶,常伴有额部脑膨出,患侧眼眶外侧向顶部方向旋转,偶尔伴有眶距增宽症,前颅底增宽。软组织缺损包括:软组织缺损经过上睑及眉的中 1/3;上睑缺损,睑裂增大,眼球向外侧移位,额部发际前移并与眉外侧相连。

② 治疗原则　颅骨缺损可采用自体骨移植修复。软组织裂可予以转瓣修复，要有良好的衬里，有时要进行睑板修复，边缘重新对位缝合。眶距增宽可采用面中部矢状劈开截骨术予以重建。

（十二）11 号裂

11 号裂(图 14-11)被认为是 3 号裂向上的延续，尚未作为一个独立存在的面裂而报道。裂隙经过眼眶的上内侧，并被归于额鼻发育不良。

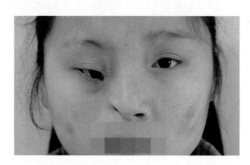

图 14-11　右侧 3-11 号复合型面裂

① 病理解剖　骨缺损包括：骨裂经过筛窦或筛窦外侧，眶距增宽，具有正常的前颅底、蝶骨翼以及翼板。软组织缺损包括：软组织裂经过上睑及眉的内 1/3，向上延伸至额部发际内 1/3。

② 治疗原则　治疗方法主要是恢复内眦的正常位置，可用"Z"形转瓣的方法上移内眦。

（十三）12 号裂

12 号裂也属于额鼻发育不良畸形，是 2 号裂向上的延续。它累及颅骨和眼眶的内侧。

① 病理解剖　骨缺损包括：骨裂经过上颌骨额突，累及鼻骨的内侧和筛骨迷路，额窦、筛窦、蝶窦小房增大，眶距增宽，内眦间距增宽，眼眶向外下移位，额鼻角变钝，经嗅沟外侧向上延伸，筛窦完整；裂侧颅前窝和颅中窝增宽，蝶骨翼和前颅底轻度不对称。软组织缺损包括：软纵织缺损经过内眦内侧，通过鼻根或眉的内 1/3 向上延伸，眼睑不受累，发际在额部中线处分开并向下突出。

② 治疗原则　骨骼缺损的治疗包括深面颅骨形态的恢复和眼眶准确的移位。眶内壁需要截骨并采用自体骨进行重建。由于面裂累及内侧鼻骨及鼻部软组织，应进行这些结构的重建，塌陷、张开的鼻背可采用自体骨移植予以增高延长。

（十四）13 号裂

13 号裂(图 14-12)为 1 号裂向上延伸的旁正中裂，被划分为额鼻发育不良，是面裂中累及筛板最外侧的眶面裂。

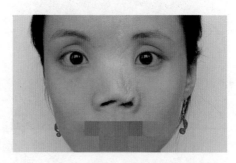

图 14-12　左侧 1-13 号复合型面裂

① 病理解剖　骨缺损包括：骨裂位于鼻骨和上颌骨鼻突之间，经额骨沿增宽的嗅沟向上延伸，眶距增宽，筛骨向下移位，翼板、蝶骨大小翼、颅前窝移位。软组织缺损包括：上睑和眉发生移

位,但不存在缺损,额部发际线呈舌状下移。

2 治疗原则　治疗也包括颅骨及其表面皮肤软组织的重建,并根据具体情况进行眶距增宽的矫正。

(十五) 14 号裂

14 号裂(图 14-13)位于面中线的上部,常常和下部的 0 号裂相连。表现为面中线处结构的发育不良或增生。面中线结构发育不良见于前脑无裂畸形性疾病(独眼畸形、头发育不全畸形、猴头畸形)。在这些病例中,可见小头畸形和眶距过窄,面部畸形的程度通常与前脑畸形程度呈正相关。患儿通常很难成活。

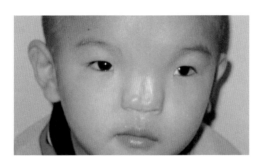

图 14-13　面中部 0-14 号复合型面裂

面中线处结构增宽或分叉见于额鼻筛发育不良患者。在这些患者中,前脑由中线处膨出形成肿物,导致眶距增宽。早期应用病名包括"中线裂面部综合征"、"额鼻发育不良"和"前脑无裂畸形"。此类伴有明显眶距增宽症的眶面裂的具体诊断和治疗可参见本章第四节"眶距增宽症"。

1 病理解剖　骨缺损包括:额骨下部移位,筛板向下移位,蝶骨大翼和蝶骨小翼外旋,蝶骨增宽,翼板向中线两侧移位,眶距变窄或增宽,颅前窝增宽,鸡冠增宽。软组织缺损包括:额部宽阔。

2 治疗原则　与 13 号裂相同,也包括颅骨及表面皮肤软组织的重建。眶距缩窄症常常提示脑发育异常。对这种病例,一般没有修复的指征。眶距增宽症患者,治疗方法同 0 号面裂,即采用 Bipartition 法进行截骨矫正。如果术后患者的咬合关系接近正常,可于上、下颌安装牙弓夹板。多数情况下,咬合关系可能过于特殊,单纯采用 Bipartition 法不能期望达到理想的结果,需要二期正颌外科治疗。

第二节　Treacher Collins 综合征

一、概述

Treacher Collins 综合征又名下颌骨颜面部发育不良综合征,是第 1、2 鳃弓发育异常所致的双侧对称性畸形,由 Berry(1889 年)、Treacher Collins(1900 年)、Franceschetti 和 Klein(1949 年)等人先后报道并命名,其发病率为 1/50000～1/25000。该病主要累及中面部和下面部,引起骨结构的异常及软组织的畸形,表现为颧骨和上、下颌骨发育不良、小耳畸形、外耳道闭锁、睑裂外下垂等。

二、病因、病理及分类

Treacher Collins 综合征虽无明显的家族性（约占 60%），但目前已证实，这是一种常染色体显性遗传病，其染色体异常的位置位于 5 号染色体长臂的 5q31.3～q33.3（TCOF1 基因）范围内。且 Treacher Collins 综合征的常染色体显性遗传其外显不全，表现度变异大，致病基因的外显率有时高达 80%～90%，而低者仅为 10%～20%，是一种不规则的显性遗传。Treacher Collins 综合征病因复杂，但目前认为能引起第 1、2 鳃弓发育异常的各种因素，如鳃弓相关供血动脉异常、维生素 A 酸改变等，与该病发生密切相关。

Treacher Collins 综合征的病理机制主要是颅面部复合裂隙畸形，主要是颧骨骨结构的发育异常，累及颞骨、上颌骨及下颌骨，目前大多数人认为这是 Tessier 颅面裂的 6、7、8 型复合裂。颧骨发育不良或缺失是本病的重点，可以分为轻、中、重度三种：颧骨、眶骨在正常 2/3 以上者为轻度发育不良，1/3～2/3 者为中度，不足正常的 1/3 或者缺失者为重度。

三、临床表现

Treacher Collins 综合征临床上主要表现为突出的面部、高起的鼻背和退缩的下颌与颏部(图14-14)，其眼睑、颌面骨、耳、口腔及四肢可存在先天性畸形。

1 睑裂外侧向下倾斜，下睑发育不良性缺损，内侧睑睫毛缺如，下外侧眶异位，外眦角下移呈反蒙古眼状。

2 颧骨发育不良或缺失，上颌骨发育不良、狭小或过度前突，腭弓高窄，颏部长而后缩，呈鸟嘴状面容，鼻骨前突并宽阔，额鼻角平坦。

3 鼻道狭窄伴后鼻孔狭窄或闭锁，舌位置偏后，相对舌偏大，可出现吸吮和吞咽功能障碍。

4 轻重程度不一的耳畸形，外耳缺如、畸形或者错位，因不同程度的耳闭锁而导致听力障碍。

5 部分患者有腭裂，伴或不伴有唇裂、巨口症，偶有四肢骨及脊柱畸形，伴智力低下。

Treacher Collins 综合征最有特征的骨异常是颧骨发育不良，常有骨裂通过颧弓，上、下颌骨同时发育不良，对颞下颌关节有不同程度的影响。Treacher Collins 综合征患儿出生时已经表现为比较稳定的状态，其畸形一般不随年龄的增长而改变。

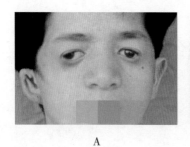 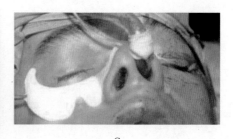

A   B   C

图 14-14 Treacher Collins 综合征患者
A. 术前　B. 术后　C. 术中 Medpor 充填眶颧部

四、诊断

根据患者的临床表现，多能做出明确诊断。为进一步了解骨骼畸形、缺损情况，还需做相关影像学检查。X 线检查包括头颅正侧位、头影测量片、Water's 位及下颌骨全景片，具有良好的诊断价值,可显示以下特点:密度增高而小的乳突;鼻骨前突而且宽阔,额鼻角平坦;颧骨颧弓发育不良或缺损;上颌骨狭小、前突,上颌窦小;下颌骨发育不全,体部及升支短小,角前切迹加深。CT 和三维重建可以更加直观地反映骨裂隙部位和骨的发育不良,有利于进一步明确诊断。运用超声检查可以在胎儿中检测出 Treacher Collins 综合征,患病胎儿与正常胎儿相比表现为羊水过多、无胎儿的吞咽活动、双侧颅顶径和头围的发育较差。在有 Treacher Collins 综合征病史的家族中,还可以用胎儿镜进行产前宫内诊断。

五、手术治疗

(一)年龄选择

Treacher Collins 综合征患者畸形涉及较广,累及骨骼及软组织,一般需要进行分期手术治疗。在新生儿期,要注意患儿口咽及鼻腔情况,严重者可能存在呼吸及吞咽障碍。为挽救生命应早期治疗,改善呼吸。1 岁以内可进行部分软组织的整复,行上睑、颧部及鼻唇沟皮瓣修复下睑缺损、外眦上移固定等手术。颧骨、眶骨的修复一般建议在 10 岁左右,此时颅-眶-颧骨的发育接近完善,可减少因生长发育而降低手术效果的情况发生;颌骨的修复可以在 6～10 岁时进行,也可以在骨成熟早期进行,此时可获得最佳的美容效果;外耳成形一般在 6～8 岁以后,以获得充分的软骨支架。

(二)手术方法

1　颧骨眶区的修复　眶颧部的修复是 Treacher Collins 综合征治疗的基础和重要部分。其修复原则为:

(1)颧骨、眶骨的充填:植骨使颧骨体、颧弓、眶下缘、眶外壁丰满隆起,具有正常的弧度和外形。

(2)眼眶整复:Treacher Collins 综合征眶口外下角为卵圆形的向下倾斜,需适当磨除眶外上缘,垫高眶外下缘,充填内移眶外侧壁,使其接近眶水平位于横轴的正常方形眼眶。

重度患者大多取冠状切口,可以较好地显露两侧眶外缘、眶顶、眶下缘、上颌骨前壁、颧骨颧弓等手术视野;中、轻度患者可采用下睑缘切口及上睑带蒂皮瓣局部入路。在眶外侧部、颧骨体及颧弓部进行骨膜下剥离,充分显露眶外下部骨缺损或骨裂隙,颧骨缺失者在相应部位分离出一个腔隙,以利颧骨再造。

植骨大多采用自体骨组织,包括肋骨、颅骨、髂骨等。其中肋骨分片移植为首选,需准备 3～4根长 8～10cm 的肋骨,从中间劈开两片,移植于颧骨体部、颧弓部和眶外侧。在颧骨体部多层肋骨片重叠移植以获得足够的体积,在颧弓部可对塑形后的肋骨片进行青枝骨折以获得合适的弧度;眶外下缘和眶外侧壁同时移植肋骨,抬高眶外下缘,修复眶外下壁和眶外侧壁缺损,同时还需磨除部分眶外上缘以改善眶外形。如果植骨量巨大,可同时采用髂骨移植。由于髂骨来源丰富,也可单用髂骨移植再造颧骨、眶骨。

采用颞浅筋膜蒂颅骨外板移植进行眶颧再造在临床上也较为多见。一般在颞顶部取带蒂颅骨膜的颅骨外板,以颞浅筋膜为蒂的复合骨瓣进行颧骨再造。经冠状切口,顶部在帽状腱膜下、颞部在颞浅筋膜浅面分离头皮,显露颞顶部,保留骨膜附于颅骨。在颞线以上颞顶部设计所需大小和形状的颅骨瓣,以电锯锯开骨瓣四周的颅骨外板,用骨凿小心凿下骨瓣,使骨膜与所取骨瓣相连,以颞浅筋膜为蒂,形成带蒂颅骨瓣再造颧骨。

采用自体骨组织移植,其优点是无排斥反应,一旦存活则终身稳定,但也有远期骨吸收较多、取骨量大、骨源不足等缺陷。随着材料科学的发展,人工材料 Medpor 也应用于眶颧部的再造,其塑形方便、无供区损伤,在 1994～2002 年间上海交通大学医学院附属第九人民医院进行了 13 例采用 Medpor 材料修复眶颧部缺损的手术,均取得满意效果。但人工材料易于外露,使用年限尚短,临床经验不足,仍需谨慎使用。

2 上、下颌的修复 上、下颌畸形的修复包括改变面部的高度、纠正下颌水平向的缺陷和颏部的畸形(纵向的增长和水平向的后缩)。

上颌骨所在中面部的畸形主要表现为上颌狭长前突,鼻骨宽而前伸,额鼻角平坦呈鹰钩鼻状。轻度的患者以鼻畸形为主,可以选用类似驼峰鼻矫正的手术方法,即凿去鼻正中骨块,在两侧梨状孔边缘截骨,使两侧鼻背骨块折断后向下、向后移位,既纠正了驼峰鼻,又获得了较满意的额鼻角。对于有颧弓缺损和上颌严重前突的重度患者,可以进行上颌骨截骨前移,以纠正纵向、水平向和横切面的畸形。根据畸形的程度,可选用 Le Fort Ⅰ 型截骨、Ⅱ 型截骨或非典型的 Ⅲ 型截骨(Tessier 上颌骨截骨法),同时配合下颌骨的截骨前移及眶颧部的整复,以获得良好的面部外形及咬合关系。

下颌骨的畸形主要表现为发育不良,Ⅲ 类错𬌗伴开𬌗,颏部长而短缩。对于轻度畸形的患者,主要以改善外貌为主,可以选用隆颏术、颏部植骨术或颏部水平截骨前移术来矫正;对有严重畸形的患者,除考虑外形的修复还要同时进行生理功能的重建,主要目的是改善咬合关系、扩大咽腔、减少呼吸道的阻塞,改善下面部外形轮廓,术式可以选择下颌升支矢状纵劈术和下颌升支截骨术等,截骨后可植骨或行牵引成骨术延长下颌骨。

3 软组织的修复 软组织的修复主要是下眼睑缺损的修复及外眦角的整复。若单纯应用上睑皮瓣或游离植皮以修复缺损及提高外侧眼裂水平,大多难以达到较好的纠正效果。宜沿重睑切口设计带有部分眼轮匝肌的上睑肌皮瓣,皮瓣长、宽比例在 1:5~1:3,将其向下旋转修复下睑创面,充填下睑全层的组织缺损,供区则直接缝合,同时作外眦韧带复位并固定于眶外缘残存骨壁上,使外侧眼裂位于正常位置上,纠正 Treacher Collins 综合征反蒙古眼畸形。还有部分医师提出应用将上、下睑沿灰线劈开形成的睑板结膜瓣缝合的方法,适用于范围较大的眼裂缺损。

(三)并发症及注意问题

1 麻醉问题 Treacher Collins 综合征患者一般都有口咽腔、鼻咽腔狭小的情况存在,麻醉插管不易,术后容易发生呼吸道阻塞,故在术中及术后需重点关注患者呼吸情况,若有呼吸阻塞,应及时处理,必要时需行气管切开。

2 植入材料吸收、外露问题 Treacher Collins 综合征充填骨缺损首选自体骨组织,包括肋骨、髂骨及颅骨等,但其治疗需要大量的骨移植,而自体骨来源有限,且远期骨吸收较多。因此,考虑到骨吸收及患者颅面骨的进一步发育,在手术植骨时可稍矫枉过正,部分患者可能需行二期植骨术。而生物材料修复骨缺损,其最大问题在于组织间的排异,有外露的可能性,因此选择时需谨慎考虑及告知患者相关情况。

3 其他问题 术后可能出现感染、出血、神经损伤等并发症,与其他颅颌面手术一样,需在手术中仔细操作,严格遵循无菌原则,可有效减少相关并发症的发生。

第三节 Crouzon 综合征

一、概述

Crouzon 综合征又名颅面骨发育障碍综合征,是先天性颅缝早闭的一种类型。该病主要是由于颅缝早闭及颅面部成骨不全,从而继发颅腔狭小、眼眶浅、眼球突出、上颌骨发育不良等一系列颅面畸形。Crouzon 综合征在正常人群中较为罕见，在新生儿中其发病率约为 $15/10^6 \sim 16/10^6$。

二、病因、病理及分类

目前研究表明，Crouzon 综合征是一种常染色体显性遗传病，绝大部分病例的致病基因位于染色体 10q25～10q26 的成纤维细胞生长因子受体 2(FGFR2)的基因区域。突变的基因片段主要通过影响 FGFR2 免疫球蛋白样结构域的表达，引起与 FGFR 相关的异常改变而致病。在遗传学研究方面，Crouzon 综合征患者有家族聚集发病的特点，但散发的患者也有相当比例，为 30%～60%，具体原因不明。

Crouzon 综合征为多颅缝早闭及颅面骨发育不全所致，其主要可以分为三个阶段：①颅骨缝过早愈合，使部分骨不发育；②颅内脑组织随年龄增长向未融合的骨缝方向及骨板薄处扩展；③颅骨缝闭合形成畸形，脑及各部位组织受压迫而出现症状。其中，蝶骨发育不全尤为关键，可引起颅底狭窄并延伸至颅顶部及侧颅缝，造成上颌骨发育不全的反颌，面中部塌陷，颅骨前后径变小，垂直径增大变长，头颅伸展呈塔形。随着脑的发育增大，可出现颅内压增高。由于眶上壁所在前颅底前后径变短，眼眶容积小，眶底比正常人短浅，导致不能容纳整个眼球，眼球向前移位并突出，可伴眼球脱位，是 Crouzon 综合征的一个明显特点。

根据疾病发生的时间分类，大部分 Crouzon 综合征患者颅缝早闭发生于胚胎发育中，出生时就有头颅畸形，即传统型 Crouzon 综合征；少数 Crouzon 综合征患者出生时只有面部发育不全，而颅缝早闭和颅内高压等表现要迟至出生后数月或数年时才出现，并逐渐进展，即为出生后亚型。根据疾病的严重程度及累及范围分类，Crouzon 综合征又可分为五种：①上颌型 Crouzon 综合征；②假性 Crouzon 综合征；③颜面型 Crouzon 综合征；④颅型 Crouzon 综合征；⑤颅面型 Crouzon 综合征。

三、症状和临床特征

相比其他颅缝早闭症，Crouzon 综合征较为常见，其主要为双侧冠状缝受累，表现为头颅前后径变小，垂直径增大，塔头畸形症状；若同时累及其他颅缝，也可以表现出相应的头颅畸形，如尖头畸形、尖短头畸形等。同时，由于合并有骨发育不良，可引起面部一系列与骨发育相关的临床表现（图 14-15）。

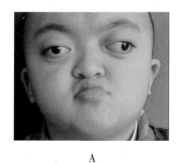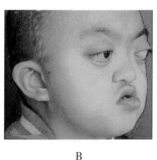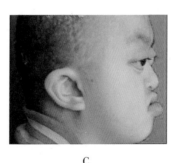

A   B   C

图 14-15 典型的 Crouzon 综合征患者，表现为突眼、面中部凹陷、反颌等症状
A. 正位 B. 斜位 C. 侧位

突眼症是 Crouzon 综合征的典型症状之一。由于冠状缝早闭及面中部骨发育不全，特别是眶骨架发育不良，使得额眶后缩、眼眶容积过小，不能容纳眼球，致双侧眼球突出，严重者可以存在视功能障碍，出现双眼外斜视、集合功能不良甚至视力减退等。部分 Crouzon 综合征患者除单纯眼球突出外，还可合并有眶距增宽、双眼内眦距增大的症状。

咬合关系紊乱是 Crouzon 综合征的又一典型症状。由于上颌骨发育不良及严重后缩,面中部扁平凹陷,即使下颌骨仍属正常,仍可表现出下颌骨相对前突状态,牙咬合关系不良,牙列不齐,呈反𬌗畸形。在孩童时期,该症状临床表现相对不明显,而随着年龄的增长及骨发育的进行,逐渐出现明显的反𬌗畸形。

除面中部塌陷、眼球突出及反𬌗畸形等典型症状外,Crouzon 综合征可有上腭狭长、腭弓高拱、鼻骨发育不良、鼻咽腔狭小、钩状鼻及外耳道闭锁等畸形表现。部分患者由于颅缝早闭引起颅压增高及脑损伤,出现头痛、呕吐及智力低下等症状。

四、诊断

根据典型的临床症状,一般可以对 Crouzon 综合征患者作出初步诊断。此外,X 线及 CT 的影像学检查对于 Crouzon 综合征的诊断也具有重要作用。

(一) X 线摄片及头颅定位测量

X 线摄片检查可以明确骨骼发育情况及颅缝闭合情况。在 Crouzon 综合征患者的 X 线片上可以见到明显的颅骨畸形以及面部骨发育不良,额骨向下、向后倾斜,颅骨骨壁变薄,冠状缝消失,脑回压迹增加,颅底短而深,蝶鞍呈垂直位,眼眶明显变小,鼻梁凹陷,下颌骨相对前突,反𬌗畸形。部分患者有慢性颅内压增高时,X 线片上可见颅骨有明显的指压迹。

通过头颅定位 X 线片对 Crouzon 综合征患者进行测量分析,可以了解上、下颌骨畸形的性质、部位及严重程度,对于诊断 Crouzon 综合征及指导手术治疗、评价手术效果具有重要意义。其中,因 SNA、SNB 可反映上、下颌骨及颅底三者之间相互关系而在 Crouzon 综合征头影测量中被较多采用。正常人群 SNA 角度约 82.99±3.05°,SNB 角度约 80.17±3.06°,而 Crouzon 综合征患者其 SNA 角度可减小至70°左右,SNB 可以正常或者轻度改变。

(二) CT 扫描及三维重建

CT 扫描是诊断 Crouzon 综合征的又一重要手段。其不仅可以明确颅骨及颅缝发育情况,还能对颅骨与大脑、眼球间的关系进行分析。在 CT 平片上,可以进行颅腔体积、眼球突出度、眼眶深浅度及颅底前后径的测量。目前,随着计算机技术的进步,头颅 CT 三维重建也被广泛应用于 Crouzon 综合征的诊断治疗中(图 14-16)。CT 三维重建能具体地显示颅骨的整个立体概貌,并通过旋转技术显示出各条颅缝的情况及各个颅骨的内、外表面情况,同时可以测出颅骨及颅腔的畸形程度。它可以观察到闭锁的颅缝及健侧过度生长的颅骨,最重要的是可以观察到颅底的颅缝闭锁,这一点可以弥补其他影像学的不足。此外,CT 三维重建还可用于术前模拟手术,上海交通大学医学院附属第九人民医院在三维重建基础上,采用相关计算机辅助技术,进行模拟手术截骨,从而指导手术治

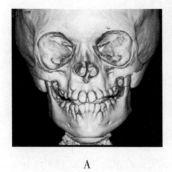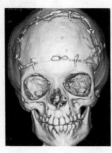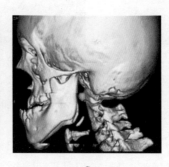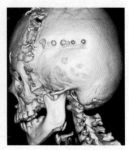

A   B   C   D

图 14-16 CT 三维重建在 Crouzon 综合征诊断治疗中的应用
A. 术前正位 B. 术后正位 C. 术前侧位 D. 术后侧位

疗,达到了术前预计效果,在所进行的多例患者中,取得了较满意的效果。

五、手术治疗

手术治疗是纠正 Crouzon 综合征颅面骨畸形的主要手段,除有严重系统性疾病等原因导致不能耐受手术的患者外,大部分患者均可通过手术治疗进行纠正,主要通过截骨前移上颌骨、额眶及额骨等,达到解决面中部凹陷、突眼畸形及反𬌗畸形等目的。若并发有颅内压增高的,还需行颅骨板重塑以改善头颅外形,降低颅内压。

(一)手术方法

1 术式选择 目前,治疗 Crouzon 综合征的手术方法主要有以下几种:

(1)Le Fort Ⅲ型截骨前移植骨,并根据需要进行二期额眶前移手术。对于以面中部凹陷为主,无或仅有轻度的前额突出畸形的患者,采用该手术为主。

(2)Monobloc 截骨前移手术,即额眶上颌整块截骨前移手术,主要治疗 Crouzon 综合征合并前额及额眶畸形的患者。

(3)对于严重的 Crouzon 综合征合并眶距增宽、高腭弓畸形的患者,可以采用在 Monobloc 手术的基础上,同时行面中部及眶部中间劈开、骨块内旋固定,即 Bipartition 术来进行治疗。

上海交通大学医学院附属第九人民医院于 2006 年对一例严重 Crouzon 综合征患者进行 Bipartition 术,术后改善效果明显(图 14-17)。此外,为保证手术效果,防止术后复发及前移骨块后缩,部分患者在截骨的同时需放置牵引器,进行术后持续牵引成骨,即 Distraction 技术,来替代一次性的截骨前移,治疗过程一般持续 3～6 个月左右,大多获得满意的效果。

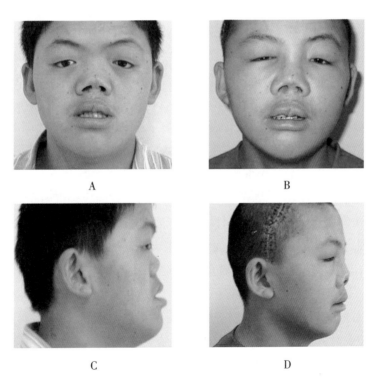

图 14-17 Crouzon 综合征合并眶距增宽患者行 Bipartition 手术纠正
A. 术前正位 B. 术后正位 C. 术前侧位 D. 术后侧位

2 手术年龄 对于轻度的 Crouzon 综合征患者,可以在 12 岁以后骨及牙齿发育完全时再行手术治疗;而重度的 Crouzon 综合征患者,由于现在有 Distraction 技术,不必利用恒牙作为固定,在麻醉和重症监护技术允许的基础上,提倡早期手术,早期治疗,降低患者手术的年龄,以提供一个更加及时、合理、有效的治疗,一方面有利于术后恢复及手术效果,另一方面也对患者心理健康发育具有重要意义。

3 术前准备及麻醉 Crouzon 综合征手术均为较大规模、较长时间的全身麻醉手术,术前全面的体检和化验十分必要,应排除心脏病、高血压等手术禁忌证,完成外科手术术前常规化验,如血常规、肝功能、肾功能等。此外,由于麻醉时需行经鼻腔气管内插管,还应该检查鼻腔及鼻甲肥大情况等。术中需输血的,还应备血 1000~1500ml。除完成上述外科术前常规准备外,Crouzon 综合征患者还需行正颌手术相关准备,术前根据头影测量、CT 三维重建(有条件时可进行计算机手术模拟),确定手术方式及上颌骨前移范围,并完成模型外科准备,在石膏上、下牙模上模拟截骨,计算机三维模拟截骨并测量,制作头颅模型,进一步确定术中截骨部位、截骨量及上颌骨移动方向及距离。术前制作正常咬合关系的塑料殆板,用于术中校正咬合关系。术前告知患者需行颌间结扎 4~6 周,若行持续骨牵引,应告知患者牵引 1 个月左右,保持 3~6 个月,使得患者有心理准备,并积极配合。

Crouzon 综合征患者采用经鼻腔气管内插管的全身麻醉。术前建议常规放置鼻肠管,用于胃肠减压,防止胃肠反流吸入呼吸道。术中监测血压及中心静脉压,同时行开颅手术的,还应监测颅内压。部分手术损伤较大、出血较多的,需配合使用低血压技术,将收缩压控制在 10.66~11.99kPa(80~90mmHg)或平均动脉压在 7.99~9.33kPa(60~70mmHg),可有效减少术中出血及输血的可能。大部分 Crouzon 综合征患者手术是经口路径进行的,可用凡士林涂抹唇黏膜,防止术中反复牵拉、器械触碰导致术后唇黏膜溃疡、糜烂。

4 手术过程与步骤

(1) Le Fort Ⅲ型截骨手术:采用双侧冠状切口,起于一侧耳轮前缘前上方的发际内,终于另一侧耳轮前缘前上方的发际内,全层切开头皮直至帽状腱膜下,于帽状腱膜下进行剥离,向前剥离至眶上缘上约 1.5cm 时进入骨膜下,注意保护眶上神经,用骨凿凿开眶上孔,使眶上神经血管束从眶上孔中游离出来,暴露双侧眉弓及眶上缘、眶上壁,暴露额、双颞部颅骨,设计高位上颌骨离断 Le Fort Ⅲ型截骨线。

用来复锯或摆动锯按设计截骨线截骨后,用剥离子经颞下窝向下继续剥离,直至翼上颌连接,骨凿凿开双侧翼上颌连接后,用 Rowe 氏钳插入双鼻孔和上腭之间,夹持整个上颌骨和面中部,折断其与前颅底后部的连接,游离面中部骨块并使其前移达正常的咬合关系,同时改善突眼症状。在上、下牙列间置入殆板,在颌间结扎固定上颌面中部骨块,固定时应轻度超殆,防止后缩。

同时,另一组医师取患者髂骨或肋骨骨块,用于面中部骨块前移后骨间隙的填充,植骨后各骨块间行钢丝结扎固定或钛板、钛钉坚强内固定。检查无活动性出血后,将骨膜复位并缝合固定,然后全层间断缝合头皮,并在帽状腱膜下放置负压引流管,手术完毕。

(2) Monobloc 手术:切口选择及骨膜下分离与 Le Fort Ⅲ型手术相同,在颅骨、眶骨显露完全后,在额颅区域设计颅骨瓣截骨线,用线锯进行截骨并最终取下颅骨瓣,将其与硬脑膜仔细分离。硬脑膜若有破损应及时缝合。在充分保护眼球和硬脑膜的情况下,用电锯由前颅底向下进行眶上壁截骨,嗅神经束前方横跨筛板,向两侧达眶外侧壁,于颞颧缝前方截断颧弓,用骨凿进行眶内侧壁、眶下壁的截骨。以同样方式打断翼上颌连接后用 Rowe 氏钳折断整个颅面骨和前颅底后部的连接处,游离整个颅面骨,包括双侧眼眶、颧骨、上颌骨、鼻部诸骨。将游离的颅骨瓣及整个颅面骨整体前移至预设位置处分块固定,骨间隙处植骨固定,效果满意后复位头皮瓣,放置负压引流管后分层缝合,手术完毕(图 14-18、图 14-19)。

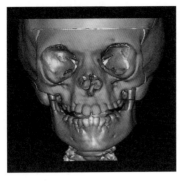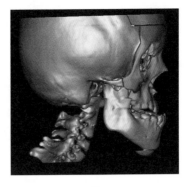

A　　　　　　　　　　　　　　B

图 14-18　CT 三维成像计算机模拟 Monobloc 手术设计截骨范围
A. 正位　B. 侧位

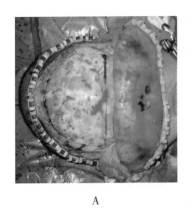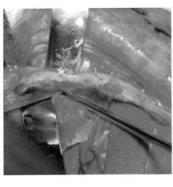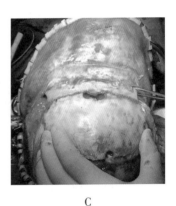

A　　　　　　　　　　　B　　　　　　　　　　　C

图 14-19　Monobloc 手术过程图
A. 暴露额骨并设计截骨线　B. 打断颅面骨与颅底连接　C. 重新固定颅骨瓣与游离颅面骨

（3）Bipartition 手术：即 I 期联合行额眶面前移（Monobloc 术）及面中部矢状劈开截骨术（Bipartition术）。患者麻醉成功后，先行 Monobloc 术（同前）纠正面中部后缩畸形，待面中部颅面骨完全游离后，于眶内侧壁梨状孔上方至眉弓水平间设计三角形截骨，并用骨凿在正中线处打断上腭腭弓骨性连接，使面中部颅骨块在眶部可以向中线自由旋转。根据术前设计，将各游离骨块前移及旋转至预设位置后，钢丝线固定，骨间隙处植骨固定，效果满意后复位头皮瓣，放置负压引流管后分层缝合，手术完毕（图 14-20）。

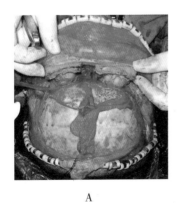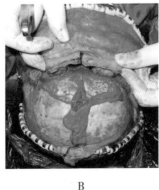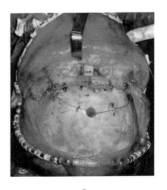

A　　　　　　　　　　　B　　　　　　　　　　　C

图 14-20　Bipartition 手术过程图

（4）牵引成骨技术：分为内置式牵引及外置式牵引两种，目前笔者采用较多的为外置式牵引，与上述三种手术方式联合运用，可较好地解决一次性截骨前移术后瘢痕牵拉及植骨吸收等导致的骨块后缩问题，改善手术效果。采用牵引成骨技术时需注意，进行牵引的颅面骨与其他前移的骨块之间用钢丝进行松弛固定，并确认此固定不会限制颅面骨的牵引前移。手术一般在双侧外眦角下方和双侧鼻唇沟部切开 0.4cm 的皮肤，剥离至骨膜下，将牵引钉分别固定于双侧颧骨和上颌骨上，用固定钉将牵引架固定于两侧颞线下方的颅骨上，用钢丝将牵引钉和牵引架连接起来，通过调整牵引杆来获得一个合适的牵引方向。一般在术后 7 天左右开始牵引，速度为每天 1mm，上午和晚上各牵引一次，牵引过程中主要参考术前模拟、脸形和咬合关系的变化，牵引达到理想位置后停止牵引。一般需牵引 1 个月，维持半年左右，可以达到较为满意的效果（图 14-21）。

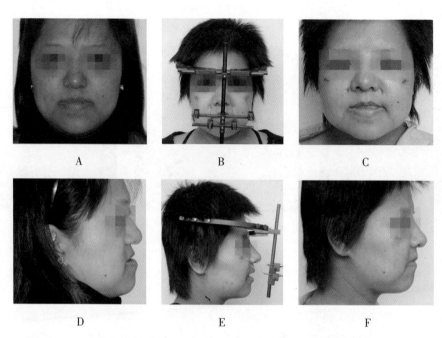

图 14-21　Crouzon 综合征患者行 Le fort Ⅲ 型截骨＋持续骨牵引
A、D. 术前正、侧位　B、E. 牵引过程　C、F. 术后正、侧位

（二）术后护理

Crouzon 综合征的手术均为大型手术，其术后护理对于患者的康复及保证手术效果有重要的作用。主要包括：①生命体征的监护；②体位：去枕平卧 6 小时，6 小时后头部抬高 20°左右，以利于颅内静脉回流及减轻脑水肿、脑脊液漏；③呼吸道管理：需保证呼吸道通畅，及时吸出分泌物，防止吸入性肺炎；④脑脊液漏及颅内压的监测及护理；⑤有外置式牵引器的患者，需行牵引器护理，防止感染及保证固定牵引良好；⑥保证口腔卫生；⑦预防术后感染等。

（三）术后并发症

1　死亡　Crouzon 综合征手术复杂、损伤较大，有一定的死亡率，死亡率一般为 0.3%左右。死亡原因主要为心脑血管意外、颅内血肿、脑水肿、麻醉意外等。手术需高度重视，应由经验丰富的颅颌面外科医师施行。

2　出血　可发生在术中及术后。术中出血主要由于术中血管损伤引起，需及时处理，一旦血管损伤，结扎止血或明胶海绵压迫止血。术后出血可引起局部血肿，形成继发感染，影响移植骨存活。小血肿经保守治疗可自愈；严重血肿需行穿刺抽血，必要时可探查止血。

3　感染　Crouzon 综合征手术大部分需连通口、鼻，感染为主要并发症之一。因此，术中无菌操作、术中及术后抗生素的运用、消除术野死腔等,对于有效减少感染的发生具有重要意义。

4 脑脊液漏 是 Crouzon 综合征的严重并发症之一,主要是由于硬脑膜损伤或修补不全所致。产生脑脊液漏后,鼻腔需保持清洁通畅,行体位引流,避免逆行性颅内感染。大多数患者引流1周后脑脊液漏可停止;少数严重者可能需长期引流,必要时可行硬脑膜修补术。

5 神经损伤 眶下神经及面神经额支、颧支在术中容易损伤,导致相应区域皮肤麻木及肌功能障碍,需术中仔细操作,避免神经损伤。

6 视功能损伤 由于术中眶底、眶内外侧壁及眼眶前部相对前移,软组织切开及游离时可能会损伤眼球,导致视力减退甚至失明,一般较少发生,但后果严重,术中需引起重视。

7 其他畸形 如下睑外翻、睑下垂、复视、斜视、移植骨外露等。

六、典型案例

患儿,女,10岁,出生时表现为双侧眼球轻度突出、双眼外斜视、面中部轻度凹陷。无外科手术治疗史。出生后平均每月都有上呼吸道感染、气管炎或支气管炎的发生。鼾声严重时无法仰卧休息,长期呼吸费力而盗汗明显,日间嗜睡,张口呼吸,言语欠清晰,过度鼻音。体格检查:头围49cm,尖颅畸形、额眶后缩,面中部严重凹陷,双侧眼球重度突出,双眼外斜视、集合功能不良,视力正常,Ⅲ类错𬌗畸形,腭弓高拱,双前臂外翻畸形,手指和脚趾粗短,指端粗大;突眼度左侧为23mm,右侧为24mm。辅助检查:血常规、凝血功能和肝、肾功能均正常,胸片、心电图无明显异常。彩色多普勒超声心动图检查和肺功能检查:超声检查提示心脏内血流正常,超声心动图正常范围;肺功能检查提示轻度限制性通气。多导睡眠仪监测显示:呼吸紊乱指数(AHI)为85.5 最低血氧饱和度(SaO_2)为43.0%;颅面 CT 断层图像显示上颌骨发育不良,面中部凹陷,鼻骨发育不良,双侧眼眶浅,眼球突出。头颅的正侧位片显示颅骨有明显的指样压迹,头颅的正侧位定位片测量得到 SNA67.3°、SNB77.31°。诊断:Crouzon 综合征伴额缝早闭,尖头畸形,重度阻塞性睡眠呼吸暂停综合征。

诊疗经过:术前根据患者全头颅的 CT 扫描数据进行三维重建和手术模拟,于颅颌面外科快速成型和头颅模型上进行了实体模型的截骨牵引设计和模拟,经多学科会诊后,手术经鼻腔气管插管、颅内外联合路径、额部颅骨截骨前移加植骨、Monobloc 截骨、外置式牵引器牵引成骨。术后患者生命体征平稳。术后第一天拔除鼻插管,行面罩吸氧,输红细胞悬液 200ml 以纠正贫血;术后第二天输红细胞悬液 200ml,患者一般情况良好,由 ICU 转回普通病房。术后第四天坐起后见右侧鼻孔少量血性液体外流,嘱患者保持平卧,适时进行鼻腔清洁,保持鼻腔通畅;术后第七天开始牵引,速度为每天 1mm,共连续牵引前移了 24 天,保持牵引器 4 个月,再次入院时拆除牵引架。

术后效果:该患者顺利完成 Monobloc 截骨牵引,牵引器调节螺丝杆前移达 24mm,三维影像测量颅面骨实际前移 20mm。牵引结束时,拆除牵引器后 1 个月及 6 个月均显示患者面部轮廓趋于正常,尖头畸形和面中部严重凹陷得到良好纠正;患者闭眼不全、眼球突出、角膜暴露得到完全矫正,术前双眼外斜视、集合功能不良也得到了良好改善;患者的视力、嗅觉功能较术前未见减弱;头颅的正侧位定位片显示 SNA78.6°、SNB70.7°,反𬌗畸形得到完全矫正,右侧磨牙区可见锁合,口腔容积增加,言语较术前清晰;术后 6 个月内未发上呼吸道感染,静息时不再张口呼吸,夜间偶尔有轻微的鼾声,术后 3 个月行多导睡眠仪监测:AHI 为 5.9,SaO_2 为 65.0%,患儿阻塞性睡眠呼吸暂停综合征由术前的重度转为轻度。患儿及家属对手术效果满意。

第四节　眶距增宽症

一、概述

眶距增宽症并不是一个综合征,通常是眶面裂伴发的一个临床表现。眶距增宽症是指两眼眶间骨性距离过度增宽的一种疾病,它是一种症状,可以出现在许多类型的颅面畸形中。

二、病因和应用解剖

Tessier 提出眶距增宽症有五种可能的病因:①中面部或颅面部原发性发育不良;②单侧颅面裂;③颅面部正中裂或鼻裂;④额鼻部的鼻筛型脑膜-脑膨出或额窦肥大;⑤颅缝早闭症,如见于 Crouzon 综合征及 Apert 综合征患者,尤其是 Apert 综合征。

颅骨骨骼的病理过程表现为内眶壁或者泪嵴 Dacryon 点(由额骨鼻突、上颌骨额突、泪骨组成)之间距离的增加。介入的筛窦(眶内空间)过度膨大,但仅限于筛房的前部增宽,不涉及筛房的后部及蝶窦部分。而在更加严重的眶距增宽症患者中,还伴有筛板向下移位,即筛板超过正常额骨缝水平而向下方脱垂。这在 X 线片上可得到明显的证实,CT 片上可见宽大的筛板。此外,还可见到嗅沟变圆,鸡冠重复或消失,在这些病例中,还有眼眶的侧方移位(颞部移位),同时眼眶外侧壁的前后径明显减少。同时伴有鼻泪管的畸形则较少见,而视神经孔之间的距离则通常没有增大,因此造成两侧眼窝呈外侧扩张状,在严重眶距增宽的病例中,这个扩张角度可达 60°,而在正常人仅为 25°,这样就更加重了畸形,并导致双眼协同视物功能的丧失。

三、症状和临床特征

Cohen 等亦曾描述过额颅骨发育不良综合征,它实际上是一种累及颅、额、鼻及颌骨的骨发育异常,症状之一就是眼眶间距较正常人为宽。颅面外伤后也可引起眶距增宽症,但多表现为单侧或不对称。对于单侧面裂而言,眶距增宽倾向于不对称。这类患者通常也伴有鼻部、内眦和颊部软组织的畸形。脑膜脑膨出或者脑膨出,以及颅骨缺损处外覆脑膜通常是这一病理过程的组成部分。在额筛部脑膜-脑膨出患者中一般都有颅前窝骨缺损并通常伴眶距增宽症。

面裂的中鼻部支架受到破坏,呈现鼻部变宽伴有双重鼻中隔,同时往往有双重鼻尖,鼻翼软骨常见发育不良。眶距增宽症眼眶间距增大,引起双眼视轴的间距相应变大,这样更加重了畸形,并导致双眼协同视物功能的丧失。面裂所致者,鼻根部宽阔平塌,无正常鼻梁隆起,有时有内眦裂开和移位。在脑膜-脑膨出病例中,可以发现鼻根部存在正中沟状裂隙。约 1/3 的患者同时有斜视、弱视。而在其他一些严重的眶面裂畸形患者中,上颌牙槽骨通常也被破坏,从而形成各类错殆畸形。颅面部外伤畸形者,多伴有内眦韧带断裂和移位。眶距增宽症也见于皮样囊肿、神经胶质瘤患者,通常可采用类似手术方法来纠正所有这些畸形。

四、诊断

在术前检查和准备阶段,患者应当进行眼科评估并记录视力状况,以及是否有弱视和眼外肌功能障碍所导致的复视。而确定眼眶间距离正常与否的标准是测量内眶距（interorbital distance,

IOD）。影像学检查对于记录患者的病理过程以及设计重建手术方案是非常重要的,如通过术前头颅X线正位定位片可计量得到内眶距,即两侧Dacryon点之间的距离,也可参考患者内眦角间的距离来确定眶距增宽的严重程度。Hansman报道了西方人从出生到25岁各个年龄段正常的内眶距。在出生时一般为16mm,在12岁时增加到25mm,在13岁左右,女性开始降低增长,而男性则继续增加直到21岁。正常成人内眶距:女性为25mm,男性为28mm。东方人的眶间距较西方人稍宽,我国穆雄铮教授等人曾测量了150例正常人头颅X线片的眶间距,并将其结果与轻、中、重度眶距增宽症患者比较,发现中国人正常女性的眶间距在23～29mm之间,平均为27.88mm;正常男性的眶间距在24～30mm之间,平均为28.87mm。同样在一些轻度的眶距增宽症患者中,眶间距在32～36mm者,有些本人或家属并不认为是畸形。由此可见,东方人对眶间距离略宽的心理耐受性较西方人为大,眶间距在25～32mm者均可视为在正常范围内。Tessier对于眶距增宽症则进行了如下分类,Ⅰ度:内眶距为30～34mm;Ⅱ度:内眶距为34～40mm;Ⅲ度:内眶距＞40mm(或伴有眼眶的侧方移位,即两侧眼球横轴歪斜或高低不平者)。

除上述测量方法之外,正确的眶间距离测量还依赖于手术时,直接测量两侧泪嵴间的真性骨间距离,一般此距离较头颅正位定位片上的测量值为小。CT检查也是必要的。横断位和冠状位切面可用来确定眶内空间(筛窦大小和眼眶内侧壁的定位)以及骨性眼眶的范围。在Ⅲ度眶距增宽症患者,其眶外侧壁的前后径明显减小,这会影响到固定的有效性和眼眶的移位。Munro通过CT检测发现,各类不同的眶内壁形态对于眼眶的移位和固定有较大的影响。

五、治疗

（一）适应证和禁忌证

就手术时机年龄选择而言,一般趋向于较早进行手术矫正,5～6岁为最佳时机。过早手术,不但在眶缘下截骨时会损伤恒牙牙胚,而且会影响颅面骨骼的正常发育。Tessier建议,在眶架下缘截骨时,其水平截面在眶下孔血管神经束以上的部位,这样就不至于损伤牙齿的胚胎。这个位置相当于恒牙单尖齿和儿童时高位的上颌窦,因为上颌窦的最后发育下降要等到恒牙萌出后才开始。

在设计手术重建方案时,术后内眶距应当减小到16～18mm。在一项通过CT检测进行的研究中,Hoffman等报道了眼眶在手术移位过程中所进行的旋转弧形,此发现对于矫正术后内眶距有相当的价值。Monasterio等则证实了在设计Bipartition手术过程中,两侧眼眶分别有一个顺时针和逆时针的转动,同时上颌骨段咬合平面有一个提升,此时手术前的设计就需要在外科医师和正畸医师之间联合进行。

依据视神经孔多在正常位置的解剖特点,手术时可在离眶顶8mm范围外进行眼眶周围截开,使眶缘骨架游离及移位后在新的矫正位置固定,而不致造成对视神经的任何损害或压迫。在额筛部脑膜-脑膨出病例中,其眶距增宽的程度,即两侧瞳孔间距的增大,不如面中裂所致的眶距增宽来得明显,原因是前者完全由脱垂脑组织的机械作用所致,而畸形的程度完全取决于脑组织脱垂的程度。在Cohen综合征的病例中,由于颅缝早闭而使面中部显得格外短小,加上眼眶间距增大,当发育完全时,常需进行二期手术治疗整复。

（二）手术方法

就手术方法选择而言,对于轻度畸形,并非真性眶距增宽,属于遗传性或创伤性内眦角畸形,如内眦赘皮所致。在东方人,如鼻梁过于平塌,亦会呈现出轻度眶距增宽的症状。本型病例一般无须进行眶距截骨手术,只要纠正内眦畸形或填高鼻梁即可得到矫正或改善。在中度眶距增宽症中,并不存在眼球真性移位和偏斜。但患者面部呈现较宽大,X线片显示眼眶外形正常。眶间距未见缩小,眼眶亦没有侧向移位。本型病例一般只需采用颅外路径手术,如"C"形或"U"形截骨手术即可得到改善。但如存在有筛板脱垂,则亦需采用颅内路径进行截骨矫治手术。Ⅲ度眶距增宽即严重的眶距增宽症,两侧眼眶存在真性侧方移位,使两侧外眦角和外耳道口距离缩短呈金鱼状脸形。此时必须采用颅内外联合路径的眶周矢状截骨术以彻底松开和游离眶缘骨架,截除眶间多余骨块后,在新的位置重新固定眶架。对于Ⅲ度眶距增宽伴眶纵轴倾斜的特别严重病例,还可选用面中部矢状劈开截骨术(Bipartition 法)。

颅内外联合路径选用横颅冠状切口。颅外路径的"U"形截骨和"O"形截骨也选用冠状切口,而眶内壁截骨内移则既可选用冠状切口,也可选用鼻根内眦部的局部切口。现将各类眶距增宽症矫正手术操作步骤简述如下:

1 颅外路径截骨手术

(1)"C"形截骨手术:即眶内侧壁截断及内移手术。先截除鼻中隔的过宽鼻骨及筛窦,然后将部分或全部眶内侧壁和鼻眶缘截断后连同内眦韧带向中央靠拢,最后进行钢丝结扎固定,或应用微型钛板固定。两旁的截骨后间隙行嵌入植骨。这种手术仅游离部分眶内侧壁和眶内缘,并不包括整个眼眶,也不改变眼球位置,故实际上只是将两侧内眦韧带及附着骨块向中央靠拢而纠正了内眦间过宽畸形,手术切口如在鼻背部外侧进行,会留下较明显瘢痕。

(2)"U"形截骨术:在眶内侧壁、眶下缘和眶底进行截骨,截下骨块呈"U"形(图 14-22),同时截除中央部过宽的鼻根及筛窦组织,将眶下部向中央靠拢,结扎固定,在两侧骨间隙中进行植骨。手术切口沿眶周外下区进行,术后瘢痕较少,适用于Ⅱ度眶距增宽症,筛板位置较高及无脑膨出的病例。

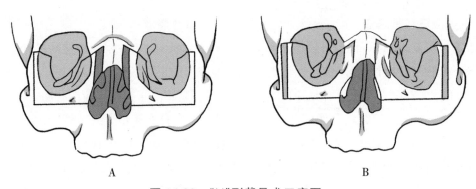

A   B

图 14-22 "U"形截骨术示意图

据 Converse 和 Munro 观点,"U"形手术大约可以缩短 IOD 10mm 左右,故适用于 IOD<40mm 患者。手术步骤及典型案例见图 14-23、图 14-24。

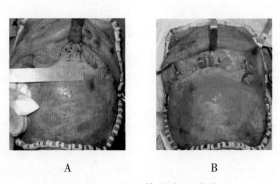

A   B

图 14-23 "U"形截骨术手术步骤

A. 暴露额眶,标记中央部过宽的鼻根及筛窦组织约 10mm B. 去除标记骨块,将眶下部向中央靠拢,在两侧骨间隙中植骨

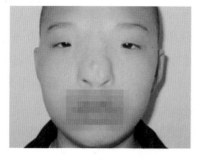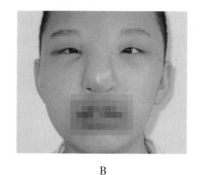

图 14-24 Ⅱ度眶距增宽症患者"U"形截骨术前后对比

A. 术前 B. 术后

2 颅内路径手术 其实质是颅内-颅外联合路径的手术方法,是在"U"形截骨手术基础上扩大,连同眶上缘及额窦底部一起截断,向中央拉拢固定的术式,即"O"形截骨手术。该术式较"U"形截骨彻底,适用于重度眶距增宽病例。其基本步骤是前额开窗、前额眶上骨桥制备(此步骤早期常采用,目前则已较少采用)、眼眶截断并向中央靠拢及植骨等步骤。可选用保留鼻骨中央和部分筛骨正中板的旁正中截骨术,它包括双侧眼眶周壁及眶底截骨术(Converse 法,图 14-25),也可采用完全去除鼻骨中央和全部筛骨正中板的正中截骨术(Tessier 法,图 14-26),以获得更稳定的长期效果。

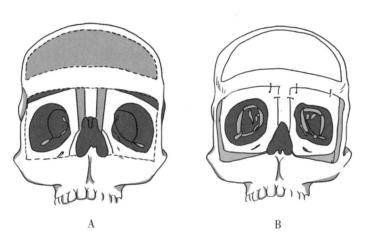

图 14-25 Converse 法"O"形截骨术示意图

A. 阴影虚线部分示需要切除的部位 B. 截骨术后效果图

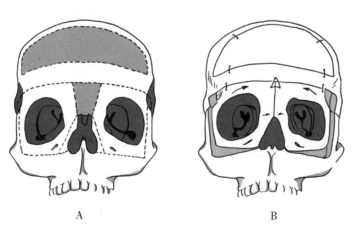

图 14-26 Tessier 法"O"形截骨术示意图

A. 阴影虚线部分示需切除的部分 B. 截骨术后效果图

头皮冠状切口。在骨膜上、帽状腱膜下翻开前额皮瓣,直抵眶上缘。于眶上缘上1.5cm处切开骨膜,在骨膜下分离,注意保护眶上血管神经束。两侧软组织分离部位应达到颧骨下方部位;鼻中央部应达到鼻梁中上部。手术时注意慎勿穿破硬脑膜及中央部的矢状静脉窦。如有硬脑膜破裂,应设法缝合修补。在硬脑膜外用脑压板轻轻将大脑额叶向后上方牵拉,以暴露颅前窝及眶顶部,此时,在额颅开窗部的下缘与眶上缘之间,保留一条横形的额骨桥,以便于在骨桥上、下两侧骨架(额颅和眶骨)游离移位后作骨间固定之用。眶上桥的宽度视患者年龄而定,一般约在1cm左右,两侧则与颞骨相接连(图14-27A)。

随后行眼眶周围的截断游离。先从一侧开始,在冠状切口外侧横形切开颞筋膜,分离颞肌,进入颞窝骨膜下,从此处分离、暴露颧骨和颧弓,再在眼结膜囊内下睑板上缘处切开睑结膜,分离软组织直抵眶下骨缘,切开该处骨膜;用骨膜分离器插入骨膜下,向后方分离眼球和眶组织,直到离视神经孔及眶下裂1cm部位,随后用骨膜分离器插入眶上缘骨膜下,分离眶内组织,直到离眶上裂及视神经孔1cm部位;在内眦部切断内眦韧带,用黑丝线缝扎作为标记,以便于手术后期将它作为内眦成形的标记,重新复位固定;细心分离泪囊,慎勿损伤之。这时整个眼球和眶内其他组织已完全在骨膜下松解游离。随后,用往复式电锯或小骨凿从眶外侧及颅前窝外侧处插入,将眶侧壁骨组织锯断或凿断,直抵眶下裂部位(眶下裂部位的骨壁极薄,操作便捷);然后沿眶侧壁的颧骨部将颧骨锯开,如感到操作存在困难,可在颧骨部作一皮肤上辅助小切口以协助之;继而通过下睑板上缘的切口,用小拉钩暴露眶下孔区域,于孔下方用电锯或小骨凿在眶下部作骨的横形截断,注意保护眶下血管神经束不受损伤。这时手术区就进入了上颌窦,可进行局部冲洗。再在面部鼻中央作纵形或"Z"形皮肤切开,向两侧分离鼻根部及上颌骨鼻突部,以暴露整个鼻根部位,然后又回到颅前窝,用电锯在左、右眶上缘横形锯开骨板以形成眶上桥,再用小骨凿截除颅前窝中央的筛板及嗅窝组织,并将中央区宽大的鼻骨、鼻中隔及发育不良的筛骨及筛窦一并去除。如在眶距增宽症手术中采用保留鼻骨中央部及鼻中隔的术式,则在进行这部分操作时,应于中央部两侧分别进行截除手术。最后在明视操作下,用电锯在颅前窝、眶顶部的前2/3及后1/3之间的交界线上凿断眶顶部(图14-27B)。至此,整个眶架骨组织已从上、下、左、右及后方全部被截断,从而可以容易地被移位固定,矫正畸形。应用相同的手术操作在另一侧进行眼眶截断手术,以使双侧眶架得到全部游离。再按手术设计要求,将它们向中央部移位靠拢,进行结扎或应用微型钛板固定(图14-27C)。当然,对患有单侧眼眶畸形或异位,或后天性创伤畸形的病例,这种眶架截断手术只需在患侧进行。

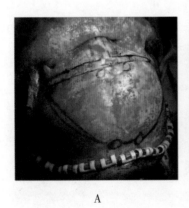 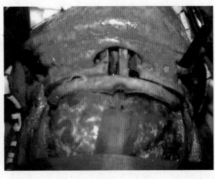 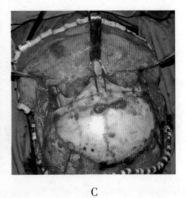

A B C

图14-27 Converse法"O"形截骨术手术步骤

A. 暴露额眶,在额颅开窗部的下缘与眶上缘之间,保留一条横形的额骨桥,两侧则与颞骨相接连 B. 将眼眶周围的骨质截断游离,中部则保存鸡冠、嗅窝和鼻中隔,在它们的两侧作旁中央骨截除术 C. 按手术设计要求,将游离眼眶向中央部移位靠拢,进行钢丝结扎固定,在两侧骨间隙中植骨

在眶架后方截断眶壁时，截骨术必须在眶顶部的眶上裂部位距蝶骨嵴 8～10mm 处进行。如截骨线过于靠近视神经孔，将导致眶架移位后压迫视神经和血管，造成视神经损害；但如截骨线过于在眶缘前方，则不能有效地矫正畸形，或有可能导致术后复发。曾有一例手术由于在将两侧眶架向中央拉拢结扎时，造成眶缘骨架压迫眼球，导致眼球突出，眼压增加，瞳孔散大，后经减轻眶缘骨架对眼球的压力，眼压立即恢复正常，最后进行结扎固定。

在鼻部中央及颅前窝进行截骨时，其范围应包括筛板、筛房、鼻根和上颌骨额突等组织。一种是连同鼻梁、鼻中隔、筛板、鸡冠、嗅窝全部截除（Tessier 法），它是由 Tessier 等描述的一种颅内入路的眶距矫正术，可确保脑及眼球安全。手术分两部分：一期手术先截开颅骨，把额叶从颅前窝翻起，同时修补硬脑膜以防止脑脊液外漏；二期进行眶周截骨术，同时切除鼻部中间的部分骨组织，包括筛板和鼻中隔。另一种则是保存鸡冠、嗅窝和鼻中隔，分别在它们的两侧作旁中央截除术（Converse 法），它是由 Converse 等开展的一种截骨术，类似于 Tessier 的术式，但又作颅骨矢状缝旁侧切割，可使筛板及嗅觉器不受损伤。在操作中眼眶截骨必须在眶轴的后侧进行，并尽可能靠近后外侧，但不进入中颅窝，这样便能有效地移动眼球及眼眶。目前都趋向于后一种手术操作，由于这种手术保留了嗅板及嗅神经，所以术后患者仍保留了正常的嗅觉；且鼻中隔仍保留，所以左、右鼻道仍保持了正常解剖形态。手术时，一般不需切除中鼻甲，但如患者有中鼻甲肥大，则应作截除术，以免阻碍了眶架的靠拢而阻塞气道通气。典型病例见图 14-28。

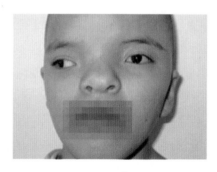 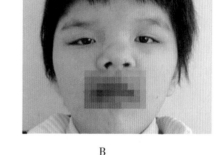

A　　　　　　　　　　　　　B

图 14-28　Ⅲ度眶距增宽症患者"O"形截骨术前后对比
A. 术前　B. 术后

在由于脑膜-脑膨出引起的眶距增宽症病例中，膨出物可以和眶距增宽同时进行手术切除及修复。但 Daivd 则主张在婴儿期可先进行脑或脑膜疝的回复和修补，并同时修补眶内侧裂孔，以便有利于眶组织的正常发育。待到幼儿时再进行眶距增宽畸形的矫正。这一主张并不和在5～6岁时一次性进行矫治手术的原则相矛盾。

3 面中部矢状劈开截骨术　如婴儿伴有上颌弓的"V"形畸形，可以用面中部劈开的手术方法来矫正眶距增宽。把分开的面部两侧包括左、右两边的上颌骨向内侧移动，以使突起的"V"形上颌弓得到改善，并矫正眶距增宽。面中部矢状劈开截骨术（即 Bipartition 法）由 Van der Meulen 于1979 年首先开展。采用双额骨瓣开颅显露颅前窝，额骨瓣后部的截骨线应位于冠状缝的前方。在颧弓的中部做一截骨线截断颧弓，然后用来复锯在颞肌的深面行眶外侧壁截骨，向下连接眶下裂，截骨线向上达眶顶的外侧部。经颅前窝进行眶顶截骨。由外侧翼点开始，即眶外侧壁截骨线终点处，紧邻筛板的前方向内截骨延伸。面部两侧的内侧截骨应在中线处紧邻第一嗅神经孔前方会合。用一窄的骨凿经泪后嵴的后方行眶内壁截骨，向下与眶下裂相连。用一直凿经颅前窝鸡冠前方将鼻中隔切断，弯凿经口腔将翼颌连接离断。采用鼻上颌把持钳将面中部骨骼松动。

由上方在上颌骨中切牙之间行鼻中部截骨,完成面中矢状劈开,上颌骨的矢状劈开可通过一个小的龈颊沟切口完成,操作时应注意勿损伤腭侧黏膜。将劈开两半的面骨向中线靠拢,用磨钻磨去任何存在的骨干扰,如果需要行颌间结扎固定建立咬合关系,需将经口气管插管改为经鼻气管插管。必要时,面中部前移,需要上、下颌间固定时,首先将颧骨前移并用小夹板坚强内固定,然后再将眶上部前移并固定。颅前窝与鼻腔之间的孔隙可用明胶海绵填塞,骨裂隙用纤维蛋白胶封闭。将前颅骨瓣重新塑形回位,外眦韧带经眶外缘钻孔悬吊固定,将颞肌向前旋转充填前移的区域。

(三)手术后评价

在所有病例中,应进行相关鼻畸形的检查并予以处理。如果鼻中部的骨质被去除并且未予重建,鼻的前突度将会丧失,可采用自体肋骨移植进行鼻部重建。下颌骨裂的重建需要在裂隙间嵌插植骨。正中联合区的骨缺损可导致牙弓变窄和咬合畸形,重建手术最好推迟到恒切牙萌出后。在软的骨质上行坚强内固定不但困难,而且不可靠。

值得注意的是,由于此种手术具有一定的危险并发症,故手术中及手术后必须谨慎小心,操作技术轻柔,准确和熟练,手术组密切配合,使手术能够顺利进行和完成。术后加强护理,严密观察,防止感染,及时发现异常情况并给予处理,这些均是非常重要的术中、术后注意要点。下面将一些主要可能发生的术中、术后并发症列举如下:

1 术后早期脑水肿 由于手术在颅内、硬脑膜外进行,术后2~3天会出现脑水肿的高峰,如观察和处理不当,可出现颅内压增高征象,严重者危及生命,应当高度重视。术后应常规应用皮质类固醇激素及大剂量抗生素(如青霉素等)3~5天,并适当控制补液量。密切观察生命体征,如瞳孔大小、神志情况、心率、血压、脉搏、呼吸等,并记录24小时的出入量。手术第二天应查血常规、细胞压积等,以估计血容量是否不足。如出现脑水肿征象,可先应用脱水药物,如静脉滴注甘露醇等。如症状无法缓解,则应请神经外科医师会诊,必要时行二次手术,开颅,降低颅内压。

2 颅内压问题 颅内压增高是手术中及手术后应特别注意的问题。防止脑水肿和颅内压增高的关键是术中尽量减少对脑组织的牵扯和避免压迫,这包括适当地降低颅内压,与神经外科医师的密切配合以保护好脑组织,以及在硬脑膜表面良好的止血,防止血肿形成等。Yokon等的研究表明,脑牵拉,特别是在颅内压较高时的过度压迫、持续牵拉,都会造成严重的脑损伤,其中包括脑电活动和形态学的改变。

3 颅内血肿 术中止血问题非常重要,由于手术范围大,需要良好而有效的术中止血。头皮切开的冠状切口出血较多,塑料头皮止血夹是方便有效的材料。此外,手术虽然没有打开硬脑膜,但由于手术过程中电锯、骨凿的震动,以及可能出现的局部损伤,如怀疑有颅内血肿的存在,应立即作头颅CT扫描以明确是否存在颅内血肿及其部位。较小的血肿(<10mm)可行保守治疗;较大的血肿则应立即开颅,去除血肿。

4 脑脊液鼻漏 由于前颅底截骨后筛板破裂,颅内、外交通,一旦有局部硬脑膜破裂,就可出现脑脊液鼻漏。其临床特点是鼻腔内经常有清液流出,可取鼻腔液检查以明确诊断。轻度的脑脊液鼻漏,取头高位平卧以利引流,一天2次鼻腔清洗,同时禁止堵塞鼻腔,一般1周以后会自愈。严重的脑脊液鼻漏,则应开颅,作硬脑膜修补。此外,在截除颅前窝骨组织时,保护脑组织和精细的脑膜修补是手术成功的关键之一。术中可通过过度换气以降低颅内压,以有利于良好暴露颅前窝诸结构,包括鸡冠、筛板及蝶骨嵴。对过度换气后仍不能有效地降低颅内压者,可用甘露醇静脉快速滴注,或放出一些脑脊液,直到颅内压出现明显降低。如有硬脑膜破裂,则应细致地进行修补,这样可以防止术后脑脊液漏或颅内感染。在手术最后关闭颅腔以前,更应小心检查有无细小的硬脑膜破裂和脑脊液渗漏。

5 脑膜炎和脑炎　由于手术中颅内、外交通,术后鼻腔的逆行感染很容易引起脑膜炎和脑炎,因此术后应常规应用大剂量抗生素。

6 角膜的保护　在手术中,由于不经意地碰触眼球,或在手术中长时间的眼角膜暴露,可使角膜受到损伤,导致术后发生角膜溃疡,长期不愈时可致角膜混浊和白斑,导致视力障碍。于术中放置眼球保护器或隐形眼镜可以保护角膜不受损伤。暂时性的上、下睑缘缝合也是保护角膜的一个疗法。眶距增宽症患者多伴有各类斜视,可待手术矫治后进一步眼科纠正。之所以在术后纠正斜视,是由于大多数患者在眶架移位后有眼球易位,眼内、外斜肌必须在术后建立新的平衡,以调节眼球活动功能,等待眶架位置固定后再进行视力纠正较妥。有学者曾于眶壁矫正前先作斜视纠正,但效果并不理想。

7 复视　眼眶骨移位后最常见的主诉是术后出现复视,可能是由于两侧眼眶位于不同的高度或眼外肌骨膜附着处剥离所致。在上述各种情况下,大多数病例复视可自行消失,不能自行消失者,有必要重新调整眼外肌的长度。

8 失明　眼眶的截骨和向中线移动,很容易损伤眼球及视神经,轻度者可引起视功能减退或弱视,严重者可导致失明。一旦发生视功能障碍,应及时行眼科相关减压等治疗。

9 局部血肿和血清肿　早期可局部压迫。如血肿或血清肿较为局限,可局部穿刺,抽出液体后继续压迫。

10 深部感染　有时颞部、眶架截骨处的深部感染不易发现,患者有持续的局部压痛、低温等。如感染局限,可用理疗、热敷等;如感染沿筋膜间隙扩散,则应按间隙感染处理。

二期修整在进行彻底的眶距增宽矫正手术后。手术后期常会发现患者仍有一些较小的、不甚满意的面部缺陷,如斜视、鼻梁低塌、眼内眦畸形等,严重者可能发生植骨片坏死脱落、局部感染性窦道或瘘管、颅内小血肿、脑脊液漏,甚至眶距逐渐增宽复发等。这些情况都必须凭借检查分别进行处理,或再做小手术进行矫正恢复,以增加美容效果。这些手术包括斜视纠正术、内眦成形术、鼻梁填高植骨术、鼻尖部或其他整形小手术等。

第五节　颅面短小症

一、概述

自从 1861 年 Canton 描述了与先天性同侧下颌骨和耳朵畸形相关的临床症状以来,有多种名称来描述这种临床表现,包括第 1、2 鳃弓综合征（面部不对称畸形）,耳、下颌骨发育不全,Goldenhar 综合征,半侧颜面发育不良,半面短小和颅面短小症(craniofacial microsomia, CFM)等。此类症状多为单侧发生,少数为双侧(占 5%～30%),因此命名为单、双侧颅面短小症更准确。美国的一项研究显示,在新生儿中该病的发病率为 1/26550～1/3500,在先天性头颈部畸形中占第二位。性别与该疾病的相关性尚不明确。一项研究表明,102 例该病例中 63 例为男性,39 例为女性。另一项研究表明,该病的发生率男、女比例几乎相同。

二、病因

对于 CFM 的发病机制或病因仍然存在着争议。直到现在,流行的观点认为,CFM 为偶发的事情,形成的原因可能是由于暴露导致畸形。其他理论认为,在某些患者体内存在着基因的转录问题是发病的基础。对于不同的个体之间 CFM 的病因学机制可能表现不一样,但均是由内在、外在的多种因素共同作用的结果。

Poswillo 等通过对发育中的老鼠或者猴子给予三嗪、沙利度胺等药物,已经建立了颅面短小症的动物模型。进行组织学研究证实,小鼠模型在镫骨形成以前有血肿形成以及大量的出血,依据出血量的多少,病变程度不同。轻则影响外耳和听小骨,重则累及颧骨复合物和整个上颌骨。德国的一项研究资料表明,大约 1000 例的重度和 2000 例的轻度颅面短小症患者与其母在妊娠期间服用沙利度胺有关。

Jacobsson 用依曲替酯(一种视磺酸的衍生物)作用于老鼠,导致了一种类似第 1、2 鳃弓综合征的畸形。这个发现与脊神经细胞表达大量视磺酸抑制蛋白相一致。视磺酸早期生成过程被细胞迁移所干扰。在怀孕的后期,视磺酸杀死了中枢基板细胞,导致了类似颌发育异常的畸形。乙醇、妊娠期糖尿病也与此病的发生相关。

目前尚无证据表明该病与基因表型改变有关。目前已知的数百例病例中只有极少数患者同胞或者父母也患有同种疾病。目前普遍能够接受的观点是与第 1、2 鳃弓组织发育不良有关。镫骨动脉是在胚胎时期短暂存在的一支血管,连接耳动脉和咽动脉,其损伤导致出血和血肿形成,进而影响第 1、2 鳃弓组织的发育。

总之,CFM 的确切病因还不得而知。CFM 可能是由内在的、不正常的基因引起,或是外部因素如致畸或血管疾病等所导致。像唇裂的患者一样,患有 CFM 的人也是一群异质群体。一些个体是以家族异常基因表达为主,这种情况的复发的风险系数是 50%。另一些个体是单纯的环境因素引起的,复发的概率为 0。经验告诉我们,CFM 的复发率为 2%~3%,应该把它看做一个整体(个体和家庭因素)进行综合考虑。

三、临床表现及症状

CFM 畸形通常有三个特征:耳朵、上颌骨、下颌骨的发育不全。其发育不全也涉及邻近解剖结构:颧骨、蝶骨翼突、颞骨、额骨、面神经、咀嚼肌、腮腺、皮肤、皮下组织、舌、软腭、咽、鼻侧壁。严重者可有眼眶异位、小眼症及眼眶和颜面裂(图 14-29)。

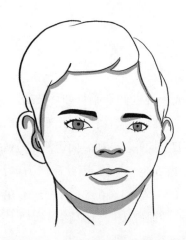

图 14-29　左侧颅面短小症示意图
左侧咬合平面上移,并伴有面部发育不良和耳畸形

（一）颌骨畸形

最明显的畸形就是下颌骨，主要表现为下颌骨发育不全，下颌骨升支在垂直方向上缺如或者短小，升支向中线移位，下颌体往上移位，下颌平面角抬高，因而受累的下颌骨体部在水平面上抬高。下颌骨最主要的异常在下颌骨髁状突，下颌骨髁状突的异常代表了下颌骨发育不良的严重程度，受累的颞下颌关节畸形可表现为轻微的发育不良到仅仅是假关节。下颌颏部偏向患侧。患侧上颌骨发育不良而变短小，垂直高度变短，乳牙和恒牙萌出延迟，并且磨牙可能缺如。由于上颌骨和下颌骨在患侧均显短小，使得咬合平面向患侧抬高，同时上颌窦及患侧梨状孔抬高，但眼眶水平并未改变，从而可直接或间接地作为制定治疗计划的指标。Pruzansky 提出将下颌骨畸形分为三类。第一类：仅升支轻微的发育不良，下颌骨的体部较少受累；第二类：髁状突及下颌骨升支较小，髁状突关节变平，颞颌关节窝消失不见或有喙突的缺失，但颞下颌关节的功能一般正常；第三类：下颌骨升支变薄甚至完全消失不见，无颞下颌关节。

下颌骨的生长与下颌骨髁状突的发育有密切关系，颜面的不对称表现为在成长期渐渐明显地歪向患侧，咬合面倾斜，患侧较高。一般而言，此类患者的下颌骨缺损程度随着患者的生长发育，维持相同比率的偏斜。严重的病例可累及患侧的颞骨乳突、颧骨颧弓，表现为乳突气房减少，茎突缺失，颧突消失而显扁平，颧弓变短甚至消失，患侧外眦部塌陷或眶变小。眼眶常在各方向上变短，偶有患者表现为小眼畸形。额骨常有发育不足，额骨变平常造成斜头畸形的错觉。Grabb 报道颅面短小畸形可同时伴发脊椎骨畸形，表现为半侧脊椎、融合脊椎甚至扁颅底症状。Goldenhar 报道颅面短小可变异表现有眼球皮样囊肿，同时伴发脊椎（常为颈椎）和肋骨异常。

其他颜面骨的发育也可能不正常，如同侧颧骨发育不良、颧骨突较低、颧骨弓较短、颞骨变平、内耳及中耳之气房消失等。颅面短小患者的眼眶也有不同程度的波及。其他亦有因颅骨发育不全而造成单侧性的斜头。1/10 的患者可同时伴有颈椎异常。

（二）肌肉畸形

此症除有骨骼异常外，咬肌常有发育不良。但这种肌肉的发育不良与骨骼的发育不良不是同等比例的。另外还可影响到面部的咀嚼肌，如内、外翼状肌及颞肌的发育，同时由于肌肉的异常，也造成了下颌骨开口倾斜、侧方运动及下颌前突的动作异常。

（三）外耳畸形

外耳发育异常是此症的一个常见的症状。许多先天性小耳畸形实际上是颅面短小畸形的各种不同程度的表现，常与下颌骨发育不良的程度同步。Meurmann 按形态上畸形的程度将外耳异常分成三度。一度：耳朵较小，发育不良，但多数构造仍然存在；二度：仅有垂直方向的耳软骨及皮肤的残留物，外耳道闭锁；三度：外耳几乎完全没有，只剩下残余的耳垂一小部分。根据Meurmann 的分类，外耳畸形与听力功能没有直接联系，因此必须通过听力检查及颞骨断层摄影来决定所剩下的听力尚有多少。

（四）神经系统发育异常

CFM 中存在多种脑部异常，包括同侧大脑发育不全、胼胝体发育不全、交通性和梗阻性脑积水、颅内脂肪瘤和脑干与小脑发育不全。其他联合异常包括认知障碍、癫痫和大脑显像提示癫痫。同时脑干的异常可继发于颈椎的发育异常。脑神经异常较常见，最常见的脑神经异常是继发于面神经颞部或颅内发育不全和脑干面神经核发育不全的面神经麻痹。其中下颌缘支常可受累及（约占 25%），也可累及颊支或颞支。先天性听觉丧失归因于内耳畸形、耳蜗神经发育不全和脑干听神经核发育不全，或者是Ⅸ～Ⅻ脑神经发育不全或功能障碍。在 CFM 中，任何脑神经都可能受累，看起来似乎是发育不全的部分脑神经干和相应的脑干细胞团代表了临床功能障碍的病理解剖。

（五）其他畸形

该症的患侧常可出现耳前皮赘,面颊部皮肤及皮下组织有不同程度的萎缩,甚至出现腮腺的不发育。伴有面横裂者可出现巨口畸形或口角皮赘以及软腭裂等,有些还伴发心脏、肺、肾、胃肠道等畸形。

四、鉴别诊断

面部不对称(症)的鉴别诊断包括颞下颌关节强直、进行性半侧颜面萎缩(Romberg 综合征)、辐射后脸部畸形、髁突肥大及半侧面部肥大。Treacher Collins 综合征或是严重的眶面裂也容易与双侧的 CFM 混淆,但是,CFM 并不存在突出的畸形升支和髁状突。产后感染、外伤可能影响髁突软骨的发育而导致下颌骨的生长降低,并对周围的同侧颅面骨骼的生长产生次要影响。不同于产后畸形,CFM 的特点是受累面缺乏软组织及外耳畸形,同时累及骨骼组织,包括颞骨、乳突及颅底。Cousley 和 Calvert 提出了 CFM 的最低诊断标准:

1 同侧下颌骨和耳缺损。

2 下颌骨不对称或耳软骨缺损,并伴随以下任一情况:①有两个及以上间接相关的异常;②明确的 CFM 家族史。

间接相关的异常被定义为“异常相关的,无论是在发育领域或功能方面”。

五、分类

临床上应用多种分类系统来描述,以表达 CFM 繁多的临床症状。一个理想的分类系统将准确、可靠地描述 CFM 的所有解剖部位和相应的严重程度,以便专业人员之间的沟通,便于临床症状的比较,并制定以分类为基础的全面治疗计划。然而,目前尚未出现某一个分级能达到以上描述的理想的分类系统,每个都有其长处和短处。

Pruzansky 提出了一种描述下颌骨缺乏等级分类方法:等级一为最低程度的下颌骨发育不良;等级二为颞下颌关节有功能,但颞下颌关节变形及前、内侧髁移位;等级三为升支及颞下颌关节窝缺损。但是此分类不足以用来描述 CFM 中单独出现上颌骨和耳朵畸形患者的情况。

Edgerton 和 Marsh 以发育异常的主要因素为基准,描述了四种临床情况:①下颌骨;②颅面部软组织;③耳郭;④复合畸形。他们指出,前三种情况只需要以年龄是否适合来决定是否进行重建,而第四种情况即复合畸形,其是否进行重建则应该从解剖、生理及患者的社会心理因素出发,制定一系列有特定逻辑的准则。

Tenconi 和 Hall 描述的综合表型分类系统,将眼和颅外检查同时归纳于 CFM 描述的系统。包括眼眶皮样囊肿,先天性小眼球,肢体缺陷,脊椎、心脏或肾脏异常。Ⅰ 型半面短小症,分为典型、小眼球型、双边不对称型和复杂类型;Ⅱ 型半面短小症,为肢体残缺型;Ⅲ 型半面短小症为额鼻型;Ⅳ 型半面短小症为 Goldenhar 型,分为 A 亚型(单侧)和 B 亚型(双侧)。

Munro 和 Lauritzen 则从治疗的方面考虑,描述了一个以五种外科手术解剖情况来分类的骨骼畸形的分类方法。这个分类方法由骨骼是否完整来决定,类型 Ⅰ 为骨骼完整,类型 Ⅱ～Ⅴ 为骨骼不完整,咬合面水平为类型 Ⅰa,咬合面倾斜为类型 Ⅰb 至类型 Ⅴ,涉及眼眶的为类型 Ⅳ～Ⅴ。这个分类方法同时也形成了面部骨骼畸形治疗计划的基础。具体分类如下:Ⅰa 型:颅面骨轻度发育不良,咬合平面是水平的;Ⅰb 型:颅面骨畸形如同 Ⅰa 型,但咬合平面是歪斜的;Ⅱ 型:髁状突及累及的部分下颌骨升支缺失;Ⅲ 型:除 Ⅱ 型表现外,颧弓和下颌关节窝缺失;Ⅳ 型:非常见型,表现为颧弓发育不良,同时眶外侧壁向内、向后移位;Ⅴ 型:极端型,眶向下移位,同时眶容量减少。

David 等人从恶性肿瘤的 TMN 分类体系中得到灵感，设计了一种字母数字 SAT 的编码分类，该 SAT 分类方法将骨骼(S)、耳(A)、软组织(T)各自异常的严重程度按数字排序分等级。S1、S2、S3 的骨骼畸形与 Pruzansky 所描述的下颌骨发育不良的 3 个等级相类似，S4 和 S5 则代表下颌骨的变化影响眼眶；A0 描述的是正常的耳郭，A1、A2、A3 为程度增加的畸形；T1、T2、T3 分别代表轻度、中度、重度软组织缺陷。但此分类标准并不比 OMENS 系统有明显的优越性，因为它并不包括所有最重要的因素。

Vento、LaBrie 和 Mulliken 于 1991 年描述的 CFM 的 OMENS 分类方法，也使用了字母数字的编码来分类患者不同解剖部位的不同严重程度的畸形。与 SAT 分类方法相类似，将耳朵异常等级按 0~3 分 4 个等级(在 OMENS 中 E 代表耳朵，而在 SAT 中 A 代表耳朵)，软组织缺损分 3 个等级(在 OMENS 中 S 代表软组织，而在 SAT 中 T 代表软组织)。与 SAT 分类系统不同的是，OMENS 系统中骨骼的部分被分解成眶及下颌骨 4 个畸形等级，其中下颌骨等级系统包括了 Pruzansky 描述的类型 Ⅱ 所分成的两个亚型 Ⅱa 及 Ⅱb。面部神经损伤是否被涉及也同时被描述到 OMENS 系统中，以 N 表示面部神经损伤。SAT 及 OMENS 系统均可以分开单独描述双侧 CFM 患者的两侧情况。

在对 CFM 各种分类系统的比较研究中，OMENS 系统通常被认为是对 CFM 概括得比较完整且相对容易使用的系统。有专家建议在该系统字母缩写的后面增加一个后缀，比如增加一个加号(ONMENS＋)或者一个星号(ONMENS*)，用来代表这些患者有着严重的颅外表现。同时也有人建议将耳赘肉及传导性耳聋概括到耳朵分类目录中。

六、术前评估和诊断

颅面短小畸形患儿的整体治疗涉及呼吸、听力、语言、社会心理因素及相关问题，如颈椎融合、斜颈、眼球上皮样囊肿和其他眼部疾患。因此每位患儿应进行肾脏超声、心功能检查、颈椎摄片、耳结构 CT 扫描。必要时需请眼科会诊，协同处理。此外，术前还应包括以下准备工作：

1 面部照相 正确比例放大的照片，有助于术前及术后对比。

2 头颅定位测量片检查 以决定颅面畸形的程度。前、后测颅片，可了解眼眶高低、颞骨发育、两侧下颌骨髁状突及两侧下颌骨升支的发育情形，并作左、右对称的比较；也可以发现颜面下颌及颏部歪斜的程度。临床测定正中矢状平面可以通过低头倾斜位，从顶部上面观察颅骨的大体形状来确定。另外，Grayson 等描述了多平面头影测量技术，利用头部侧位、冠状位和水平位 X 线片，从三种冠状位和三轴水平来识别骨性标志，并且该骨性标志可以用来估计每个面的中线。这些中线跟正中矢状面对比，正中矢状面是由相对固定的双边结构，如枕骨髁、枕骨大孔的中心以及蝶枕缝的软骨结合中轴来确定的。

3 口腔全景片 可了解上、下颌骨间的咬合关系、牙齿的发育，以及喙状突及髁状突的发育，更能清楚地显示下颌骨升支及体部的缺损程度。

4 三维 CT 扫描 可明确显示出整个头颅与上、下颌骨间的异常，以及颧骨弓、颞骨窝和前、后径上的异常。用不同的骨窗，可以分辨出骨骼或软组织及肌肉上的差异。另外，CT 数据可进行多平面重组(CT/MPR)，或是进行 Denta Scan，它可以将轴向 CT 扫描的信息加以处理，获得真正的横截面图像以及下颌骨和上颌骨大致全景图。这对年龄较小的患者以及下颌骨外科手术患者均具有非常重要的意义。

5 牙模 用以进行咬合面的评估，显示牙齿间的实际关系，记录上、下牙错𬌗的距离。对颅面短小症患者，应特别注意颧弓及两耳道的正确高度，因为先天性两侧耳道高度不一或是颈椎的病变，可引起测量上的困难。

七、治疗

对于患有颅面短小的患儿来说,没有固定的手术方案。其手术方案选择包括骨移植、截骨术、牵张成骨、真皮-脂肪移植、局部皮瓣、微血管游离皮瓣。伴随着下颌骨的发育不全,总是有一个相关的病理过程,涉及上颌骨和颧骨,并且在一小部分的患者中,额眶区也有缺陷。总之,临床上通常是将骨和软组织缺陷结合处理,而单独的"骨木匠"在颅面短小患者的全面治疗中是不足的。同时,其他的因素也是必须考虑的,如患者的功能需求(呼吸、听力、咀嚼)和随后的增长和受影响的部位以及临近解剖部位的作用。临床医师必须首先考虑功能要求,尤其是睡眠呼吸暂停以及伴随小颏症和舌下垂的其他类型的呼吸系统功能缺陷。严重的呼吸功能不全,对患儿的传统治疗是气管切开术;同时喂养也就成为问题,胃造口术也就在所难免。有的孩子偶尔会出现眼睑括约肌功能低下,治疗时就要注意保护角膜。双侧颅面萎缩的儿童,听力缺陷严重,语言的发展受阻,助听设备是必需的。颈椎畸形可能伴随 Chiari 畸形,也有报道伴随中枢神经系统异常,应根据患者不同的病理类型、患者的年龄及先前的治疗情况来选择合适的手术方案。

(一)新生儿期和婴儿期

对新生儿及婴儿的评估中,外科医师必需评估他们的呼吸系统功能。严重的下颌骨缺损并伴随着舌下垂,鼻咽及口咽会变得异常狭窄。耳鼻喉科医师利用查体及内镜实时监测小儿患者的呼吸系统情况是非常必要的。婴儿的睡眠呼吸暂停问题往往与喂养有关。初期可以进行灌胃喂养,但如果喂养问题仍然存在,为了确保孩子有足够的热量摄入,应该要考虑进行胃造口术。婴儿的热量摄入需求及呼吸系统疾病更加要求有足够的营养摄取。

一小部分额眶颅畸形患者可以进行额眶颅手术和颅顶重塑手术。但是此类手术应该要等到孩子 12 个月以后才能进行。

少数患者可能同时伴有硬腭或软腭裂,此时应同时进行硬腭或软腭裂修补术,但是修补术应该在大约 12 个月之前完成,以利婴儿语言的发展;同时,这个时期也是修补巨口畸形和面裂的最佳时机。另外,耳前皮赘和面颊部软骨残余物的切除也应在这一时期予以处理。

(二)幼儿期

幼儿时期(18 个月到 3 岁),可以对呼吸功能不全及中度、重度骨骼缺损患儿进行重新构建。

患有下颌骨缺失 Pruzansky 类型Ⅲ(下颌升支及髁突缺失)的患儿,可以对下颌骨发育不全进行自体肋骨或髂骨移植进行治疗。如前所述,这些骨移植术应该为以后的治疗做好准备。这些手术会增强呼吸道功能及改善脸部外观。同时,还有助于以后进行功能性咬合矫正术。

对于下颌骨缺损类型Ⅱa 或Ⅱb 的患者,可以进行下颌骨牵张术。对于单侧患者,牵引装置应持续安装直到咬合平面已平整,下颌骨可以充分地向前推移。软组织填充不在这个阶段进行,而且在这个阶段的患儿并不适合进行正畸治疗以及耳再造。

(三)儿童期

儿童期为 4～13 岁,此时儿童生长快速。大部分儿童在此期为混合牙列期,如果有显著的咬合不平、口腔接合处不平、颏不对称和后移,都应该进行下颌骨牵引。根据临床经验表明,在 3 岁之前,如果进行下颌骨牵引,会引起自发的上颌牙槽骨下降。3 岁之后,有两种方法来保持上颌牙槽骨的倾斜度。第一阶段,完成上颌骨牵引和通过设备的移动来填补上、下颌骨的空隙,构建正常的咬合关系的𬌗板。接下来的 1 年,正畸医师可以慢慢地减少𬌗板,从而让上颌牙槽骨逐渐下降。另一种方法是上、下颌骨结合的牵引术,根据颌间固定装置的使用,上颌骨可利用𬌗平面进行牵引。

在儿童期,可进行耳再造手术和面部游离软组织充填皮瓣手术。

正畸治疗可提前到 4 岁初,主要取决于患者能否合作。

(四)青春期和成年期

青春期和成年期时,颅面增长已经基本完成。大部分女孩在 15 岁,男孩最迟 17 岁步入该期。此期的治疗方案不需要考虑生长发育等带来的一系列变数。正畸专家的重点工作主要是制定外科手术前的规划,包括术前正畸治疗方案和术后正畸治疗方案。

正颌外科在此期最重要,因为每一个外科治疗策略都包括颅面骨骼结构的重建,正确的𬌗平面的建立也是正常的牙列关系和外科康复方案的一部分。Obwegeser 提出的治疗方案(Le Fort I 型截骨术,双侧矢状劈开截骨术的下颌骨和颏成形术)是在这种情况下的最佳治疗方案。

近几年,随着牵引设备和技术的发展,成年人做上、下颌牵引术的数量增加。例如,Le Fort I 型截骨术可以执行三维立体定位上颌骨内固定、口腔内下颌骨牵引术的进行,并且可以将下颌骨及𬌗“对接”到重新定位的上颌。牵引术也改善了软组织轮廓,且复发率较低。再生模型概念的发展(多维牵引装置与骨骼和牙颌间橡皮圈固定的结合),使获得一个最佳的理想𬌗和骨骼结构成为可能。

颏成形术仅需要骨骼重建,患者仅有下颌后缩和不对称为表现的轻度畸形。一个立体颏成形术可以使退缩的下巴前移,并矫正不对称的下颌。

(五)下颌骨牵张成骨术

该技术适用于任何年龄的一侧或双侧颅面短小的患者。随着临床经验的积累,下颌骨牵张可以采用多次,包括以前插入的肋骨移植也可以应用,而且可以通过转移牵张技术修复髁下颌关节的连接。术前通过计算机断层扫描(轴向和三维)确定骨骼的病理过程,并确定是否有足够的骨源用来截骨和固定位置至关重要。DSA 数据的重新格式化的曲线产生的 Denta Scan 对未萌出牙位置的确定有帮助。该技术涉及一个或口内或口外的牵张装置应用于一侧或两侧下颌骨的截骨术。口内装置适合于下颌骨体部及升支有充足的骨存留的患者。经过大约 5 天的潜伏期,该装置以每天 1mm 的速度被激活。3 岁以下的儿童,大概是每天 1.5mm,避免了过早的闭合。实际需要延长的距离由临床医师依咬合面、颜面歪斜度来决定。一般而言,伸长点应根据咬合面歪斜是上下向(下颌骨升支)还是水平向(下颌骨体部)的缺损来作决定。当延长术达到预期目标后,再固定 4～8 周,使所延长的下颌骨固定,外固定器在期满后于门诊复诊时取出(图 14-30)。

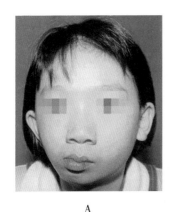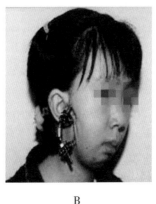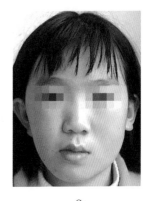

A　　　　　　　　　　B　　　　　　　　　　C

图 14-30　右侧颅面短小症患者应用单侧下颌骨牵张成骨术
A. 牵张前正面观　B. 下颌骨持续牵张过程　C. 牵张器取出术后半年正面观

(韦敏　袁捷　徐梁　王琛)

［1］ 张涤生. 颅面外科学［M］. 上海：上海科学技术出版社,1997:135-147,153-166,168-183.

［2］ Mathes M D, Stephen J. Plastic surgery: Vol. 4: Pediatric plastic surgery［M］. Philadelphia: Saunders, 2006: 15-44,365-464.

［3］ Fan X, Shao C, Fu Y, et al. Surgical management and outcome of tessier number 10 clefts［J］. Ophthalmology, 2008,115(12):2290-2294.

［4］ Dixon M J. Treacher Collins syndrome［J］. J Med Genet, 1995,32(10):806-808.

［5］ Dixon M J, Dixon J, Houseal T, et al. Narrowing the position of the Treacher Collins syndrome locus to a small interval between three new microsatellite markers at 5q32-33. 1［J］. Am J Hum Genet, 1993,52(5):907-914.

［6］ 卢建建. Treacher Collins 综合征的诊断与治疗［J］. 中国美容医学,2007,16(10):1451-1454.

［7］ 韦敏,穆雄铮,张如鸿,等. Treacher Collins 综合征颧眶骨再造术［J］. 中华整形外科杂志,2004,20(2):101-103.

［8］ Posnick J C, Ruiz R L. Treacher Collins syndrome: current evaluation, treatment, and future directions［J］. Cleft Palate Craniofac J,2000,37(5):434.

［9］ Sherrell J A. 格-斯整形外科学［M］. 郭树忠,译. 西安:世界图书出版公司,2002:313-320.

［10］ 王德昭,张涤生,周丽云,等. Treacher Collins 综合征的整复治疗［J］. 中华整形烧伤外科杂志,1987,3(4):244-246.

［11］ 张涤生. 张涤生整复外科学［M］. 上海:上海科学技术出版社,2002:496-497.

［12］ 王炜. 整形外科学［M］. 杭州:浙江科学技术出版社,1999:115-120,640-742.

［13］ Cohen M M Jr, Kreiborg S. Birth prevalence studies of the Crouzon syndrome: comparison of direct and indirect methods［J］. Clin Genet, 1992,41(1):12-15.

［14］ Reardon W, Winter R M, Rutland P, et al. Mutations in the fibroblast growth factor receptor 2 gene cause Crouzon syndrome［J］. Nat Genet, 1994,8(1):98-103.

［15］ 王兴,张震康,张熙恩. 正颌外科手术学［M］. 济南:山东科学技术出版社,1999:55-68.

［16］ 韦敏,詹明坤,方建蔺,等. Monobloc 截骨牵引成骨和颅骨重塑治疗 Crouzon 综合征［J］. 中华整形外科杂志,2008,24(4):267-270.

［17］ Francois J J, Haustrate L. Anomalies colobomateuses du globe oculaire et syndrome du premier arc［J］. Ann Ocul, 1954,187(4):340-368.

［18］ Grabb W C. The first and second branchial arch syndrome［J］. Plast Reconstr Surg, 1965,36(5):485-508.

［19］ Ross R B. Lateral facial dysplasia (first and second branchial arch syndrome, hemifacial microsomia)［J］. Birth Defects, 1975,11(7):51-59.

［20］ Coccaro P J, Becker M H, Converse J M. Clinical and radiographic variations in hemifacial microsomia［J］. Birth Defects Orig Artic Ser, 1975,11(2):314-324.

第十五章
发育性眼眶和眶周畸形

第一节 眼眶骨纤维异常增殖症

一、概述

骨纤维异常增殖症(fibrous dysplasia, FD)是一种良性的因骨松质被增生的异常纤维骨组织所代替的骨病,占骨肿瘤的 2.5% 和非恶性骨肿瘤的 7%。它是一系列纤维骨性病变中的一种,可以发生于任何部位的骨骼。主要发生于青少年,随年龄增长而症状加重,成年后趋于稳定,少数可继续发展。按全身受累骨频率高低依次为肋骨、股骨、胫骨、上颌骨、下颌骨、颅骨及肱骨等。骨纤维异常增殖症由 McCune 于 1937 年首次报道。Lichtentein 于 1938 年正式提出了 FD 的命名。FD 分为单骨性(MFD)和多骨性(PFD)两种。50% 以上的 PFD 患者颅面部骨骼发生病变。此外,根据全身内分泌变化情况还可分为三类:①Jaffe-Lichtenstien 型,见于任何年龄,女性略多见,存在两处以上的病变,常伴随皮肤的色素沉着(褐色斑);②MeCune-Albright(MAS)型,多见于年轻女性,多数骨骼受侵,有皮肤色素沉着和女性性早熟等症状;③颅面复合体,包括上、下颌骨受累,其中上颌骨的病变多使邻近的颧骨、蝶骨受累。发生在全身其他部位的病变往往没有症状,而发生于面部或颅部的骨纤维异常增殖症,即使是很小的病变,也可引起严重的畸形和不对称,影响美观和功能。眼眶为对称骨性结构,由额骨、上颌骨、颧骨、蝶骨、筛骨、泪骨及腭骨构成,其构成成分和解剖形态较面部其他骨骼复杂。虽然眼眶骨纤维异常增殖症仅占眼眶肿瘤的 0.65%,但常累及上述骨骼,导致眼球移位、视力下降、溢泪甚至失明。如额骨受累时,眶上外侧缘向前外膨隆,形成所谓骨性狮面畸形。如病变累及蝶骨视神经骨管,可压迫视神经,造成视神经萎缩,视力损害。此外,眼眶因病骨增生而狭窄,导致眼球突出和运动障碍。该部位病变切除后常导致患者眶骨环破裂,因此该区域病变的切除和畸形的矫正一直被认为是眶面部整形的重点和难点。

二、病因和病理特点

2002 年 WHO 软组织和骨肿瘤病理学和遗传学报道,将 FD 列为性质未定的肿瘤性病变。众多研究结果证实,FD 是激发性 G 蛋白 α 亚基突变所致。G 蛋白是调节腺苷酸环化酶(adenylate cyclase, AC)活性的膜蛋白,分激活型(stimulatory G protein, Gs)和抑制型(inhibitory G protein, Gi)两种,含有 α、β、γ 三个亚基。Gs 有二磷酸鸟苷(guanosine diphosphate, GDP)和三磷酸鸟苷(guanosine triphosphate, GTP)的结合位点并具有 GTP 酶活性。鸟嘌呤核苷酸结合蛋白α活性刺激肽(guanine nucleotide binding protein alpha stimulating activity polypeptide, GNAS1) 是激发性 G 蛋白α亚基(Gsα)的编码基因,其作用是为 Gsα 蛋白提供 DNA 蓝本。作为错综复杂的信号传导通路代谢系统的一部分,Gsα 在正常水平下通过控制某些基因打开、关闭以及控制许多蛋白的活动使细胞对激素做出反应,其介导细胞外信号传入细胞内,在 G 蛋白偶联受体信号传导通路中具有关键作用,调节细胞增殖、分化以及凋亡。GNAS1 缺陷就阻止了细胞对激素做出反应。研究显示,即使没有症状的 FD 也是由 20q13.2~13.3 位点上的编码 G 蛋白α亚基(Gsα 蛋白)的基因 GNAS1 突变引起合子后的体细胞突变而引起。Schwindinger 等对 MAS 患者 Gsα 基因突变检测发现, 第 8 外显子的 201 位密码子精氨酸突变成组氨酸。Gsα 蛋白的第 201 位密码子精氨酸被半胱氨酸或组胺酸取代后,严重地影响 Gsα 蛋白的 GTP 酶活性, 使 Gsα-cAMP 信号传导途径处于激活状态, 受累细胞的 cAMP 产量过剩。在骨组织内,cAMP 高浓度导致成骨细胞的增殖和异常分化,骨内大量梭形细胞,而不能形成成熟的骨。Marie 证实是由 G 蛋白突变而导致 cAMP 不需诱导即可表达,使骨母细胞异常增殖及分化不良而导致 FD。Idowu 等学者在 FD 中检测到GNAS1 第 9 外显子的第 227 位密码子也可发生碱基突变,引起谷氨酸改变为亮氨酸(Q227L),而Q227L 也会引起 cAMP 浓度持续增高。体外试验证实,Q227L 突变比 R201 突变更具活力。由于GNAS1 基因突变所致疾病的临床特征具有多样性,推测突变发生于体细胞,且突变细胞与正常细胞在体内呈嵌合式分布。临床特征与突变发生的时间及部位均有密切关系。由 Bianco 等学者构建的 FD 体外模型证实,单一突变细胞不能引发 FD,而突变细胞与正常细胞并存,才会发生 FD。

Yamamoto 等研究发现,由 Gsα 基因突变导致 MAS 病例的 cAMP 和白细胞介素-6(interleukin-6, IL-6)病理性升高,原因为 IL-6 基因激活区存在 cAMP 反应结合位点。Gsα 基因突变也可导致 c-fos 基因表达增加。Candeliere 应用原位杂交方法检测 8 例穿刺的骨纤维结构不良标本,发现全部病例均有 c-fos mRNA 的过度表达。因 c-fos 基因与激活蛋白-1(activator protein-1, AP-1)递质形成有关,通过 c-fos 基因表达的增加而增加 AP-1,进而使 IL-6 增加,也可能是骨纤维异常增殖症的另一重要途径。

FD 病理特点大体观可见:典型病例大体边界清楚,略有膨胀,骨皮质变薄,病灶色泽灰黄或灰褐色,切开时有沙粒感。局部可以有继发性囊性变,内有暗红色液体,骨化明显时需脱钙。镜检可见:病变主要由增生的梭形成纤维细胞和不成熟编织骨两种成分构成。成纤维细胞无异形性,核分裂象少见,偶尔梭形细胞丰富,可误诊为肉瘤。典型编织状骨小梁周边无增生成骨细胞围绕,编织骨直接由纤维组织化生形成,并有成熟障碍,很少形成板层骨。骨小梁纤细,排列不规则,无极性,呈字母形,豆点状,被大量纤维组织分割,缺乏连接,因此承重性差,是导致骨弯曲畸形的重要原因。间质内有丰富的薄壁血管呈瘤样增生,破骨细胞样巨细胞聚集呈肉芽肿样或分布在出血及不成熟骨小梁周围。

三、症状和临床表现

FD 临床症状主要有:①骨痛;②骨畸形;③疲劳性骨折;④病理性骨折。单骨型患者因症状轻微,常因其他原因做影像学检查时偶然发现,但当患骨因受力而发生疲劳性骨折时可出现定位性骨痛。女性患者在妊娠期或月经期疼痛加重,可能与 FD 中存在雌激素受体有关。骨畸形的程度取决于病变范围大小和发病年龄,范围较广或多骨型者骨畸形明显。典型的颅面骨 FD 出现面部畸形(骨性狮面)。颅底是颅面部 FD 最常侵犯的部位,而蝶骨受累最为常见,可导致眼球移位,同时有功能障碍,如鼻塞、视力下降、溢泪甚至失明。位于承重骨的病变可发生病理性骨折,骨折的危险性与

FD 的大小、数量、类型及代谢异常有关。

四、诊断

　　FD 影像学特征主要表现如下：由于髓腔内正常骨小梁结构被可透射线的纤维和不成熟编织骨取代，异常的骨小梁比正常骨小梁短、窄，外形不规则，数量多。这使得 FD 在 X 线平片中结构形式各异，可能是颗粒状（磨砂玻璃样外观，如同被打碎的挡风玻璃），可能像橘子皮，也可能是束状排列（像棉花或羊毛），或者无结构呈致密团块。一种比较特异的特征性结构是骨小梁呈螺旋状排列，形成指纹样。当面部骨骼受侵时，可出现以上任何一种结构，但是更常见的是多种结构混合存在。通常可以将其影像学表现归纳为三种类型：混杂型（磨砂玻璃样），约 56%；囊性或透射型，约 21%；硬化型，约 23%。随着病灶增大，骨直径增大，但病灶始终被宿主骨包绕，也很少有骨膜反应。单骨型 FD 病灶在骨骼生长停滞后成熟，表现为病灶周围反应性成分厚度和病灶密度增加。多骨型 FD 病灶范围越大，越容易发生畸形。MRI 检查可以反映病灶形状、大小和病变的物理性状。由于病灶主要是由纤维组织及含有少量水的类骨质构成，因此 T_1W 呈低信号、T_2W 呈不均匀或均匀高信号。CT 是反映 FD 影像学特征的最佳方法，能清晰地显示病灶区皮质厚度、扇贝样结构和病灶边界等。放射性核素骨扫描对 FD 很敏感，但特异性差，较有特征性的改变为病灶呈棒状。结合临床表现，可做出基本诊断，但仍需和下列疾病进行鉴别诊断：

　　1　骨纤维结构不良　特指发生在胫腓骨或偶然发生在尺桡骨皮质内的良性纤维性骨病。FD 除累及上述四肢骨外，颅面骨也多有累及。其病变范围大时可累及髓腔，这和 FD 主要位于髓腔内不同。骨纤维结构不良的发病年龄比纤维结构不良小，以儿童多见。与典型的 FD 相比，异形骨小梁少见，周围有增生活跃的成骨细胞被覆。

　　2　骨化性纤维瘤　也是一种良性纤维骨性病变，最常见于上、下颌骨，偶见于长骨。鉴别点如下：①骨化性纤维瘤骨小梁周围有增生活跃的成骨细胞围绕，而 FD 编织骨小梁周围是梭形纤维组织，缺乏增生活跃的成骨细胞。偶尔有成骨细胞围绕骨小梁，但仅在病变的周边和合并病理性骨折的部位发生。②骨化性纤维瘤有板层骨形成，FD 则停滞在编织骨阶段。

　　3　脑膜瘤　颅面 FD 出现牙骨质样小体时，要与沙砾体型脑膜瘤鉴别。前者缺乏脑膜瘤梭形细胞同心圆旋涡状排列及沙砾体样钙化小体，免疫组化染色无上皮性和间叶性标记双相分化特征。此外，颅面 FD 无眶外观畸形，亦无明显突眼者，易与蝶骨嵴脑膜瘤混淆。前者 X 线病变主要表现在骨髓质，而后者在骨内板，CT 扫描可以进一步区别两者。

　　4　颅内肿瘤　发生于前颅窝底肿瘤和颅眶沟通瘤，也可产生突眼及视神经压迫症状。通过 CT 和 MRI 扫描有助于鉴别诊断。

五、治疗

（一）适应证和禁忌证

　　FD 的治疗以往几乎依赖于手术治疗，但颅面部 FD 的手术适应证存在争议。目前通常有以下几种基本处置策略：

　　1　观察　许多患者没有症状，而是在影像学检查时无意中发现，如果引起畸形的可能性较小，临床观察就已足够。每半年定期影像学复查，监测病变活跃情况。对于新发病例，可以行放射性核素骨扫描检查，排除多骨性病变。确认多骨性病变后，注意内分泌与代谢情况，如果出现问题，及早治疗。

　　2　保守手术　对异常增生的骨质进行修整，恢复外形。治疗最好在青少年骨骼发育完成后进行,以免在生长发育期导致复发。切除后产生的骨质缺损往往由增生的骨质修复,疏松的骨质也为采用传统的坚强内固定修复重建带来了不利影响。保守性手术包括在脑神经相应的孔腔处减压,如视神经管减压,以改善视力丧失;外耳道成形术,改善狭窄;少量切除病变骨以缓解嗅觉丧失、鼻腔和鼻窦堵塞;磨削骨骼以保持面部轮廓对称等。

3 扩大手术切除并重建 扩大切除造成较大的骨质缺损,需要进行重建以保持外形与功能。常用的重建材料包括自体或异体松质骨或皮质骨移植块以及人工生物材料如羟基磷灰石粉末等。在骨引导及骨诱导生成的同时,也往往有被异常增生骨质取代的危险。扩大切除所有病变的骨组织是唯一确保能获得永久治愈的方法。彻底的手术切除旨在预防复发,阻止进一步的畸形和功能异常出现,并避免恶变。但是任何扩大切除都不应该造成更严重的畸形和功能丧失。

4 非手术治疗 Chapurlat 等采用第二代二磷酸盐制剂帕米磷酸二钠进行治疗,以期控制 FD中活跃破骨细胞的破骨作用,取得了一定效果。此外,二磷酸盐制剂还有助于改善功能,缓解疼痛,降低骨折风险。

此外,陈昱瑞等提出基于病变的程度和部位,在颅面部四个不同区域采取相应的治疗。1区:前额面中部,彻底切除并重建;2区:颅骨穹隆(发际以内),观察,保守手术或扩大切除;3区:颅底正中,如无症状可长期观察随访,当出现症状时则考虑保存重要神经血管结构行保守切除;4区:附有牙的上、下颌骨,采用保守调磨的方法,尽可能保存牙。上述治疗计划需要针对每个患者病变特点做出调整。

就视神经减压术而言,陈昱瑞等认为预防性视神经减压对视力改善有明显效果,并将进行性视力下降和1周内突然失明视为视神经减压的绝对适应证;2～3周内出现快速视力下降,或无视力下降但有视神经管变小的影像学证据的儿童和青少年,或无视力下降但有视神经管变小的影像学证据和病变活跃迹象的成年人,都视为视神经减压的相对适应证。对累及视神经管造成视神经受压、视力下降者,是否进行手术行视神经减压,目前尚存在争论。部分学者认为,该疾病所引起的视神经受压是缓慢渐进的,视神经减压术对视力改善效果不肯定;且有病例回顾分析认为,视力减退与出血、黏液囊肿、囊性变性等有关,未能证明与病变骨造成神经管狭窄有关。而另有部分学者认为,经颅做视神经全程减压是有效的治疗手段,主要理由有:减压充分肯定,因颅骨 FD 有自限性倾向,故维持效果时间长,还可同期行局部外观异常的颅骨整形术,必要时可行双侧视神经减压术,改善视力。总体而言,该手术的目的是矫正眶部畸形,防止视力下降,同时等待病变的自限。笔者认为对颅眶部 FD 手术以切除病变、矫正畸形为主,但视神经减压手术应慎重,以免效果不佳,产生不良后果。而一期同时重建颅眶骨骼支架则可获得满意的功能和美容效果,可逐步加以推广。

(二)手术方法

做患眼侧为主的冠状头皮切口,取低位额骨骨瓣,经前颅窝底硬脑膜外入路行病变骨质切除术。经硬脑膜外入路时,必要时做硬脑膜小切口放出较多脑脊液或快速静滴甘露醇降低颅内压,以便自硬脑膜外抬起额叶底面。切除中后部 2/3 眶顶异常骨质,即可获得满意的手术操作间隙。显露出眶尖部,以此为标志寻找视神经管眶内端,自眶内端向颅内端做视神经全程减压,同时以咬骨钳、骨凿、来复锯、电钻等去除眶顶、眶外侧壁异常增生骨质。一般不切开视神经鞘。结束手术前,取部分正常额骨做眶顶,即前颅窝底骨性重建,并行额骨骨瓣和眶周外观异常部位颅骨整形,以达到与健侧对称为度。随着20世纪80年代中期应用显微外科技术以后,以高速微型磨钻为主要工具,在显微镜下可以做到视神经管的上壁和两侧壁全部减压甚至四个壁的减压,直至恢复眼球的轴位和突度。

于眶尖部寻找视神经管眶内端并判断其走向,自眶内端向颅内端有序地做视神经全程减压,既有利于逐步扩大手术操作间隙,又有利于发现和保护视神经。因前床突及其周围异常增厚的骨质,常常将视神经管颅内端推向后内下方,经硬脑膜下入路探查显露视神经管颅内端往往很困难,故自后向前行视神经全程减压时手术操作间隙深窄,一般不宜采用。而有些学者认为,视神经管四个壁均需行切除减压。这对于显微外科技术来讲难度并不大,但多则无必要,只行上、内、外三个壁180°～270°的减压就已足够。此外,与视神经炎和视神经管骨折引起的视神经水肿、挫伤和血肿减压不同,颅眶部 FD 的视神经减压不必切开视神经鞘,否则极易损伤已很细小的视神经及其脆弱的血供。而行眶顶重建可以防止搏动性突眼,可采用的修复材料有颅骨内外板、Medpor 及个性化羟基磷灰石人工骨。在颅顶或额部采用冠状切口入路切除增生骨质后无须另加切口,即可将额骨瓣的内、外板劈开,外板原位固定,内板修复缺损,或在冠状缝后取颅骨外板用于修复,或直接将骨瓣磨削塑形后重新固定。颅骨内外板具有供区隐蔽、术后并发症少的优点,是颅颌面骨缺损修复的良好供区,但对大面积的缺损则无法获取充足骨源。Medpor 和羟基磷灰石人工骨与组织有良好的相容性,来源充足,是修复颅面部的良好材料,但就眶周等复杂部位的修复则需用三维 CT 重建技术,立体、详尽、精确地显示机体组织三维结构及其相互关系,并通过快速打印技术使其再现畸形或病体模型,通过镜像法重建损伤的眶周骨畸形。以 Medpor 或羟基磷灰石人工骨个性化制作出的修复体,与缺损有极强的适配性,大大缩短了手术时间,简化了手术操作,减少了并发症,从而达到近乎解剖学的良好修复。

典型案例见图 15-1,手术主要并发症及防治列举如下:

1 术后视力下降 这是手术最严重的并发症。该并发症出现率极低,通常情况下术中操作熟练、精细均可较好避免,术后应用抗生素预防感染,并应用营养神经药物保护神经。

2 复视和斜视 是术后常见的并发症,其出现可能有以下几种机制:

(1)术中眶周广泛地剥离滑车从眶内壁分离,可能损伤上斜肌,可引起上斜肌暂时麻痹。

(2)滑车神经的局部手术创伤也可引起医源性 Brown 综合征。

(3)切除上颌骨病变和修复时可能损伤下斜肌。

(4)术后水肿或进行性的出血可能影响各个直肌的功能。

(5)眶壁修复:术后眼球位置的改变会影响眼外肌的功能。术后复视、斜视绝大多数通过眼外肌的调节可自行恢复。

3 上睑下垂 可能是术后水肿引起腱膜断裂、骨膜移动而失去韧带的支持或直接损伤上睑提肌所致。术中应仔细操作,注意保护眼球,避免过分牵拉,术后常规应用激素减轻水肿,可减少上述并发症。

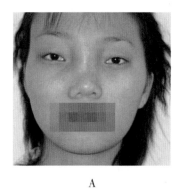 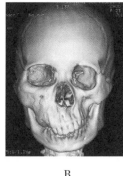 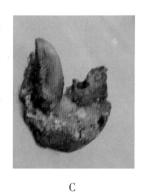

A   B   C

图 15-1 眼眶骨纤维异常增殖症患者
A. 术前正位片 B. 术前三维 CT 重建 C. 术中切除眶底、外侧、内侧异常增生骨块

（三）手术后评价

单骨型 FD 病灶随着骨骼生长而成比例增大，直到骨骼停止发育，病变也逐渐静止。多骨型 FD 病灶可能会随着年龄增大而越发严重，合并 MAS 和 MS 的概率也较高。FD 极少恶变。Ruggieri 等统计 1122 例 FD，有 28 例发生肉瘤变，其中 19 例为单骨型 FD，9 例为多骨型 FD，1 例为 MAS。骨肉瘤（19 例）是最常见的恶变类型，其次为纤维肉瘤（5 例）、软骨肉瘤（3 例）和恶性纤维组织细胞瘤（1 例）。CT 可以相当准确地测量 FD 的范围、特定方向的直径、阻射率，可用于监测与病变发展有关的长期改变。全身放射性核素闪烁扫描有助于发现摄取放射性核素增加的异常区域，提示病变重新生长活跃或是出现新的病变。

第二节 进行性半面萎缩

一、概述

进行性半面萎缩（progressive hemifacial atrophy, PHA）又称为 Romberg 病，是一种病因不明的疾病。Parry 于 1825 年第一次描述这种临床现象，然后于 1846 年由 Romberg 详细地描述。Pensler 等人观察了 41 位患者的临床过程并报道，35% 的病例初始症状的发生和三叉神经第 1 支（V1）的分布有关，45% 的病例与三叉神经第 2 支（V2）的分布有关，20% 的病例与三叉神经第 3 支（V3）的分布有关。进行性半面萎缩通常发病于 10～20 岁。女性发病率比男性高 1.5 倍。95% 患者单侧受累，但是两侧发病的概率相等。PHA 可能涉及面部的所有组织，特别是皮肤和皮下组织，但是也可能包括肌肉、软骨和骨等组织。

二、病因

PHA 的病因尚未清楚。PHA 没有显示出明显的遗传倾向，所有的人种都有患病，而且没有发现遗传基础的证据。虽然有别于硬皮病，但是它可能代表硬皮病的局部表现。组织学上 PHA 萎缩的组织表现为慢性炎症和瘢痕化。萎缩的过程要持续 2～10 年。这之后，疾病好像进入了稳定期或衰竭期。

目前，有三个理论支持进行性半面萎缩的病因学：感染假说、三叉神经炎假说以及交感神经假说。感染假说与神经刺激有关；三叉神经炎假说认为神经炎症累及三叉神经，而且在病变部位组织开始出现萎缩之前，偶发的疼痛症状支持这一假说。交感神经假说是基于 Horner 综合征及毛发运动反射改变、单侧瞳孔放大、血管舒张紊乱、单侧偏头痛和排汗紊乱等症状的联合。然而，基于当前的证据，确定的病原学依然没有建立。此外，Pensler 等发现 PHA 中存在弹力纤维并且形态完整（有别于线形硬皮病）。他们称这种发现为神经血管淋巴细胞化，并且进一步完善这个理论来解释发病机制。

三、临床表现和症状

PHA 并不是一种先天性疾病，它有典型的发病起始点，这个起始点为 10～20 岁。这个疾病的特征就是有一个缓慢渐进的发病过程，包含一个以皮肤、皮下组织和肌肉退化或消瘦为特征的活跃期。这个活跃期持续 2～10 年。皮下组织受累最严重，其次是皮肤和肌肉。面部肌肉系统慢慢变薄，但是通常能够有足够的力量维持面部运动。

典型的初始症状涉及皮肤而且可能非常轻微,有时候包括色素的改变,例如可能是褐色或是淡蓝色的色素改变或者色素减退。另外,疾病也可能首先表现为局部区域的皮下脂肪萎缩。一个典型的原发症状常常包括前额近似垂直的线性凹陷延伸进入眉弓和前额发迹,称之为类军刀伤或"刀砍症"。这种临床特征被认为是进行性半面萎缩特有的病症。但是也要注意的是,局限性硬皮病的一个亚型线性硬皮病也有类似的表现,诊断时应注意区分。

肌肉组织受累通常包括舌肌和腭组织的萎缩。发病年龄早(在面部发育阶段)的患者更有可能累及骨骼系统。Pensler 等报道 65% 的患者有骨骼受累,而且他们发现骨骼发育不全的程度和发病年龄有很强的相关性。然而,他们没有发现骨骼系统受累的最终部位和严重程度与软组织萎缩的严重程度、疾病的持续时间、初始皮肤病变的位置有相关性。

在发病早的病例中,骨骼受累常常累及下颌骨和面中部,伴随着咬合关系和面部形状畸形。当 PHA 涉及三叉神经第 1 支分布时,眼周组织也会受到明显的累及,其中眼球内陷是常见的体征。

PHA 可能伴随着其他的体征,包括面部以外的其他身体部位皮肤和皮下组织的萎缩。PHA 伴有神经系统障碍,包括 Horner 综合征、三叉神经痛和单侧瞳孔扩大。中枢神经受累已经被一些学者所报道,可通过磁共振技术检测病变部位。

四、鉴别诊断

系统性红斑狼疮和硬皮病是最常见的,易引起包括面部受累的软组织萎缩的结缔组织病。红斑狼疮是一种大多发生于女性(90% 的患者)、病因不明的炎症性结缔组织疾病,它可以有多变的病程。患者血清中经常有抗核抗体,包括抗 DNA 抗体(全身性红斑狼疮的特异性抗体)。不同形式的狼疮可以导致毛细血管扩张和皮肤萎缩。

硬皮病中女性的发病率是男性的 4 倍,可以导致皮肤、血管、滑膜、肾脏等重要器官弥漫性纤维化。发病机制尚不完全清楚。血管异常、胶原蛋白过剩、基质物质沉积的联合作用被认为是这种疾病的可能原因。该疾病 95% 的患者病变累及皮肤。

五、治疗

1 **手术时间的选择**　引起进行性半面萎缩的多数疾病都有自然病程。采取外科治疗前确定畸变已经达到稳定期是很重要的一步。最好在萎缩停止后等待最少 18～24 个月再进行手术。大量文献报道,对 5～67 岁的患者可进行游离组织移植手术。即使在年轻患者中,颞浅血管的大小也足够进行血管吻合术。

伴有严重缺损的患者,当皮下组织几乎完全萎缩时,利用游离组织移植的早期干预,可以改善和防止表面皮肤的进一步萎缩,也可以防止或减少继发的骨骼损耗。如果已经存在确定的骨骼异常情况,应该在进行试图改善软组织覆盖前,确定缺损部位。伴有双侧颜面缺损的患者,进行游离组织移植相隔 6 个月后再进行第二次移植比较理想。

2 **治疗方法的选择**　恢复外表的对称性,是手术治疗多数先天和后天引起的面部畸形的重要标准之一。PHA 是需要进行外科矫形治疗的面部畸形的最常见原因。用于矫正由颜面萎缩引起的面部畸形的材料包括硅胶、多孔聚乙烯、膨体聚四氟乙烯、骨和软骨移植物、脂肪和真皮移植物,以及游离复合组织移植。

对于轻度不对称的和萎缩的皮肤和皮下组织,注射胶原和透明质酸衍生物或者脂肪可以有短期的疗效。

对于小范围的不对称,可以考虑应用真皮移植片、脂肪移植物,或者真皮-筋膜-脂肪移植物。在有限的手术入路、时间和风险下,这些移植物可以用于修复小的缺损并取得满意的效果(图 15-2)。

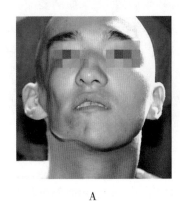 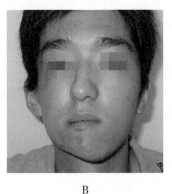 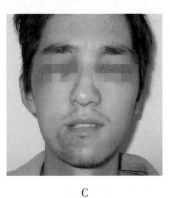

A   B   C

图 15-2   真皮脂肪和材料充填案例
患者男性,18 岁,右侧进行性半面萎缩,利用真皮脂肪和材料充填术进行治疗
A. 术前正面观   B. 第一次手术真皮脂肪瓣游离移植术后 1 年,面部凹陷畸形得到部分改善   C. 第二次材料充填右下颌缘术后,两侧面部基本对称,效果满意

  尽管有众多描述详细的方法可以用来恢复脸部轮廓和面部协调,但是显微外科技术已成为"金标准"。根据国内外报道的经验来看,游离组织移植可以产生最佳和最可预测的结果。尤其是筋膜皮瓣已证实可以达到最佳的美学效果,可以更精确地雕刻和塑形,使面部对称和协调。大量的文献报道,肌肉和肌皮瓣太大以至于不太适合面部轮廓,仅限于治疗局部萎缩非常严重的患者,要多次修薄。网膜被用于面部再形成,但是它也有很多缺点,包括腹内取材和难以长期固定(没有皮肤或面部附件来固定)。腹股沟皮瓣和上腹下部浅表皮瓣是用于游离组织移植的另一选择。上腹下部的皮瓣用于需要大量皮肤覆盖的情况。然而,这种皮瓣的局限是可能掺入很薄的、超出皮肤设计范围的、柔软的筋膜。因此,此种皮瓣不是精细处理进行性半面萎缩中线病变的最佳选择。利用肩胛周和乳房下皮肤扩张形成旋肩胛皮瓣修复面部萎缩的患者,术后不仅没有发现萎缩,而且发现在体重增加的患者中,皮瓣的体积增加。同时,为了达到面部协调的目的和满足患者审美的需求,有些患者需要其他的操作,包含一些标准的美容操作在整个治疗计划中变得很必要。为了增强最终的效果,可在修整过程中进行除皱、睑成形术、外眦成形术、颏成形术和隆鼻术等操作(图 15-3)。

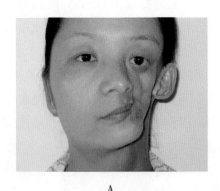 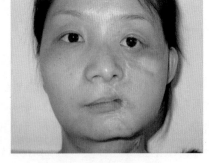

A   B

图 15-3   胸大肌皮瓣移植案例
患者女性,22 岁,左侧进行性半面萎缩,应用胸大肌皮瓣移植治疗
A. 术前正面观   B. 术后随访 1 年,外观较理想

  另外,在起病较早的儿童中,常常存在眼眶和颧上颌骨的畸形,导致眼眶垂直移位。由移位的严重程度决定的畸形可以通过骨切开术和垂直复位眼眶,或者通过眶底骨移植术矫正。涉及三叉

神经第 2 支和第 3 支的病例，会引起严重的上颌骨和下颌骨不对称。伴随着颜面中线和𬌗平面的畸形，双颌手术对于矫正𬌗平面畸形是必要的。

总之，恢复面部轮廓是具有挑战性的问题，游离组织移植已经取得了最佳的面部修复结果。随着经验的增加和显微外科技术的提高，应用游离组织移植的适应证已经扩展至任何不适合利用局部组织或组织重排修复的轮廓畸形的矫正。另外，为了达到面部的协调，一些辅助治疗和局部修整手术是必要的。

（韦敏 袁捷）

参考文献

［1］Schwindinger W F, Francomano C A, Levine M A. Identification of a mutation in the gene encoding the alpha subunit of the stimulatory G protein of adenylyl cyclase in McCune-Albright syndrome［J］. Proc Natl Acad Sci USA, 1992,89(11):5152-5156.

［2］Chinski A, Beider B, Cohen D. Fibrous dysplasia of the temporal bone［J］. Int J Pediatr Otorhinolaryngol, 1999,47(3):275-281.

［3］Yüceer N, Kutluhan A, Bekerecioglu M, et al. Polyostotic fibrous dysplasia with craniofacial localization presenting with frontal lobe compression in a 14-year-old girl［J］. Acta Neurochir (Wien), 1999,141(2):203-207.

［4］Bianco P, Kuznetsov S, Riminucci M, et al. Reproduction of human fibrous dysplasia of bone in immunocompromised mice by transplanted mosaics of normal and Gsalpha-mutated skeletal progenitor cells［J］. J Clin Invest, 1998,101(8):1737-1744.

［5］Yamamoto T, Ozono K, Kasayama S, et al. Increased IL-6-production by cells isolated from the fibrous bone dysplasia tissues in patients with McCune-Albright syndrome［J］. J Clin Invest, 1996,98(1):30-35.

［6］Gaiddon C, Boutillier A L, Monnioer D, et al. Genomic effects of the putative oncogene G alpha s. Chronic transcriptional activation of the c-fos proto-oncogene in endocrine cells ［J］. J Biol Chem, 1994,269(36):22663-22671.

［7］Candeliere G A, Glorieux F H, Prud'homme J, et al. Increased expression of the c-fos proto-oncogene in bone from patients with fibrous dysplasia［J］. N Engl J Med, 1995,322 (23):1546-1551.

［8］Chen Y R, Noordhoff M S. Treatment of cranio-maxillo-facial fibrous dysplasia: how early and how extensive?［J］. Plast Reconstr Surg, 1990,86(5):835-842.

［9］Chapurlat R D, Hugueny P, Delmas P D, et al. Treatment of fibrous dysplasia of bone with intravenous pamidronate: long-term effectiveness and evaluation of predictors of response to treatment［J］. Bone, 2004,35(1):235-242.

［10］Chen Y R, Breidahl A, Chang C N. Optic nerve decompression in fibrous dysplasia: indications, efficacy, and safety［J］. Plast Reconstr Surg, 1997,99(1):22-30.

［11］Callen J P, Klein J. Subacute cutaneous lupus erythematosus: clinical, serologic, immunogenetic, and therapeutic considerations in seventy-two patients［J］. Arthritis Rheum, 1988,31(8):1007-1013.

［12］Ersek R A, Chang P, Salisbury M A. Lipo layering of autologous fat: an improved technique with promising results［J］. Plast Reconstr Surg, 1998,101(3):820-826.

［13］Upton J, Albin R E, Mulliken J B, et al. The use of scapular and parascapular flaps for cheek reconstruction［J］. Plastic Reconstr Surg, 1992,90(6):959-971.

［14］ Pensler J M, Murphy G F, Mulliken J B. Clinical and ultrastructural studies of Romberg's hemifacial atrophy［J］. Plast Reconstr Surg, 1990,85(5):669-676.

［15］ Losken A, Carlson G W, Culbertson J H, et al. Omental free flap reconstruction in complex head and neck deformities［J］. Head Neck, 2002,24(4):326-331.

［16］ Maas C S, Denton A B. Synthetic soft tissue substitutes: 2001［J］. Facial Plast Surg Clin North Am, 2001, 9(2):219-227.

［17］ Siebert J W, Longaker M T. Aesthetic facial contour reconstruction with microvascular free flaps［J］. Clin Plast Surg, 2001, 28(2):361-366.

［18］ Siebert J W, Longaker M T, Angrigiani C. The inframammary extended circumflex scapular flap: an aesthetic improvement of the parascapular flap［J］. Plast Reconstr Surg, 1997,99(1):70-77.

［19］ Siebert J W, Longaker M T. Secondary craniofacial management following skeletal correction in facial asymmetry: application of microsurgical techniques［J］. Clin Plast Surg, 1997,24(3):447-458.

［20］ Siebert J W, Anson G, Longaker M T. Microsurgical correction of facial asymmetry in 60 consecutive cases［J］. Plast Reconstr Surg, 1996,97(2):354-363.

［21］ Longaker M T, Siebert J W. Microsurgical correction of facial contour in congenital craniofacial malformations: the marriage of hard and soft tissue［J］. Plast Reconstr Surg, 1996, 98(6):942-950.

［22］ Rees T D, Ashley F L, Delgado J P. Silicone fluid injections for facial atrophy: a ten-year study［J］. Plast Reconstr Surg, 1973,52(2):118-127.

［23］ Longaker M T, Flynn A, Siebert J W. Microsurgical correction of bilateral facial contour deformities［J］. Plast Reconstr Surg, 1996,98(6):951-957.

第十六章
放射性眼眶和眶周畸形

视网膜母细胞瘤(retinoblastoma, RB)是婴幼儿最常见的原发性眼内恶性肿瘤,严重威胁患儿视力和生命。放疗是RB的重要治疗方法,包括局部巩膜敷贴放疗和外放射治疗(简称外放疗),前者可作为局限于视网膜的微小病灶的原发治疗手段,后者是对手术摘除眼球治疗的重要补充,可有效防止肿瘤复发和转移。20世纪末以来,随着遗传筛查和早期诊断的普及,保留眼球和部分视力的治疗理念在发达国家日益成为主流,美国等国家RB患者的眼球摘除率已低于20%,基本不需要使用外放射治疗。近年来,我国的RB早期诊断比例也逐渐提高,需要眼球摘除的患儿数量呈下降趋势。但在20世纪,由于医疗条件的限制和早期诊断的不足,大多数患儿就诊时已属青光眼期甚至眼外期,为了治愈和提高RB患儿的生存率,多数患儿被施行眼球摘除手术和外放射治疗。放疗可阻滞患儿眶面部骨骼和软组织的生长发育,导致严重的眼眶和眶周畸形,需要进行眼眶整复手术改善外形。

第一节　放射性眼眶和眶周畸形的发病机制和临床表现

婴幼儿阶段是人体的第一个快速生长期,眼眶骨骼发育在此阶段迅速进行。儿童眼球及眼眶发育的快速增长期为5岁之前,尤以3岁以前最快,然后逐渐进入缓慢生长期。而RB好发于3岁以前的儿童,正处于眼眶发育的关键时期,眼球摘除与大剂量外放射治疗必然导致严重的眼眶和眶周畸形。

一、发病机制

放疗的基本原理是依据射线所带的能量破坏细胞染色体结构,使细胞生长停止。细胞对放射线的敏感性在分裂期最高,所以放疗可用于对抗快速生长分裂的癌细胞。发育期的骨骼区存在大量快速分裂细胞,对射线作用敏感,容易引起眶颧发育迟滞。此外,放射线还可造成眼眶部骨和软组织缺血,使得这些组织营养不良。骨生长延缓的严重程度取决于接受放疗的年龄、放射线能量、时间长度、频率、部位、总剂量等多种因素。研究发现,4Gy和5Gy的外放疗剂量分别是损伤软组织或眶骨生长的剂量下限,剂量越大,损伤越重,30Gy以上的高能量射线对骨骼的损害是不可逆的。眼眶发育迟滞的程度与接受放疗时的年龄成反比,极低剂量的外放疗即足以引起6月龄以内患儿眼眶发育迟滞。放疗的时程越长、频率越高,所致的眼眶和眶周畸形越明显。此外,与近年来应用的适型放疗相比,传统的外放疗定位差,在同等放疗剂量下,周围正常组织接受的照射高于适型放疗,是加剧放疗畸形的重要因素。

二、临床表现

放射性眼眶和眶周畸形包括骨组织畸形和软组织畸形两方面。骨骼发育障碍主要累及构成眶外侧壁及眶下壁的颧骨,其次是上颌骨、额骨等。骨组织受照射后骨壁菲薄、脆弱,骨块缩小,表现为眼眶缩窄,眶缘变薄后缩,眶口和骨性眶腔狭小,颞、颧、面部塌陷。软组织畸形包括颞肌、额肌、眼轮匝肌、提上睑肌等眶周肌肉和眶内脂肪等软组织,表现为颞窝凹陷,眶周和眼睑皮肤菲薄、缺乏弹性或有色素脱失及沉着,睑裂垂直径和水平径短小,上睑睁闭功能障碍。因为眶口狭小、眼窝狭窄,患者不能配戴大小合适的义眼。上述骨骼和软组织畸形的多重表现被称为放射性眼眶畸形综合征(图16-1)。CT检查可明确骨性塌陷范围和程度(图16-2)。

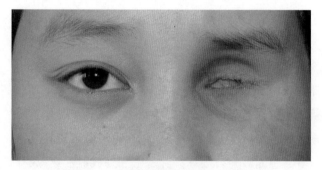

图 16-1 左侧放射性眼眶畸形综合征

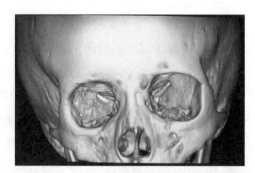

图 16-2 左侧放射性眼眶畸形患者的眼眶 CT 三维重建影像

第二节 放射性眼眶和眶周畸形的分级和量化研究

骨性眼眶发育畸形治疗十分棘手,需要根据畸形程度的不同采取相应措施。但对于骨性眼眶发育迟滞所造成的畸形,至今尚未有明确的分级方法和标准,诊断和衡量大多凭患者体征或影像学大体印象,但这种判断缺乏客观可量化的指标,不具有普遍的指导作用。同时,该类患者治疗时多已长大成人,错过最佳治疗时机,无法通过前瞻性干预评估治疗效果。因此,建立眼眶发育迟滞的分级和量化指标相当重要。笔者利用上海交通大学医学院附属第九人民医院眼科住院治疗的64例 RB 眼球摘除患者,对放射导致的眶颧发育迟滞进行了分级和量化研究,其中单纯眼球摘除患者28例,眼球摘除和外放疗患者36例。

眼眶发育受年龄、种族、眼球摘除年龄、摘除时间长短等多种因素影响,然而患者就诊时年龄分散度大,性别、民族、眼球摘除时间各不相同,且个体差异较大,很难有统一的比较评判标准。对此,笔者首次提出眼眶发育迟滞率和眶缘后缩距离可作为眼眶发育迟滞的诊断和分级指标。测量指标包括眶口面积、眶高、眶宽、眶腔容积和睑裂长度。

眼眶发育迟滞率:健、患侧眼眶容积差值与健侧眼眶容积的比值。该比值属于相对指标,消除了患者性别、年龄、种族、眼球摘除年龄、摘除时间长短等个体差异的影响和干扰,可准确地评估眼眶发育迟滞程度。基于该比值,我们将眶骨发育迟滞分为轻、中、重三个等级。轻度迟滞:眼眶发育迟滞率为 5%~15%；中度迟滞：眼眶发育迟滞率为 15%~30%；重度迟滞：眼眶发育迟滞率超过 30%。

眶缘后缩距离：健侧外耳道中点到眶外缘的最短距离与患侧该距离差值。颧骨构成眶外侧壁及眶下壁，硬而坚实，正常情况下较内侧向前突，保护眼球不受外力损害。RB 患者放射性骨生长发育异常虽涉及多块颅面骨复合畸形，但以颧骨及其相邻的颞骨发育不良为主，眶缘后缩特别是眶外侧壁的后缩导致眶腔明显减小。眶缘后缩是放射性眼眶和眶周畸形的典型表现，RB 患者眼球摘除和外放射治疗后均有不同程度眶缘后缩，且眶壁塌陷、眶口形态呈不规则改变。明确眶缘后缩距离，可决定截骨前移眼眶重建术中眶口前移的距离，具有重要的临床指导价值。

研究还发现，患者早期眼球摘除和外放射治疗导致眼眶及眼睑发育迟滞，睑裂长度、眶缘后缩距离和眼眶发育迟滞率有显著相关性，眼眶发育迟滞率和眶缘后缩距离是衡量眼眶发育迟滞的重要指标(图 16-3)。应用该指标对不同程度眼眶缩窄的患者进行分级，可制定个性化的治疗方案，进一步准确判断手术或干预的疗效。

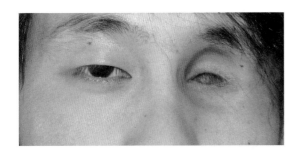
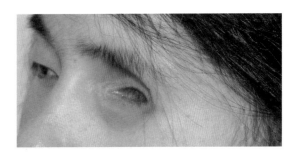

A

B

C

图 16-3　左眼 RB 行眼球摘除合并外放射治疗后放射性眼眶畸形

患者男，21 岁，3 岁时诊断为左眼 RB，经放射治疗以后一直没有配戴义眼

A、B. 颞窝凹陷，睑裂垂直径和水平径短小，眼窝狭窄，不能配戴义眼，眉毛位置形态不对称，眉眼距离明显缩短

C. 眼眶三维重建可见患侧眼眶明显小于健侧，且颧骨明显后退，左眼眶发育迟滞率为 37.1%，为重度迟滞，眶缘后退距离为 8.2mm

第三节　放射性眼眶和眶周畸形的整复治疗

RB 眼球摘除及外放疗后引起的放射性眼眶和眶周畸形的整形治疗是临床上的难题。手术针对骨组织和软组织畸形两方面进行：眶内软组织重建，矫正眼窝狭窄；眶周软组织重建，改善颧颞区凹陷；眼眶骨性重建，增大眶腔容积和眶口面积，缩小双侧眶缘解剖位置差异。此外，还要矫正睑裂狭小和上睑下垂等。手术治疗是应用多种手术技术和方法，多步骤、分期进行的系统工程。

一、带血管蒂组织瓣移植眶内转移术

对于放射性眼眶和眶周畸形眼窝凹陷的矫正,首先应考虑血供问题。外放疗使眶内软组织缺血和发育不良,生长环境类似于贫瘠的土壤,本身可提供的组织生长和抗感染能力很差。如单纯进行眶腔内眼座植入,极易发生材料暴露、感染和排异。即使进行自体组织移植,在血供不能改善的情况下,手术也难以取得成功。因此,临床上多首先进行带血管蒂的组织瓣眶内转移或血管组织瓣游离移植术。所用的组织瓣分为邻位和远位两种,前者包括颞浅动脉筋膜瓣、颞肌筋膜瓣、颞浅筋膜耳后岛状皮瓣等,后者主要有前臂皮瓣、足背皮瓣和背阔肌瓣等。在此基础上行义眼座植入和口唇黏膜移植结膜囊成形手术,可明显提高手术成功率。

（一）颞浅动脉筋膜岛状瓣眶内转移术

颞浅动脉筋膜岛状瓣组织菲薄、血供良好,移植吸收率较低,易于旋转,对供区影响小,手术切口隐藏于头发内。

手术过程:患者剃发,全身麻醉。在耳前触及颞浅动脉的搏动,用亚甲蓝标记出动脉顶支的行程。用亚甲蓝画出冠状切口线(自耳前至头顶中央)和辅助切口线,使切口呈"T"形。沿画线切开头皮,深达皮下组织。在头皮和颞浅筋膜之间仔细分离,暴露颞浅筋膜组织。分离头皮时要正好在头皮毛囊水平之下层面,不能过浅,否则会损伤毛囊,导致术后脱发。自耳前沿颞浅动脉走向,将颞浅筋膜与其下的颞肌筋膜和颅骨膜分离,长度为耳前至内眦部距离。结膜囊中央水平切开,在结膜下向上、下穹隆及两侧分离,切除和松解瘢痕组织。自耳前至外眦部打一皮下隧道至眶内,颞浅动脉筋膜岛状瓣穿过隧道进入眼眶。皮下隧道不能过于狭窄,岛状瓣穿过皮下隧道时注意勿使其扭曲,术后加压包扎不能过紧,否则将导致供血瓣坏死。为保证面神经颞支的完整性,皮下隧道应尽可能表浅,位于皮下即可。可吸收缝线固定筋膜瓣,缝合结膜。1号线缝合头皮切口,切口内置负压引流管一根,加压包扎。

该岛状组织瓣只能改善眶内血供和补充部分软组织量,不能完全矫正眼窝凹陷。但岛状瓣眶内转移改善血供后,可促进眶内植入人工材料的血管化,有利于降低义眼座植入后暴露、感染的发生率,提高眼窝凹陷矫正的成功率。应用游离口唇黏膜或皮片移植眼窝再造时,颞浅筋膜瓣也能提高游离口唇黏膜或皮片存活率,防止结膜囊再缩窄的发生,便于患者能够配戴正常大小的义眼片。

（二）颞浅动脉筋膜耳后岛状皮瓣眶内转移术

即在分离颞浅动脉筋膜岛状瓣时携带部分耳后皮肤。颞浅动脉筋膜瓣串联耳后岛状皮瓣眶内转移,则颞浅动脉筋膜瓣改善眶内血供,耳后皮瓣形成眼窝,一举两得。但颞浅动脉不能直接连接耳后皮瓣,需要通过颞浅筋膜连接皮瓣,易于发生皮瓣供血不足。此外,耳后皮肤量非常有限,对于那些结膜囊狭窄较重或闭锁的患者,该方法不适用。

手术过程:患者麻醉。沿耳前颞浅动脉搏动画线,设计耳后乳突区反流岛状皮瓣,约40mm×60mm。切取并掀起皮瓣,由蒂部仔细追踪血管走行,经皮下上溯至颞浅血管。耳前至颞部发际作"T"形切口,其横臂位于颞窝上部,约相当于颞肌附着点水平。经切口进行皮下剥离,显露并切取80mm×50mm的颞浅筋膜瓣。血管蒂位于耳前,颞筋膜瓣旋转90°,可水平覆盖颧部及眶外侧部。耳后皮瓣与颞浅筋膜瓣均以颞浅血管为蒂串联。耳后皮瓣穿过颞部"T"形切口,旋转180°,水平向伸展至眼眶外侧,最远端达内眦部。

眼结膜作横向切口或"H"形切口,在结膜下分离,形成上、下结膜穹隆。眶内侧区在骨膜下分离,使内眦韧带松动后向前方移动2~4mm,待耳后皮瓣移转后可使眶内侧和眶下区外观丰满。

掀起颞浅筋膜瓣,在颞窝前缘、眶外侧部位切开颞肌及骨膜,长40~50mm。由骨膜下分离,并于眶外侧与已分离之结膜穹隆相通。耳后皮瓣经此通道移入眼窝，使皮面向外与内、外眦及上、下结膜缘缝合，形成结膜囊以容纳义眼。术毕，眼窝内植入支撑物。术后3～4周放置义眼。

（三）前臂游离皮瓣或足背游离皮瓣眶内转移术

前臂皮瓣和足背皮瓣具有组织量供给充分、相对菲薄、血管吻合修复后移植组织吸收率低等优点。但对于RB眼球摘除和放疗后造成的眶颞部萎缩，采用前臂或足背皮瓣修复则显得组织量太多，术后重建的眼窝形状不易控制，影响义眼配戴。由于需要吻合血管的组织瓣游离移植，一旦组织瓣坏死，将面临很多并发症。因此前臂或足背游离皮瓣主要用于多次手术失败病例。

手术过程：结膜囊中部切开，向四周分离，根据结膜囊缺损的大小设计前臂游离皮瓣或足背游离皮瓣，分别移植于结膜囊及颞部凹陷处，通过血管吻接技术，将血管蒂缝合于颞浅动、静脉或面动脉及颈部静脉。

前臂或足背游离皮瓣移植不但矫正了眶内容物缺失及眼窝极度凹陷，而且同时形成了大小适中的眼窝，并能矫正颞部和面部塌陷畸形。

二、眼窝凹陷和狭窄的整复手术

RB眼球摘除后导致眶内容物缺失，外放射治疗使眶内脂肪和其他软组织萎缩，造成眼窝凹陷；同时，外放射治疗使结膜组织萎缩，结膜囊狭窄（图16-4），严重者产生结膜囊闭锁。因此，在解决眼眶血供问题以后，应考虑择期植入义眼座，矫正眼窝凹陷。眼座植入手术可在改善血管手术以后进行，也可与之同时进行（图16-5）。但一般情况下，眼窝凹陷和眼窝狭窄的手术顺序通常是首先改善眶内血供，然后施行眼座植入手术矫正眼眶凹陷，最后进行结膜囊再造。口唇黏膜或皮片游离移植是结膜囊再造的主要方法。如前所述，前臂游离皮瓣或足背游离皮瓣眶内移植可同时矫正眼窝凹陷和眼窝狭窄，缺点是需要吻合血管，手术难度大；皮瓣较厚，形成的眼窝形状难以控制；义眼不能活动等。

对于眼眶发育期结束以后方接受整复治疗的患者，是否应尽快植入眼座没有异议。但对于婴幼儿时期摘除眼球的患者，何时植入眼座一直存在争论。笔者认为，对于婴幼儿时期摘除眼球的患者，应配戴适合的义眼并定期更换，动态观察眼眶发育情况。当患者眼眶发育至相对稳定的阶段（达成人眼眶容积的85%～90%），可考虑植入一个适当大小的永久性眼座。

眼球是眶内容物的核心，也是眶内血液循环和神经体液沟通运输的枢纽。在眼眶发育过程中，除了眼球的物理性压力的刺激作用，还有许多因素如血供和眶内组织紊乱等同时发挥作用。对于3岁左右儿童，早期植入眼座可一定程度破坏眼眶内部原有的微循环，使眶内软组织进一步萎缩，结膜组织瘢痕挛缩。因此，对于RB患儿，眼球摘除同时植入眼座，或早期植入眼座，不但不利于肿瘤的随访观察，且对刺激患儿眼眶进一步发育没有显著作用，而早期配戴并定期更换逐渐增大的义眼即可有效促进眶骨及眼周软组织生长。

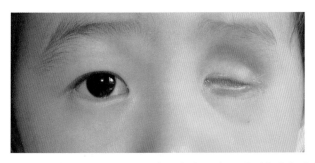

图16-4　放射性眼眶和眶周畸形患者眼窝凹陷、结膜囊狭窄

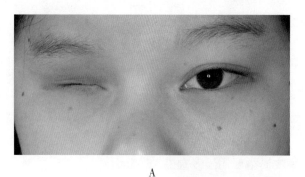
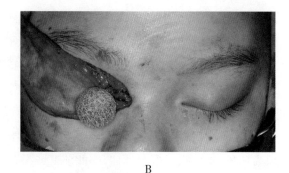

A   B

C

图 16-5　放射性眼眶和眶周畸形患者颞浅筋膜瓣转移和义眼座植入术

A. 术前患者眼窝严重凹陷　B. 术中行颞浅动脉筋膜岛状瓣眶内转移和眼座植入术　C. 术后患者眼窝饱满

三、眶颧颞区凹陷的整复治疗

放射性眼眶和眶周畸形患者的颧骨、额骨、上颌骨发育不良,眶缘后缩和眶颧颞区凹陷,可选择人工生物材料或自体组织移植进行整复。

(一)生物材料移植眶颧颞区充填术

所用材料主要为高密度多孔聚乙烯和羟基磷灰石(HA)眼座。Medpor 是乙烯分子在高温高压下聚合而成的多孔人工材料,HA 由珊瑚的外骨骼制成,主要成分是磷酸钙。两者均具有良好的生物相容性,其多孔结构可以促进纤维血管长入,不吸收。用生物材料矫正颞区及眶缘凹陷的同时,增加了眶腔深度和宽度,改变了骨性眼眶狭小,有利于结膜囊的再造。由于放疗后局部血供较差,植入的生物材料难以血管化,感染和排异的发生率高于未进行放射治疗的患者。

手术方法:根据患者眶颞部凹陷畸形的情况,选用不同型号的生物材料充填于颞区和眶周凹陷处。选择头皮冠状切口,分离至眶上缘时切开骨膜,暴露眶上缘、颞部和眶外缘,将生物材料充填于骨膜下;若有眶下缘凹陷,则距下睑缘约 1mm 处做眼睑睫毛下皮肤切口,分离皮肤和皮下组织,切开骨膜,暴露眶下缘,充填生物材料,并应用钛钉和钛板固定材料。为改善局部血供和促进植入材料血管化,可同时进行颞浅动脉筋膜瓣转移覆盖在材料表面,最后分层缝合骨膜、皮下组织和皮肤。

(二)自体真皮脂肪移植眶颧颞区充填术

放射性眼眶和眶周畸形患者的眶颧颞区皮肤和皮下组织菲薄,植入生物材料后触之较硬,甚至显现出材料的轮廓,且术后感染和排异的发生率较高。与之相比,自体真皮脂肪是去除表皮后的真皮和脂肪组织,质地柔软,结构致密、强韧而富有弹性,且毛细血管网密布而易于成活,埋植深层组织后,在短期内即可与周围组织建立血供,抗感染力较强,易于成活。因此,自体真皮脂肪移植一直是临床用于组织加强、替代和充填的良好材料。

　　自体真皮脂肪充填术,可以使眶颧颞区的皮下组织更为丰满,建立正常软组织的弹性和圆润外形。手术也可利用切取真皮脂肪得到的皮片,同时进行结膜囊成形术(图16-6)。但自体真皮脂肪移植和脂肪注射充填术后组织吸收率高,直接影响修复后的中远期效果,同时易出现液化和感染等并发症。真皮脂肪切取应选择在毛发稀少和皮肤较厚的部位,一般取自下腹部或臀部外侧。为减少供区瘢痕畸形,也可在肚脐周围切取组织,但可用的组织量相对有限。

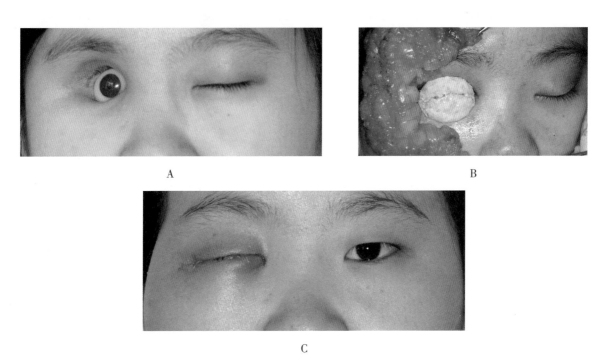

A　　　　　　　　　　　　　　　　　　　B

C

图16-6　放射性眼眶和眶周畸形患者自体真皮脂肪移植充填术和皮片移植结膜囊成形术
A. 患者术前眶颧颞区凹陷、结膜囊狭窄　B. 术中植入腹部真皮脂肪和游离皮片　C. 术后眶颧颞区饱满,结膜囊能容纳正常大小眼模后行睑缘融合

四、眼眶和眶周畸形的骨性整复治疗

　　除了眼窝狭窄和眶颧颞区凹陷的软组织重建,眶腔明显狭小或眶缘明显后缩的患者还需要进行骨性眶颧重建,方能较好地改善患者外观。

　　(一)眶颧截骨前移和眶口开大术矫正眶腔狭小和眶缘后缩

　　眼眶后缩、眶口和眶腔狭小是放射性眼眶畸形的主要问题,眼眶截骨前移和眶口截断开大可矫正眼眶后缩和眶口狭小。

　　手术方法:选择冠状头皮切口、下睑睫毛下切口和口内切口,完全暴露眶缘和眶壁,距离眶缘1cm处进行眼眶截骨,眶缘游离后前移;同时进行眶缘截断,眶口开大;在水平和垂直的断缝处游离植骨和植入生物材料,应用钛钉和钛板固定骨块和材料。

　　由于放射性眼眶畸形的血供差,截骨造成新的骨组织损伤,可能发生骨坏死和感染;截骨手术未能矫正眶内和眶周软组织萎缩,术后仍有明显的眼眶和颞区凹陷;眼眶截骨手术难度大,时间长,损伤大,并发症较多,临床较少开展。

　　(二)自体骨移植术矫正眶缘后缩和眶颧颞区凹陷

　　自体骨主要取自肋骨和髂骨,移植到颞区和眶缘后矫正眼眶后缩和颞区凹陷。自体骨移植具有易成活、不排斥、可与骨性眶壁融合等优点。但受软组织空间狭小和吸收率高的限制,移植的骨量很难达到满意效果,且植入骨位于菲薄的皮肤和皮下组织内,有"皮包骨"感,不似健侧圆润饱满。自体骨移植需另行附加切口,形成新的瘢痕和供区病态。此外,髂骨移植后患者着下装系皮带受到影响,生活不便。尤其是部分患者供区长期疼痛,增加了患者的痛苦,延长了康复时间。因此,自体骨移植在临床应用上受到很大限制。

五、睑裂狭小和上睑下垂的手术治疗

RB 眼球摘除和外放射治疗后,多数患者由于结膜囊狭窄未能及时配戴和定期更换义眼,导致严重的眼睑发育迟滞,表现为睑裂缩短、上睑下垂、下睑外翻或畸形等。眼睑长度直接决定配戴的义眼的大小,而义眼大小及其与健眼的对称度,对患者容貌具有重要影响。对于放射性眼眶和眶周畸形患者,在眼眶重建、眼座植入和眼窝再造术后,应配戴合适的义眼,然后进行睑裂开大术和上睑下垂矫正术。由于外放疗使提上睑肌菲薄和萎缩,该类患者的上睑下垂多采用额肌瓣悬吊术治疗。

RB 患者的放射性眼眶和眶周畸形存在眶颧等骨骼发育不良和眼眶内、外软组织缺血萎缩两方面的问题,因此在治疗过程中,若单纯行软组织萎缩修复常会出现组织量不足,不能解决眶颧凹陷、眶腔狭小和颧面部塌陷等问题;同样,单纯行骨组织充填又会引起局部组织因血供不足而坏死。因此,临床上应采取系统的整复手术治疗,同时矫正骨组织和软组织畸形,方可取得理想的效果。

(范先群　贾仁兵)

参考文献

［1］Chepeha D B, Moyer J S, Bradford C R, et al. Osseocutaneous radial forearm free tissue transfer for repair of complex midfacial defects[J]. Arch Otolaryngol Head Neck Surg, 2005,131(6):513-517.

［2］Lederman M. Radiotherapy in the treatment of orbital tumors[J]. Br J Ophthalmol, 1956,40(10):592.

［3］Lowder C Y, Berlin A J, Cox W A, et al. Benign osteoblastoma of the orbit[J]. Ophthalmology, 1986,93(10):1351-1354.

［4］张涤生.张涤生整复外科学[M].上海:上海科学技术出版社,2002:492-527,709-710.

［5］王莺,林野,崔宏燕.种植体支持的赝复体修复眼眶部缺损[J].中国修复重建外科杂志,2005,19(4):300-303.

［6］王炜.整形外科学[M].杭州:浙江科学技术出版社,1999:698-749.

第十七章
单纯眼眶骨折

　　单纯眼眶骨折是由直径大于眶口的物体钝性击打眼眶,引起眶压突然增高,造成眶内壁和眶底内侧部分眶壁薄弱处破裂,导致眶内软组织嵌顿和疝入筛窦和上颌窦内,产生眼球内陷、眼球下移、眼球运动受限、复视、眶下区麻木等症状和体征。单纯眼眶骨折是未累及眶缘的眶内壁和眶底内侧部分骨折,以前多称为眼眶爆裂性骨折或眼眶击出性骨折。如果眶壁骨折的同时发生眶缘骨折,称之为复合性眼眶骨折。根据单纯眼眶骨折的部位不同,可以分为单纯眶底骨折、单纯内壁骨折以及眶底和内壁联合骨折;轻重程度不同,可以分为线性骨折、凹陷性骨折、活板门样骨折、粉碎性骨折等。骨折的部位和程度不同,其临床表现差异很大,有的病例外伤后即出现眼球内陷、复视、视力下降等;有的病例外伤后仅表现为眼睑水肿、眶周血肿和淤斑等软组织钝挫伤的表现,外伤2周后水肿消失,方出现单纯眼眶骨折的典型临床表现:眼球内陷,眼球运动障碍,复视,眶下区麻木,眼球移位和视力下降等。近年来,随着工业外伤和交通事故的增加,单纯眼眶骨折的发生率也明显增加,已成为眼科临床的常见病之一。

　　眼眶各壁发生骨折的概率不同,高低排序依次为眶底、内壁、外壁、眶顶。由于眶底和内壁菲薄,加之眶底下面有上颌窦、眶内壁内侧有筛窦等空腔存在,当眼眶遭受钝性打击时,在眼球未破裂前,眶底和内壁等眶壁薄弱处首先破裂,眶内容物疝入上颌窦和筛窦内,缓解钝性打击的冲力,保护眼球。眼眶外壁较厚,一般不发生单纯外壁骨折,但外壁和外侧眶缘骨折可同时发生,临床上表现为颧骨骨折或眶颧颌骨折。眶顶虽然较薄,但眶顶的拱形结构,加之其上脑组织的支撑,使单纯眶顶骨折很少发生。临床上可以看到儿童的单纯眶顶骨折,主要是由于儿童的眶顶拱形结构尚未发育好所致。成人的眶顶骨折和眶上缘骨折同时发生,称之为额眶骨折。

　　依据外伤史、临床表现和 CT 检查可以明确诊断单纯眼眶骨折。进一步全面分析骨折情况和治疗方案的确定,尚需进行下列检查:①视力和矫正视力检查;②复视情况检查和分析;③突眼计测量眼球内陷;④被动牵拉试验明确眼外肌嵌顿情况。

第一节　单纯眶底骨折

　　单纯眶底骨折是指钝性打击眼眶导致未累及眶缘的眶底内侧部分骨折,引起眶内容物和下直肌嵌顿和疝入上颌窦内,产生眼球内陷和下移、眼球运动受限、复视、眶下区麻木等症状和体征。

一、眶底的解剖特点

眶底由上颌骨眶板、颧骨眶面和腭骨眶突等三块骨组成，呈三角形，略向下、向外侧倾斜，总长为47～48mm，在四个眶壁中最短。上颌骨眶板组成眶底的大部，颧骨眶面在前外侧，腭骨在后部，所占比例最小。眶下裂位于眶外壁和眶底之间，与翼腭窝和颞下窝相通。眶下沟起自眶下裂，并向前延伸至眶底中部，一块骨板从外向内覆盖眶下沟上壁至眶下孔内侧的眶下缝，形成完整的眶下管。眶下管向下倾斜，开口于眶缘下4mm处的眶下孔，其内走行眶下血管神经束等结构。紧邻鼻泪管开口外侧有一骨性小凹，为下斜肌起始肌腱附着点，下斜肌沿眶底向后、外上走行。眶底和内壁之间有一小的骨缝。眶底一般不发生老年性骨质吸收。

眶底下方是上颌窦，此处眶底菲薄，仅为0.5～1mm厚。眶下沟和眶下管由后向前走行于眶底中部，将眶底分为内、外两部分：眶底内侧部分和眶底外侧部分。眶下沟和眶下管处骨壁及其眶底内侧部分的骨壁最薄，是单纯眶底骨折的发生部位。与此同时，眶腔内的脂肪、眼外肌等软组织在冲力作用下顺势疝出并进入上颌窦，眶下裂和眶下沟内的颧神经和眶下神经也会受到损伤。眶下沟和眶下管及其眶底外侧部分骨壁较厚，发生骨折的机会较少。眶底后部，在腭骨眶突内有一小的窦腔，通常由筛窦延伸至眶底。下直肌在眶尖附近与眶底相邻，前部被下斜肌和脂肪分开，因此在眶底骨折时易发生下直肌嵌顿、损伤，甚至断裂。

二、单纯眶底骨折的临床表现

单纯眶底骨折的临床表现包括眼球内陷、眼球下移、眼球运动受限、复视、眶下区麻木，甚至视力下降等。

（一）眼球内陷

眼球内陷是单纯眼眶骨折最常见的临床表现。眶底骨折时，骨折片下移或粉碎，肌肉、脂肪等眶内软组织嵌顿或疝入上颌窦。眶底骨折导致眼眶容积增大，眶内软组织疝出使眶内容量减少，随之发生眼球内陷（图17-1）。眼球内陷的程度与眶壁骨折的范围和大小及眶内软组织的疝出量正相

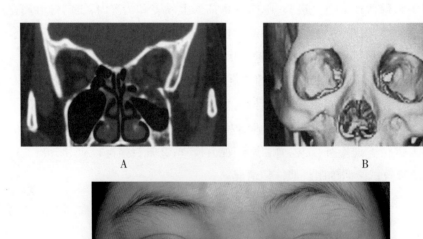

图 17-1　单纯眶底骨折
A. 冠状位 CT，左侧眶底骨折　B. 三维 CT，眶缘完好　C. 患者左侧眼球内陷

关。当眶底骨折面积较大或者联合内壁骨折时,除引起眼球内陷外,患者往往因上睑失去足够的眼球支撑而表现出上睑下垂(图 17-2)。

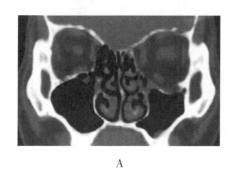
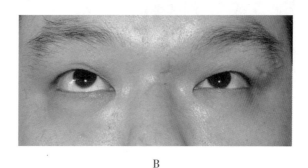

A   B

图 17-2 单纯眶底骨折
A. 冠状位 CT,左侧眶底骨折 B. 左侧明显眼球内陷,左眼轻度上睑下垂

(二) 眼球运动受限

单纯眶底骨折通常以眼球垂直方向运动受限为主。眼球运动受限可由眼外肌嵌顿或直接损伤引起,也可因脂肪和软组织的嵌顿牵拉等产生。若眼外肌的支配神经,如动眼神经、滑车神经或外展神经受损,患者的眼球运动受限更加明显。

眼眶骨折引起的眼球运动障碍相当复杂,它与各种共同性斜视和麻痹性斜视的原因、临床表现和分类方法完全不同。为了便于临床观察、手术方法确定和手术疗效预测和评估,依据眼球运动受限程度和对双眼单视功能的影响,上海交通大学医学院附属第九人民医院眼科在临床工作中,将眼眶骨折引起的眼球运动障碍分为 4 级。0 级:眼球运动不受限;Ⅰ级:眼球向一个或多个方向极限运动时受限;Ⅱ级:眼球向一个或多个方向运动时明显受限;Ⅲ级:眼球向一个或多个方向运动时不能到达中线。

根据骨折程度和眼外肌等眶内组织的损伤情况不同,单纯眶底骨折表现为眼球运动不受限,眼球运动障碍Ⅰ级(图 17-3)、Ⅱ级(图 17-4)和Ⅲ级(图 17-5)。

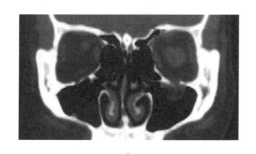
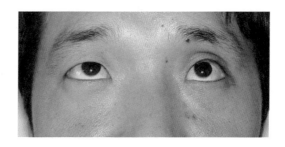

A   B

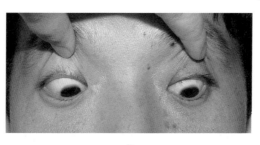

C

图 17-3 单纯眶底骨折患者冠状位 CT 和眼球运动障碍Ⅰ级
A. 冠状位 CT,左侧单纯眶底骨折 B. 左眼球上转轻度受限 C. 左眼球下转受限不明显

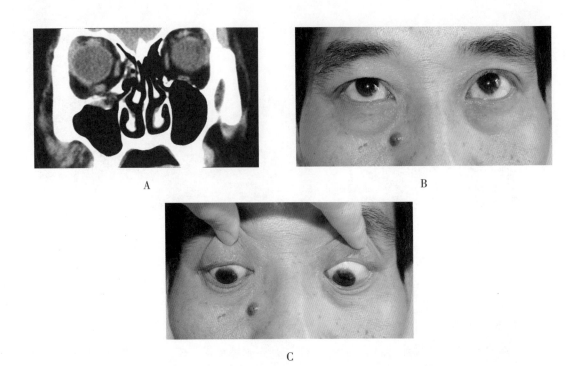

图 17-4　单纯眶底骨折患者冠状位 CT 和眼球运动障碍 Ⅱ 级
A. 冠状位 CT，右侧单纯眶底骨折　B. 右眼球上转明显受限　C. 右眼球下转轻度受限

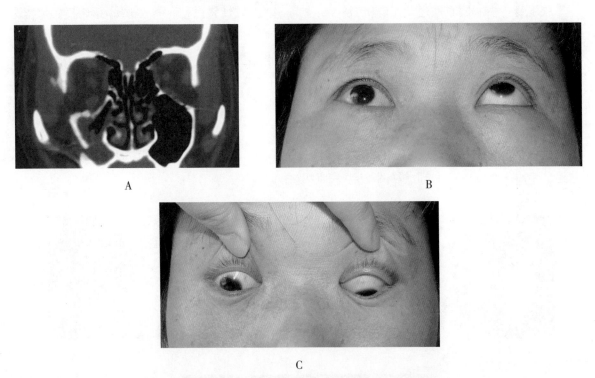

图 17-5　单纯眶底骨折患者冠状位 CT 和眼球运动障碍 Ⅲ 级
A. 冠状位 CT，右侧单纯眶底骨折　B. 右眼球上转不过中线　C. 右眼球下转不过中线

（三）复视

正常人双眼单视依赖于双眼的平衡协调运动，眼眶骨折导致眼球运动受限，使双眼的平衡协调运动被打破，患者出现复视症状。一般来说，患者以运动受限方向复视为主，但也有患者出现其他方向功能视野内复视。单纯眶底骨折造成的复视大多由眶内脂肪和下直肌嵌顿在眶底骨折处或疝入上颌窦内引起，少数患者的复视是由于眼外肌损伤、眼球移位和运动神经损伤所致。为了便于

临床观察、手术方法确定和手术疗效预测和评估,依据复视程度和对视功能的影响,尤其是对正前方和阅读位双眼单视的影响,上海交通大学医学院附属第九人民医院眼科在临床工作中,将眼眶骨折引起的复视分为4级。0级:无复视;Ⅰ级:周边视野复视(>15°视野);Ⅱ级:正前方及阅读位(向下注视<15°视野)无复视,其余方向复视;Ⅲ级:正前方及阅读位(向下注视<15°视野)复视。

(四)眼球下移

眼球下移多见于严重的眶底骨折或眶底和眶下缘骨折同时发生的复合性眼眶骨折,笔者在临床上曾经见到眶底骨折导致眼球完全下移和疝入上颌窦内的病例。眼眶骨折引起的眼球移位通常向骨折缺损部位移位,临床上结合眼球内陷、眼球运动受限的部位,可初步判断眼眶骨折的发生部位。

(五)眶下区感觉麻木

眶下沟和眶下管处骨壁菲薄,眶底骨折时眶下管骨壁也发生骨折,骨折碎片可压迫和损伤眶下裂和眶下沟中走行的眶下神经,导致眶下神经支配的眶下区皮肤、同侧牙龈和口唇黏膜感觉麻木。如果眶下神经损伤是由于骨折片压迫所致,则眶下区麻木会随着时间延长而逐渐好转和恢复,眶底骨折手术去除压迫的骨折片,术中注意对眶下神经的保护,可促进眶下神经功能的恢复;如果眶底骨折或骨折手术导致眶下神经断裂,则眶下区麻木难以恢复。

(六)视力损伤

由于眶底骨折好发于眶底内侧部分,距离眶尖部的视神经孔尚有一段距离,因此单纯眶底骨折导致视力损伤较少见,部分患者可因外伤导致视网膜和视神经顿挫伤致使视力下降。视力下降的原因包括眶内段视神经钝挫伤、视网膜钝挫伤、眼内出血、晶状体脱位、眼球破裂伤等。如果眶底骨折伴发视神经管骨折,则可导致严重的视力下降,甚至失明。

三、单纯眶底骨折的影像学检查和诊断

影像学检查在眼眶病的诊断中具有非常重要的作用,同样在眼眶骨折的诊断中具有决定性的作用。不同的影像学检查方法之间的优缺点也可以互相弥补,联合使用可明显提高眼眶骨折诊断的准确性。临床诊断要求选择合理与规范的影像学检查,对图像做周密细致的观察与分析,将影像学的检查结果与临床资料相结合,进行全面分析后做出诊断。

X线、CT和MRI对单纯眶底骨折均有诊断意义。X线应用最早,目前仍在一定范围内使用;CT是最可靠、应用最广泛的眼眶骨折检查方法;MRI主要用于诊断单纯眶底骨折导致的眼外肌和软组织损伤等情况,可辅助指导临床治疗。

(一)X线平片

X线平片检查曾经是诊断眼眶骨折的主要方法,其优点在于价格低廉、简便易行,可以给出全头颅各个方位的整体影像。但X线检查的精细度非常有限,已无法达到目前临床越来越高的要求,一般仅在缺乏CT设备的基层医疗机构使用。不同的投射位可以发现不同骨壁的骨折。Caldwell位和Waters位均可显示出单纯眼眶骨折。特别是Caldwell位,即20°后前位,是眶部的标准投射体位,尤其可显示眶底情况。但是像活板门样单纯眼眶骨折,眶底骨折片在检查时已回复到原来位置,虽然眶内软组织和眼外肌可以疝入骨折缝内,但X线平片诊断困难,易造成漏诊。

(二)CT扫描

CT扫描是目前诊断单纯眶底骨折最好的影像技术。CT扫描具有分辨率高、断面解剖关系清楚、病变细节显示良好、可进行多方位图像重建等优点,在眼眶骨折的诊断上起着越来越重要的作用。

CT图像分为水平位、冠状位和矢状位三个方向以及近年来发展起来的三维重建图像。水平位

和冠状位 CT 都可清晰显示眶底骨折,但对于眶底骨折,冠状位 CT 的敏感性和特异性远高于水平位 CT,可清晰地显示眶底骨折和下直肌嵌顿的关系。不过只有结合多方位 CT 图像,才能全面了解眼眶骨折的部位和程度,以免漏诊或因术前估计错误而导致手术失败。矢状位和斜面矢状位扫描是有用的补充, 下直肌轴向的斜面矢状位扫描可清晰地显示眶底骨折时下直肌和上颌窦的关系。在眶底或眶内壁骨折的诊断中,由于骨壁相当薄,三维 CT 重建影像显示出"假孔",假阳性率较高,导致误诊,同时对很小移位的线性骨折的敏感性也较低。因此,三维 CT 对单纯眶底骨折的诊断作用不大。

单纯眶底骨折的 CT 检查适应证为:①面中部外伤史,X 线平片检查怀疑眶壁骨折或缺损;②持续性复视;③被动牵拉试验阳性;④外伤后早期眼球内陷;⑤眼球内陷已准备进行眶内充填复位手术的术前检查。

单纯眶底骨折的典型 CT 表现为:①眶底下陷,可见骨折裂缝或裂口以及骨折片(图 17-6);②软组织通过裂口疝入上颌窦内,下直肌嵌顿于骨壁裂口处(图 17-7)或直接疝入上颌窦(图 17-8);③上颌窦积血或积液(图 17-9);④其他:眶内软组织改变,如眼外肌水肿肥厚、血肿形成、眶周软组织肿胀、皮下积气等。

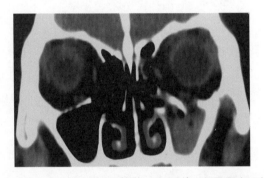

图 17-6　左侧单纯眶底骨折的冠状位 CT 影像,可见骨折裂口和骨折片

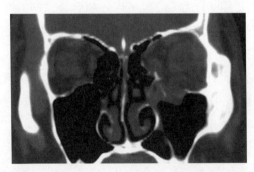

图 17-7　左侧单纯眶底骨折的冠状位 CT 影像,下直肌嵌顿于骨折处

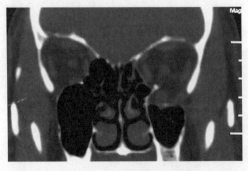

图 17-8　左侧单纯眶底骨折的冠状位 CT 影像,下直肌疝入上颌窦

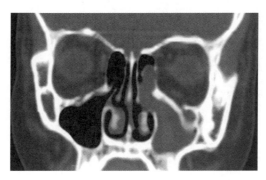

图 17-9 左侧单纯眶底骨折的冠状位 CT 影像，上颌窦积血

（三）磁共振成像

磁共振成像（MRI）是一种无创性显示人体内结构的影像学技术，具有很多优点：①对软组织的分辨率比 CT 高；②可多平面成像，弥补了 CT 不能直接多平面成像的缺点，病变显示更为清楚；③成像参数多，能通过选用不同的脉冲序列使不同的组织间形成对比；④无骨骼伪影干扰，眶内结构显示良好。

但 MRI 设备昂贵，对骨骼病变显像较 CT 差，因此 MRI 在单纯眶底骨折中主要用于对 CT 检查难以判断的软组织病变如眼外肌嵌顿或断裂等进行诊断。MRI 能提供骨折和眼外肌关系的有用信息，冠状位 T_1 加权像清晰显示眶底骨折中眶脂肪呈小袋样突出，其内常包含低信号的下直肌；斜面矢状位 T_1 加权像可显示出骨折缺损处眼外肌的不连续性，对判断眼外肌是否断裂具有重要意义。此外，MRI 还能清晰地显示瘢痕组织的形成，为眼眶骨折术后眼球运动障碍等并发症的预测和诊断提供有用信息。瘢痕组织的 T_2 加权像的相对低强度信号可与软组织水肿、出血和肌肉组织相区别。

灵活选择和结合应用各项影像学检查，对眼眶骨折的诊断和术前术后评估具有重要意义。

四、单纯眶底骨折的治疗原则

单纯眶底骨折诊断明确后应根据病情及时进行治疗，骨折发生的 3 周以内属于临床早期，这时进行治疗一般效果较好。如果骨折发生时间超过 3 周则属于临床晚期，骨折碎片可能发生错位愈合，疝入上颌窦的软组织也会发生瘢痕化，此时的治疗效果较差。

（一）早期治疗原则

单纯眶底骨折的治疗分为保守药物治疗和手术治疗两种，并非所有的单纯眶底骨折均需手术治疗，有些症状较轻或者恢复较快的患者可以采用保守药物治疗。单纯眶底骨折早期手术治疗的适应证包括：①视觉障碍性复视持续存在超过 2 周，无明显改善；②被动牵拉试验阳性，CT 扫描显示下直肌嵌顿或陷入眶底骨折处；③难以接受的眼球内陷，一般为≥3mm 的眼球内陷；④>3mm 的眼球移位；⑤>2cm² 的眶壁缺损，它将引起晚期眼球内陷。

对于轻症患者可以采用药物治疗，Millman 等研究发现：如果眼球运动受限是由于眼眶内软组织水肿和出血等引起，类固醇激素可快速缓解症状；而对于继发于眶内软组织、眼外肌嵌顿于骨折处、损伤或断裂的眼球运动障碍，类固醇激素治疗效果甚微，应立即进行手术治疗。单纯眼眶骨折药物治疗的适应证：①外伤后 3 周内视功能障碍性复视显著改善或消除；②无明显的眼球内陷和眼球移位；③被动牵拉试验阴性，主动收缩试验正常，CT 扫描显示眼外肌未嵌顿或陷入眶底骨折处；④不产生晚期眼球内陷的小的眶壁缺损。

（二）眶底骨折患者需要晚期治疗的原因

1 漏诊 外伤早期，由于眶周软组织肿胀和血肿，眼球内陷不明显，甚至有眼球突出，随着水肿的消退，眼球内陷才逐渐表现。由于基层医院医师对单纯眶底骨折的认识不足和缺乏经验及影像检查手段的缺乏，导致漏诊，失去早期手术机会。

2 症状和体征不明显 单纯眶底骨折早期，虽然各项检查指标提示需早期手术，但由于早期骨折症状和体征不明显，部分患者往往拒绝早期手术治疗。

3 残留影响 早期保守治疗后残留影响视功能的复视和眼球凹陷或移位。

4 早期手术矫正不足 早期手术治疗未能将嵌顿或疝入的眼外肌和眶内软组织完全复位，或未能充分修补骨折缺损致使眶内软组织再次陷入，未能植入足够量的填充材料等，都将导致晚期眼球内陷和视功能障碍性复视的发生。

（三）晚期治疗原则

晚期治疗主要依靠手术进行矫正，手术适应证包括：①≥3mm 的眼球内陷或眼球移位；②眼球运动障碍和视觉障碍性复视。

五、单纯眶底骨折的术前评估

单纯眶底骨折患者在急诊时应着重评估患者的全身及眼球情况，特别是车祸等严重暴力外伤的患者，应在神经外科、内科、骨科等医师的协作下评估全身系统情况，排除危及生命的疾病，优先处理可能危及患者生命的重要损伤。

在全身情况稳定的前提下应对眼部和眶内重要结构，如眼球、泪道等仔细检查，争取早期积极干预视力损伤、泪道功能等关键问题，比如伴有眼球破裂等严重影响患者视力的情况应急诊修补破裂的眼球，处理眼内病变，在眼球疾病稳定的情况下，择期进行眶底骨折手术，这样有助于提高患者的预后水平。

单纯眶底骨折手术前仍需要进行以下术前评估：

1 突眼度 明显的眼球突出或内陷可通过肉眼检查发现，用 Hertel 突眼计精确测定眼球的突出程度。≥3mm 的眼球内陷是手术治疗的最主要指征。早期因为眶内出血或组织水肿，眼球内陷可不明显甚至反而表现为眼球突出。

2 眼球运动 通过五个眼位了解眼球运动受限情况及同视机详细检查患者的眼位、复视和眼球运动障碍情况，可辅助判断眼外肌或其支配神经的损伤情况。牵拉试验有助于判断眼外肌嵌顿的程度，为手术治疗提供参考。

3 影像学检查 影像学检查可全面评估眶底骨折的部位及范围、眼外肌和眶内组织嵌顿疝出情况以及眶内出血状况，为手术方式的选择、手术中需要植入的填充材料位置和数量等提供极重要的参考信息。

4 泪道 眶底骨折可能伴随泪道系统的损伤如泪小管断裂和移位、鼻泪管骨折、泪囊撕裂等，眶底骨折手术前必须进行泪道冲洗，明确患者泪道的通畅情况，必要时还可行泪道造影检查。如存在泪道断裂、阻塞等情况，可同时处理泪道病变。

5 颅面部评估 评估的目的在于确定患者是否存在相应部位损伤导致的外形和功能异常，是否存在相应部位的形状或感觉异常，是否需要相关学科协同处理，以便制定完善的手术计划。

6 其他 视力、视野、眼球结构和功能等常规检查，术前、术后对比评估，可以排除手术对视功能的影响。应仔细检查眼睑、睑缘、内外眦的情况，观察眼球搏动也很重要，如有搏动，听诊可闻及血管杂音，提示有创伤后动静脉瘘。

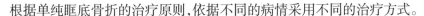

六、单纯眶底骨折的治疗方法

根据单纯眶底骨折的治疗原则,依据不同的病情采用不同的治疗方式。

（一）药物治疗

对于适合采用药物治疗的单纯眶底骨折患者,一般采用口服或者静脉使用糖皮质激素。静脉滴注地塞米松 10～20mg,持续 5 天左右,往往在外伤早期取得较好的效果。口服糖皮质激素以泼尼松或地塞米松为主,一般成年患者的药物剂量为泼尼松 60mg 维持 3 天,减量为 40mg 维持 2 天,再减为 20mg 维持 2 天,根据治疗效果可适当延长用药。

（二）手术治疗

早期手术治疗的目的主要是消除和改善功能性复视,预防和矫正眼球内陷,修复和重建眼眶形状,矫正和改善眼眶畸形。

1 早期手术的优点 早期手术治疗具有以下数个优点:

（1）早期手术使嵌顿的软组织尽早得到复位和松解,避免或极大地减轻瘢痕形成和缺血、坏死,防止晚期萎缩的发生。

（2）早期手术可将移位的骨折块轻松解剖复位和固定,而晚期手术则需重新将错位愈合的骨折断端截骨再复位。

（3）早期手术可及时解除骨折片或软组织对眶下神经的压迫,预防或减轻眶下神经分布区域感觉障碍的发生。

（4）早期手术相对于晚期手术,效果好,并发症少,因此及时早期手术可极大程度地避免效果较差的晚期眼眶骨折修复手术。

眼眶骨折的晚期手术除了眼眶骨折修复重建、恢复眶腔的解剖结构、矫正眼球内陷外,还要包括:眼睑和内眦手术,恢复眼睑和内眦的正常形态;眼外肌手术,矫正复视和斜视;泪道重建手术,恢复泪道的畅通等。

2 手术入路 单纯眶底骨折手术入路可有三个选择,第一个是下睑睫毛下皮肤入路,第二个是下穹隆结膜入路,第三个是眶下缘皮肤入路。这三个入路各有优缺点,眶下缘皮肤入路虽然手术操作最简单,对眶底的暴露效果最好,但面部瘢痕明显,因此临床多采用前两者手术入路,除非患者术前即存在眶下缘处瘢痕,则可在原瘢痕处重新切开进入眶底。下睑睫毛下皮肤入路的优点在于暴露眶底比较清楚、手术操作难度较低,其缺点在于下睑睫毛下皮肤会留下瘢痕,如果没有很好的分层缝合,可能会有一定的概率发生下睑内翻或外翻。下穹隆结膜入路的优点在于没有皮肤瘢痕,暴露眶底也较清晰,但是其缺点在于手术操作难度较高,暴露范围有限,有时需同时做外眦切开,这样术毕一旦外眦韧带没有对位缝合,将产生外眦畸形或者下睑外翻、内翻的情况。对于面部没有明显外伤瘢痕的眶底骨折患者一般首选下穹隆结膜入路。

3 手术步骤

（1）手术切口:下穹隆结膜入路:首先在下穹隆结膜下注射含有肾上腺素的麻醉剂,在外眦角处剪开外眦韧带下半支,将下睑结膜沿下睑板水平剪开,沿着眶隔表面和下睑轮匝肌间的层次一边分离一边进入眶缘,至眶下缘骨膜暴露。下睑睫毛下皮肤入路:首先在下睑睫毛下 2mm 用亚甲蓝画出手术切口线,注射麻醉剂后切开皮肤和轮匝肌,在下睑轮匝肌和眶隔间分离,到达眶下缘为止。眶下缘皮肤入路:一般是面部皮肤有外伤瘢痕的患者,首先将瘢痕用亚甲蓝作标记,然后切除外伤瘢痕和皮下瘢痕组织,从眶下缘皮肤切口可以直接分离、暴露眶下缘骨膜。

（2）骨折部位暴露和软组织复位:当手术切口完成后眶下缘的骨膜就完整地暴露出来,一般单纯眼眶骨折的眶骨膜都保持完好,用刀片在眶下缘靠外侧切开骨膜,用骨膜剥离子在眶骨膜和眶底之间分离,暴露出骨折的眶底部分,用剥离子和血管钳将疝入上颌窦的眶内组织如下直肌、眶骨膜和眶脂肪回纳入眼眶,用有齿镊牵拉下直肌,观察其运动没有任何牵拉后开始充填修复材料。

（3）骨折修复、材料充填和眼球复位：充分复位软组织后,若有骨折片移位,可用骨膜剥离子将骨折片复位。但由于眶底骨片菲薄,骨折碎片落入上颌窦而无法有效复位。应清除碎骨片,充分冲洗骨折部位后,选择合适的材料修补骨折缺损部位。一般可选用含有钛网的高分子多孔聚乙烯材料,也可以选用单纯的高分子多孔聚乙烯材料或者选择羟基磷灰石材料。将充填的材料修剪成眶底骨折缺损的形状,材料大小一般要超过骨折范围2mm,以保证能完全覆盖损坏的眶壁。最后用钛钉或者生物胶将修复材料固定。此时需观察眼球内陷的矫正情况,由于手术中存在软组织水肿,一般可过矫1～2mm,术后待水肿消退,则两侧的眼球突出度对称。同时局部麻醉的患者应检查患者的眼球运动和复视改善情况,全身麻醉的患者应进行牵拉实验,确定填充的材料没有嵌顿眼外肌。

4 术后注意事项 单纯眶底骨折修复重建手术后的处理也是关系到手术效果的重要事项,因为眼眶结构特殊,空间狭小,重要组织聚集,因而手术后一旦发生眶内出血和血肿,可能引起眶内压急剧升高,最终导致患者视力损害甚至丧失。因此,眼眶骨折手术后需要定时观察术眼的光感变化,给予物理降温以减少伤口的渗出,适当地加压包扎预防眶内出血,给予患者通便的药物减少排便引起的眶压升高。手术后3天都是眶内出血的危险期,过了这段时间再发生出血的可能性大大降低。手术后1周开始进行眼肌训练,以防止术后软组织瘢痕粘连,特别要防止下直肌再次发生粘连导致术后持续性复视的存在。

5 眼眶骨折修复材料的进展 单纯性眶底骨折的修复重建中,选择合适的修复材料是治疗成败的关键。选择适合的修复材料必须符合生物相容性好、体内稳定性好和安全性高的要求,但是仍然会有很少一部分患者发生植入物排异、感染等现象,比如目前临床常用的钛金属、高密度多孔聚乙烯和羟基磷灰石材料等。因此,未来采用生物可降解材料作为支架材料的组织工程骨来修复眼眶骨折将是发展的方向,但目前尚处于实验研究阶段。

第二节 单纯眶内壁骨折

单纯眶内壁骨折指眼眶内壁在外力打击时发生破裂,使眶内容物突入筛窦并造成眼球内陷、运动障碍和复视。单纯眶内壁骨折的发生率仅次于眶底骨折,这两者占单纯眶壁骨折总数的80%。单纯眶内壁骨折由于位置较深,手术中暴露骨折范围和准确放置修复材料的困难程度均高于单纯眶底骨折,是临床诊治中面临的一个难点。

一、眶内壁的解剖特点

眶内壁近似矩形,平坦或稍向眶腔内突,与矢状面平行。从前向后依次由上颌骨额突、泪骨、筛骨纸板和一小部分蝶骨体构成。其中筛骨纸板所占比例最大,CT影像上通常呈明暗相间的马赛克样外观,暗区为筛窦空腔,亮区为腔间分隔。眶内壁相邻的结构从前往后依次为：鼻腔外壁、动脉圆锥（漏斗）、筛窦和蝶窦。视神经管位于眶内壁的后末端。内直肌附着在眶内壁上,上斜肌位于眶内壁和眶顶的夹角内,两肌肉之间为前组筛窦和后组筛窦、滑车下神经和眼动脉的末端。眶内壁前部为泪囊窝。眶内壁上有许多重要的骨性孔和管,包括筛前管、筛后管和视神经孔。筛前管向后外侧倾斜,其后界在筛骨的眶板上形成一个沟。筛前管开口于颅前窝近筛板侧,内有筛前神经和同名动脉走行。筛后管内有筛后神经和同名动脉走行,通常为多孔,其位置可有变异。当手术中看见筛后动脉时意味着已经靠近视神经管,操作时应当十分小心谨慎。

眶内壁是最薄的眶壁,筛骨眶板厚度仅 0.2~0.4mm,在很小的外力作用下即可发生骨折,但是实际情况下其骨折的发生率还是小于眶底骨折,其原因一般认为是相邻的前、中、后三组筛窦气房起到了缓冲作用。

二、单纯眶内壁骨折的临床表现

（一）眼球内陷

眼球内陷同样是单纯眶内壁骨折的主要表现。眶内壁骨折导致眶腔的容积增大,而同时眶内肌肉、脂肪、软组织等嵌顿或疝入骨折孔或邻近筛窦,使眶内容物减少,导致眼球内陷。眶底联合内壁骨折可产生十分明显的眼球内陷,患者同眶底骨折一样会出现假性上睑下垂。

（二）眼球运动受限

眶内壁骨折以眼球水平方向运动受限为主(图 17-10),不过眶内壁骨折如果没有内直肌嵌顿发生则可能不出现眼球运动障碍。也有相当一部分患者存在多方向运动受限的情况。当动眼神经、滑车神经或外展神经受损,患者的眼球运动受限明显。眼球运动障碍也可根据严重程度分为4级。

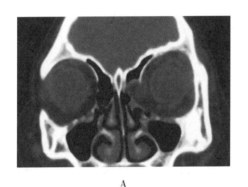

A

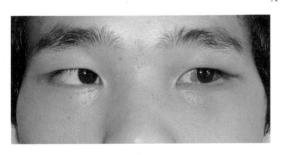

B

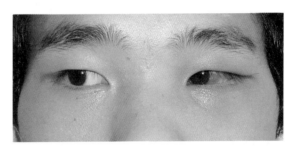

C

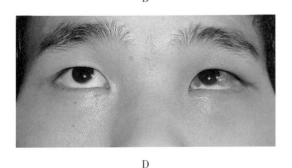

D

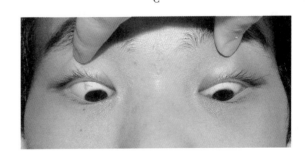

E

图 17-10 单纯眶内壁骨折患者冠状位 CT 图像和眼球运动情况
A. 冠状位 CT,患者左眼眶内壁骨折 B. 左眼球外转明显受限 C、D、E. 其余方向无明显受限

（三）复视

单纯眶内壁骨折造成的复视多为水平方向的复视。其发生的机制包括软组织和眼外肌嵌顿、眼外肌损伤甚至断裂、眼球移位和运动神经损伤，相当复杂。根据复视的分级方法，同样将其分为4级。

（四）眼球内移

单纯眶内壁骨折造成的眼球移位相对少见，当眶内壁联合其他眶壁发生骨折或者相邻骨块骨折，如颅眶骨折、鼻眶筛骨折等大量的眶内容物进入相邻的筛窦、额窦和上颌窦内，则可能产生眼球向鼻侧移位。

（五）局部皮肤感觉麻木

眶内壁骨折损伤感觉神经可导致泪囊区和内眦处面部感觉障碍；眶上神经或滑车神经也可在骨折时遭到破坏，患者可能会出现眉额部相应区域的感觉异常。

（六）视力损伤

单纯眶内壁骨折如果发生的位置靠近眶尖部，由于眶尖部视神经与内壁距离很小，眶内容物疝入相邻的筛窦时，视神经很可能被同时拉入骨折处而受压迫或者骨折碎片的挤压，导致视神经损伤，致使视力下降。

（七）其他临床表现

单纯眶内壁骨折有时可伴随泪小管断裂、慢性泪囊炎，从而导致流泪和流脓，此种情况应在治疗内壁骨折之前先进行鼻泪道再通手术或者泪小管吻合手术。

三、影像学检查

影像学检查是单纯眶内壁骨折的主要诊断依据，可通过 X 线平片扫描、CT 扫描和 MRI 检查显示出眶内壁骨折的范围和眶内软组织嵌入筛窦的情况。

（一）X 线平片

X 线平片检查单纯眶内壁骨折主要通过 Caldwell 位和 Wright 位检查。Wright 位即 53°后前斜位，可显示视神经孔和后组筛窦，也可观察眶内壁、眶顶和额窦。单纯眶内壁骨折的典型表现：筛骨纸板内陷、筛窦变窄、密度增加。

（二）CT 扫描

同眶底骨折一样，CT 扫描是目前诊断单纯眶内壁骨折最好的影像技术。水平位和冠状位 CT 扫描可清晰地显示眶内壁骨折，与眶底骨折不同的是，水平位 CT 能更清楚地显示眶内壁骨折。三维 CT 重建影像在眶内壁重建图像中容易显示出"假孔"，因此临床上不能单独通过三维 CT 重建对单纯眶内壁骨折进行诊断。

单纯眶内壁骨折的 CT 检查适应证为：①外伤后＞2mm 的眼球内陷；②X 线平片检查怀疑眶壁骨折和缺损；③超过 2 周的复视，且无好转迹象，被动牵拉试验阳性。

单纯眶内壁骨折的典型 CT 表现为：①筛骨纸板骨折，可见骨折裂缝或裂口以及骨折片。筛骨纸板也可呈拱形突入筛窦（图 17-11）；②软组织疝入，筛窦狭窄，密度增高（图 17-12、图 17-13）；③其他：眶内软组织改变，如眼外肌水肿肥厚（图 17-14）、血肿形成、眶周软组织肿胀等。

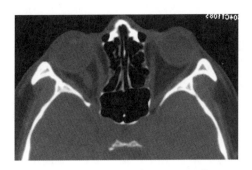

图 17-11　单纯眶内壁骨折水平位 CT 图像,右眼眶筛骨纸板骨折,筛窦狭窄

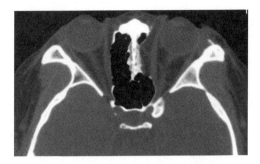

图 17-12　单纯眶内壁骨折水平位 CT 图像,左眼眶筛骨纸板骨折,软组织疝入,筛窦密度增高

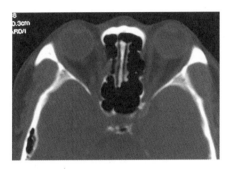

图 17-13　单纯眶内壁骨折水平位 CT 图像,右眼眶筛骨纸板骨折,软组织嵌顿

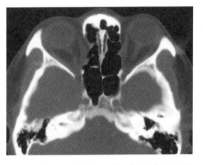

图 17-14　单纯眶内壁骨折水平位 CT 图像,右眼眶筛骨纸板骨折,内直肌水肿肥大

（三）磁共振成像

磁共振成像对于单纯眶内壁骨折的诊断有重要的意义,能清晰地显示内直肌、眶脂肪和视神经的位置关系。

四、单纯眶内壁骨折的治疗原则

单纯眶内壁骨折的治疗原则与单纯眶底骨折基本一致,当骨折发生在 3 周以内属于临床早期,骨折发生时间超过 3 周则属于临床晚期,早期治疗效果好于晚期治疗。

（一）早期治疗原则

1　单纯眶内壁骨折早期手术适应证

（1）视觉障碍性复视继续存在超过 2 周,无明显改善。

（2）被动牵拉试验阳性,CT 扫描显示内直肌嵌顿或疝入眶内壁骨折处或筛窦内。

（3）≥3mm 的眼球内陷。

（4）>3mm 的眼球移位。

（5）>2cm² 的眶壁缺损,它将引起晚期眼球内陷。

2　单纯眶内壁骨折药物治疗的适应证

（1）外伤后 3 周内视功能障碍性复视显著改善和消除。

（2）无明显的眼球内陷和眼球移位。

（3）被动牵拉试验阴性,主动收缩试验正常,CT 扫描显示无内直肌嵌顿或疝入骨折处。

（4）不产生晚期眼球内陷的小的眶内壁缺损。

（二）晚期治疗原则

晚期手术治疗的适应证包括：①≥3mm 的眼球内陷或眼球移位。②眼球运动障碍和视觉障碍性复视。

五、治疗前评估

单纯眶内壁骨折治疗前同样应仔细评估患者全身状况，确定患者无生命危险之后，及时检查患者的眼部情况，争取早期积极干预视力损伤等关键问题，提高患者的预后水平。评估内容包括：全身评估、颅面部评估、眼部评估（视力、视野、眼压、突眼度、眼球运动、眼球搏动、眼睑和泪道）及影像学检查。

六、治疗方法

根据单纯眶内壁骨折的治疗原则，依据有无手术适应证采用不同的治疗方式，包括药物保守治疗和手术治疗。

（一）药物治疗

药物用量：外伤早期可用静脉滴注地塞米松 10～20mg，持续 5 天左右；或口服泼尼松 60mg，逐渐减量。

（二）手术治疗

1 手术入路 单纯眶内壁骨折的修复和重建手术入路也可有三个选择，一个是下睑睫毛下皮肤入路，第二个是下穹隆结膜入路，第三个是内眦弧形皮肤入路。由于内壁骨折后暴露骨折范围的难度大大高于眶底骨折，因此选择合适的手术入路是手术成功的关键因素之一。这三个手术入路的优缺点可见上一节的内容。由于会遗留明显瘢痕的原因，通常很少选择内眦皮肤切口，下睑睫毛下皮肤切口和下穹隆结膜切口都可暴露眶内壁，皮肤切口能更好地控制眶隔的完整性，防止眶脂肪突出影响手术操作，结膜切口在暴露眶内壁时需要保护位于内侧眶下缘处的下斜肌止点。

2 手术步骤 用相同方法暴露眶下缘骨膜。用尖刀片或者电刀在眶下缘靠外侧切开骨膜，用骨膜剥离子在眶骨膜和下眶壁之间分离，在暴露出下眶壁结构后向内上方的眶内壁分离，此时手术视野变得狭窄，需要借助头灯来辅助照明。用剥离子和血管钳将嵌入筛窦的内直肌、眶骨膜和眶脂肪回纳入眼眶，用有齿镊牵拉内直肌，观察其运动没有任何牵拉。充分冲洗骨折部位，清除淤血或细小的碎骨片后开始充填修复材料。一般可选用含有钛网的高分子多孔聚乙烯材料，以便于手术后复查 CT 时观察眶骨修复材料的位置是否合适，也可以选用单纯的高分子多孔聚乙烯材料、钛网或羟基磷灰石材料。将充填的材料修剪成眶内壁骨折缺损的形状，材料大小一般要覆盖超过骨折范围 2mm，以保证能完全覆盖缺损的眶壁。最后用钛钉或者生物胶将修复材料固定。观察眼球复位情况和有无眼外肌嵌顿。

3 术后注意事项 同眶底骨折一样，单纯眶内壁骨折手术后也需要定时观察术眼的光感变化，静脉给予激素药物，局部给予物理降温以减少伤口的渗出，适当地加压包扎预防眶内出血，改变饮食并给予患者通便的药物减少排便引起的眶压升高。

第三节 单纯眶底和眶内壁骨折

当外伤导致眼眶骨折发生时,常常会出现两个眶壁同时骨折的情况,而单纯眶内壁联合眶底骨折是最常见的情况。当眶内壁和眶底同时发生骨折时,由于骨折的范围较大,导致更多的眶内容物进入相邻的筛窦和上颌窦,患者的眼球内陷、眼球运动障碍和复视等临床表现更明显,其对视功能的影响也大于单纯眶内壁或眶底骨折(图 17-15)。而手术中分离骨折的范围也更大,需要用于修复眶壁骨折缺损的修复材料也更多,因此手术复杂程度大大增加,常常需要深入到眶尖部位进行手术操作。由于眶尖位置位于眶深部,观察不便,又有视神经等重要的组织易被损伤而造成失明等严重并发症,因此手术风险比单纯修复一个眶壁骨折要大很多。

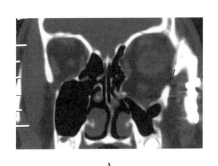

A

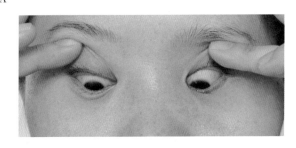

B   C

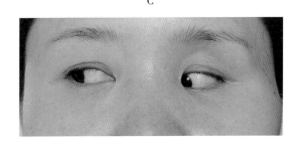

D   E

图 17-15 单纯眶底和眶内壁骨折患者冠状位 CT 和眼球运动情况
A. 冠状位 CT,患者左侧单纯眶底和眶内壁骨折 B. 左眼球明显内陷,上转明显受限 C. 左眼球下转轻度受限
D. 左眼球外转轻度受限 E. 左眼球内转无明显受限

对于发生眶内壁和眶底同时骨折的患者,治疗原则为及时进行早期手术治疗,修复由于骨折导致的眶壁破损和眶内容物疝出,释放被卡在骨折部位的内直肌和下直肌,恢复功能性眼位,改善视功能。但是由于手术难度的增加和并发症风险的存在,除了通过前述的常规手术外,还需要一些辅助的手段来提高术者对深部眼眶的观察能力以及材料修复的精确性,从而提高累及两个眶壁的

眼眶骨折修复重建手术的效果和安全性。鼻内镜辅助眼眶骨折的修复可以从鼻腔或者眼眶入路来提高眶骨修复和重建的安全性和有效性，计算机导航技术的发展使术者可利用手术导航系统来精确引导大面积的眶内壁联合眶底骨折修复重建。

单纯眶内壁联合眶底骨折手术修复的另一重要原则为整体修复原则，过去很多术者在修复眶内壁联合眶底骨折时往往是先修复眶内壁骨折再修复眶底骨折，因此在术后 CT 图像上可见到垂直的眶内壁修复材料和水平的眶底修复材料。事实上，眶内壁和眶底是相连续和整体的结构，在手术修复联合骨折时应整体修复眶内壁和眶底，从而达到理想的解剖复位。

一、鼻内镜辅助眼眶内壁和眶底骨折的修复重建

鼻内镜的应用是耳鼻喉科手术的一次革命，它在鼻窦开放、鼻窦炎症治疗及肿物摘除、鼻中隔偏曲矫正以及蝶窦肿物切除等手术中显示了极大的作用。通过微小的鼻内切口进行手术，极大地提高了手术疗效，减少了手术并发症。而将内镜用于眼眶骨折整复治疗，可以提供常规手术切口无法提供的清晰眼眶内部视野，因此被越来越多的眼眶外科医师所青睐。

眼眶深部空间狭小，视神经、眼动脉等重要眶内结构都位于眶尖部，眼眶骨折整复手术中要求术者尽可能直视观察眶壁骨折的各个边缘，但传统的手术切口很难获得眼眶深部骨折缘清晰视野，因此手术风险大，对术者的手术技巧要求很高，并发症相对多见。应用内镜修复眼眶骨折的最大优点在于其对眶中、后部结构的直视观察，有效降低了手术风险。除此之外，内镜在眼眶骨折手术中的优点还包括：①面部无切口，不影响患者外观；②手术创伤小、时间短，术后恢复快；③较小范围的眶壁骨折可在内镜下直接植入充填材料。但是内镜的缺点也很明显，当眶壁缺损面积较大时，很难通过内镜植入充填材料和用钛钉进行固定。这种情况下可将内镜和常规眼眶手术相结合，从而避免了此缺点。

内镜辅助下的眼眶骨折修复重建手术使用两个切口，从结膜下穹隆或睫毛下皮肤切口的外路切口和鼻腔内路切口两个入路同时进入眼眶，暴露骨折的眶壁，回纳疝出的软组织，并在内镜的帮助下准确地充填修复材料。手术步骤如下：

首先在鼻腔内填塞肾上腺素棉片起到收缩鼻腔黏膜血管的作用，然后在鼻内镜下折断中鼻甲，使其向鼻中隔方向移位；沿中鼻甲前端附着缘，向鼻腔外壁作弧形切开，分离并切除钩状突，开放所有筛房，清除碎骨片，松解还纳眶内嵌顿或疝出的组织，测量骨折孔尺寸，并充分止血。然后，作下穹隆结膜切口或睫毛下皮肤切口，用剥离子分离和暴露眶内壁和眶底壁的骨折缺损的前缘。此时将鼻内镜伸入内、外两个切口观察骨折深部情况，并在内镜直视下分离和回纳嵌入骨折部位的软组织。通过内镜可以清晰地观察到整个眶内壁和眶底骨折缺损的各个边缘，特别是常规切口难以观察清楚的后缘。当两个眶壁的骨折缘完全暴露后，根据骨折缺损范围和大小以及眶底和眶内壁的形态将三维立体钛网预塑形，在鼻内镜引导下从下睑切口充填，并完全覆盖骨折缺损处，整体修复眶底和眶内壁骨折，并在内镜下观察材料的边缘是否牢固地依靠在固定的骨缘上，确认没有眶内软组织嵌压在材料之下。同样高分子聚乙烯修复材料也可在体外预塑形后植入眶内骨折部位矫正眼球内陷。使用 1～2 个钛钉或生物胶来固定充填的材料，防止它们在眶内发生移位。最后分层缝合切口，鼻腔内填塞明胶海绵并用碘仿纱条充填固定，术后 7～10 天取出碘仿纱条。手术结束后给予患者冷敷和适当的加压包扎，术后 1 周开始眼肌训练。由于术后眶内软组织的肿胀，术后 1 个月内可能有轻度的复视，随着肿胀的消退该症状将渐渐消失（图 17-16）。

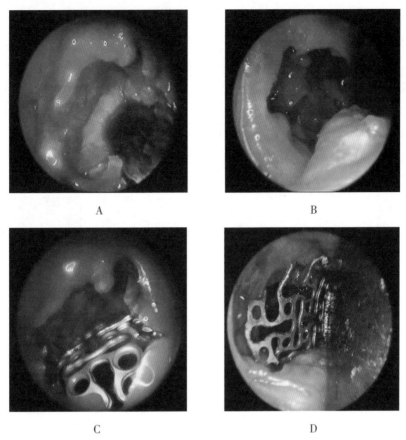

图 17-16 眶内壁和眶底骨折鼻内镜辅助骨折修复重建手术
A. 内镜从鼻腔入路观察骨折范围　B. 内镜从眼眶入路观察骨折范围　C. 内镜从鼻腔入路引导
三维钛网整体修复眶内壁和眶底　D. 内镜从眼眶入路引导三维钛网整体修复眶内壁和眶底

二、计算机导航技术在眼眶内壁和眶底骨折修复重建中的应用

眼眶外科已经应用计算机辅助设计和制造技术（CAD/CAM），它使眼眶外科医师通过三维CT重建的眶骨模型在手术前直接观察骨性眼眶的改变，用手触摸甚至模拟骨块的截骨、移动和使用材料进行复位固定。在此基础上，有学者利用计算机影像技术对眼眶骨折后的眶容积的变化进行测算，采用镜像技术，利用对侧的眼眶计算并预制出特定形态的骨折修复材料，提高了复合性眼眶骨折的修复效果。但是，CAD/CAM 的缺点是只能复制出骨性的眼眶，不能反映眼眶软组织的改变；而且制作费用昂贵，制作需要花费一定的时间。此外，手术前的模型模拟并不能在手术中对手术医师的操作进行精确的引导。

更为先进的计算机辅助手术导航技术是综合当前先进的医学成像设备（CT、MRI 等）、计算机图像技术和空间定位技术的全新的外科技术。计算机辅助手术导航技术在 20 世纪 80 年代末首先应用于神经外科手术，随后逐渐推广用于多个外科领域，使外科医师有限的视觉范围得到延伸，使外科手术和手术器械的概念得到更新。手术导航系统为外科手术带来了革命性的突破，其主要优点有：①提高手术定位精度，减少手术损伤，提高手术安全性；②优化手术路径，引导手术进行，提高手术成功率；③辅助进行微创手术，减少手术并发症，降低患者的痛苦；④缩短患者的术后康复期，降低患者的医疗成本。

计算机辅助手术导航系统的组成包括硬件和软件两部分。硬件包括：计算机主机、空间定位系统、显示系统（图 17-17）。其中空间定位系统是核心部分，它包括红外光学检测器、动态参照系统、定位器和主动或被动式定位球。空间定位系统的发展经历了有框架的定位系统、无框架的光学定位系统和电磁定位系统。目前最常用无框架的光学定位系统克服了有框架系统需要将框架固定在患者头部的缺点，成为一种最常用的成熟可靠的定位方式而广泛地应用于计算机辅助导航手术。光学定位系统的原理是利用光学探测器追踪手术器械上的光学发生器发出的特定光束来定位手术器械与患者的空间位置。除了主动发光的手术器械，还有一种属于被动发光的，通过器械上的反光球反射光线来定位。光学定位系统的优点在于定位准确，操作方便，但是一旦光线被人体或者其他不透光的物体遮挡，就会大大影响手术中的导航。最新的电磁导航克服了光线容易被遮挡的缺点，但是却会受到磁性物体的干扰，仍需要进一步改进。

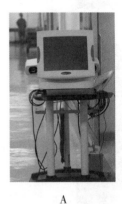 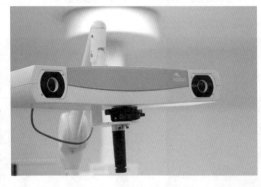 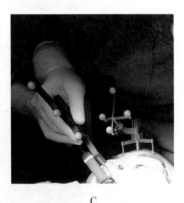

A B C

图 17-17 计算机手术导航系统的组成
A. 系统主机　B. 光学定位追踪系统　C. 定位探针和参考定位支架

计算机导航系统在眼眶外科手术中的应用可以分为手术前的评估和规划、手术中的导航和手术后的评估。通过导航软件进行虚拟手术，能够模拟手术中植入眼眶充填材料复位眼球和软组织的过程，实现手术前精确的设计。通过镜像技术或与相近年龄、性别、种族数据融合的影像来制定手术规划，并根据它进行手术中的导航。

在眶壁骨折手术中能够实时监控手术器械深入眼眶的距离以及它与重要神经和血管如视神经管的位置和距离，明显减少手术损伤视神经的危险性，消除传统手术中的盲区，减少严重并发症的发生，提高手术的安全性。除此之外，手术导航系统还能根据术前规划的情况和解剖标志点引导眼眶骨块的复位以及眼眶充填材料的复位，而以往只能依靠手术医师的经验判断来进行复位和重建。因此，导航系统的引入能够极大地提高此类手术的准确性。

在手术完成后，手术者能够通过导航系统立即观察到手术修复眼眶骨折和矫正眼球位置的效果，并且能够根据手术前的模拟数据判断手术是否达到了预计的效果。患者术后 CT 检查可以通过导航系统的工作站，将患者术前、术后的影像数据进行对比，能非常方便地分析术前、术后眼眶容积的改变、眼球位置和修复材料的位置，为精确判断手术效果提供可靠的证明。

因此，应用计算机导航技术能有效地使眼眶骨折后发生移位的骨块得到准确的复位。但是眼眶解剖结构有其特殊性，结构复杂，眶壁菲薄，手术导航系统在眼眶骨折手术中的应用还处于起步阶段，特别是对极薄的眶壁结构的重建、眶内软组织的重建和定位等，故涉及两个壁的单纯眶壁骨折应用手术导航技术还存在一些困难。随着计算机数字技术和医学影像技术的不断发展，经过改进的眼眶外科手术导航系统有望投入到眶壁骨折的修复重建手术中，并将极大地提高眶内壁和眶底骨折修复手术的有效性和安全性。

（范先群　施沃栋）

[1] 范先群. 眼整形外科学[M]. 北京:北京科学技术出版社,2009:480-644.

[2] 范先群,施沃栋. 计算机辅助技术在眼眶骨折修复手术中的应用[J]. 中国眼耳鼻喉科杂志,2009,9(6):344-346.

[3] 张智勇,张益,贺洋,等. 单侧眼眶骨折眼球突度的 CT 测量方法与可靠性评价[J]. 中华整形外科杂志,2009,3:169-172.

[4] 卢苇,林明,范先群. 预成形钛网修复眼眶内、下壁联合骨折的临床观察[J]. 眼科新进展,2010,30(6):562-564.

[5] 范先群,刘海燕,李瑾,等. EH 型复合人工骨在眼眶骨折修复眼球内陷复位中的应用[J]. 临床眼科杂志,2000,8(4):245-247.

[6] 范先群,沈勤,李海生,等. 眼眶爆裂性骨折眼球内陷的眼眶容积测量[J]. 中华眼科杂志,2002,38(1):39-41.

[7] 张益. 我国眼眶骨折的诊治现状和临床关注点[J]. 中华口腔医学杂志,2011,46(8):449-451.

[8] 范先群,张涤生,冯胜之,等. 眼眶爆裂性骨折眼球内陷的晚期整复治疗[J]. 中华眼科杂志,2002,38(11):644-647.

[9] 何黎升,商洪涛,白石柱,等. 数字外科技术在眼眶重建中的应用[J]. 中华口腔医学杂志,2011,46(8):452-457.

[10] 范先群,张涤生,韦敏,等. 眼眶骨折眼球内陷的动物模型建立和发生机制研究[J]. 眼科研究,2000,18(3):201-203.

[11] Shi W D, Jia R B, Li Z K, et al . Combination of transorbital and endoscopic transnasal approaches to repair orbital medial wall and floor fractures in Chinese[J]. J Craniofac Surg, 2012,23(1):71-74.

[12] Kim K S, Kim E S, Hwang J H. Combined transcutaneous transethmoidal/transorbital approach for the treatment of medial orbital blowout fractures[J]. Plast Reconstr Surg, 2006,117(6):1947-1955.

[13] Lin I C, Liao S L, Lin L L. Porous polyethylene implants in orbital floor reconstruction[J]. J Formos Med Assoc, 2007,106(1):51-57.

[14] Fan X, Li J, Zhu J, et al. Computer-assisted orbital volume measurement in the surgical correction of late enophthalmos caused by blowout fractures[J]. Ophthalmol Plast Reconstr Surg, 2003,19(3):207-211.

第十八章
鼻眶筛骨折

鼻眶筛（naso-orbital-ethmoid, NOE）骨折属于眼眶复合性骨折，其发生率较低，约占面中部骨折的 5%，但有时会合并额骨、颅底骨折和面部的颧骨、上颌骨骨折。鼻眶筛骨折为累及鼻骨、上颌骨额突、筛骨、泪骨及内侧眶缘的骨折，这些骨骼位于颅、眶、鼻三者交叉区域，解剖结构复杂，尤其是眼球的毗邻，其周围软组织中有重要的解剖结构——内眦韧带及泪道系统恰位于此复合区域，往往在骨折时受到损伤，造成内眦畸形和泪道阻塞。

第一节　鼻眶筛骨折

一、鼻眶筛区域的解剖

鼻眶筛位于面中部两侧眼眶之间，是眼眶、鼻、上颌和颅脑的骨性结合处，由鼻骨、额骨鼻突、上颌骨额突、泪骨、筛骨组成，其上方是前颅凹，前方是鼻额突，两侧是薄弱的眶内壁，后方是蝶骨。上颌骨的额突是该区垂直方向的主要支撑，眶顶和眶底是该区的上界和下界，对鼻眶筛区起到前部支撑作用。鼻眶筛后部的泪骨和筛骨相对薄弱，受到外力打击后容易发生骨折和碎裂，导致眼眶软组织疝入筛窦。鼻眶筛区域的重要解剖结构有泪道、鼻窦和内眦韧带。鼻眶筛骨折常引起泪道阻塞或断裂而导致溢泪和泪囊脓肿等。筛窦位于鼻腔外上方，构成眼眶的内侧壁，内为蜂窝样结构，骨质菲薄易碎。筛窦的血供来自筛前动脉和筛后动脉，通过筛前孔和筛后孔与眶内交通，外伤可致血管破裂造成眶内出血。额窦位于眉弓后方的额骨内、外两层骨板之间及筛窦的前上方，通过鼻额管开口于中鼻道，鼻眶筛骨折累及鼻额管可导致鼻额管引流不畅易患额窦炎。

鼻眶筛区域的关键部分在于两侧眼眶内缘中点的内眦韧带，内眦韧带是鼻眶筛区重要的软组织结构，起于上、下睑板鼻侧，止于上颌骨额突鼻骨眶面骨膜（图 18-1）。内眦韧带在内眦处分为前、后两支，前支跨过上颌骨前突附着在鼻骨侧面，后支较细，附着在泪囊窝后缘，前、后两支包裹泪囊，并将睑板固定于眶内壁的前、后泪嵴上，可以起到牵拉上、下眼睑使上、下泪点与眼球更好地接触以利于泪液的收集和排泄，同时对眼轮匝肌附着的稳定性及开闭眼运动起支持作用。研究表明，中国人的内眦距宽度一般大于睑裂，在 35～40mm 之间。鼻眶筛骨折可致内眦韧带断裂、撕脱，或随附着的骨块侧向移位，造成创伤性眦距增宽，内眦角圆钝、移位等。鼻眶筛骨折涉及上颌骨前突、眶内壁、眶缘和鼻骨，当发生骨折移位时，内眦韧带所附着的骨块位置发生改变，从而引起眼睑形态和睑裂长度的改变。正确理解鼻眶筛区域的解剖有利于对鼻眶筛骨折进行诊断和制定正确的治疗方案。

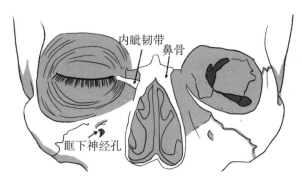

图 18-1　鼻眶筛区位的解剖结构

二、鼻眶筛骨折的临床表现及诊断

鼻眶筛骨折的临床表现主要包括以下 5 个方面:①内眦圆钝等畸形、内眦移位、内眦间距增宽(图 18-2);②眼球内陷、运动障碍(图 18-3)和复视;③眶内缘隆起或塌陷,局部畸形(图 18-4);④内眦部眼睑组织瘢痕畸形(图 18-5);⑤泪道形态和功能异常,表现为泪道不完整、泪道阻塞或继发泪囊炎。

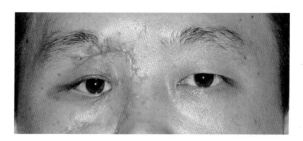

图 18-2　鼻眶筛骨折后内眦畸形

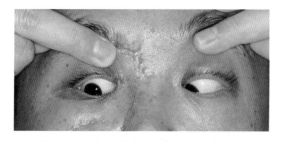

图 18-3　鼻眶筛骨折后眼球运动受限

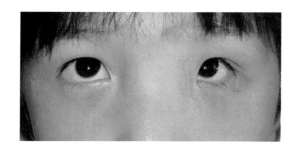

图 18-4　鼻眶筛骨折后内眦隆起

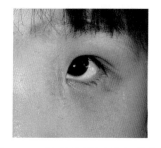

图 18-5　鼻眶筛骨折后内眦瘢痕

骨折初期表现为鼻出血、鼻背和眶周淤斑,眶周和结膜下出血。肿胀消退后表现为鼻梁塌陷、鼻尖上翘的鞍鼻畸形,眦距增宽、内眦角圆钝。通过眼睑牵拉试验可以检查内眦韧带是否松脱,方法是一手拽住上睑或下睑侧向牵拉,一手置于内眦处,正常情况下可触知内眦角处内眦韧带弓弦样绷紧的感觉。反之,则说明内眦韧带松脱。如伴发颅底骨折,可发生颅腔积气、脑脊液漏,部分患者出现不同程度的嗅觉丧失、眼球内陷、眼运动障碍、溢泪及复视等。鼻眶筛骨折后,一般情况下当内眦间距＞35mm 时,提示眦距增宽;＞40mm 时,可诊断为移位性骨折。鼻眶筛骨折中,约20%的患者可出现眼及附属器损伤,包括创伤性虹膜炎、前房积血、虹膜撕裂、创伤性白内障、视网膜水肿、视网膜剥离、视神经损伤、眼肌损伤等。此外,动眼神经受损可导致上睑下垂,泪道阻塞或断裂可出现溢泪和继发泪囊炎等。鼻眶筛骨折常常合并眶壁骨折、额窦骨折和颅底骨折。眶壁骨折可致眶腔增大、眼球移位和眶内容物嵌顿。额窦及颅底骨折可造成脑脊液鼻漏、颅内血肿和脑挫伤。

  CT 是目前鼻眶筛骨折的主要影像学诊断方法,传统的 X 线片因影像干扰而导致分辨率不足。水平位和冠状位 CT 扫描以及三维重建是确诊骨折的最准确方法。水平位平扫可观察上颌骨额突、眶内缘、眶内壁额窦骨折及其移位,同时估测眶容积改变情况。冠状位平扫可观察骨折是否扩展至颅底、眶底和眶内壁。三维重建可以立体直观地反应骨折块的移位情况,为治疗提供参考(图 18-6)。

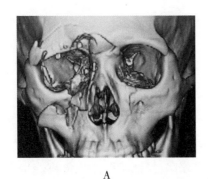
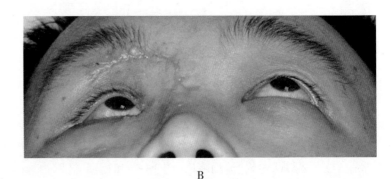

A   B

图 18-6 鼻眶筛骨折患者

A. 鼻眶筛骨折三维 CT,右侧鼻眶筛中心粉碎性骨折,眶内缘塌陷 B. 患者内眦畸形,内眦间距增宽,眼球内陷

  鼻眶筛骨折的诊断取决于两点,一是临床表现,二是 CT 扫描。通过这两方面的检查来确诊鼻眶筛骨折并不困难,但如果漏诊的话可能使患者治疗的效果大打折扣,因为当这个部位的骨折错位愈合后重新截骨难度很大。

  患者受伤后由于眶周组织严重水肿,鼻眶筛骨折导致的内眦畸形移位和眼球内陷可能被掩盖。鼻骨骨折严重时,由于失去了鼻骨的支撑使鼻梁变平,鼻翼加宽,鼻尖上翘,使整个鼻部的外形发生改变。对受伤的鼻眶筛区域位进行触诊相当重要,通过手指的触摸可以估计骨折的情况和范围,决定是否进行手术复位。骨折后,鼻腔和筛窦的气体进入皮下,将拇指和食指放在两侧内眦处,轻轻地移动,可以感觉到鼻骨的骨折,此时可发现有皮下捻发音,可扪及鼻骨移位或缺损。

  体格检查是接诊第一时间最简单有效的检查方法,而 CT 扫描则是确诊的主要依据,并且可以根据 CT 的结果对骨折进行分型和判断其严重程度。CT 扫描必须进行水平位和冠状位的扫描,层厚控制在 1.5mm 以下,上述条件下获得的 CT 图像能够用于分析眼眶内的组织外伤和骨折情况等。眼眶 CT 三维重建对于骨折的分类很有帮助,但是对于骨折的细节表现却不如二维的图像。因此,三维重建的图像必须和二维的图像一起看,便于全局和细节的掌握。

  除此之外,鼻眶筛骨折需要检查泪道功能,泪道断裂和慢性泪囊炎的患者必须在术前确诊,及时进行处理。

三、鼻眶筛骨折的分类

  鼻眶筛骨折常常影响泪道功能和内眦形状,造成溢泪、面中部的内眦畸形和鼻梁畸形。鼻眶筛骨折的治疗涉及眼科、耳鼻喉科和口腔外科,是临床的难点。因此,对鼻眶筛骨折进行分类,以期规范和指导手术治疗,一直受到临床医师的重视。

（一）**Markowitz 鼻眶筛骨折分类**

1991 年，Markowitz 根据内眦韧带、其附着骨段和骨折形式将鼻眶筛骨折分成三型，并将内眦韧带附着的骨质部位称为"中心骨段"（图 18-7）。

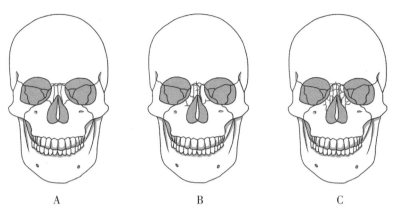

图 18-7　Markowitz 鼻眶筛骨折分类
A. Ⅰ型　B. Ⅱ型　C. Ⅲ型

1　Ⅰ型　眶内缘中心骨段整块骨折，无粉碎、无移位或轻度移位，内眦韧带附着点处骨段完整，内眦韧带未发生剥离。治疗原则以解剖复位为主，骨片用微型钛板固定。这种骨折可以是完全的，也可以是不完全的，可以是单侧的，也可以是双侧的。

2　Ⅱ型　眶内缘中心骨段部分粉碎、移位，但内眦韧带附着点处骨段完整，内眦韧带未从骨片上分离，骨折粉碎区在内眦韧带附着以外，骨折经复位后允许用小钛板固定。

3　Ⅲ型　眶内缘中心骨段粉碎，粉碎区波及内眦韧带附着区，内眦韧带发生剥离。内眦韧带需要重新附着，中心骨段可能需要植骨重建。

（二）**Gruss 鼻眶筛骨折分类**

在充分考虑眼眶的骨折移位以及其他颅颌面骨骼骨折的情况下，Gruss 提出鼻眶筛骨折的分类方法。Ⅰ类为单纯鼻眶筛骨折；Ⅱ类为鼻眶筛骨折联合上颌中部骨折，Ⅱa 仅限于梨状孔周围，Ⅱb 涉及梨状孔周围及单侧上颌骨体，Ⅱc 涉及梨状孔周围及双侧上颌骨体；Ⅲ类为伴发的鼻眶筛骨折，Ⅲa 伴有颅面损伤，Ⅲb 伴有 Le Fort Ⅱ型、Ⅲ型骨折；Ⅳ类为鼻眶筛骨折伴有眶移位，Ⅳa 伴有眼-眶移位，Ⅳb 伴有眼眶错位；Ⅴ类为鼻眶筛骨折伴有骨的缺失。

（三）**范先群等总结的鼻眶筛骨折分类**

上述两种分类方法以 CT 扫描结果为依据，着重考虑颅颌面骨骼的骨折、移位和缺损以及内眦韧带断裂和移位情况，未涉及鼻眶筛骨折对眼球、视功能和泪道系统等造成的损伤情况，故对临床上治疗方案选择的指导作用有所欠缺。范先群等在系统回顾 100 多例鼻眶筛骨折手术治疗结果及长期随访的基础上，结合临床体征、CT 扫描和术中所见，根据骨折后损伤的严重程度，以视功能为中心，按鼻眶筛骨折是否损伤视功能、损伤程度及是否合并其他颅颌面骨折，将鼻眶筛骨折分为三类：Ⅰ类，单纯鼻眶筛骨折不伴有视功能损伤；Ⅱ类，鼻眶筛骨折合并单纯眶壁骨折伴视功能损伤，ⅡA 眼球移位和复视，ⅡB 眼球缺如；Ⅲ类，鼻眶筛骨折伴有其他颅颌面骨折。又将各类中不同的损伤是否同时伴有内眦韧带及泪道损伤再细分：①伴有内眦移位；②伴有泪道阻塞；③同时伴有内眦移位和泪道阻塞（表 18-1）。

表 18-1　鼻眶筛骨折分类

	伴内眦移位	伴泪道阻塞	同时伴有内眦移位及泪道阻塞
	（a）	（b）	（c）
单纯鼻眶筛骨折（Ⅰ）	Ⅰa	Ⅰb	Ⅰc
伴有眼球移位和复视（ⅡA）	ⅡAa	ⅡAb	ⅡAc
伴有眼球缺如（ⅡB）	ⅡBa	ⅡBb	ⅡBc
伴有其他严重颅颌面骨折（Ⅲ）	Ⅲa	Ⅲb	Ⅲc

四、鼻眶筛骨折的手术治疗

鼻眶筛骨折手术治疗的目的是恢复眼眶、鼻部和内眦的形状，以及修复泪道功能。鼻眶筛骨折的重建修复非常具有挑战性，因为在面中部骨折中，鼻眶筛区的解剖结构复杂，又是面中部的中心和被人注视的中心，对手术的精确度要求很高。

鼻眶筛骨折多伴发颅脑损伤，应首先评估患者的生命体征，如出现下列情况应暂缓手术：①昏迷患者；②脑脊液鼻漏和耳漏较多时；③出现颅内感染时；④休克或血容量不足时；⑤伴有威胁生命的胸腹、四肢伤时；⑥局部感染时。

如患者的生命体征平稳，应早期手术进行骨折的复位固定、眶鼻重建、内眦韧带固定和泪道再通。治疗方案的制定首先要考虑切口选择。选择正确的手术入路非常重要，它不但能使手术部位充分暴露、视野清晰，而且必须考虑面部的美观需求。手术入路的选择主要根据鼻眶筛骨折的分类和伴随的其他骨折情况，主要有四种基本的手术入路可以用来暴露鼻眶筛区位的结构：下睑切口、冠状切口、口腔前庭切口和局部创口（图 18-8）。冠状切口可直接显露额窦区和鼻眶筛区，在合并颧骨等部位骨折时首选，缺点是复杂，出血较多。下睑切口主要是下睑睫毛下切口以及下穹隆结膜切口，对于暴露眶底和眶内壁比较有利，操作也较简单。口腔前庭切口主要帮助伴随上颌骨前突骨折复位，操作起来也比较容易。局部创口适用于鼻眶筛区有软组织裂伤和单纯鼻眶筛骨折的情况，可以直接显露鼻额缝和内眦、鼻泪管等，有利于内眦韧带附着骨片的解剖复位和固定。对于严重的鼻眶筛骨折，以及鼻眶筛骨折合并额眶骨折或眶颧颌骨折等复合性骨折，可应用计算机导航系统进行术前设计、术中导航和术后评估，提高手术的疗效、精确性和安全性。

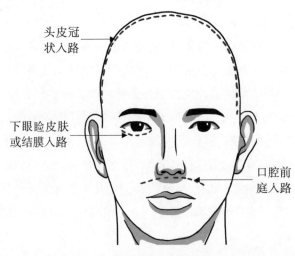

图 18-8　各种鼻眶筛骨折手术的入路

设计好手术入路后,要根据鼻眶筛骨折类型选择治疗方法:Ⅰ型骨折眶缘完整,内眦韧带附着未剥脱,骨段解剖复位后,用 1.3mm 钛板固定(图 18-9)。Ⅱ型骨折的中心骨段虽然粉碎或游离,但内眦韧带附着未剥脱,识别骨段移位并予以复位固定,再用 0.3mm 钢丝经中心骨段钻孔穿鼻结扎,以保持中心骨段的位置和内眦间正常距离,钢丝穿鼻点应位于泪窝上后方(图 18-10)。Ⅲ型骨折的中心骨段碎裂,内眦韧带剥脱,并常伴有眶壁、眶缘和犁状孔边缘骨折,手术应首先恢复破坏的骨结构,通过复位骨折片、修补骨缺损和坚强内固定完成眶壁和中心骨段的重建;然后再用钢丝将内眦韧带经鼻悬吊于眶内壁植骨片上(图 18-11);最后进行鼻支架的重建。由于大约 75% 的鼻眶筛骨折鼻支架粉碎,无法进行复位固定,因此需要植骨鼻成形,可以通过冠状切口切取颅骨外板修整后钛板固定,或采用人工材料如 Medpor 修复。植骨后要用鼻夹板进行外固定 1 周左右(图 18-12)。

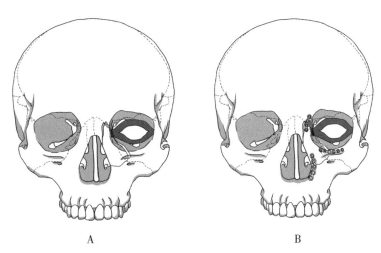

图 18-9 应用钛板固定Ⅰ型鼻眶筛骨折的中心骨段示意图
A. 术前 B. 术后

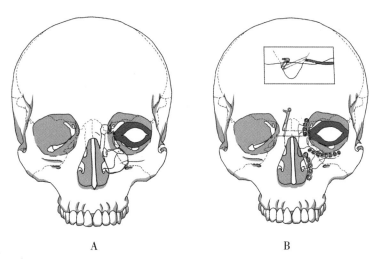

图 18-10 应用钛板和细钢丝固定Ⅱ型鼻眶筛骨折
游离和移位的中心骨段示意图
A. 术前 B. 术后

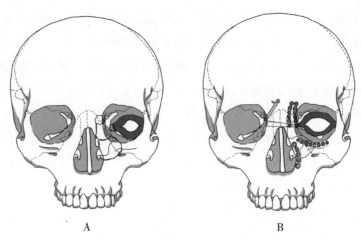

图 18-11　应用钛板和细钢丝固定Ⅲ型鼻眶筛骨折
碎裂的中心骨段和剥脱的内眦韧带示意图
A. 术前　B. 术后

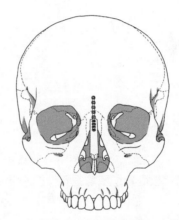

图 18-12　应用钛板固定Ⅲ型鼻眶筛骨折的鼻骨植骨示意图

第二节　鼻眶筛骨折后泪道阻塞

一、泪道解剖特点

　　泪道与鼻眶筛区域关系密切。泪道由骨性泪道及膜性泪道组成。骨性泪道包括泪囊窝和骨性鼻泪管。骨性泪囊窝位于眼眶内侧壁的前下方,为上颌骨额突和泪骨所构成的凹陷,泪囊窝长约16mm、宽4～8mm。它的前界为上颌骨额突形成的前泪嵴,是泪囊手术的重要骨性标志。后界为泪骨形成的后泪嵴。泪囊窝的前下部与中鼻道前部毗邻,而后上部与前组筛窦相隔。骨性鼻泪管为自泪囊窝直达下鼻道的略向外突的卵圆形管道,长度平均为12.4mm。内眦韧带内侧与鼻翼之间的连线可视为鼻泪管在面部的体表投影。膜性泪道由泪小点、泪小管、泪囊和鼻泪管组成(图18-13)。泪总管或上、下泪小管入泪囊的部位常在内眦韧带水平,位于泪囊外侧壁中部的偏后上方,相当于距泪囊底约2.5mm处。泪囊位于眼眶内下方由泪骨和上颌骨额突构成的泪囊窝内,外有骨膜包裹,骨膜在泪后嵴处分为两层包裹泪囊。深层形成泪囊的"床",浅层在前、后泪嵴之间呈扇形覆盖在泪囊窝上，形成泪筋膜。泪囊上壁邻近前组筛窦，下壁近中鼻道前端，外侧为皮肤、眼轮匝肌纤维和泪筋膜。泪筋膜形成泪囊窝的"屋顶"和外侧壁，将泪囊前方与内眦韧带隔开。下斜肌起自泪囊窝外侧，一部分肌纤维来源于泪筋膜的外侧部分。内眦韧带与上部泪囊关系密切，容易暴露和寻找，故经常作为手术寻找泪囊的标志。鼻泪管是泪囊向下的延续，泪囊与鼻泪管交界处明显狭窄。

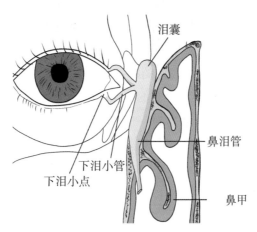

图 18-13　泪道的解剖结构

由此可见，泪道系统和鼻眶筛区密切相关，一旦此处发生骨折很容易导致相应的泪道损伤。因此，对于鼻眶筛骨折患者，泪道功能的检查十分重要。

二、泪道功能检查

1　泪道冲洗试验　表面麻醉后，嘱患者向上看，操作者一手拇指将眼睑外翻，用钝性冲洗针头或注射黏弹剂的针头，垂直进入下泪点 1～2mm 后转向水平方向，并向内进入泪小管数毫米，轻轻推注生理盐水或抗生素溶液，如泪道通畅，患者会立即感觉盐水进入鼻腔，直达咽部。应注意不能将针头推入泪小管过多，以防顶住泪囊。若泪点太细小无法插入冲洗针头，可先用泪点扩张器扩大泪点。若冲洗时无阻力，水立即入鼻，表明泪道通畅；若水自另一个泪点流出，表明泪道阻塞部位在泪总管及其下方；如水自进针的泪点反流，阻塞部位多位于进针的泪小管；如溢出较多脓液或黏液，表明鼻泪管阻塞合并慢性泪囊炎；如需一定压力，水方可入鼻，表明存在泪道狭窄。

2　X线或CT泪道造影　一旦发现泪道狭窄，可施行泪道 X 线或 CT 造影，检查泪道狭窄和阻塞的部位和程度。检查前冲洗泪囊，并压迫泪囊，挤出全部内容物。患者取坐位，自下泪点注入 1～2ml 造影剂，通常为 35%泛影葡胺、45%碘化油或 30%碘苯酯，注射后分别于 1、5、10 及 30 分钟拍摄克氏位片或 CT 扫描，观察造影剂在泪道中的动态情况。正常情况下，泪囊的后前位为一细长微弯的条状影，下端较宽。鼻泪管上 1/3 较宽，中部难显影，下端大而不规则，造影剂积聚处为鼻泪管下口，至鼻腔可见不规则的片状显影，泪道阻塞者鼻腔不显影。根据显影部位和形态，可判断狭窄和阻塞部位，也可显示泪囊憩室的形态或泪囊结石、肿瘤。若 30 分钟后造影剂仍未完全排空，即使泪道冲洗通畅，仍可判断为泪道部分阻塞或功能性排泪障碍，如泪泵功能不全。近年来，用乙碘油或30%碘苯脂作插管泪道造影或插管放大泪道造影，能较好地显示泪小管，并以减影技术除去骨影，可更好地了解泪道功能。

三、鼻眶筛骨折伴泪道阻塞的治疗

根据泪道损伤时间、部位和损伤的严重程度，主要有以下四种手术方法。

1 泪小管吻合术 对于陈旧性泪小管断裂的鼻眶筛骨折可尝试在修复骨折的同时行泪小管吻合术。自泪小管断裂瘢痕处切开皮肤,泪小点内置入泪道探针,在探针引导下找到内、外侧断端是手术成功的关键,特别是内侧断端,应该根据泪小管的解剖和行走的规律寻找。在正常情况下泪小管全长约 10mm,从上、下泪小点开始形成泪小管,上、下泪小管会合形成泪总管,最后开口于泪囊。泪小管在泪点开始,约 2mm 垂直于睑缘,然后成直角转弯改向内眦方向行进,这段距离为 6～8mm,上、下泪小管可互相会合形成泪总管进入泪囊,也可以分别进入泪囊。泪小管在不同的部位,其周围的组织情况也不相同。距泪小点 4mm 以内的泪小管基本位于睑结膜下和睑板之间,这段泪小管虽然位置比较表浅,但它周围包绕着比较厚的纤维层,5～7mm 左右的泪小管开始深入轮匝肌,在距泪囊前 2～3mm 处被泪囊周围的软组织纤维所包绕。根据泪小管在不同部位的行走路径找到断端后,在硅胶软管支撑下行端端吻合。吻合时一般使用 6-0 号可吸收线在泪小管 3 点、6 点和 9 点方位各缝合一针,注意不要穿透泪小管全层,以防损伤泪小管黏膜层。对于上泪小管无损伤者,应用 Wrost 针或猪尾巴探针自上泪点逆行进入下泪小管,自内侧断端出,引入软管。上、下泪小管均损伤的患者,可切开泪囊逆行寻找下泪小管,泪小管端端吻合。陈旧性泪小管断裂后,局部的瘢痕组织增生,由于泪道黏膜损伤后未能及时吻合而发生萎缩,使吻合口再次阻塞的可能性增大,因此硅胶软管一般应留置 6 个月以上。

2 鼻腔泪囊吻合术 对于骨性鼻泪管损伤或阻塞的患者可采用鼻腔泪囊吻合术。选择内眦瘢痕处切口,去除隆起的碎骨片,重建内下方眶缘,在泪囊窝及其下方形成骨窗,将泪囊充分暴露,"工"字形切开泪囊,用 6-0 号可吸收线将泪囊与鼻黏膜进行间断缝合。术后坚持泪道冲洗,将积血和分泌物及时冲洗掉。

3 泪囊摘除术 鼻骨和泪骨的碎骨片在外力作用下对周围软组织有切割挤压作用,可致泪囊壁破损。术前在泪小管中注入亚甲蓝对泪囊黏膜进行标记,以便术中仔细判断泪囊的情况。如泪囊破损不是很严重,可行泪囊修补,然后根据泪道其他部位损伤情况采取相应的处理措施;如泪囊严重破损,难以修补,可行泪囊摘除术,仔细切除残存的泪囊黏膜,局部用苯酚烧灼。

4 泪旁道手术 适用于泪点和泪小管严重缺损或(和)泪囊摘除患者。术中清除碎骨片,泪阜下方结膜造孔至中鼻道,然后施行结膜鼻腔吻合术。测量内眦至中鼻道间距离,选择合适长度的玻璃管,在泪阜结膜和中鼻道间植入玻璃管建立泪旁道,将泪液直接从结膜囊引流到泪囊或鼻腔。术后定期冲洗义管。该方法虽然建立了泪液到鼻腔的旁道,但存在反流的问题,当患者打喷嚏时鼻涕易从义管中逆流(图 18-14)。

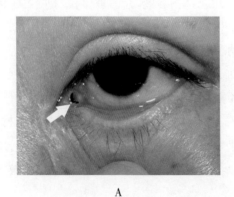
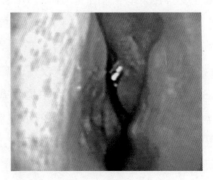

A   B

图 18-14 泪旁道手术
A. 泪阜端玻璃管口位置(箭头指示为玻璃管开口) B. 鼻腔端玻璃管口位置

第三节 鼻眶筛骨折后内眦畸形

一、内眦解剖特点

东方人双眼内眦角较外眦角略低,上睑缘的最高点位于上睑缘中央偏内侧,下睑缘最低点位于下睑缘中央。内眦部的血液供应来自内眦动脉,内眦与鼻根部之间形成一凹陷区称为内眦窝,它的存在对容貌至关重要。眦角形态和张力与睑裂水平径密切相关,双眼内眦间距与睑裂水平径之比对容貌影响较大,一般认为睑裂水平径和内眦间距相等为理想值,即内眦间距相当于一只眼的长度,也就是"三庭五眼"。内眦不直接与眼球表面接触,期间相隔三角形空隙,即泪湖。泪湖的鼻侧是一个卵圆形的肉样隆起,称为泪阜。泪阜外侧的粉红色新月形皱襞称为结膜半月皱襞,是退化组织,相当于低等动物的第三眼睑。通常情况下,睁眼时外眦高于内眦 1～2mm,而闭眼时正好相反,外眦低于内眦约 2mm(图 18-15)。

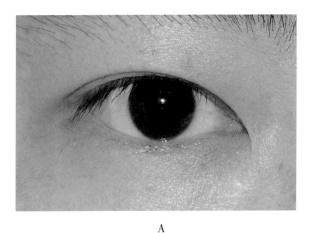 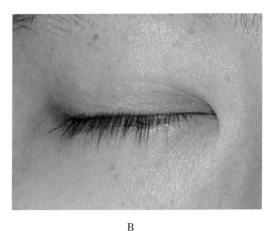

A B

图 18-15 内眦形状和位置
A. 睁眼时内眦低于外眦 B. 闭眼时内眦高于外眦

睑板的内侧与眶缘连接的坚韧纤维韧带即为内眦韧带。内眦韧带较宽阔,在内眦处分为两部分,浅部附着于泪前嵴,位于泪囊上方,向前可以附着在上颌骨的额突。后支附着在泪后嵴上。睑板以及内、外眦韧带能牵拉眼睑,使眼睑紧贴眼球表面,维持眼睑的正常位置。鼻眶筛骨折时常常导致内眦韧带损伤甚至断裂,导致眼睑的形态和位置发生明显改变,睑裂缩短,内眦外移上浮,严重影响外观。

二、鼻眶筛骨折后内眦畸形的临床表现

鼻眶筛骨折时,内眦韧带损伤甚至断裂,或内眦韧带附着的中心骨段骨折、粉碎和移位,表现为鼻背塌陷、内眦畸形移位、睑裂缩短、内眦间距增宽,合并眶内壁骨折时出现眼球内陷、复视,合并泪道损伤可表现为泪小管阻塞、溢泪,损伤鼻泪管表现为慢性泪囊炎、流脓等外形和功能的异常。早期修复鼻眶筛骨折后内眦畸形,骨折块易于复位,软组织瘢痕尚未形成,疗效较好。

依据内眦韧带损伤、断裂或(和)中心骨段骨折情况,临床表现为:①内眦瘢痕性赘皮,内眦角

可被部分或完全遮盖;②伴有内眦韧带断离时可见内眦角圆钝,睑裂圆而短,内眦向外、向下、向前移位,内眦浮起;③有慢性泪囊炎时可见泪囊区较对侧隆起,伴有溢泪、流脓。内眦韧带断离时,内眦到中线的距离明显长于健侧,而睑裂的水平长度却短于健侧。

三、鼻眶筛骨折后内眦畸形的整复手术

鼻眶筛骨折后内眦畸形的整复手术包括皮肤软组织畸形的整复和鼻眶筛骨折的修复,其中内眦韧带所附着的中心骨块的解剖复位是恢复内眦形态的基础。鼻眶筛骨折后内眦畸形的手术切口包括冠状切口、口内切口和局部创口。对于伴发眶内壁或眶底骨折的患者可以结合下睑睫毛下切口或下穹隆结膜切口。

1 切口选择 中心骨段的严重骨折和移位,选择冠状切口。单纯鼻眶筛骨折和鼻眶筛区软组织裂伤瘢痕时,主要选用局部切口和皮肤瘢痕入路。内眦畸形以水平向外移位为主,一般选择"Y-V"形皮肤切口;当内眦角下移>4mm时,选择"Z"形皮肤入路;内眦严重下移者,选择上睑或鼻颊部旋转皮瓣进行矫正。Mustard成形术的术后瘢痕比较明显,现已少用(图18-16)。

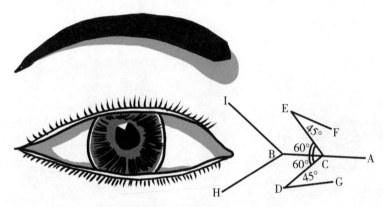

图18-16　Mustard法内眦成形术,局部瘢痕较多

2 骨折修复 皮肤切开后分离皮下组织,如局部瘢痕明显,则切除瘢痕组织。仔细分离,寻找内眦韧带断端,应用编织线缝合内眦韧带断端进行标记。如合并泪道损伤和阻塞,在显微镜下寻找泪小管断端或损伤的泪囊,并进行标记。如泪道引流系统完好,则分离、暴露、移动和复位骨折时必须小心谨慎,以防损伤泪小管和泪囊。暴露鼻眶筛骨折,依据鼻眶筛骨折的严重程度,选择不同的修复方法。如为单纯中心骨段骨折,眶内缘完整,则应用钛钉和钛板固定中心骨段;如为中心骨段碎裂,眶缘骨折,则首先取出碎裂的骨折片,复位骨折块,修补骨缺损等。对于严重的鼻眶筛骨折,伴有中心骨段和眶缘的明显缺损,术前应用计算机辅助设计和辅助制作技术获得患者的头颅模型,依据模型的骨缺损情况制备好相应形状的钛网和钛板,术中将预制的钛网和钛板直接用于修复骨缺损(图18-17)。

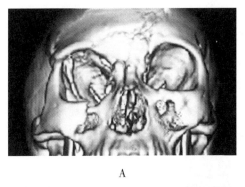
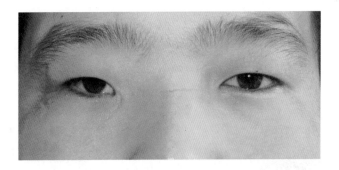

A

B

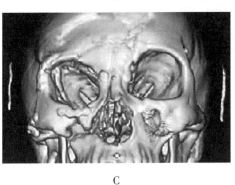
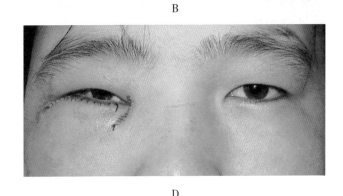

C

D

图 18-17 鼻眶筛骨折后钛钉、钛板固定移位的骨折块

A. 鼻眶筛骨折的三维CT,右眼眶下缘错位塌陷 B. 右眼内眦畸形,内眦外移,向前隆起,睑裂缩小 C. 术后三维CT,钛钉、钛板固定后,眶下缘形态良好 D. 右眼内眦外移矫正,睑裂恢复原有长度,但内眦仍略有隆起

3 内眦韧带固定 内眦韧带的中心骨段附着处多为撕裂和断离,没有明显的断端,寻找内眦韧带的外侧断端是固定内眦韧带的前提。对于陈旧性骨折,找到内眦韧带断端后,必须彻底切除和松解局部的瘢痕组织,使内眦韧带向内牵拉时没有明显的阻力。如内眦局部瘢痕组织明显,无内眦韧带结构,则缝合内眦部牵拉张力最大的软组织。

如何将内眦韧带复位到正常的解剖位置是恢复患者内眦形态的关键。内眦韧带分为深、浅两支,分别附着在泪前嵴和泪后嵴上,将内眦向内、向深部牵拉,因此在复位和固定内眦韧带时,必须根据解剖结构来选择固定的位置。

骨折后内眦移位矫正的关键是中心骨段的复位及将内眦韧带固定于中心骨段上。根据中心骨段的情况可以将内眦韧带的固定分为以下两种情况:

(1)未发生中心骨段的明显移位和粉碎性骨折:泪前嵴及其骨膜完整者,用涤纶编织线将内眦韧带断端缝合固定于和对侧内眦点水平及垂直位置相对应的泪前嵴骨膜上;如果泪前嵴及其骨膜受损伤,则在相应的内眦点位置钻骨孔,并穿入涤纶编织线固定;如果同时施行泪囊鼻腔吻合术,则在相应内眦点位置的上颌骨鼻突上钻孔,用涤纶编织线固定内眦韧带。

(2)中心骨段明显移位或中心骨段粉碎性骨折:在中心骨段复位和骨折缺损修复后,用编织线将内眦韧带缝合于骨膜或钛板上,或骨壁钻孔固定。

4 合并泪道阻塞的治疗 鼻眶筛中心骨段的粉碎性骨折,常累及骨性鼻泪管,造成鼻泪管阻塞,发生泪囊炎;鼻眶筛骨折多伴有上、下睑内侧皮肤撕裂伤,造成泪小管断裂;泪囊位于泪囊窝内,一侧是骨壁,一侧是软组织,骨折时尖锐的骨折片可刺破泪囊。

对于内眦畸形合并泪道损伤者,应该同期手术:①内眦畸形矫正和泪道阻塞手术在同一切口下进行;②泪道造孔和固定内眦钻孔同时考虑,易于操作;③同期手术减轻患者的痛苦和负担,同时改善外形和功能。

如果鼻眶筛骨折同时伴有眶壁骨折,当泪道阻塞发生泪囊炎时,必须先行鼻腔泪囊吻合术去除感染灶,同期进行内眦畸形矫正手术;二期行眼眶重建手术。

5 切口缝合 为减少术后瘢痕的产生,切口缝合时必须使皮肤的张力降到最低。使用5-0号或6-0号可吸收线间断缝合皮下组织,5-0号丝线或6-0号尼龙线连续切口缝合(图18-18)。

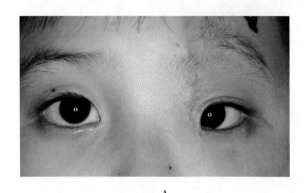 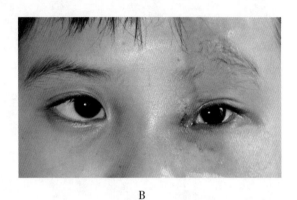

A B

图18-18 鼻眶筛骨折后内眦畸形的手术治疗
A. 术前,左眼内眦畸形,向前移位,内眦浮起 B. 术后,内眦畸形矫正,内眦位置与右侧对称

(范先群 施沃栋 何冬梅)

参考文献

[1] 范先群. 眼整形外科学[M]. 北京:北京科学技术出版社,2009.

[2] Markowitz B L, Manson P N, Sargent L, et al. Management of the medial canthal tendon in nasoethmoid orbital fractures: the importance of the central fragment in classification and treatment[J]. Plast Reconstr Surg, 1991, 87(5):843-853.

[3] Gruss J S. Complex nasoethmoid-orbital and midfacial fractures: role of craniofacial surgical techniques and immediate bone grafting[J]. Ann Plast Surg, 1986,17(5):377-390.

[4] 范先群,傅瑶,李瑾,等. 鼻眶筛骨折后内眦畸形的晚期整复及其疗效[J]. 中华眼科杂志,2006,42(7):611-615.

[5] 李祖兵. 口腔颌面创伤外科学[M]. 北京:人民卫生出版社,2011:353-367.

[6] 张震康,俞光岩. 口腔颌面外科学[M]. 北京:北京大学医学出版社,2007:273-275.

[7] 张益,安金刚. 鼻骨-眶-筛骨骨折的手术治疗[J]. 中华口腔医学杂志,2006,41(10):584-586.

[8] Hinohira Y, Yumoto E, Shimamura I. Endoscopic endonasal reduction of blowout fractures of the orbital floor[J]. Otolaryngol Head Neck Surg, 2005,133(5):741-747.

[9] Jeon S Y, Kwon J H, Kim J P, et al. Endoscopic intranasal reduction of the orbit in isolated blowout fractures[J]. Acta Otolaryngol Suppl, 2007,558: 102-109.

[10] Kim K S, Kim E S, Hwang J H. Combined transcutaneous transethmoidal/transorbital approach for the treatment of medial orbital blowout fractures[J]. Plast Reconstr Surg, 2006,117(6):1947-1955.

[11] Saunders D H, Shannon G M, Flanagan J C. The effectiveness of the pigtail probe method of repairing canalicular lacerations[J]. Ophthalmic Surg, 1978,9(3):33-40.

第十九章
眶颧颌骨折

第一节 颧骨颧弓骨折

颧骨颧弓位于面中部侧方,位置突出,受到外力打击时易发生骨折,其发生率占面中部骨折的首位。由于骨折线常常发生在周围薄弱骨上,如上颌骨眶下孔附近、颧颞缝后1.5cm处等,形成以颧骨为中心的邻近多骨骨折,因此称为颧骨复合体骨折(zygomatic complex fracture,ZCF)(图19-1)。

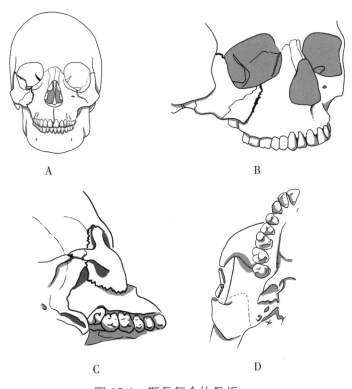

A B

C D

图 19-1 颧骨复合体骨折

一、颧骨骨折的分类

颧骨骨折的分类较多,经典的有 Knight-North 于1961年提出的以华氏位为基础的分类:①无移位骨折;②颧弓骨折;③颧骨体骨折向内下移位,不伴有旋转;④颧骨体骨折向内侧旋转;⑤颧骨体骨折向外侧旋转;⑥粉碎性骨折。

随着颅颌面外科技术和 CT 影像学的发展,1988 年 Manson 根据轴位 CT 提出了颧骨骨折的高、中、低能量分类。

目前应用较多的是 1992 年 Zingg 提出的以 CT 影像为基础的三型分类:A 型骨折为仅限于颧弓或眶外壁、眶下缘的不完全性骨折,颧骨体无移位;B 型骨折为颧骨体移位的骨折;C 型骨折为颧骨体和颧弓的粉碎性骨折(图 19-2)。

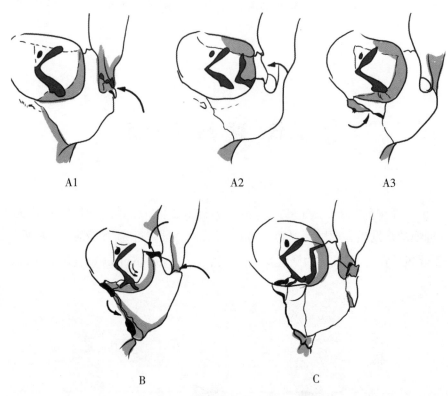

图 19-2　颧骨骨折的 Zingg 分类

2004 年何冬梅等根据颧骨骨折的临床和影像学研究发现,颧骨复合体骨折畸形的发生机制是颧突点的移位、面宽改变和颧骨外形轮廓的破坏,据此在 Zingg 分类的基础上对其进行改良,以颧骨体是否完整和移位、颧突点的移位方向将颧骨骨折分为三型 9 个亚型:

1 A型　局部骨折,颧骨体完整、无移位。

(1)A1 型:颧骨体完整无移位,未产生面部畸形的骨折。

(2)A2 型:眶下缘和(或)眶外缘骨折。

(3)A3 型:颧弓骨折,面侧方畸形。

2 B型　颧骨骨折移位,颧骨体完整,可伴有颧弓粉碎性骨折。

(1)B1 型:颧突点向后移位的骨折。

(2)B2 型:颧突点向内或向下移位的骨折。

(3)B3 型:颧突点向外或向下、外移位的骨折。

(4)B4 型:颧突点向前、下、外移位的骨折。

3 C型　颧骨体粉碎性骨折,颧骨体外形破坏。

(1)C1 型:颧骨体粉碎性骨折,颧弓完整。

(2)C2 型:颧骨体及颧弓均粉碎性骨折。

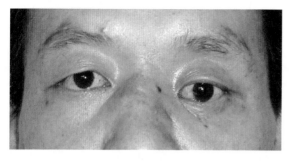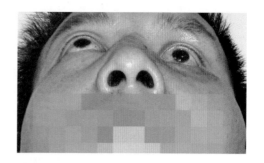

A　　　　　　　　　　　　　　　　B

图 19-3　颧骨骨折的临床表现
A. 正面观　B. 仰面观

二、颧骨骨折的临床表现和影像学检查

（一）临床表现

颧骨骨折移位后常造成面部塌陷畸形，少数情况下，骨折向外移位产生侧面隆突畸形。临床检查可于眶下缘、颧额缝处触及骨折。由于骨折块内陷移位，压迫颞肌和咬肌，阻碍喙突运动，可导致张口疼痛和张口受限。骨折移位压迫眶下神经可导致眶下区麻木。颧骨移位或眶壁粉碎引起眶腔增大，导致眼球内陷和下陷，产生复视和眼球运动受限等（图 19-3）。

（二）影像学检查

颧骨骨折的影像学检查方法有传统的华氏位、改良颅底位片和 CT 轴位平扫、眼眶冠状位重建及三维骨重建。CT 检查清晰度高，可以显示眼眶骨折的情况，对颧骨的移位情况可以立体直观地显示，有利于手术方法的选择（图 19-4）。

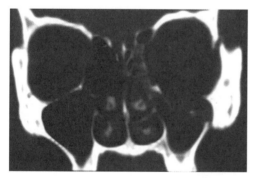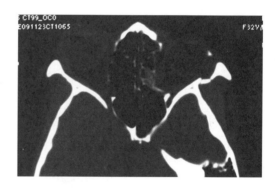

A　　　　　　　　　　　　　　　　B

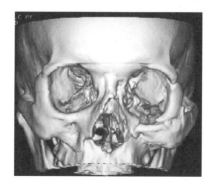

C

图 19-4　颧骨骨折的 CT 检查
A. 冠状位　B. 轴位　C. 三维重建

三、颧骨骨折的治疗

颧骨骨折的治疗原则强调功能与外形共同改善的双重标准。治疗方法的选择与颧骨移位和破坏程度密切相关。如骨折仅有轻度移位,面部畸形不明显,无张口受限及复视等功能障碍者,可不行手术治疗;否则应根据颧骨的骨折部位和移位情况选择治疗方法。

（一）颧骨骨折的类型

1 颧骨体完整,仅有眶缘骨折 采用面部小切口如睑缘下和眉弓切口等进行复位;如仅有颧弓骨折,可采用口内上颌骨前庭沟入路或颞部发际内入路进行复位(图 19-5)。单纯颧弓骨折复位后较稳定,无须固定。对于陈旧性颧弓骨折,由于骨折段错位愈合,必须离断后再行复位,需采用耳前或半冠状切口,进行截骨、移动、复位和固定。

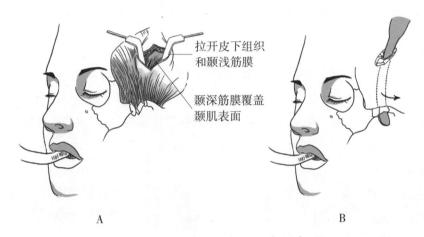

图 19-5　颧弓骨折的手术入路

2 颧骨体完整,骨折移位 可分为两种情况:①颧弓内侧移位,采用面部小切口如口内上颌骨前庭沟、睑缘下和眉弓切口进行复位和固定;②颧弓外侧移位,在上述切口基础上加用耳前或半冠状切口对外侧移位的颧弓进行复位和固定,以恢复面侧方的宽度。

3 颧骨体粉碎性骨折 多伴有局部皮肤伤口,利用皮肤伤口进行复位固定。对于颧骨和颧弓均粉碎的骨折和陈旧性骨折,应采用冠状切口＋睑缘下切口＋口内上颌骨前庭沟切口进行复位和固定。颧骨骨折复位成功的前提是充分的显露,许多复位不足的病例与显露不足密切相关。

（二）治疗

1 复位标志 颧骨骨折复位的解剖敏感标志依次是颧弓、颧蝶缝、眶下缘、颧上颌连接和颧额缝。

2 固定 颧骨骨折的固定:①对于颧骨体完整移位、无眶壁骨折缺损的新鲜骨折,可采用1～3点固定(颧上颌连接、眶下缘和颧额缝),通常仅采用颧上颌连接的1点固定已基本稳定。②对于颧骨颧弓粉碎性骨折,应进行充分的4点以上固定(颧弓、颧上颌连接、眶下缘、颧额缝、颧骨体、颧蝶缝)。③对于颧骨颧弓陈旧性骨折,由于局部瘢痕粘连和错位愈合的限制,首先应充分松解和截断错位愈合的游离骨块,然后将其移动到正确位置进行复位,并进行充分的4点固定。由于面部血运丰富,颧骨体部分游离后发生缺血性坏死的概率很低。④对于颧骨颧弓粉碎性骨折和陈旧性骨折,由于骨折粉碎和错位愈合,骨折断端和解剖标志点难以分辨清楚,很难做到精确地复位和固定。应用计算机辅助设计和辅助制作系统进行术前设计、快速模型制作和修复材料预制,并应用计算机导航系统进行术前设计,术中实时导航下进行截骨、移动、复位和固定,可极大地提高骨折修复手术的精确性和准确性(图 19-6)。

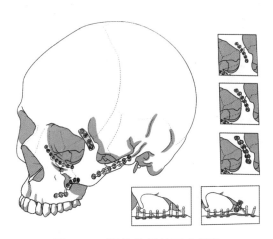

图 19-6　颧骨骨折的固定部位

四、颧骨骨折软组织的处理

颧骨骨折手术剥离特别是大面积剥离,在骨折复位后应对软组织进行悬吊复位,部位有眶下缘、颧弓和颧额突的骨膜,否则术后容易出现下睑外翻和颧颞部软组织下垂畸形。在采用冠状切口进行骨折复位固定时,不宜打开颞肌筋膜浅层,否则术后易出现脂肪液化、坏死而导致颞部凹陷畸形。此外,陈旧性颧骨骨折复位后出现颞部凹陷畸形的比例较高,主要是骨折长期错位愈合导致的软组织萎缩。骨折后可出现下睑外翻,多数患者能自行恢复,但是对于下睑术前存在瘢痕和组织缺损的,手术沿原瘢痕只能加重下睑外翻,应尽量避免或另做结膜穹隆切口。

第二节　上颌骨骨折

上颌骨是构成面中部的主要骨骼,内有上颌窦,骨壁结构薄弱,受到外力容易发生骨折,是口腔颌面部常见的骨折类型之一,约占 20% 左右。上颌骨骨折最常见的致伤原因是交通事故,占上颌骨骨折的 58%～66%。上颌骨骨折常伴发面部其他骨折、四肢骨折以及颅脑损伤。

一、上颌骨骨折的分类

目前临床普遍采用的是 Le Fort 的分类方法。

（一）Le Fort 分类

1901 年 René Le Fort 通过 32 例尸头创伤实验对上颌骨骨折进行了分类。

1 Le Fort Ⅰ型骨折　又称上颌骨低位骨折或水平骨折。骨折线从犁状孔水平、牙槽突上方向两侧水平延伸,绕颧牙槽嵴和上颌结节向后至翼突。

2 Le Fort Ⅱ型骨折　又称上颌骨中位骨折或锥形骨折。骨折线自鼻根部向两侧,经泪骨、眶下缘、颧上颌缝,绕上颌骨外侧壁向后至翼突,有时可波及筛窦达颅前窝,导致颅底骨折,出现脑脊液鼻漏。

3 Le Fort Ⅲ型骨折　又称上颌骨高位骨折或颅面分离骨折。骨折线从鼻额缝横跨眼眶,经颧额缝向后达翼突,形成颅面分离,常导致面中部拉长和凹陷。此型骨折多伴有颅底骨折或颅脑损伤,出现耳、鼻出血或脑脊液漏。

（二）被改良的 Le Fort 分类

骨折线是面部骨骼的薄弱部位，临床上的上颌骨骨折线不规则，可以是一侧发生Ⅰ型骨折，另一侧为Ⅱ型；还可能发生上颌骨的纵形骨折，如矢状骨折以及牙槽突骨折等，因此 1996 年 Manson 对 Le Fort 分类进行了改良。

1 水平方向 牙槽突骨折、低位横断骨折(Le FortⅠ型)、上颌中央三角骨折(Le FortⅡ型)、上颌高位横断颅面分离骨折(Le FortⅢ型)。

2 垂直方向 腭中部骨折、腭侧方骨折。

3 非典型性骨折 上述两种类型以上的骨折和粉碎性骨折。

（三）上颌骨骨折的临床分类改良方案

由于 Le FortⅢ型骨折很少单独发生，也很少单独与 Le FortⅠ型骨折合并发生，多数情况是与 Le FortⅡ型骨折合并，或与 Le Fort Ⅰ型和Ⅱ型骨折同时发生，因此 2005 年张益等对上述分类进一步归纳整理，提出上颌骨骨折的临床分类改良方案，将上颌骨骨折分为四类：

1 低位水平骨折(Le FortⅠ型骨折)。

2 高位水平骨折(Le FortⅡ、Ⅲ型骨折)。

3 矢状骨折(上颌正中或正中旁骨折)。

4 牙槽突骨折。

二、上颌骨骨折的诊断

（一）临床表现

1 Le Fort Ⅰ型骨折 为上颌骨的低位骨折，多由前部外力所致，临床表现为咬合紊乱、骨的异常动度和骨擦音。骨折块受外力、骨重力和翼肌牵拉向下向后移位，导致后牙早接触、前牙开𬌗。患者自觉症状为咬合痛和牙弓的不稳定感。软组织损伤可引起上唇肿胀、上颌前庭沟疼痛、淤斑和气肿。临床检查以食指和大拇指放在上颌牙弓上向各个方向移动，感受上颌骨的动度。少数嵌入性骨折骨异常动度不明显。

2 Le Fort Ⅱ型骨折 为上颌骨的高位骨折，骨折块通常向后移位，临床表现为鼻根、眼眶、颧面部和上唇的广泛肿胀和咬合紊乱。鼻额骨折常伴有脑脊液鼻漏和鼻出血；眶下缘和眶底骨折可出现眶周淤斑、复视和结膜下出血。上颌骨前壁或颧上颌骨复合体骨折可表现为眶下区麻木。临床检查为口内移动上颌骨时，鼻额连接或眶下缘出现异常动度。如果发生嵌顿，骨折块的异常动度不明显。

3 Le Fort Ⅲ型骨折 为上颌骨的高位骨折，临床表现为"盘形脸"、颧骨复合体的异常动度，常伴有脑脊液鼻漏和耳漏、眶周淤斑，形成"熊猫眼"和创伤性眶距增宽。多因外力所致，呈嵌顿性，很少单独发生，常与颅脑损伤伴发。临床检查为口内移动上颌骨时，鼻额缝和颧上颌缝可及异常动度。如果发生嵌顿，骨折块的异常动度不明显(图 19-7)。

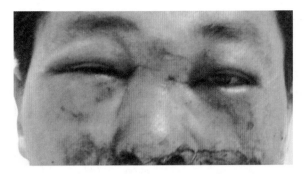

图 19-7　Le Fort Ⅲ型骨折,熊猫眼外观

4 矢状或垂直骨折　常发生在中线或中线旁,骨折分裂上颌骨腭板和腭骨水平板,可引起牙弓增宽,形成"创伤性腭裂"(图19-8),常伴有鼻中隔和鼻窦损伤。骨折线侧向上行,断裂梨状孔或上颌骨额突、鼻骨至眼眶,可引起各种眼科症状。骨折线垂直上行至颅底,可引起脑脊液鼻漏和嗅觉障碍。

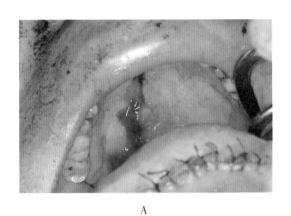
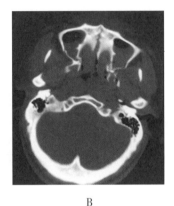

A　　　　　　　　　　　　　　　　　　B

图 19-8　上颌骨矢状骨折
A. 形成"创伤性腭裂"　B. CT 显示上颌骨矢状骨折

(二)影像学检查

华氏位和头颅侧位是以往诊断上颌骨骨折的影像学方法,由于影像干扰严重,骨折的详细部位很难看到。CT 扫描是目前常用的影像学检查方法,轴位和冠状位 CT,特别是三维 CT 可以直观地从多角度观察和分析骨折发生的部位和移位情况,以及是否累及眶底等,避免了手术探查的盲目性(图 19-9)。

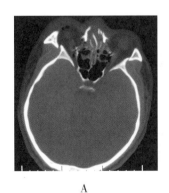
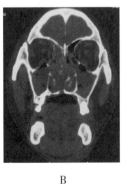
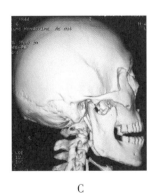

A　　　　　　　　　　B　　　　　　　　　　C

图 19-9　上颌骨 Le Fort Ⅲ骨折 CT 影像
A. 轴位　B. 冠状位　C. 三维重建

三、上颌骨骨折的治疗

（一）上颌骨牙槽突骨折

上颌骨牙槽突骨折临床常见，可以在局部麻醉下手法复位，牙弓夹板结扎单颌固定4~6周。大的骨折片可用微型钛板固定。骨折片上的牙齿，应根据情况进行根管治疗，以免牙髓坏死后引起牙根吸收。

（二）Le Fort I 型骨折

Le Fort I 型骨折最常见的上颌骨骨折，占上颌骨骨折的37%~55%。治疗方案是首先结扎上、下颌牙弓夹板，然后松动上颌骨，如果比较困难，可以用Rowe复位钳来辅助复位，拼对咬合关系，进行颌间结扎，之后利用下颌骨来恢复上颌骨的前突度，注意确保下颌骨髁突位于关节窝内，最后进行钛板固定，通常选择梨状孔边缘和颧牙槽嵴这些上颌骨骨质较厚的垂直立柱进行固定；然后打开颌间结扎，检查咬合恢复情况。对于骨折线位置比较低，靠近牙槽突的上颌骨骨折，也可以使用橡皮圈颌间弹性牵引来恢复咬合关系（图19-10、图19-11）。

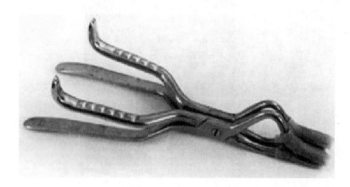
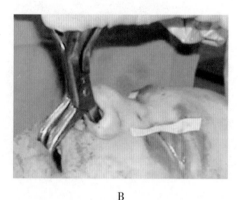

A   B

图 19-10 Le Fort I 型骨折上颌骨复位

A. Rowe复位钳 B. Rowe复位钳辅助上颌骨复位

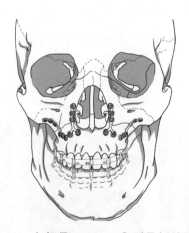

图 19-11 上颌骨 Le Fort I 型骨折的固定

（三）Le Fort II 型骨折

Le Fort II 型骨折称锥形骨折，骨折线在鼻额缝和眶下缘。有的文献报道发生率次于Le Fort I 型骨折，占上颌骨骨折的25%；也有文献报道，其发生率高于Le Fort I 型骨折，占上颌骨骨折的49%~67%。手术通常经口内切开，显露颧上颌骨折线，进行复位固定。如果该处为粉碎性骨折无法

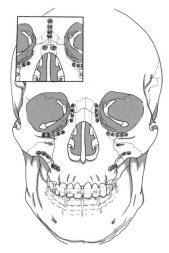

图 19-12　上颌骨 Le Fort Ⅱ型骨折的固定

固定,可经睑缘下和鼻根部切口复位固定眶下缘和鼻额缝的骨折;如有伴发的眶底骨折,可经睑缘下切口进行探查和治疗(图 19-12)。

（四）Le Fort Ⅲ型骨折

Le Fort Ⅲ型骨折发生率比较低,仅占上颌骨骨折的 5%～19%,骨折线形成颅面分离。手术应先通过颌间结扎恢复咬合关系,然后按照由外向内的顺序,先复位固定颧额缝、颧颞缝和鼻额缝的骨折,最后恢复鼻外形和进行眶底修补重建。手术入路可采用冠状切口或面部小切口加口内切口(图 19-13)。

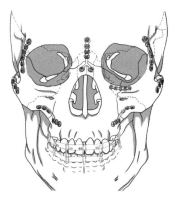

图 19-13　上颌骨 Le Fort Ⅲ型骨折的固定

（五）矢状骨折

矢状骨折多在较大外力作用下发生,大多伴有低位水平骨折,占上颌骨骨折的 13%～15%。可以发生在腭部正中或正中旁,形成创伤性"腭裂"(参见图 19-8)。由于骨折线多不规则,且通常前部较低而后上方较高,使得手术复位比较困难,需要打磨或咬除复位过程中的骨干扰,结扎牙弓夹板,甚至𬌗板辅助固定。如果通过上述方法仍然不能复位,可行对侧 Le Fort Ⅰ型截骨,折断降低上颌骨后,直视下去除骨间干扰和肉芽组织,重新拼对上颌牙弓,以利于复位和固定。矢状骨折线可用微型或者小型钛板于相应牙根尖上方 5mm 处固定,水平骨折线固定同其他 Le Fort 类型上颌骨骨折(图 19-14)。

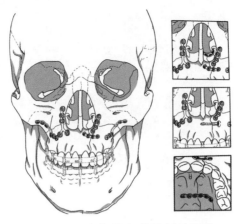

图 19-14　上颌骨矢状骨折的固定

（六）上颌骨粉碎性骨折

上颌骨粉碎性骨折多由高能量创伤引起，如枪伤、爆炸伤、汽车、摩托车伤等，常伴有严重的软组织撕脱伤。治疗应彻底清除血块和异物，充分止血，关闭软组织裂伤，使上颌骨建立良好的血运，有利于骨折的愈合。同时保证呼吸道通畅，并使用抗生素和破伤风抗毒素预防感染。对于严重的粉碎性骨折，可以采用𬌗板颊侧边缘打孔固定于牙弓夹板上，辅助固定粉碎的牙弓。无牙𬌗患者可以用钛钉将义齿固定于上颌骨来固定骨折。对于严重粉碎性上颌窦前壁骨折，可以通过植骨或人工材料钛网、聚乙烯聚合物等来防止软组织向上颌窦脱垂，从而避免面部畸形的发生。

（七）上颌骨多发性骨折

上颌骨多发性骨折时上颌骨骨折多不规则，可以一侧是低位骨折，另一侧是高位骨折，或者 Le Fort 骨折同时混合矢状或牙槽突骨折。因此，上颌骨多发性骨折的治疗应该按照上述原则，分别进行骨折的复位和固定。对于一些不完全或难以松动的上颌骨骨折，特别是高位骨折，可行 Le Fort I 型截骨，折断降低上颌骨后，更容易拼对咬合关系（图 19-15）。

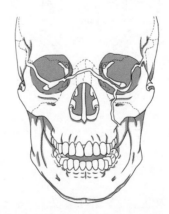

图 19-15　上颌骨多发性骨折（右侧 Le Fort Ⅲ型，左侧 Le Fort Ⅱ、Ⅲ型）

（八）上颌骨陈旧性骨折

陈旧性上颌骨骨折的骨折断面常有嵌顿或重叠，错位愈合后很难找到骨折线并沿骨折线重新凿开复位。需要采用正颌外科技术，取牙𬌗模型，拼对咬合关系并制作定位𬌗板和个体化唇弓，通过 Le Fort 分型截骨来复位上颌骨，以恢复咬合关系。Le Fort I 型截骨术适用于上颌骨低位陈旧性骨折继发错𬌗的矫治，伴有上颌骨矢状骨折时需要在 Le Fort I 型截骨的基础上进一步分块截骨。若上颌骨高位陈旧性骨折单纯为解决咬合关系问题，也可以采用 Le Fort I 型截骨，但最好在骨折后 3 个月进行,以免发生骨性愈合而截骨,造成双重骨断裂,影响复位和固定。Le Fort Ⅱ型截骨适用于上颌骨高位陈旧性骨折继发面中部后缩畸形,要求上颌骨高度基本正常,上颌骨体完整,允许整体移动。

采用正颌外科技术治疗陈旧性上颌骨骨折时应注意以下问题:

1 低位水平骨折的截骨线应尽量照顾原骨折线,尽可能与之吻合。如果在尚未骨性愈合的骨折线附近截骨,会造成骨折线与截骨线之间的骨片碎裂,形成骨缺损。

2 截骨时要注意上颌骨后内壁交界处和翼上颌连接的处理。在离断后内壁时,骨凿不宜切入过深,以免损伤走行于骨壁内的腭降动脉。凿断翼上颌连接时,应选择宽度<15mm 的弯形骨凿,注意骨凿的方向沿上颌结节后外侧斜向前下插入翼上颌缝,以免损伤颌内动脉的翼腭段引起出血,或者造成不完全性离断以致影响复位。

3 上颌骨骨折常伴有鼻中隔断裂、扭曲和错位,继发不同程度的鼻道阻塞,手术应尽可能从鼻底矫治鼻中隔。鼻底黏膜多有损伤性瘢痕,剥离鼻底黏膜显露硬腭鼻腔面时,容易造成黏膜撕裂,继发术后鼻出血,矢状骨折还可能造成口鼻腔漏。因此,在骨折固定前,应仔细缝合鼻底黏膜。

4 矢状骨折需待上颌水平截骨并折断降低后,再沿矢状骨折线分块,不能像正颌外科那样选择分块截骨,以免形成多条骨折线。矢状骨折线腭侧黏膜常有裂痕,分块复位时容易造成穿孔,应予缝合修补。

5 上颌高位水平骨折受外力作用通常沿颅底斜面向后下滑行移位,临床上表现为面中 1/3 变长,殆平面下降,后牙早接触,前牙开殆。采用 Le Fort Ⅰ型截骨折断降低上颌骨后,应适当磨短后部骨块,以抬高殆平面,矫正错殆,否则容易造成面中 1/3 进一步加长和关节变位(图 19-16)。

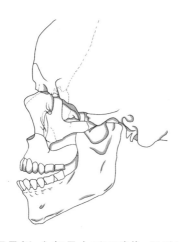

图 19-16　上颌高位水平骨折,上颌骨向后下移位,导致后牙早接触,前牙开殆

6 Le Fort Ⅱ型截骨采用头皮冠状切口或者双侧内眦旁弧形切口显露鼻根和眶内下缘,要注意保护泪道和内眦韧带。在凿断鼻中隔骨性部分时,方向和位置掌握不准容易造成颅底骨折、硬脑膜损伤和脑脊液鼻漏。此外,泪器处理不当,使泪点变形、外翻、闭锁,以及泪小管或鼻泪管断裂,导致术后溢泪。

第三节　眶颧颌骨折

眶颧颌骨折涉及眼眶的外侧缘、下缘和眶外壁及底壁,属于复合性眼眶骨折。

一、眶颧颌骨折的临床表现

由于颧骨是面中部侧方的支架,颧骨骨折可造成颧面部塌陷畸形,眶外侧壁的增大而导致眼球内陷;上颌骨眶下缘、眶底壁的骨折可引起眼球下陷,从而出现复视和眼球运动障碍等。同时,眶下神经的损伤可出现眶下区麻木,颧骨骨折移位压迫喙突可出现张口受限的症状。

二、眶颧颌骨折的影像学检查

CT是首选的影像学检查手段,三维重建可以立体直观地显示眶缘骨折的移位情况,为手术切口选择、复位和固定提供依据。此外,轴位特别是冠状位扫描或重建是诊断眶壁骨折的必备手段,可以确定骨折的位置、移位情况、骨缺损的大小以及眶内软组织嵌入上颌窦或筛窦、眼外肌肿胀和嵌顿的情况。通过测量软件还可以测量眼球内陷程度和眶腔容积变化,为手术矫正提供依据。此外,CT的眼眶矢状位重建,可以显示眶底骨折移位情况和修补材料的位置。

三、眶颧颌骨折的眼科检查

眼科检查包括瞳孔、视力、眼底、泪器和视野检查。眼位的检查不适合采用 Hertel 眼突度计法,因为骨折造成眶外缘的移位使测量失去了基准点,需要通过 CT 测量眼球内陷的程度。复视检查应明确复视眼位、静止或运动复视、水平或垂直复视、交叉或非交叉复视。

四、眶颧颌骨折的治疗

如伴有颅脑损伤和全身其他损伤,应首先确保生命体征平稳后,再行眼眶骨折的修复重建。如果患者有眼球前房积血、视网膜撕脱、眼球穿孔和健侧眼球失明,应视为手术的相对禁忌证。眶颧颌骨折手术治疗的原则是:①眶缘的准确复位;②眶壁的解剖重建;③眶内容物的补偿充填。手术首先复位颧骨骨折,然后根据眶底缺损大小进行修补和重建(图19-17)。由于眶缘一个很小的移位就可能误导眶壁修复,造成眶容积明显扩大,因此精确复位颧骨对于恢复眶容积是非常重要的。一般通过睑缘下切口及眉弓切口足以显露眶下缘和眶外缘,眶上缘骨折最好通过冠状切口显露。外眦应当游离,以便探查颧骨眶突与蝶骨大翼的对位。根据术前CT扫描探查眼眶内、外壁和眶底,解除眶内容物的嵌顿,回纳疝出的软组织,进行眶壁的修补。对于颧骨粉碎性或移位较大的骨折,对颧骨的四个突起开放探查,有利于颧骨的准确复位和眶重建,注意复位后要重新附着外眦韧带。有关颧骨骨折的诊断和治疗详见本章第一节。

对于合并的上颌骨骨折,如 Le Fort Ⅱ、Ⅲ型骨折可导致眶下缘或眶外缘移位,造成眶腔增大、眼球内陷。手术需要复位固定上颌骨骨折后,再根据眶壁缺损情况进行修补。上颌骨骨折的诊断和治疗详见本章第二节。

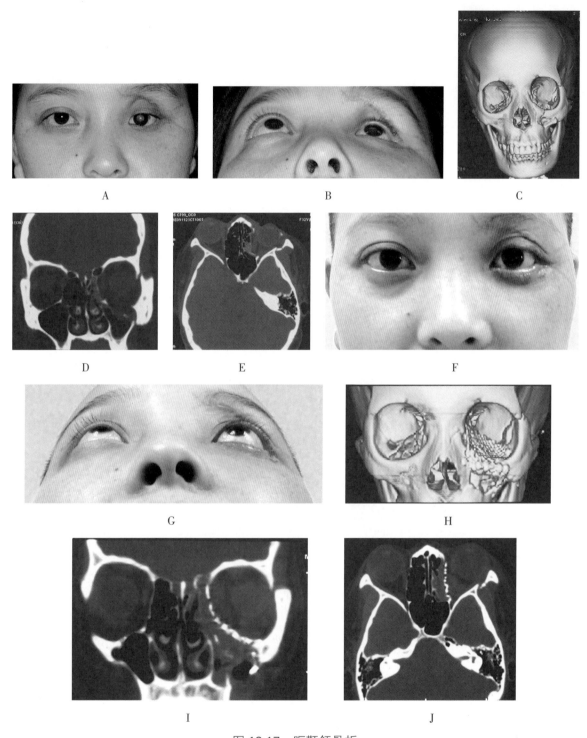

图 19-17 眶颧颌骨折

患者女性,33 岁,车祸 1.5 个月,左侧眶颧颌骨折,眼球内陷畸形

A. 术前正面观 B. 术前仰面观 C. 三维 CT 重建显示左侧眶颧骨折 D. 眼眶冠状位 CT 显示眶内壁、眶底骨折
E. 轴位 CT 显示眶内壁骨折 F. 颧骨骨折复位和眼眶骨折钛网重建,术后面部畸形及眼球内陷得到矫正,正面观
G. 术后仰面观 H. 术后三维 CT 重建 I. 冠状位 CT 重建 J. 轴位 CT 显示眶内壁钛网位置

眶壁修补及复视的治疗详见本书第十七章。

总之,眶颧颌骨折的治疗需要从功能和美观两个方面进行考虑。根据临床检查和CT影像学诊断综合考虑是即刻治疗还是等待观察。早期治疗可以获得较好的美学效果;晚期治疗,尤其是超过6周以上的骨折,手术的难度会加大,软组织瘢痕的收缩使得手术效果往往欠佳。

(何冬梅　范先群)

参考文献

[1] Zingg M, Laedrach K, Chen J, et al. Classification and treatment of zygomatic fractures: a review of 1025 cases[J]. J Oral Maxillofac Surg, 1992,50(8):778-790.

[2] Prein J. Manual of internal fixation in the cranio-facial skeleton[M]. Berlin: Springer, 1998: 133-134.

[3] 何冬梅,张益,张震康,等. 三维CT平面测量在颧骨骨折诊断中的应用[J]. 中华口腔医学杂志,2002,37(3):176-179.

[4] 何冬梅,张益,张震康,等. 三维CT立体测量在陈旧性颧骨骨折治疗中的应用[J]. 口腔颌面外科杂志,2001,11(4):286-289.

[5] Knight J S, North J F. The classification of malar fractures: an analysis of displacement as a guide to treatment[J]. Br J Plast Surg, 1961, 13: 325-339.

[6] Manson P N, Markowiu B, Mirvis S, et al. Toward CT-based fracture treatment[J]. Plast Reconstr Surg, 1990,85(2):202-212.

[7] 何冬梅,张益. 单齿钩经皮肤复位法治疗单纯颧弓M型骨折[J]. 口腔颌面外科杂志,2002,12(1):82-83.

[8] 何冬梅,张益,张震康,等. 三维头颅模型在口腔颌面外科的应用[J]. 中华口腔医学杂志,2001,36(5):334-337.

[9] Gruss J S, Van Wyck L, Phillips J H, et al. The importance of the zygomatic arch in complex midfacial fracture repair and correction of posttraumatic orbitozygomatic deformities [J]. Plast Reconstr Surg, 1990,85(6):878-889.

[10] Haug R H, Prather J, Indresano A T. An epidemiologic survey of facial fractures and concomitant injuries[J]. J Oral Maxillofac Surg, 1990,48(9):926-932.

[11] Iida S, Kogo M, Sugiura T, et al. Retrospective analysis of 1502 patients with facial fractures[J]. J Oral Maxillofac Surg, 2001, 30(4):286-290.

[12] Gassner R, Tuli T, Hachl O, et al. Cranio-maxillofacial trauma: a 10 year review of 9543 cases with 21067 injuries[J]. J Craniomaxillofac Surg, 2003,31(1):51-61.

[13] Morgan B D G, Madan D K, Bergerot J P C. Fractures of the middle third of the face: a review of 300 cases[J]. Br J Plast Surg, 1972,25(2):147-151.

[14] 曹清清,李祖兵,周鑫才. 226例上颌骨骨折的临床分析[J]. 北京口腔医学,2005,13(2):120-123.

[15] Manson P N. Some thoughts on the classification and treatment of Le Fort fractures [J]. Ann Plast Surg, 1986,17(5):356-363.

[16] 张益,顾晓明,蔡业军,等. 对上颌骨骨折Le Fort分类的改良补充方案[J]. 中华口腔医学杂志,2005,40(2):134-136.

[17] 何黎升,彭品祥. 上颌骨骨折的治疗[J]. 实用口腔医学杂志,2000,16(6):490-491.

[18] Cook H E, Rowe M. A retrospective study of 356 midfacial fractures occurring in 225 patients[J]. J Oral Maxillofac Surg, 1990,48(6):574-578.

［19］刘静明,祝为桥,陈志远,等.上颌骨矢状骨折的处理［J］.实用口腔医学杂志,2007,23(5):682-684.

［20］张益,孙勇刚.颌骨坚固内固定［M］.北京:北京大学医学出版社,2003:253-267.

［21］He D M, Zhang Y, Ellis E, et al. Panfacial fractures: analysis of 33 cases treated late［J］. J Oral Maxillofac Surg, 2007,65(12):2459-2465.

［22］范先群.眼整形外科存在的问题及对策［J］.眼科,2007,16(5):365-367.

［23］Robert D, Marciani D M D. Oral and maxillofacial surgery: Vol. 2: Trauma, surgical pathology, temporomandibular disorders［M］. 2nd ed. Philadelphia: Saunders, 2008.

［24］范先群.眼眶骨折整复手术的现状和问题［J］.眼科,2005,14(6):357-359.

［25］刘磊,田卫东.眼眶骨折的诊治与眼球内陷的矫治［J］.中华口腔医学杂志,2008,43(11):658-661.

第二十章
额眶骨折

第一节　额骨骨折

额骨骨折在头部外伤中相当常见，额骨骨折导致的额骨缺损和畸形常常造成额部的外形异常，并使重要的脑组织缺乏保护。由于额骨毗邻眼眶的上缘，因此在此简单介绍一下额骨骨折的解剖特点、临床症状、诊断和治疗。

一、额骨的解剖特点

额骨位于前额处，可分为三部分：额鳞是构成前额基础的部分，两侧中央隆起成额结节；眶部是在眶和颅腔之间水平伸出的部分；鼻部位于左、右眶部之间，与筛骨和鼻骨连接，额骨内有空腔叫额窦，开口于鼻腔。两侧的颞窝上缘也就是上颞线将额部和颞部分隔开，而额骨的前缘为双侧眼眶上缘，额骨下方为眼眶的眶顶，其骨质十分菲薄，当眼眶受到外力打击时，震荡的脑组织可能通过液压传导原理将眶顶骨质击破，造成额骨骨折。额骨内部为颅前窝，额骨骨折时可能导致脑脊液漏和额叶脑组织损伤。

额窦位于额骨内部，通常可以分为左、右两部分，中间被中间隔分开。每一侧额窦都通过鼻额管开口于同侧的中鼻道。额窦的大小差异较大，成年人中有 5% 的人并没有形成额窦，还有 5% 的人只有一侧额窦形成。额骨骨折时常常导致额窦的前壁和后壁骨折，并有可能损伤鼻额管，引起额窦引流障碍而产生外伤性额窦炎。

额骨的表面为额部软组织，从外向内可分为五层：皮肤、浅筋膜、肌肉层、腱膜下疏松组织和额骨外膜。额部皮肤的特点为质地厚，再生能力强；血管淋巴管丰富，外伤后出血较多，但恢复的也快。皮下浅筋膜还可分为致密组织和脂肪组织两类。致密组织形成纤维隔，将脂肪组织分割成一小格一小格，每小格内有血管、神经分布。皮肤、浅筋膜和帽状腱膜这三层组织紧密连接，形成了覆盖在额骨表面的头皮组织。头皮通过腱膜下疏松组织与额骨骨膜连接，额骨骨折的修复可从此间隙将头皮瓣翻开，从而进入骨折的部位。

二、额骨骨折的临床表现和分型

额骨骨折常由严重的颅脑外伤引起，交通意外和暴力外伤是常见的原因。根据骨折的性质额骨骨折可分为闭合性骨折和开放性骨折。闭合性额骨骨折皮肤上没有裂伤，常由钝器击打引起，而开放性额骨骨折可见头皮撕裂、头皮下血肿、面部软组织肿胀、头部畸形甚至眶上缘畸形。患者常有局部疼痛,涉及颅脑损伤的患者可能产生脑脊液鼻漏,可以发现有透明的液体从患者的鼻腔流下,这是由于额窦后壁骨折使硬脑膜破裂,脑脊液进入额窦,通过鼻额管进入鼻腔;而严重颅脑损伤的患者则可能意识不清,反应迟钝,瞳孔大小改变,瞳孔对光反射异常。

此外,额骨骨折必然要导致额窦的损伤,有文献报道,根据损伤的情况来对额窦骨折进行分型,包括单纯性额窦前壁骨折、单纯性额窦后壁骨折、伴随鼻额管损伤的骨折和伴随其他部位的复合性骨折。这种骨折分型方式相比传统的开放性和闭合性的骨折分型细致得多,对临床上诊断和治疗更有价值。单纯性额窦前壁骨折只影响患者的头部外观,只需要进行简单的整形手术即可。单纯性额窦后壁骨折一般较少见,常常合并额窦的前壁骨折,可能伴随颅脑额叶损伤而需要神经外科医师进行诊断和治疗。伴随鼻额管损伤的骨折在治疗时应注意行额窦根治术以防额窦黏液囊肿的产生。而伴随其他类型骨折时,如伴随眼眶骨折、上颌骨骨折和颧骨颧弓骨折,则需要眼科医师和口腔颌面外科医师共同参与诊断和治疗。

急性期过后,额骨骨折的患者常出现额部感觉减退或麻木,这是由于眶上神经或滑车神经损伤引起的。随着神经末梢渐渐长入受损的软组织,这种感觉减退常常会自行恢复。而额部皮肤的瘢痕则可能产生瘢痕收缩,它牵拉周围的软组织导致眉部和眼睑的畸形,严重者可能导致眼睑闭合不全而引起暴露性角膜炎和角膜溃疡。

额骨骨折可能还会引起鼻根部的畸形,导致鼻根部塌陷或移位,这将严重影响患者的外观,因为鼻根部和双眼是人视觉的中心,一旦这个区域有一丝异常都会被放大。

三、额骨骨折的诊断

额骨骨折的诊断并不困难,除了患者的主诉和临床表现外,最主要的还是依靠影像学检查。目前,CT扫描已经是额骨骨折最重要的诊断依据。通过层厚1.5～3mm的水平位头颅平扫可以发现大多数的额骨骨折。通过CT扫描可以清楚地显示额骨、额窦和眼眶的骨性结构是否发生骨折和移位。此外,矢状位重建可以显示额窦的前后壁情况。额窦前壁的轻度骨折或者移位常常不会产生严重的后果,临床上只需随访观察,但是额窦后壁的骨折则常常引起颅脑损伤和脑脊液漏等严重后果,需要紧急处理。头颅CT的三维重建可以更加清晰地显示额骨骨折的总体情况,特别是在涉及眼眶的时候能现实骨折和眼眶以及眶内的情况,并且额骨骨折的分型也依赖于全头颅CT扫描和三维重建。

额骨骨折的诊断中比较困难的是对鼻额管的情况进行判断,鼻额管是否通畅对于额骨骨折的预后有重要的作用。虽然最新的螺旋CT可以清晰地观察到鼻额管的局部情况,但是对于只有传统CT的情况下,我们必须根据其他一些间接的证据来证明鼻额管的情况。当额骨骨折伴随内上方眶缘的骨折或伴随鼻眶筛复合体骨折时,应特别怀疑有鼻额管的骨折。而额骨骨折伴随有脑脊液鼻漏时,也应该高度怀疑鼻额管损伤。此时,切开探查或者在术中进行鼻额管探查是排除鼻额管损伤的主要办法。

四、额骨骨折的治疗

额骨骨折的患者首先要判断是否有颅内损伤和脑脊液漏,此外在排除颈椎损伤之前应该给患者配戴颈托以防损伤脊髓。当患者的生命体征稳定后即可早期进行骨折的修复和重建。

额骨骨折的手术入路一般选择冠状切口或者直接使用额部原有的皮肤伤口。使用冠状切口的优点在于避免了在额部留下手术瘢痕,同时手术时的视野良好,但是它的缺点也同样明显,操作复杂、出血量较多、可能留下头皮瘢痕以及局部脱发。如果患者原有额部伤口，那么使用原伤口进行手术是最好的办法，因为它直接使切口进入骨折部位，避免冠状切口时较长的进入过程，也避免了冠状切口可能造成的头发脱落问题。

当骨折部位完全被分离和暴露后，主要观察额窦是否损伤。额窦的前壁损伤可直接用钛网复位和固定，额窦的后壁发生骨折时可能产生脑脊液漏，在分离骨折边缘时应特别小心，避免损伤下部的脑组织。小的硬脑膜破裂可以直接用 5-0 号可吸收线缝合，如果有大范围的硬脑膜破裂和脑脊液瘘则需要放置引流装置。

额骨如果有较大面积的骨质缺损，手术中应用修复材料予以覆盖，以保护下面的脑组织。而术前通过计算机辅助设计和制造技术，利用患者的头颅 CT 来制造符合患者头颅形状的钛网，能提高术中操作的精确性和减少手术的创伤。

第二节　额眶骨折

额骨骨折如果涉及眼眶顶壁或者眶上缘就形成了额眶骨折。额眶骨折涉及眶顶、眶上缘和额窦等部位，是一个典型的跨学科的疑难问题。需要眼科、整形外科、耳鼻喉科和神经外科医师一起进行诊治。然而，每个学科的医师都会从自身的角度去考虑患者的病情，常常因此产生矛盾。所以跨学科间的协调与合作就成了额眶骨折诊断和治疗中的重要特点和关键。

一、额眶区解剖特点

（一）眶上缘

眶上缘由额骨组成，向下凹、向前凸，外 2/3 锐利，内 1/3 圆钝，中线内25mm 眶上缘拱形的最高点处为眶上切迹，眶上切迹以外的眶缘一般较为锐利，此处因韧带的骨化而形成一个小孔，开口于眶缘后 3～6mm，内有眶上神经和血管通过，该孔和眶上切迹在活体上均可触及。有时在该切迹和孔的内侧还会存在另外一个切迹和孔，有眶上神经和血管的内侧分支通过。

眶上缘的这些切迹和孔均可延伸为眶上沟，其具体位置因种族不同而存在差异。在眶上切迹内 10mm 处也可有眶上沟，其内有滑车上神经和动脉走行。约有 50% 的骨骼内存在眉管，开口于眶上切迹附近，其内有通向额窦的动脉和眶上神经分支走行。

（二）眶顶

眶顶呈三角形，前面大部分由额骨的三角形眶板构成，后面的一小部分由蝶骨小翼构成。眶顶面朝下并稍向前，后部平坦，前部光滑、凹陷，最大凹陷处距眶缘 15mm，相当于眼球赤道部。

额眶骨折的发生率低于鼻眶筛骨折和眶颧颌骨，额眶骨折在全部颅面骨折中仅占 3% 左右，多由钝性外力直接作用于骨折部位引起，少数患者系作用于顶骨或枕骨的间接外力产生。额眶骨折的患者中以小儿多见，与成人相比，儿童额部和眶上区的骨骼较薄，而且额窦尚未发育，轻度的外伤即可引起该部位骨折。儿童颅骨与面部骨骼的比例大于成人，特别是 0～3 岁的儿童更加明显。相同大小的力量直接作用于前额部区域，儿童相比成年人更易引起眶上区的骨折损伤。临床报道的额眶骨折发生率较低，原因在于有些患者存在严重的脑损伤，额眶骨折没有诊断之前即告死亡，另有部分非移位性的轻度额眶骨折患者，尤其是儿童，容易被漏诊。当额窦气化并发育完善后，额部和上眶区以及眉心部位的骨质抵抗外力的能力越来越强，因此成年人额窦前壁能直接吸收中等强度的冲击,使上眶区比眶底能承受更大的打击力量。也正因为如此,成年人的额眶骨折常常伴随严重的颅脑外伤和其他面部骨折和软组织损伤。

二、额眶骨折的原因

额眶骨折主要是受到外力直接作用于上眶区和额部所致,也有少部分是外力击打在顶部和枕部后间接作用产生。在西方国家,枪伤是额眶骨折的重要原因,而我国交通事故是额眶骨折的主要原因。儿童的额眶骨折常常是中等以下力量的击打造成的。成年人额眶骨折的发生率一般低于面中部骨折,国外的一个有趣的理论认为,成年人在打架时拳头多瞄准对方面部相对薄弱的面中部,很少有人直接击打对方坚硬的额头,而儿童则不会这么做。额眶骨折后由于颅内压较高,通过骨折处压迫眼眶可能导致眼眶容积缩小或搏动性突眼。而如果得不到及时的治疗,颅眶交通处长期接触骨折碎片将产生严重的粘连,这使晚期修复额眶骨折的难度大大增加。

三、额眶骨折的临床表现和影像学检查

额眶骨折早期的典型表现为眶周软组织水肿和淤血,但是有些患者表现并不明显。偶有额眶骨折的患者来就诊时可能只有上睑的轻度撕裂和淤血,但是当医师以皮肤裂伤处理完之后的几个小时内,患者会突然出现上眶区的血肿和上睑严重肿胀。这种情况通常是额眶骨折的典型表现,因为骨折后积聚在眶内或颅内的血液被扩散到上眶区皮下和上睑下方。一旦发现外伤的患者出现这种迟发性的上眶区血肿,必须及时考虑到额眶骨折的可能性,并针对性地进行检查。待水肿消退以后,额眶骨折导致的眶顶塌陷、眼球内陷(图 20-1、图 20-2)、眼球运动障碍和复视才逐渐表现出来。此外,少数患者可能由于眶顶骨折后脑组织直接压迫眼球产生搏动性突眼。

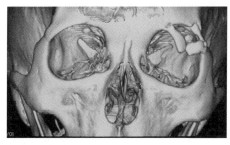

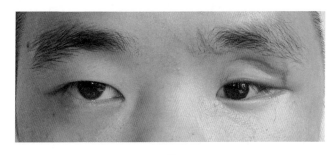

A   B

图 20-1　额眶骨折患者三维 CT 和外观像(一)

A. 三维 CT 显示左眼额眶骨折,眶上缘外侧骨骼离断内陷　B. 患者左眼眶顶塌陷,眼球内陷

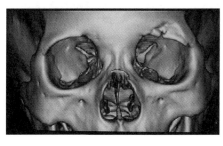
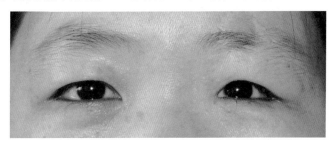

A   B

图 20-2　额眶骨折患者三维 CT 和外观像(二)

A. 三维 CT 显示左眼额眶骨折,眶上缘中央骨骼离断内陷　B. 患者左眼眶顶塌陷,眼球内陷,眉畸形

眶上缘额骨骨折断端可能反常隆起,表现为眶上缘相应部位突起畸形(图 20-3)。额眶骨折直接损伤提上睑肌,或眶上缘附近骨折塌陷后支撑作用下降,可导致上睑下垂(图 20-4、图 20-5)。眶上神经损伤后常有额部感觉障碍。严重颅眶损伤也常引起脑脊液漏,多数外伤性脑脊液漏 2 周左右可自行愈合,不需手术修补。但是严重的额眶骨折患者额窦常开放,骨折后硬脑膜撕裂范围较大,常有大量血性脑脊液流出,难以自行愈合,且颅眶沟通易引起颅内感染,加重视力和其他脑神经损害,应在骨折修复术中即时行硬脑膜修补。

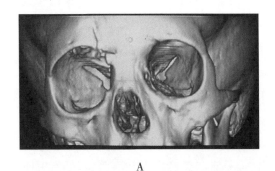
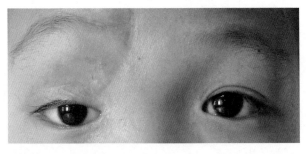

A   B

图 20-3　额眶骨折患者三维 CT 和外观像(三)
A. 三维 CT 显示右眼额眶骨折,骨折线外侧额骨隆起　B. 患者右眼外侧眶顶突起,眉畸形

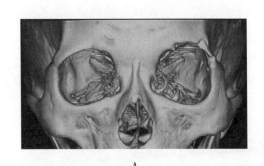
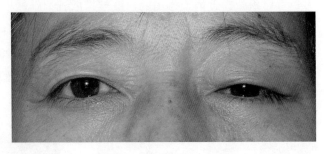

A   B

图 20-4　额眶骨折患者三维 CT 和外观像(四)
A. 三维 CT 显示左眼额眶骨折　B. 患者左眼上睑下垂

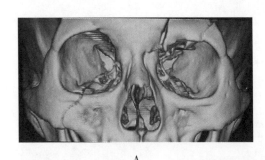
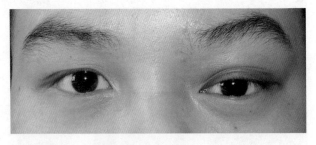

A   B

图 20-5　额眶骨折患者三维 CT 和外观像(五)
A. 三维 CT 显示左眼额眶骨折　B. 患者左眼上睑下垂

CT 在额眶骨折的诊断中起到了至关重要的作用,一般我们采用对怀疑额眶骨折的患者进行额眶区的水平位和冠状位的 CT 扫描以及全头颅的三维 CT 重建,以便于观察骨折的情况。因此,目前建议所有眼外伤的急诊患者,如果怀疑有眼眶骨折都应进行常规眼眶 CT 扫描。

四、额眶骨折的手术治疗

额眶骨折发生后,对于不伴有颅脑组织损伤,视功能障碍或颜面部外观异常的病例,可采取保守治疗,观察病情变化。在临床中,笔者甚至发现额眶骨折明显的儿童,在未经手术治疗的情况下骨折自行愈合的先例,提示额眶骨折的手术治疗不能过于急迫和宽泛。额眶骨折的手术治疗主要包括以下几个方面。

(一)手术方案设计

额眶骨折术前必须进行多科室的会诊,针对额眶骨折所涉及的颅脑损伤、脑脊液漏、眼球运动障碍、眼球内陷或突出、额部和眼眶骨折畸形和面部的软组织畸形,神经外科、眼科和整形外科的医师共同对患者的手术方案进行讨论,在手术中更全面地解决存在的问题。

额眶骨折如果没有合并脑组织损伤,则手术重点在于恢复额骨的解剖对位,矫正眶顶塌陷畸形(图 20-6)。额眶骨折时的眶顶塌陷可能影响眼球运动,尤其是当有碎骨片向下扦插时,术中应尽量去除碎骨片,解除嵌顿因素,改善眼球运动(图 20-7)。常规采用眉弓切口或额部半冠状切口,术中也可根据额眶骨折部位,选择其他切口,如眉上切口等,目的是在尽量减少手术瘢痕的前提下接近骨折部位,便于术中修复重建。

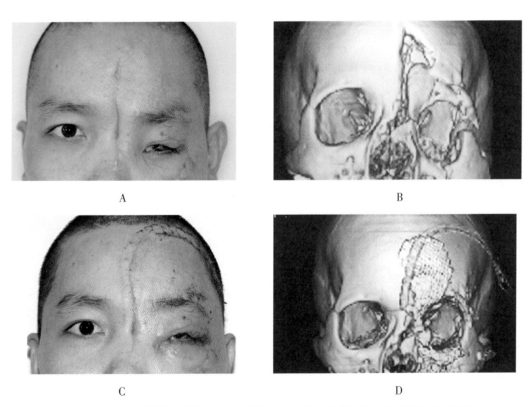

A B

C D

图 20-6 额眶骨折患者额部半冠状切口入路手术前、后三维 CT 和外观像
A. 术前正面观 B. 术前 CT 显示左侧额眶骨折,眶顶塌陷 C. 术后正面观 D. 术后 CT 显示钛钉、钛板将离断的骨骼复位,额顶区塌陷消失

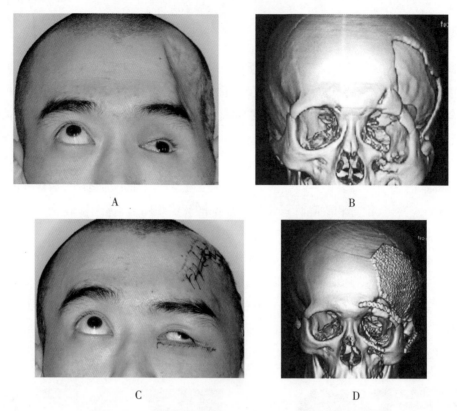

图 20-7 额眶骨折患者手术前、后三维 CT 和外观像

A. 患者术前左侧眼球上转受限 B. 术前 CT 显示左额眶骨折 C. 术后左侧眼球上转无明显受限 D. 术后 CT 显示眶顶碎骨片被清除,钛钉、钛网固定

（二）手术切口选择

眉弓切口适用于范围较小的额眶骨折或原先存在眉部瘢痕的患者；范围较大的严重额眶骨折应选用暴露更为广泛的额部半冠状切口。

（三）手术步骤

1 眉弓切口

（1）在眉弓上缘行弧形切口,长 2～3cm,切开皮肤和肌层。

（2）切口继续向深部钝性分离,直至额骨骨膜。

（3）切开骨膜,向上、下翻转分离,充分暴露骨折部位。

（4）仔细寻找并取出破裂的骨折片,注意保护硬脑膜完整,防止脑脊液鼻漏发生。

（5）若合并额窦的损伤,则进入额窦,清除额窦内的积血、碎骨片等。

（6）若存在硬脑膜损伤,可用自体帽状腱膜或带蒂颞肌深筋膜皮瓣即时修补缺损。

（7）必要时用 HDPP、HA 人工骨片或钛网修复额骨缺损,恢复眶缘的连续性。

（8）用生物胶水粘贴固定充填材料,在确保不损伤脑组织的前提下也可用钛钉、钛板固定。

（9）若骨骼无明显缺损,则可用钛钉、钛板直接固定骨折断端。

（10）分层缝合骨膜、皮下组织和皮肤。

2 额部半冠状切口

（1）切口从发际中点位置向颞部延伸至耳前,切口深达帽状腱膜下骨膜面。

（2）于帽状腱膜下向前分离,直至额骨缺损边缘。

（3）仔细分离并完全暴露骨折缺损区域,注意防止损伤硬脑膜。

（4）若有硬脑膜破裂,可用自体帽状腱膜或带蒂颞肌深筋膜皮瓣即时修补。

（5）取出游离的碎骨片,较为完整的游离骨片置于氯霉素溶液中浸泡备用。

（6）若有眶上缘受损,则分离至眶上缘上方1.5cm时切开骨膜,在骨膜下分离至眶上缘,暴露缺损的内、外侧残端骨面。

（7）将取出的较为完整的游离骨片放回原来位置,生物胶固定或钛钉、钛板固定。

（8）必要时用HDPP、HA骨片或钛网进一步修复额骨及眶上缘缺损。

（9）钛钉、钛板固定充填材料。

（10）分别缝合骨膜、皮下组织和皮肤。

五、导航技术在额眶骨折中的应用

额眶骨折往往是多发性骨折,手术需要经过术前详细的检查,制订完善的手术计划,因此导航系统在额眶骨折手术治疗中起到了重要作用。其主要优点有:①提高手术定位精度,减少手术损伤,提高手术安全性;②优化手术路径,引导手术进行,提高手术成功率;③辅助进行微创手术,减少手术并发症,降低患者的痛苦;④缩短患者的术后康复期,降低患者的医疗成本。

计算机导航系统应用于额眶骨折手术,可用于进行手术前规划、手术中导航和手术后评估,可明显提高额眶骨折手术治疗的效果,增加患者的满意率。

（一）手术前规划

利用计算机图像技术虚拟再现患者额眶三维解剖结构,通过CT技术实现三维重建,用于手术前的设计和手术模拟,而最新的技术能将CT和MRI图像融合在一起,在手术前精确地显示出骨组织和软组织的受损情况,从而提高了导航手术的精确度。通过导航软件,手术医师可以进行虚拟手术,模拟手术中骨块的移动、植入眼眶充填材料复位眼球和软组织的过程,实现手术前精确的设计。

（二）手术中导航

在手术中,导航系统利用固定在患者面部的配准点与安装在手术器械上的感测器来判断手术器械在术野中的位置(图20-8)。在额眶骨折整复手术中,医师能够在导航系统的显示器上实时监控手术器械在眼眶中的三维立体坐标以及它与重要神经和血管的位置关系,一旦与这些组织距离过近,系统将提醒手术者注意,防止损伤这些眼眶内的重要结构。因此计算机导航技术去除了传统手术中的盲区,提高了手术的安全性和精确性。此外,通过对额眶修复材料的定位,使修复额眶骨折后畸形的钛网和高分子聚乙烯修复材料能准确地定位,使手术后患者的外观获得最佳的手术效果。

（三）手术后评估

手术完成后,手术者能够通过导航系统立即观察到手术矫正额眶畸形和眼球位置的效果,并且能够根据手术前的模拟数据判断手术是否达到了预计的程度,避免了传统用肉眼观察可能产生的误差,降低了二次手术的可能。

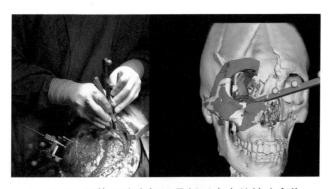

图20-8 导航系统在额眶骨折手术中的精确定位

六、新型修复材料在额眶骨折中的应用

额眶骨折所致的额骨或颅骨缺损,通常需要较大面积的修复材料来覆盖缺损区以保护薄弱的颅脑,而眶上缘的骨折缺损对于恢复眼球的功能性眼位有极大的重要性。额眶骨折的整复手术中要求理想的修复材料既能修复颅骨的缺损、变形和移位,还要对眶上缘和鼻根部进行修复、复位和重建,恢复视功能、矫正复视,既要达到颅面外形改善,又要求视功能恢复,因此是跨学科的难题。

额眶骨折的修复材料最早使用自体骨如髂骨、肋骨,其优点为没有免疫排斥,不易感染,但是自体骨取材不方便,会在自身造成新的创伤,而且自体骨有吸收的问题。此外由于大面积额眶骨折导致比较大范围的额骨和上眶区骨缺损,所需的修复材料必须能够完全覆盖缺损的部位,但是自体骨一般无法获得较大体积的骨块,所以目前渐渐被人工修复材料所替代。

人工生物材料的出现和应用,为眼眶骨折修复重建提供了新的选择。随着人工材料合成技术的飞速发展,排斥、感染等生物材料最初常见的并发症已十分少见。因此,人工材料目前已基本取代自体骨,成为眼眶骨折修复重建的首选植入物。眼眶修复材料包括硅胶、钛、聚四氟乙烯、高密度多孔聚乙烯、甲基丙烯酸甲酯和羟基磷灰石人工骨等,其中以高密度多孔聚乙烯和羟基磷灰石人工骨目前应用最为广泛。额眶骨折修复中,我们一般使用高密度多孔聚乙烯或羟基磷灰石人工骨修复眶壁的骨折缺损,用钛合金材料如钛网、钛板和钛钉来固定和修复眶缘或上眶区和额部较大面积的骨折缺损。如果鼻根部塌陷比较明显,则需要使用硅胶假体来进行隆鼻手术,恢复鼻部的外观和轮廓。

随着颅面外科手术技术的发展、现代影像诊断水平的提高、计算机图像处理技术和眼眶测量技术的成熟以及各种新的生物材料的发明和临床应用,目前已可在术前应用计算机对眼眶骨折进行辅助设计和辅助制作(CAD/CAM)。笔者通过与上海交通大学机械与动力工程学院合作,编制了CAD/CAM程序,利用计算机建立患者的头颅三维影像,通过镜像技术来设计手术中所需修复材料的外形。将计算机里模型数据输入快速建模数控机床,直接制作出手术中需要的额眶修复材料。这种方法制作的材料形态精确,能直接覆盖在额眶骨折的缺损区域,术中不需要花费大量的精力去修改,使额眶骨折手术的效果更好,安全性更高。

第三节 额窦骨折

颅面骨折中单纯额窦骨折较少见,占 5%~15%,大多合并颅面其他部位骨折。根据伤情不同,轻者影响颅面外形,重者伤及颅脑组织,甚至造成致命的损伤。治疗时需要神经外科、眼科和耳鼻喉科医师联合协同治疗。

一、额窦的解剖特点

额骨位于面上方正中,构成眼眶的上壁,额窦居于其中。额窦位于额骨眉弓后方的内、外两层骨板之间以及筛窦的前上方,借鼻额管开口于中鼻道,左、右各一,且多不对称(图20-9)。额窦由 4 个壁构成:前壁为额骨外板,最坚厚;后壁为额骨内板,较薄;底壁为眶上壁,最薄;内侧壁为额窦的骨性中隔。婴儿出生后第二年额窦开始发育气化,到 15 岁左右接近成人大小。所以额窦骨折在儿童和青少年很少发生,多发生于成年人,尤其是年轻成人。

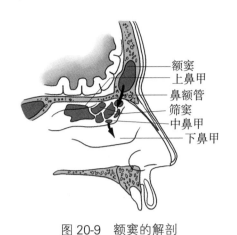

图 20-9 额窦的解剖

二、额窦骨折的分类、临床表现和影像学检查

（一）分类

额窦骨折可以简单地分为三类：前壁骨折、后壁骨折和前后壁联合骨折。前壁骨折常合并鼻眶筛或眶缘骨折，后壁骨折常伴有颅脑损伤和脑脊液漏，前后壁联合骨折时多伴有鼻额管的损伤。有1/3～2/3的额窦骨折为前后壁联合骨折，其次是前壁骨折，而单纯后壁骨折较少。

（二）临床表现

额窦骨折的临床表现为局部软组织裂伤、前额部凹陷、眶周淤血和眶上神经麻木等。常见的颅脑伴发伤有颅内血肿、脑挫伤、气颅和脑脊液漏，其中脑脊液漏多发生于额窦后壁的骨折。额窦骨折多伴有鼻眶筛和眶颧颌的骨折。伴发眼部损伤的比例为25%，前后壁联合骨折时，易于发生外伤性视神经病变，可导致单侧视力急剧下降甚至失明，其中95%以上为视神经管损伤，多需要在伤后紧急进行眶尖和视神经管减压。

（三）影像学检查

额窦骨折的影像学检查主要依靠CT轴位平扫和冠状位重建，可以清楚地显示额窦前、后壁的损伤情况，确认鼻额管在其整个行程中是否存在损伤。三维骨重建还可以立体直观地显示颅、面及眶等其他部位的骨折情况，以利于指导手术治疗。

三、额窦骨折的治疗

额窦骨折的治疗原则是：①恢复额窦的外形；②保存窦壁黏膜和引流系统通畅；③如果引流系统阻塞，通过填塞消灭窦腔；④在颅内、外系统之间建立永久性屏障，预防感染性并发症的发生。

额窦骨折的治疗方案主要有四种：①额窦前壁骨折，移位不明显，额窦引流通畅，可采取保守治疗；②额窦前壁骨折凹陷影响外形，鼻额管引流通畅，行骨折复位固定，重建额窦解剖（图20-10）；③额窦前壁骨折，鼻额管阻塞，后壁完整，行额窦黏膜搔刮，额窦填塞和鼻额管封闭（图20-11）；④额窦后壁粉碎性骨折，鼻额管阻塞，行去后壁额窦颅腔化（图20-12）。

其中鼻额管损伤和后壁骨折是决定手术方案的关键因素。鼻额管损伤是决定将额窦和鼻腔彻底隔离的前提，而后壁骨折合并硬脑膜撕裂、脑脊液漏是选择额窦填塞还是颅腔化的前提。

额窦前壁骨折联合鼻额管损伤多选择额窦填塞术，其目的是阻止黏液囊肿和脓肿的发生。方法是在彻底刮除窦腔黏膜和去除窦壁骨间隔的基础上，采用颅骨骨膜瓣和腹部脂肪来填塞窦腔。

对于后壁粉碎性骨折和鼻额管阻塞的病例，应与神经外科医师联合手术，处理颅内损伤后，彻底去除额窦后壁及残留的窦腔黏膜，填塞鼻额管。大脑额叶将逐渐移入额窦，实现额窦颅腔化。

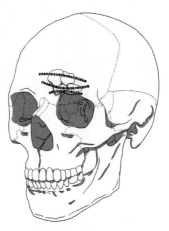

图 20-10　额窦前壁骨折,鼻额管通畅的治疗

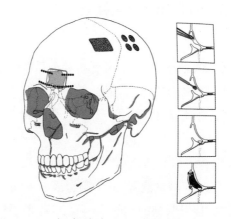

图 20-11　额窦前壁骨折,鼻额管阻塞的治疗

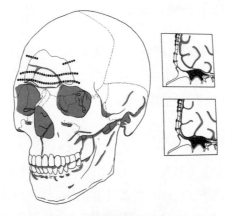

图 20-12　额窦后壁骨折的治疗

　　额骨骨折的诊断和治疗并非困难,重要的是眼科、神经外科和整形外科医师有效的协作,共同对额眶骨折进行诊断和治疗。对于额眶骨折的手术治疗来说,早期手术的效果是最好的,通过多学科的共同努力,在受伤后早期进行额眶骨折修复重建可以及时地恢复患者的外观和视功能。一旦治疗不及时或者一期手术效果不理想,骨折错位愈合后再进行治疗其效果要差很多。二期手术截骨和复位的精确性都要差很多,也更易发生脑脊液漏。这时通过计算机辅助导航技术和快速建模,可以有效地提高治疗的效果和安全性。

(施沃栋　何冬梅　范先群)

参考文献

［1］范先群. 眼整形外科学［M］. 北京:北京科学技术出版社,2009:606-644.

［2］David M Knize. The forehead and temporal fossa: anatomy and technique［M］. Philadelphia: Lippincott Williams & Wilkins, 2001: 91-133.

［3］Andrew B Peitzman. The trauma manual: trauma and acute care surgery［M］. Philadelphia: Lippincott Williams & Wilkins, 2007: 134-187.

［4］Michael Miloro. Peterson's principles of oral and maxillofacial surgery［M］. Connecticut: PMPH USA, 2004.

［5］Fan X, Zhou H, Lin M, et al. Late reconstruction of the complex orbital fractures with computer-aided design and computer-aided manufacturing technique［J］. J Craniofac Surg, 2007,18(3):665-673.

［6］Wang Y, Zhou H, Xiao C, et al. Spontaneous recovery of a fronto-orbital blow-in fracture in a child［J］. J Oral Maxillofac Surg, 2011, 69(6):1736-1739.

《整形美容外科学全书》

立足创新，博采众长，

传播世界整形美容外科的理念、技艺和未来！

邮购地址：杭州市体育场路347号浙江科学技术出版社

邮政编码：310006

联系电话：0571-85058048　0571-85176040

网购方式：　Bookuu博库网　http://www.bookuu.com

当当网　http://www.dangdang.com

亚马逊amazon.cn　http://www.amazon.cn